河南省"十四五"普通高等教育规划教材
普通高等学校"十四五"规划医学检验技术专业特色教材

供医学检验技术等专业使用

临床血液学检验技术

主　审　夏　薇

主　编　岳保红　杨亦青

副主编　史　敏　任伟宏　李玉云　赵　臣

编　者（以姓氏笔画为序）

于　欣　宁夏医科大学

王　丽　陕西中医药大学附属医院

王　林　湖南医药学院

史　敏　河北医科大学第二医院

任伟宏　河南中医药大学第一附属医院

刘　帅　郑州大学第一附属医院/郑州大学医学技术学院

刘淑艳　河北北方学院

闫　慧　长治医学院附属和平医院

李玉云　蚌埠医学院

李晓征　新疆医科大学附属中医医院

李海燕　西安医学院

杨再林　重庆大学附属肿瘤医院

杨亦青　河北北方学院

杨学农　河北医科大学第三医院

吴　洁　海南医学院

吴心语　成都中医药大学

何巍巍　九江学院

张　娟　电子科技大学附属医院·四川省人民医院

张英杰　蚌埠医学院

张慧慧　郑州大学第一附属医院/郑州大学医学技术学院

罗海玲　佛山科学技术学院附属口腔医院/佛山市口腔医院

和迎春　大理大学第一附属医院

岳保红　郑州大学第一附属医院/郑州大学医学技术学院

赵　臣　吉林医药学院

郝艳梅　蚌埠医学院

魏园玉　郑州大学第三附属医院/郑州大学医学技术学院

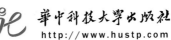
华中科技大学出版社
http://www.hustp.com
中国·武汉

内 容 简 介

　　本书是普通高等学校"十四五"规划医学检验技术专业特色教材,河南省"十四五"普通高等教育规划教材。

　　全书共二十三章,分为五篇,内容包括绪论、机体造血与检验方法、红细胞疾病及其检验、白细胞和造血组织相关疾病及其检验、血栓与止血检验等。

　　本书可供医学检验技术等专业使用,也可作为其他医学相关专业学生的参考用书。

图书在版编目(CIP)数据

临床血液学检验技术/岳保红,杨亦青主编. —武汉:华中科技大学出版社,2022.1(2025.1重印)
ISBN 978-7-5680-7929-7

Ⅰ.①临⋯　Ⅱ.①岳⋯　②杨⋯　Ⅲ.①血液检查-医学院校-教材　Ⅳ.①R446.11

中国版本图书馆 CIP 数据核字(2022)第 009614 号

临床血液学检验技术
Linchuang Xueyexue Jianyan Jishu

岳保红　杨亦青　主编

策划编辑:余　雯
责任编辑:李　佩　曾奇峰
封面设计:原色设计
责任校对:李　琴
责任监印:周治超
出版发行:华中科技大学出版社(中国·武汉)　　电话:(027)81321913
　　　　　武汉市东湖新技术开发区华工科技园　　邮编:430223
录　　排:华中科技大学惠友文印中心
印　　刷:武汉市洪林印务有限公司
开　　本:889mm×1194mm　1/16
印　　张:27.5
字　　数:818千字
版　　次:2025年1月第1版第3次印刷
定　　价:98.00元

普通高等学校"十四五"规划医学检验技术专业特色教材建设指导委员会

主 任 委 员　徐克前　康熙雄

副主任委员　岳保红　龚道元　周芙玲　王小林　赵建宏　贾天军　李玉云

编　　委（按姓氏笔画排序）

王小林	北京大学医学部	岳保红	郑州大学
王俊利	右江民族医学院	周芙玲	武汉大学
权志博	陕西中医药大学	郑文芝	海南医学院
吕厚东	济宁医学院	赵建宏	河北医科大学
任伟宏	河南中医药大学	胡志坚	九江学院
伊正君	潍坊医学院	袁忠海	吉林医药学院
闫海润	牡丹江医学院	贾天军	河北北方学院
纪爱芳	长治医学院	徐　霞	广州医科大学
李玉云	蚌埠医学院	徐广贤	宁夏医科大学
李树平	湖南医药学院	徐克前	中南大学湘雅医学院
余　蓉	成都中医药大学	徐菲莉	新疆医科大学
张式鸿	中山大学	高荣升	佳木斯大学
张红艳	河北工程大学	陶华林	西南医科大学
陈大鹏	重庆医科大学	黄泽智	邵阳学院
林东红	福建医科大学	龚道元	佛山科学技术学院
欧阳丹明	湘南学院	康熙雄	首都医科大学

总　序

近年来，随着科学技术的进步、大量先进仪器和技术的采用，医学检验得到飞速发展。各种新的检验技术不断涌现，对临床疾病的诊疗越来越重要，作用越来越突出，为人类疾病的诊断、治疗监测、预后判断提供大量新的实验室监测指标。据统计，临床实验室提供的医学检验信息占患者全部诊疗信息的60％以上，医学检验已成为医疗的重要组成部分，被称为临床医学中的"侦察兵"。

《国家中长期教育改革和发展规划纲要（2010—2020年）》《国家中长期人才发展规划纲要（2010—2020年）》要求全面提高高等教育水平和人才培养质量，以更好地满足我国经济社会发展和创新型国家建设的需要。根据《教育部关于进一步深化本科教学改革全面提高教学质量的若干意见》，在教材建设过程中，教育部鼓励编写、出版适应不同类型高等学校教学需要的不同风格和特色的教材；积极推进高等学校与行业合作编写教材；鼓励编写和出版不同载体和不同形式的教材，包括纸质教材和数字化教材。2012年教育部制定的新本科专业目录中，将医学检验专业更名为医学检验技术专业，学制由五年改为四年。

为了更好地适应医学检验技术专业的教学发展和需求，体现最新的教学理念和特色，在认真、广泛调研的基础上，在医学检验技术专业教学指导委员会相关领导和专家的指导和支持下，华中科技大学出版社组织了全国40多所医药院校的200多位老师参加了本套教材的编写。本套教材由国家级重点学科的教学团队引领，副教授及以上职称的老师占80％，教龄在20年以上的老师占72％。教材编写过程中，全体参编人员进行了充分的研讨，各参编单位高度重视并大力支持教材的编写工作，各主编及参编人员付出了辛勤的劳动，确保了本套教材的编写质量。

本套教材着重突出以下特点：

（1）教材定位准确，体现最新教学理念，反映最新教学成果。紧密联系最新的教学大纲和临床实践，注重基础理论和临床实践相结合，体现高素质复合型人才培养的要求。

（2）适应新世纪医学教育模式的要求，注重学生的临床实践技能、初步科研能力和创新能力的培养。突出实用性和针对性，以临床应用为导向，同时反映相关学科的前沿知识和发展趋势。

（3）以问题为导向，导入临床案例。通过案例与提问激发学生学习的热情，以学生为中心，以利于学生主动学习。

（4）纸质与数字融合发展。全套教材采用全新编写模式，以扫描二维码形式帮助老师及学生在移动终端共享优质配套网络资源，通过使用华中科技大学出版社数字化教学资源平台将移动互联、网络增值、慕课等新的教学理念和学习方式融入教材建设中，开发多媒体教材、数字化教材等新媒体教材形式。

本套教材得到了教育部高等学校医学技术类教学指导委员会和中国医师协会检验医师分会相关领导和专家，以及各院校的大力支持与高度关注，我们衷心希望这套教材能为高等医药院校医学检验技术教学及人才培养做出应有的贡献。我们也相信这套教材在使用过程中，通过教学实践的检验和实际问题的解决，能不断得到改进、完善和提高。

普通高等学校"十四五"规划医学检验技术专业特色教材

建设指导委员会

前　言

QIANYAN

随着我国新一轮医学教育改革的推进，医学检验教育也得到了快速的发展，检验医学学科专业细化，分离出临床检验诊断学和医学检验技术两个方向。随着科技的发展与进步，各种新的实验诊断(医学检验)理论、技术、方法不断涌现，医学检验在临床疾病诊疗中的作用越来越重要。为了更好地适应医学检验教育的发展，满足新形势下医学检验教学要求和临床实践的需要，加强教材建设，充分发挥教材在提高人才培养质量中的基础作用，华中科技大学出版社在认真、广泛调研的基础上，组织编写了普通高等学校"十四五"规划医学检验技术专业特色教材，本教材是该系列教材之一。

临床血液学检验是医学检验技术专业的主干课程之一，经过几十年的实践和改革，初步形成了课程的特色和优势。作为特殊的知识载体和教学基本要素的教材，必须服务于课程的教学理念和教学需求，并不断适应课程的建设和改革。本教材编写在坚持"三基五性"原则的基础上，力求体现最新教育教学理念和最新的教学思想，突出医学检验技术专业的特点，反映近年来课程内容的进展和课程改革的成果，是一本适应性广、实用性强，有特色、有创新、有超越的精品教材。

本教材结合临床血液学检验近几年的发展和变化，侧重培养临床血液学实验诊断和检验技能。本教材共分五篇，内容包括绪论、机体造血与检验方法、红细胞疾病及其检验、白细胞和造血组织相关疾病及其检验、血栓与止血检验，下设二十三章。在教材内容的编写上依据医学检验技术专业本科培养目标，坚持融传授临床疾病知识、培养医学检验技能、提高检验技术与分析解读综合素质为一体的原则，注重体现临床血液病理论、血液病实验诊断新理论、新技术、新方法，反映学科的发展趋势，为可持续教育奠定基础。在教材部分临床疾病检验章前有"案例导入"，体现PBL、CBL教学特征，每章后都有本章小结和思考题，便于学生掌握重点、理清思路以及课后复习和讨论。教材采用了大量的采集自临床一线的细胞形态图，插入了一定量的模式图、程序图，以便更清晰、形象、生动地阐明有关概念、原理和机制，有利于学生辨认和掌握有关特点，同时能更有效地激发学生学习的兴趣。针对近几年临床血液病诊疗的快速发展，血液肿瘤相关内容以WHO在2016年发布的造血和淋巴组织肿瘤分类方案(第四版的修订版)为主线，结合最新的国内外指南、专家共识形成了编写体系。结合国内临床血液病种变化和人口老龄化后的疾病谱变化，详细介绍了淋巴瘤方面的相关内容，以使通过使用本教材培养的本科学生在未来临床检验实践中能胜任该部分工作。本教材编写中也体现了现代医学检验(实验诊断)模式和作用的变化，即医学检验不仅在疾病治疗前可提供明确诊断，更有价值的是一些检验数据可用于危险度分层、疾病分期、预后评估，以帮助临床医生进行治疗方案，甚至治疗药物的选择。

本教材编者部分为国内从事医学检验教学和临床工作，有较高学术造诣和实践经验的教授、高级职称医师、技师，部分为对临床进展把握准确、富于临床和教学两方面经验的专家。编者经过反复讨论修改和互相审阅、定稿，完成了本教材的编写工作。由于编写时间有限，本教材难免存在不足和错误之处，恳请各位专家和读者批评指正，以便不断完善。本教材编写过程中得到了许多临床血液学实验诊断一线专家的指导和帮助，北华大学医学技术学院院长、血液学检验专业夏薇教授担任主审，金域医学郑州血液病理重点实验室主任袁小庚副主任医师对书稿中医学检验内容与血液病的临床衔接、融合整理过程做了大量工作，在此一并致谢。

编　者

目 录

MULU

第一篇 绪 论

第二篇 机体造血与检验方法

第三篇 红细胞疾病及其检验

第四篇 白细胞和造血组织相关疾病及其检验

第五篇　血栓与止血检验

第一篇

绪论

第一章　临床血液学检验的发展和临床应用

第一节　临床血液学检验概述和技术发展

一、临床血液学检验概述

临床血液学检验(clinical laboratory hematology)是以血液学的理论为基础,以临床血液病为研究对象,采用各种实验室检查方法和技术手段来分析和研究血液、造血器官的病理变化,从而阐明原发性和继发性血液病的发病机制,协助诊断、治疗和预后判断的一门学科。

传统的临床血液学检验内容包括常规血象、骨髓象、骨髓病理检查、细胞化学染色、造血原料定量、出血性疾病检查、溶血性疾病检查等。血细胞染色体检验技术的发展,特别是染色体原位杂交技术(fluorescence in situ hybridization,FISH)在细胞遗传学诊断和血液肿瘤微量残留病(minimal residual disease,MRD)中发挥了重要作用。近年来,随着分子生物学技术的迅速发展,核酸分子杂交、聚合酶链反应、基因芯片及蛋白质组学等技术和手段在血液学检验中被广泛应用,使临床血液学检验从原来的细胞水平上升到分子及分子组学水平。不断发现的新的分子标志物如融合基因和小分子非编码 RNA 等,也对白血病及淋巴瘤等恶性血液病的精确诊断与分型提供了特异性更强、灵敏度更高的分子水平的实验室指标。

二、临床血液学检验的发展

1. 血细胞

(1)血细胞形态学检查:1880 年,Ehrilch 发明了血细胞染色法,为血细胞形态学奠定了基础。1902 年 Wright、Giemsa 等改良了染色液,使细胞形态更清晰、更易于鉴别。随着观察血细胞的技术不断改进,光学显微镜的精密度不断提高,各类血细胞的鉴别更加容易,对各种血细胞的异常形态观察得更加清晰。1929 年骨髓穿刺针的发明,使骨髓细胞观察成为血细胞形态学研究的一个重要内容。

(2)血细胞计数与分类技术:血细胞数量的检测依赖于血细胞吸管(1852—1867 年)、血细胞计数板(1855 年)、细胞分类技术(1877—1912 年)和血红蛋白定量(1878—1895 年)的发明。1953 年,美国 Coulter 发明了世界上第一台血细胞自动计数仪,结束了血细胞检测手工操作的历史,并在临床上迅速得到广泛应用。随着电子学技术、计算机技术的迅速发展,血液分析仪的研制水平不断提高,血细胞分析技术从半自动到全自动,检测项目由单项检测到多参数分析(可获得 20～30 个参数),由单纯的细胞计数发展到白细胞分类、网织红细胞计数及其成熟指数分析,为临床疾病的诊断与治疗提供更有价值的实验依据。

2. 止血与血栓

对止血与血栓的认识开始于一些出血现象。早在 2000 年以前,犹太人法典中已有关于血友病的记载。20 世纪 50 年代以后人们对凝血机制有了深入的了解;20 世纪 60 年代"瀑布学说"成为公认的凝血机制。随后各种先天性凝血因子缺乏症或功能异常症的发现,明确了参与止血反应的各种成分。进入 20 世纪 70 年代,随着生物化学等技术的进步,人们对各种因子的结构与功能研究更加深入,并发现了一些新的与凝血及纤溶相关的因子,如 α_2-纤溶酶抑制物以及蛋白 C 系统等。20世纪 80 年代,对止血与血栓的认识进入分子阶段,如对纤维连接蛋白等黏附分子的研究等。在分子水平对血管内皮细胞、血小板、血液凝固、抗凝系统、纤维蛋白溶解系统等进行研究,逐步阐明了止血与血栓的分子机制。近些年传统的"瀑布学说"也不断被完善和补充。随着对各种止血与血栓分子标志物功能及作用机制研究的深入,止血与血栓的研究领域进一步拓宽。随着分子生物学、分子免疫学等技术的发展,已发展和建立了一系列的检验方法用于诊断出血性疾病、血栓性疾病,以及抗凝及溶栓治疗的监测。分子标志物检测已成为研究和诊断出血及血栓性疾病的重要方法和理论依据。

3. 造血干细胞及间充质干细胞

(1)造血干细胞:1961 年 Till 等用小鼠实验首次证明了造血干细胞(hematopoietic stem cell,HSC)的存在。进一步的研究证明,造血干细胞具有高度自我更新(自我复制)和多向分化这两个基本特征,是机体赖以维持正常造血的主要原因。许多科学家开始研究如何将造血干细胞作为"种子细胞"进行移植以起到治疗疾病的作用,为一些严重的遗传性疾病,如地中海贫血、白血病、再生障碍性贫血和一些免疫性疾病的治疗找到了一种有效的治疗方法。1979 年,体外培养人造血祖细胞成功,对造血干细胞、祖细胞有了新的认识。分析鉴定造血干细胞的方法是美国科学家 Civin 于1984 年首先发现的,他提出表达 CD34 抗原的细胞就是移植后重建造血的干细胞。多种 CD 抗体的获得,流式细胞术的应运而生,以及 G-CSF 分子克隆获得成功等技术的发展使造血干细胞的分离、鉴定、扩增、保存和移植等基础和临床应用研究得到了迅猛发展。2017 年美国科学家研究发现肺对于机体血液生成具有重要作用。肺不仅是终末血小板生成的主要部位,还是具有明显造血潜能的器官。肺组织中的造血祖细胞能够迁移、植入骨髓,纠正造血缺陷,完成造血重建,从而使人们对造血的起源有了新的认识。自 2017 年不断有科学家提出"克隆性造血"(clonal hematopoiesis,CH)的概念。CH 是指具有分子遗传学突变特征的 HSC,通过多系分化发育,形成携带重现性生物学标志的终末分化的成熟血细胞。CH 是一种非恶性扩增的造血模式,具有竞争性克隆优势和多系分化发育成熟能力,其发生是 HSC 内在衰老和外在环境因素阳性筛选共同作用的必然结果,是多种血液病发生的病理基础。CH 保持多系分化发育的能力,与恶性克隆扩增、分化成熟障碍有本质的不同。

携带白血病相关基因突变并具有多系分化发育成熟能力的 CH 定义为白血病前期干细胞(pre-leukemic stem cell,pre-LSC)。pre-LSC 属于功能性 HSC,并非病理性白血病细胞/白血病干细胞。但 pre-LSC 具有恶性克隆演变潜能,是白血病发生的克隆起源。对 CH 的深入认识将会对肿瘤的发生及发展机制、监测方法和治疗方案的选择产生重大影响。

(2)白血病干细胞:白血病干细胞(leukemic stem cell,LSC)指白血病细胞中存在的一种数量较少且具有自我更新能力和分化潜能的细胞,能产生异质性白血病细胞群体。LSC 对白血病细胞的存活、增殖、转移及复发有重要作用,LSC 可以长时间处于休眠状态并具有多种耐药分子而对杀伤肿瘤细胞的外界理化因素不敏感。靶向治疗 LSC 成为血液恶性肿瘤治疗的关键,也成为血液学研究的一个热点。

(3)间充质干细胞:1966 年 Friedenstein 等首先提出间充质干细胞(mesenchymal stem cell,MSC)的概念。MSC 在骨髓造血中起着重要的支持作用,所以也有人称之为骨髓基质细胞(bone marrow stromal cell)。MSC 在骨髓中含量极少,仅占骨髓有核细胞的 $0.001\% \sim 0.01\%$,但具有分离纯化容易、体外扩增迅速及可长期传代培养等特点；而且 MSC 在不同的诱导环境下能分化成多种组织细胞，加之 MSC 独特的造血支持、免疫调控作用，使 MSC 在组织工程（tissue engineering）、细胞治疗（cytotherapy）、基因治疗（gene therapy）和再生医学（regeneration medicine）中有广泛的应用前景。MSC 和 HSC 都存在成体干细胞的可塑性，有研究证明它们都是诱导性多能干细胞的来源细胞，这些研究都将极大地推动了 MSC 的基础和临床应用。

4. 造血调控

造血调控研究对于阐明造血机制以及造血系统疾病的诊断、治疗和病因分析等都有重要作用。造血调控是一个复杂的过程，是造血细胞与造血微环境相互接触，通过与微环境中间质细胞、细胞因子相互作用，并通过不同的信号转导通路启动或关闭一系列的基因，实现对造血细胞增殖、分化与凋亡的调控。造血微环境主要包括基质细胞、细胞外基质（extracellular matrix，ECM）、细胞黏附分子（cell adhesion molecule，CAM）及各种正负调控因子等，它们与造血细胞之间的相互作用构成了造血调控的重要内容。随着对疾病与造血微环境关系的研究，细胞黏附分子间的互相识别及其对造血细胞的定位、分化、成熟、释放等方面的研究，造血细胞体外长期培养体系的建立，各系血细胞的调节因子如 EPO、SCF、G-CSF、GM-CSF、TPO、IL 等的理化性质、氨基酸序列、作用特点的逐步了解，细胞因子与受体的纯化、克隆、功能的研究等，为认识生命科学的许多基本问题提供了重要的研究模型和理论，对血液病、恶性肿瘤、遗传性疾病等的发病机制、诊断、治疗和预后判断的研究也具有十分重要的意义。

5. 造血与淋巴组织肿瘤分型

1976 年，FAB（法/美/英）协作组制定了 FAB 分型方案，该方案主要依据细胞形态学特征对急性白血病进行分类，此分型对急性白血病的诊断、治疗和预后判断等发挥了重要的作用，并被世界各国广泛采用。FAB 分型简单、实用，但它也存在一定的主观性、局限性和不确定性，近几十年在此基础上进行了不断的修改和完善。世界卫生组织（World Health Organization，WHO）基于细胞形态学（cell morphology），并结合免疫学（immunology）、细胞遗传学（cell cytogenetics）、分子生物学（molecular biology）特点，提出了基于 MICM 的综合分型，为临床治疗和预后观察提供了更有利的实验数据。WHO 于 2001 年以全书的形式公布了造血系统肿瘤和淋巴组织肿瘤分类，被称为 WHO 造血系统肿瘤和淋巴组织肿瘤新分类。2008 年 WHO 颁布了第四版分类，该方案使造血与淋巴组织肿瘤诊断从细胞水平上升到亚细胞水平及分子水平，对进一步研究造血和淋巴组织肿瘤的本质、发病机制、诊断和治疗具有重要意义。

2016 年 WHO 颁布了造血和淋巴组织肿瘤分类第四版的修订版，其中引入了"伴胚系易感性髓系肿瘤"这一类型，该类肿瘤包括在髓系肿瘤易感性胚系突变遗传背景下个体发生的骨髓增生异常综合征、骨髓增生异常/骨髓增殖性肿瘤（MDS/MPN）和急性髓细胞白血病。这些病例伴有遗传的或新生的胚系突变，可见特定的遗传和临床表型。随着研究和测序技术的大量应用，越来越多的血液肿瘤相关的遗传因素被揭示，也将会有越来越多的这一类疾病从分子水平上得到准确的诊断。

第二节　临床血液学检验在血液病诊疗中的应用

一、临床血液学检验与循证医学

循证医学（evidence-based medicine，EBM）是寻求、应用证据的医学，是近年来国际临床医学领域迅速发展并逐渐被广泛应用的学科。EBM 的基本要素是证据，寻找证据包括证据查询和新证据探索。应用证据是将找到的最新、最佳证据应用于指导临床实践，并验证这些证据的可靠性，是新证据探索的基础。寻找证据的核心是追踪当前最佳外在证据以回答临床亟待解决的问题。

随着血液学及相关技术的不断发展，血液诊断与循证医学的关系越来越密切，血液学不断被赋予新的内涵,血液检验在血液病的预防、诊断、治疗和预后中发挥越来越重要的作用,临床检验诊断在医疗实践中的意义及地位是以往任何时候都无法比拟的。血液检验的快速发展同时带动并促进了循证血液检验医学(evidence-based hematologic laboratory medicine,EBHLM)的发展。循证血液检验医学是对血液学检验的循证,其主要的研究内容:如何从众多的信息中选出重要的且符合实际的科学证据? 如何明确各实验项目对诊断的特异性和灵敏度,以筛选有效而经济的检测指标,避免误用和滥用? 如何选择高质量的诊断方法? 用当今最好的检测技术和质量控制体系对检测的结果进行严格的质量控制和评价;用临床流行病学的方法学规范医学检验的研究设计和文献评价;深入认识和评价诊断试验的科学性、诊断价值及临床适用性,以提供充分的当今最佳证据,结合每个患者的疾病、表现和意愿,谨慎而明确地予以应用,为早期预防、正确诊断和有效治疗决策提供可靠的、最佳的证据。在这种循证基础上得出的结论才能真正指导临床治疗,提高诊断、治疗水平。

二、临床血液学与疾病的关系

血液在血管内循环,流经全身,与各种组织密切接触。因此,血液病可直接影响其他器官和组织的功能,全身各系统的疾病也可以反映在血液变化中。

1.血液病合并非血液系统症状或体征

血液病可能是因非血液系统疾病就诊于其他科室时被发现的。例如巨幼细胞贫血,可因神经系统症状就诊于神经科,因消化系统症状就诊于消化科;再生障碍性贫血可因鼻衄或牙龈出血就诊于五官科或口腔科;粒细胞缺乏症和白血病可因严重喉头感染和水肿就诊于五官科;多发性骨髓瘤可因骨痛、骨折或神经症状就诊于骨科或神经科,因肾功能衰竭就诊于肾脏科;皮肤性淋巴瘤如Sezary综合征多首先就诊于皮肤科。有经验的眼科医生可以从眼底检查中发现血液病,包括巨球蛋白血症的典型眼底。轻型血友病因关节症状可能首次就诊于骨科。

2.非血液系统疾病合并血液系统改变

许多非血液系统疾病常发生血液学改变。氧气交换困难的呼吸系统疾病、心力衰竭或某些肿瘤可并发红细胞计数异常增高;消化系统疾病、肝炎、肾功能衰竭、自身免疫性疾病、恶性肿瘤和恶病质等疾病往往可引起贫血;绝大多数的感染可引起白细胞计数增高,类白血病反应(leukemoid reaction)甚至可以使白细胞计数显著增高;应用某些药物治疗之后,如抗癌药物或药物过敏等可引起白细胞显著减少;肝脏疾病、肾功能衰竭等疾病晚期经常出现凝血异常,引起出血;妇产科的死胎、胎盘早剥和心血管外科手术、肺外科手术、肝胆系统外科手术,以及内科严重感染都可以出现弥散性血管内凝血(disseminated intravascular coagulation,DIC)等。

三、血液病的诊断过程

1.病史采集

血液病的常见症状有贫血、出血倾向、发热、感染、肝大、脾大、淋巴结肿大、骨痛等。应了解每一位患者这些症状的有无及特点。通过适当问诊了解患者的现病史和既往史,询问其有无药物及毒物接触史,营养及饮食习惯,手术史,月经孕产史及家族史,以尽可能获取大量有关疾病发生和发展以及患者一般健康状况的相关信息。

2.体格检查

体格检查包括皮肤黏膜颜色、出血点,皮肤结节或斑块,黄疸,舌乳头,浅表淋巴结,胸骨压痛,肝脾有无肿大,腹部有无肿块等。

3.实验室检查

血液病往往借助实验室检查,根据病史、体格检查的结果指向,选择适当的检查项目进行检测。

(1)血象检查:血液病诊断起始阶段,最基本的实验室检查项目,同时也是其他非血液系统疾病或健康体检的基本检查或初筛项目。

（2）骨髓细胞学检查、骨髓病理检查、细胞化学染色：包括骨髓穿刺涂片及骨髓活体组织检查，对某些血液病有确诊及辅助诊断价值。细胞化学染色可帮助鉴别血细胞类型和诊断疾病。

（3）淋巴组织病理学检查：如淋巴结或浸润包块的活检对诊断淋巴瘤或恶性血液病的浸润有诊断价值。

（4）造血原料、造血效果状态检查：造血原料包括铁、维生素 B_6、维生素 B_{12} 和叶酸，缺乏任何一种或存在代谢异常都会发生造血异常，如贫血和/或血细胞、血小板减少。通过网织红细胞及相关参数、血小板及相关参数可反映红细胞、血小板的造血效果。另外，一些细胞因子如 G-CSF、EPO、TPO 也有助于间接推测造血状况。

（5）出血性疾病检查：凝血相关的时间测定如血浆凝血酶原时间、活化部分凝血活酶时间、凝血酶原时间和纤维蛋白原、D-二聚体定量作为基本的筛查有助于初步确定病因，如需进一步确证，可做凝血因子活性、纤溶、易栓症方面检测。

（6）溶血性疾病检查：通过一系列检查确定溶血是否存在及场所，再确定溶血原因。

（7）生物化学及免疫学检查：自身免疫性血液病及淋巴系统疾病常有免疫球蛋白的异常及细胞免疫功能的异常。抗体标记和流式细胞术可用于对血液肿瘤进行免疫学分型，并用于治疗效果观察。

（8）细胞遗传学及分子生物学检查：包括核型、融合基因、突变基因、拷贝数扩增等检测，不仅可用于血液病的诊断，检测结果还可用于疾病危险度评估、预后评估、治疗方案和靶向药物选择。

4. 物理检查

通过超声波、CT、MRI、PET-CT 等影像学技术检查机体组织结构和代谢活动，判断有无肿瘤增生部位或代谢活跃热点。

5. 综合分析诊断

根据病史、体格检查、实验室检查，检验医生和临床医生结合患者病情进行综合分析，对疾病进行诊断。

实验室检查即实验诊断部分，在血液病诊疗中占有举足轻重的地位，涉及诊疗的起点、中段和终点的全部过程。

四、临床血液学检验在血液及其他疾病治疗监控中的应用

血液病的治疗方法有血液制品的输注、放射治疗、化学药物治疗、造血干细胞移植、生物治疗、脾切除、免疫抑制剂的应用等，这些治疗方法会对人体的造血系统产生影响，治疗过程中定期监测造血系统各组分的变化具有重要的意义。

在非血液系统疾病的治疗过程中使用的一些手段、技术和药物也会影响血液系统，因此也存在血液学指标监控的必要性。

1. 血液制品的输注

血液包括有形成分（红细胞、白细胞、血小板）和无形成分（白蛋白、球蛋白、凝血因子）。随着血液成分离技术的发展，血液制品的品种由全血制品逐渐丰富起来。根据临床需要，可选择有针对性的血液成分制品进行成分输血，以达到挽救患者生命和特效治疗的目的，血液制品输注后的效果需用血液学检验方法监测。临床输血也会导致输血不良反应和输血传播性疾病，因此在输注前后都需要对血液制品和患者进行检测和监控。

2. 放射治疗与化学药物治疗

放射治疗简称放疗，是利用一种或多种电离辐射对恶性肿瘤及一些良性疾病进行的治疗。当患者的造血系统受到照射时，骨髓细胞受到抑制，致使白细胞、血小板计数下降，应及时进行血象检查。

化疗是化学药物治疗的简称，是利用化学药物阻止癌细胞的增殖、浸润、转移，直至最终杀灭癌细胞的一种治疗方式。由于化疗药物的选择性不强，在杀灭癌细胞的同时也会不可避免地损伤人

体正常的细胞,从而出现药物的不良反应,大多数化疗药物有不同程度的造血系统抑制。造血系统抑制早期可表现为白细胞尤其是粒细胞减少,严重时血小板、红细胞、血红蛋白水平均可降低。不同的药物对造血系统作用的强弱、快慢和长短不同,所以抑制程度也不同。

3. 造血干细胞移植

造血干细胞移植(hematopoietic stem cell transplantation,HSCT)就是将供者的造血干细胞取出体外作为移植物,然后回输移植给经过预处理的受者,重建受者的造血和免疫系统的过程。在造血干细胞移植过程中,造血干细胞的动员、采集、处理、回输和移植后的监测均需要准确计数造血干细胞的数量。除采用培养等方法对其进行定量或定性分析外,细胞免疫学表型分析成为鉴别和计数造血干/祖细胞的重要方法,而 CD34$^+$ 是目前应用最多的造血干细胞标志。

4. 生物治疗

生物治疗是利用和激发机体的免疫反应来对抗、抑制和杀灭癌细胞的方法。生物治疗分为细胞免疫治疗和非细胞免疫治疗。目前在临床中常用的细胞免疫治疗方法有嵌合抗原受体 T 细胞(chimeric antigen receptor T-cell,CAR-T)免疫疗法;非细胞免疫治疗方法有细胞因子治疗、靶向药物治疗等。生物治疗过程中生物制品的合成、疗效的观察、治疗方案的选择等均需要进行血液学检验。

CAR-T 免疫疗法通过基因工程技术,将 T 细胞激活并装上定位导航装置 CAR(肿瘤嵌合抗原受体),形成 CAR-T 细胞,可专门识别体内肿瘤细胞,并通过免疫作用释放大量的多种效应因子,高效地杀灭肿瘤细胞,从而达到治疗恶性肿瘤的目的。

细胞因子是由淋巴细胞、单核-巨噬细胞等分泌的小分子糖蛋白,具有调节免疫、调节细胞生长和分化、杀伤肿瘤细胞等功能。细胞因子治疗可用于化疗骨髓抑制期的造血恢复、外周血造血干细胞移植的动员、白血病(包括耐药和难治性白血病)的治疗。

靶向治疗是在细胞分子水平上针对已经明确的致癌位点的治疗方式,设计相应的治疗药物,药物进入体内可特异性选择致癌位点进行结合并发挥作用,使肿瘤细胞特异性死亡,而不会波及肿瘤周围的正常组织细胞。可用于白血病治疗的靶向药物有针对特定抗原的单克隆抗体(如抗 CD20 单克隆抗体——利妥昔单抗)、酪氨酸激酶受体抑制剂、BCR-ABL 酪氨酸激酶抑制剂(如伊马替尼、达沙替尼)等。

DNA 甲基化是 DNA 化学修饰的一种形式,能够在不改变 DNA 序列的前提下,改变遗传表现。DNA 甲基化能引起染色质结构、DNA 构象、DNA 稳定性及 DNA 与蛋白质的相互作用方式的变化,从而控制基因表达,而 DNA 去甲基化则诱导基因的重新活化和表达。用于血液病治疗的去甲基化药物有阿扎胞苷、地西他滨等。组蛋白的乙酰化修饰对疾病的发生、发展起重要作用。在正常细胞核内,组蛋白乙酰化与组蛋白去乙酰化失衡,会引起正常的细胞周期和细胞代谢发生改变,从而诱发肿瘤。组蛋白去乙酰化酶抑制剂可以靶向组蛋白去乙酰化酶,从而调控组蛋白的乙酰化,目前已应用于白血病/淋巴瘤的治疗。

5. 脾切除

脾通过多种机制发挥抗感染和抗肿瘤作用,可以清除衰老、畸形及抗体致敏的红细胞,但一些血液病在必要时需要行脾切除术以达到治疗目的。脾切除可导致体液免疫和细胞免疫功能的紊乱,免疫球蛋白含量异常;外周血 T 细胞亚群发生改变,进而增加感染的易感性。脾切除后外周血中红细胞、血小板异形性明显,出现有核红细胞。另外,红细胞、血小板出现大小不均现象,RDW、PDW 值增高。

6. 微量残留病监测

血液肿瘤微量残留病(minimal residual disease,MRD)是指血液肿瘤经过治疗后,达到血液学完全缓解标准,但体内仍残存部分肿瘤细胞,通过传统形态学检验等方法无法检测到的微量肿瘤细胞状态。由于检测方法和技术不一样,检测 MRD 的灵敏度和深度也不一样,因此 MRD 也称"可检测残留病(measurable residual disease)"。动态监测 MRD 水平,有助于制订个体化治疗方案,并对

NOTE

评价疾病的复发与否有重要的价值。

7. 影响血液系统的药物

一些药物,如糖皮质激素、甲氨蝶呤等,可对人体的血液系统产生影响,因此使用过程中需要了解和监测血液学变化。

糖皮质激素(glucocorticoid)具有调节糖、脂肪和蛋白质的生物合成和代谢的作用,还具有抑制免疫应答、抗炎、抗病毒、抗休克的作用。糖皮质激素可以刺激骨髓造血功能,使红细胞、血红蛋白、血小板增多,中性粒细胞增多,而单核细胞、嗜酸性粒细胞和嗜碱性粒细胞减少。

甲氨蝶呤是抗叶酸类抗肿瘤药,临床用于急性白血病,尤其是急性淋巴细胞白血病的治疗。甲氨蝶呤可抑制骨髓细胞,主要表现为白细胞和血小板减少,尤见于大剂量或长期小剂量应用后。骨髓细胞明显受抑制时,可出现贫血和血小板计数下降所致的皮肤或内脏出血。

本章小结

1. 临床血液学检验以血液学的理论为基础,以临床血液病为研究对象,采用各种实验室检查方法和技术手段来分析和研究血液、造血器官的病理变化。其发展经历了从血细胞研究、血栓与止血、造血干细胞及间充质干细胞、造血调控研究到造血和淋巴组织肿瘤分型等一系列过程。

2. 临床血液学检验基于循证医学研究,与疾病的关系可分为血液病合并非血液系统症状或体征、非血液系统疾病合并血液系统改变。

3. 血液病的诊断过程包括病史采集、体格检查、实验室检查、物理检查、综合分析诊断等。

4. 临床血液学检验在血液及其他疾病治疗监控中的应用包括血液制品的输注、放疗、化疗、造血干细胞移植、生物治疗、脾切除、免疫抑制剂的应用等,这些治疗方法会对人体的造血系统产生影响,治疗过程中定期监测造血系统各组分的变化具有重要的意义。

思 考 题

1. 临床血液学检验的基本概念是什么?

2. 临床血液学检验的发展历程有哪些?

3. 临床血液学检验与循证医学之间的关系如何?

4. 简述血液病的诊断过程。

5. 临床血液学检验在血液病治疗监控中的应用表现在哪些方面?

(岳保红)

第二篇

机体造血与检验方法

第二章 机体造血与调控

学习目标

1.掌握:造血干细胞、祖细胞定义;血细胞的生长发育及形态学演变规律。

2.熟悉:造血微环境、髓外造血定义;出生后骨髓造血特点、造血正向调控和负向调控因子的种类。

3.了解:胚胎期造血的特点、血细胞凋亡与自噬等。

第一节 造血器官与造血微环境

造血是生命活动的重要组成部分。造血系统必须不断产生新的血细胞,替换衰老、死亡的细胞,以保持人体内血细胞数量的相对恒定。机体有完善的组织器官,能够生成并支持造血细胞分化、发育、增殖和成熟,这些组织器官称为造血器官(hematopoietic organ),造血器官生成各种血细胞的过程称为造血(hematopoiesis,hemopoiesis)。造血细胞的发育离不开造血微环境。造血微环境(hematopoietic microenvironment,HIM)是造血细胞赖以生存的场所。造血细胞定居在适宜的造血微环境后,在各种调控因素的作用下,完成造血细胞的增殖、分化、成熟和凋亡等过程。

一、造血器官

人体的造血起源于中胚层的原始间叶细胞,造血器官主要包括骨髓、胸腺、淋巴结、肝和脾等。造血过程分为胚胎期造血及出生后造血。不同的造血时期,主要的造血器官和造血功能各不相同。造血过程从胚胎期的中胚层造血、肝脏造血、骨髓造血演变到出生后的骨髓造血以及中枢和周围免疫器官造血(图 2-1-1)。

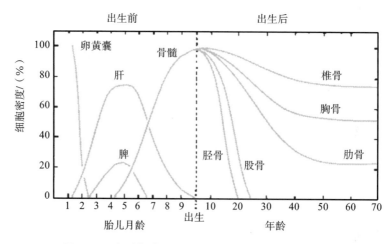

图 2-1-1 各时期造血活动发生的器官部位的消长过程

(一)胚胎期造血器官

根据胚胎发育过程中造血中心的迁移,胚胎期造血器官可分为中胚层造血、肝脏造血和骨髓造血。

1. 中胚层造血

中胚层造血又称卵黄囊造血。此期造血大约在胚胎发育第 2 周末开始，到第 9 周结束。胚胎发育第 2 周末时，卵黄囊已经形成，囊壁上的胚外中胚层的间质细胞在内胚层细胞的诱导下开始分化，这些具有自我更新能力的细胞，在卵黄囊壁上聚集成团，称为血岛（blood island），见图 2-1-2。血岛是人类最初的血管和造血的生发中心。起初血岛是实心的细胞团，随着细胞的不断分裂，血岛外层细胞分化为扁平的内皮细胞，逐渐形成血管壁；血岛中央的细胞逐渐变圆，分化成为游离的、最早的造血干细胞（hematopoietic stem cell，HSC）。最初的造血干细胞分化能力有限，仅仅能够产生巨幼样的原始红细胞，不能脱核分化为成熟的红细胞，细胞内含有 Hb-Gower 1，称为第一代巨幼红细胞。当胚胎发育至第 7 周时，红细胞形态趋于正常，并相继产生 Hb-Gower 2 和 Hb-Portland，血岛内的造血干细胞不分化形成粒细胞和巨核细胞。这一阶段的造血也是人体唯一的血管内造血。

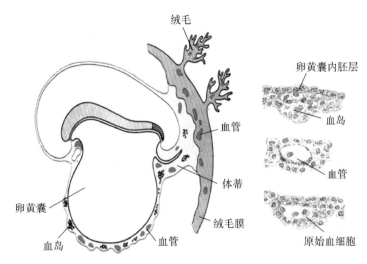

图 2-1-2　卵黄囊血岛的形成

在胚胎发育中，早期胚胎的内细胞团（inner cell mass，ICM）可出现胚胎干细胞（embryonic stem cell，ESC），另外，卵黄囊间质细胞及原始生殖细胞经过诱导后也可以成为胚胎干细胞。随着胚胎的发育，卵黄囊的微环境已不能满足造血的需要，原始造血细胞随血液迁移到肝、脾和淋巴组织等部位，在适宜的微环境中增殖、分化。至胚胎发育第 6 周，卵黄囊的造血功能逐渐退化，由肝和脾等造血器官取代其继续进行造血。

2. 肝造血

此期造血大约在胚胎发育的第 6 周开始，至第 7 个月结束。肝造血的发生，是由卵黄囊血岛产生的造血干细胞，随血流迁移到肝，后种植到肝而引起的。3～6 个月的胎肝是体内主要的造血场所。此期造血特点以生成红细胞为主，约 90% 的血细胞为有核红细胞，仍然为巨幼红细胞，但形态很快趋于正常。至胚胎发育第 17 周，不再合成 Hb-Gower 1、Hb-Gower 2，主要合成胎儿血红蛋白（HbF），此为第二代幼红细胞。胚胎发育第 4 个月以后的胎肝才有粒细胞的生成，但不生成淋巴细胞。

在肝造血的同时，造血干细胞经血流进入胸腺、脾、淋巴结，在这些器官中相继发生造血。

脾的造血发生于胚胎发育第 5 周，胎肝的造血干细胞经血流入脾，在此增殖、分化和发育。此时主要产生红细胞和粒细胞，第 5 个月后，又产生淋巴细胞和单核细胞。此后脾制造红细胞和粒细胞明显减少，并逐渐消失，而生成淋巴细胞的功能可维持终生。

胸腺造血始于胚胎发育的第 6 周，在胚胎期产生淋巴细胞、少量的红细胞和粒细胞，在胚胎后期胸腺成为诱导和分化 T 细胞的器官。

淋巴结造血始于胚胎发育第 7～8 周，淋巴结产生红细胞的时间很短，自胚胎发育第 4 个月由肝、胸腺和骨髓发育成熟的 T、B 细胞进入其中，使其终生只产生淋巴细胞和浆细胞。

NOTE

在肝造血最旺盛的第 4 个月,骨髓已具有初步的造血功能,以后逐渐取代肝造血,胚胎发育第 5 个月肝造血逐渐减弱,至出生时停止。

3.骨髓造血

骨髓自胚胎发育第 14 周时开始造血,一直延续至出生后。骨髓的造血细胞大部分来自肝,部分源于脾。在胚胎发育第 5 个月时骨髓造血已高度发育,成为造血中心,而肝、脾造血功能则逐渐减退。此时,红细胞中的血红蛋白除 HbF 外,已产生少量的成人血红蛋白,即血红蛋白 A(HbA)和血红蛋白 A_2(HbA$_2$)。骨髓是产生红细胞、粒细胞和巨核细胞的主要场所,同时也产生淋巴细胞和单核细胞,所以骨髓不仅是造血器官,也是一个中枢淋巴器官。人胚胎期造血器官及造血特点见表 2-1-1。

在胚胎发育过程中,三个造血时期各有造血特征,但又不能截然分开,它们互相交替且此消彼长。产生各类血细胞的顺序:红细胞、粒细胞、巨核细胞、淋巴细胞和单核细胞。

表 2-1-1　人胚胎期造血器官及造血特点

造血器官	造血时间	造血特点
中胚层造血	胚胎 2 周末～9 周	人体唯一的血管内造血,可形成第一代巨幼红细胞,产生 Hb-Gower 1,Hb-Gower 2 和 Hb-portland
肝造血	胚胎 6 周～7 个月	形成第二代幼红细胞,4 个月时可形成粒细胞
脾造血	胚胎 5 周～出生后	首先产生红细胞,以后产生粒细胞,5 个月时可以生成淋巴细胞和单核细胞,出生后生成淋巴细胞
胸腺造血	胚胎 6 周～7 周	生成淋巴细胞,也可以产生红细胞和粒细胞
淋巴结造血	胚胎 7 周～出生后	终生生成淋巴细胞和浆细胞
骨髓造血	胚胎 14 周～出生后	出生后唯一产生粒细胞、红细胞、巨核细胞的场所,也可产生淋巴细胞、浆细胞和单核细胞。除产生 HbF 外,还可产生 HbA 和 HbA$_2$

(二)出生后造血器官

出生后,人体的造血器官包括骨髓、胸腺、脾、淋巴结等。正常情况下,人出生 2～5 周后骨髓是唯一产生红细胞、粒细胞和巨核细胞的场所,同时也能生成淋巴细胞和单核细胞。而胸腺、脾、淋巴结等其他的造血器官成为终生生成淋巴细胞的场所。根据造血器官不同,出生后造血分为骨髓造血和淋巴器官造血。

1.骨髓造血

骨髓被封闭于坚硬的骨髓腔中,肉眼观是一种海绵样、胶状的组织。健康成人骨髓约占体重的 4.5%(3.4%～5.9%),平均质量为 2800 g(1600～3700 g),是人体最大、最主要的造血器官。骨髓按其构成和功能分为红骨髓和黄骨髓。红骨髓和黄骨髓各约占骨髓总量的 50%。

(1)红骨髓:红骨髓有着活跃的造血功能,因含有大量的血细胞而呈红色,见图 2-1-3(a)。不同年龄的人群红骨髓的分布不同,5 岁以下的儿童全身的骨髓腔内均为红骨髓。5～7 岁后,长骨的骨髓中开始出现脂肪细胞,随着年龄的增长,红骨髓由远心端向近心端逐渐开始脂肪化。至 18 岁时,红骨髓仅存在于扁骨、短骨及长管状骨的近心端,如颅骨、胸骨、脊椎骨、肋骨、髂骨以及肱骨和股骨的近端。因此做骨髓穿刺或活检时,成人适宜在髂骨、胸骨和脊椎棘突等处,而 2 岁以下的婴幼儿适宜在胫骨粗隆。

红骨髓主要由结缔组织、血管、神经及造血实质细胞组成,由网状纤维和网状细胞构成立体网架,各发育阶段的血细胞位于网孔中。红骨髓内有丰富的血管系统,血窦是最突出的结构。血窦内是成熟的血细胞,血窦间充满各发育阶段的造血细胞。骨髓中造血细胞的分布具有一定区域性。红细胞和粒细胞常呈岛状分布,形成红细胞造血岛和粒细胞造血岛。红细胞造血岛位于血窦附近。有核红细胞随着其慢慢成熟而逐渐远离巨噬细胞,贴近血窦壁,准备脱核,成为成熟红细胞,并通过内皮细胞进入血窦;粒细胞造血岛远离血窦,位于造血索中央,因粒细胞有较强的运动能力,成熟后能够移向血窦，穿过血窦壁进入血流；巨核细胞常紧贴于血窦壁上，将其伪足伸入血窦内，血小板成熟后从巨核细胞的胞质中分离出来直接释放进入血流；淋巴细胞、组织细胞和浆细胞等组成的淋巴小结，往往散在分布于造血索中，单核细胞散在于造血细胞之间。

（2）黄骨髓：骨髓腔内的红骨髓被大量脂肪细胞所替代而成为黄骨髓，见图 2-1-3（b）。黄骨髓在正常情况下不再参与造血，但仍保留造血的潜能。当机体需要时（如急性失血或溶血时），黄骨髓可重新恢复其造血功能。故骨髓造血的代偿能力较强。

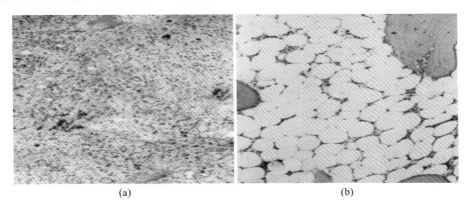

(a)　　　　　　　　　　　　　　(b)

图 2-1-3　骨髓结构示意图

（a）红骨髓（瑞特染色，×100）；（b）黄骨髓（瑞特染色，×100）

2. 淋巴器官造血

淋巴器官根据结构和功能的不同，分为中枢淋巴器官和周围淋巴器官。中枢淋巴器官包括骨髓和胸腺，是淋巴细胞产生、增殖、分化和成熟的场所；周围淋巴器官包括脾、淋巴结和弥散的黏膜淋巴组织（如扁桃体），是淋巴细胞聚集和免疫应答发生的场所。在骨髓内，造血干细胞分化成淋巴系干细胞，后者再分化成 T、B 祖细胞。B 祖细胞在骨髓内发育；T 祖细胞随血流迁移至胸腺、脾和淋巴结内发育成熟。目前认为 NK 细胞也是在骨髓内分化发育的。

（1）胸腺：胚胎后期及出生时，胸腺重 10～15 g，随着年龄的增长，胸腺逐渐发育，至青春期时约为 30 g，青春期后胸腺逐渐退化，被脂肪组织取代。胸腺的主要功能是产生淋巴细胞和分泌胸腺素。来自骨髓的造血干细胞经血流进入胸腺后，在胸腺皮质内增殖并在胸腺素的作用下，被诱导分化为淋巴细胞然后进入髓质，通过髓质小静脉释放入血并迁移到周围淋巴器官的胸腺依赖区，成为胸腺依赖淋巴细胞即 T 细胞，随后进入血液并在周围淋巴器官中定居、增殖，参与细胞免疫应答。胸腺结构见图 2-1-4。

（2）脾：脾是周围淋巴器官，在胚胎期已参与造血。脾实质部分由红髓和白髓组成。脾切面大部分呈红色，称红髓，其间散布着灰白色的结节，称白髓。红髓由脾窦和脾索构成，脾窦即脾血窦，是一种静脉性血窦，宽 12～40 μm，形态不规则，相互连接成网。窦壁由一层长杆状的内皮细胞平行排列构成。内皮细胞之间常有不完整的基底膜及环形网状纤维围绕，故血窦壁如同一种多孔隙的栅栏状结构，形成许多宽 2～5 μm 的间隙，脾索内的血细胞可经此穿越进入血窦。由于窦壁间隙狭小，血细胞必须变形后才能流回血窦。如果血细胞有异常，如球形红细胞，由于变形能力差，不容易穿越窦壁流回血窦，在血窦外滞留，而被巨噬细胞吞噬，导致血管外溶血。脾切除后，血液中的异形红细胞大量增加。脾结构见图 2-1-5。

脾索由网状结缔组织构成支架，网中充满各种细胞，包括巨噬细胞、淋巴细胞、粒细胞、红细胞和少量浆细胞。白髓由脾动脉周围淋巴鞘和脾小结构成。淋巴鞘沿中央动脉分布，包围在中央动脉周围，是脾的胸腺依赖区，区内主要是 T 细胞。脾小结位于脾动脉周围淋巴鞘内一侧，内有生发中心，主要含 B 细胞，是脾 B 细胞依赖区。边缘区是白髓和红髓之间副皮质的一部分，内有 T、B 细胞及较多巨噬细胞。当有外来抗原进入时，它们参与免疫反应。脾不仅有造血功能，还有免疫、清除、储血、滤血等多种功能。

NOTE

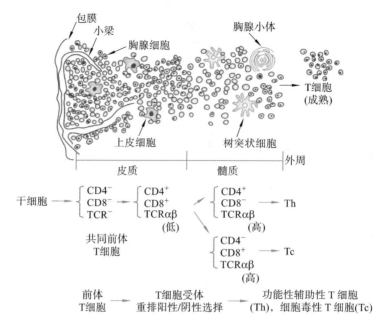

图 2-1-4 胸腺结构示意图

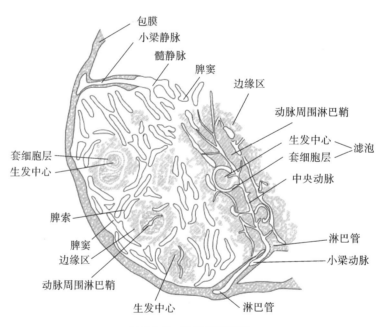

图 2-1-5 脾结构示意图

(3)淋巴结:淋巴结是周围淋巴器官,在胚胎期已参与造血。淋巴结由被膜、皮质和髓质组成。B 细胞在淋巴结皮质区的生发中心增殖、发育;皮质深层和滤泡间隙为副皮质区,主要是由胸腺迁移而来的 T 细胞聚集的场所,因此又称胸腺依赖区。髓质在淋巴结中央,由髓索和髓窦组成;髓索主要含 B 细胞和浆细胞,以及巨噬细胞、肥大细胞、嗜酸性粒细胞等。髓窦中则有许多巨噬细胞和网状细胞,对淋巴液起过滤作用。

出生后的淋巴结是接受抗原信息活化淋巴细胞、增殖已活化淋巴细胞、产生记忆淋巴细胞的场所。胸腺、骨髓产生的具备活化能力的初始 T、B 细胞经血液循环流向淋巴组织、器官迁移,活化后一部分驻留,另一部分又返回血流,不断地进行淋巴细胞再循环,如骨髓产生的初始 B 细胞在淋巴结滤泡、生发中心活化、增殖,形成浆细胞,浆细胞又可归集(home)到骨髓驻留。淋巴结结构见图 2-1-6。

NOTE

14

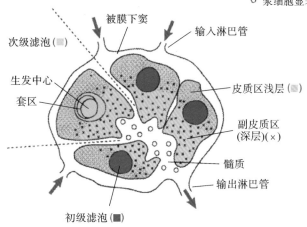

図 2-1-6 淋巴结结构示意图

3.髓外造血

正常情况下,出生 2 个月后的婴儿,骨髓以外的组织如肝、脾、淋巴结等不再生成红细胞、粒细胞和血小板,但在某些病理情况下,如骨髓纤维化、骨髓增殖性肿瘤以及某些恶性贫血时,这些组织又可重新恢复其造血功能,称为髓外造血(extramedullary hematopoiesis)。

髓外造血是机体对血细胞需求明显增加,或是对骨髓造血障碍的一种代偿反应,常见于儿童,这种代偿作用有限且不完善。因为髓系幼稚细胞离开了骨髓造血微环境,在髓外大多不易发育成熟,通常为无效造血。由于肝、脾、淋巴结等组织无骨髓-血屏障(marrow-blood barrier,MBB)结构,幼稚细胞不经筛选即可进入外周血循环,导致外周血中常出现较多幼稚血细胞及细胞碎片。除肝、脾、淋巴结等参与髓外造血外,胸腺、肾上腺、腹腔的脂肪、胃肠道等也可受累,常可导致相应器官肿大。

近年来在实验动物小鼠体内发现,肺除具有呼吸功能外,也是造血器官之一。骨髓的造血前体细胞可以通过血液迁移到肺部,生成的巨核细胞在肺部血管中游弋并且大量产生和释放血小板。肺部产生的血小板约占人体内中血小板数量的 50%,大约每小时有 1000 万个血小板产生。研究还发现在肺部的血管外沿空间,有很多成熟和不成熟的巨核细胞以及造血原始细胞,因此肺是另一个产生血小板并且储存造血原始细胞(hematopoietic progenitor cells)的组织。在缺少骨髓干细胞的情况下,肺的造血原始细胞还会补充骨髓的造血细胞,以及分化而来的其他造血细胞。

二、造血微环境

在造血过程中造血细胞与造血微环境密不可分。造血细胞赖以生长、发育的内环境称为造血微环境(hematopoietic microenvironment,HIM)。造血微环境由骨髓基质细胞(stromal cell)、微血管、神经和基质细胞分泌的细胞因子等构成,是造血干细胞赖以生存的场所,也是造血细胞增殖、分化、发育和成熟的场所。造血微环境直接与造血细胞接触,对造血干细胞的自我更新、定向分化及血细胞的增殖、分化、成熟调控等起重要作用,见图 2-1-7。造血细胞定居在适宜的造血微环境中后,在各种调控因素的作用下,完成造血细胞增殖、分化、成熟和凋亡等过程。

(一)骨髓的血管和神经系统

1.骨髓的血管系统

骨髓血管系统由营养血管、动脉、小动脉和毛细血管等构成,供给骨髓的营养物质,是造血微环境的重要组成部分。骨髓的营养动脉不断分支形成微血管、毛细血管,毛细血管再注入管腔膨大的静脉窦,并汇集成集合窦,然后注入中心静脉。静脉窦和集合窦统称骨髓血窦。血窦密布于整个骨

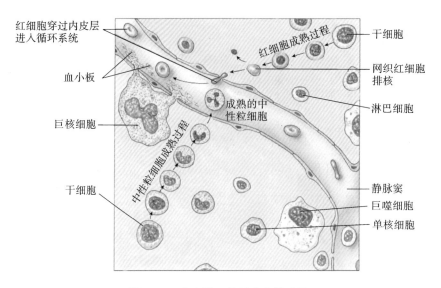

红细胞穿过内皮层进入循环系统

血小板

巨核细胞

干细胞

中性粒细胞成熟过程

成熟的中性粒细胞

红细胞成熟过程

干细胞

网织红细胞排核

淋巴细胞

静脉窦

巨噬细胞

单核细胞

图 2-1-7　造血微环境及造血模式图

髓腔,彼此相连构成复杂的网状系统,血窦内是成熟的血细胞,血窦间是骨髓实质,即造血索。骨髓内成熟的血细胞要进入外周血循环就必须穿越血窦壁,因此,血窦壁组成了骨髓-血屏障。

完整的血窦壁由内皮细胞、颗粒状基底膜和外皮细胞构成,但只有内皮细胞层是完整的。绝大部分血窦壁仅由一层内皮细胞构成,血窦壁极薄,平时窦壁无孔,当血细胞通过时,可形成一个临时通道。造血活跃时,窦壁孔隙增多,有利于发育成熟的血细胞释放入血。内皮细胞转运细胞的孔道直径常达 $2\sim3~\mu m$,最大直径为 $6~\mu m$,因此,穿越的细胞必须具有变形性。正常情况下,红系只有网织红细胞和成熟红细胞才能进入血液循环,而幼红细胞的核坚固不能变形,被阻滞在血窦壁外。成熟的白细胞穿过时细胞核必须重排成线状才能进入血窦内;巨核细胞只有胞质穿过,向血窦内释放血小板。血细胞通过后窦壁可立即修复。健康人每天约有 2×10^{11} 个红细胞、1×10^{10} 个粒细胞、4×10^{11} 个血小板及一些单核细胞、淋巴细胞穿越血窦壁上的孔隙进入血液循环。窦壁细胞一方面起到造血细胞的支架作用,另一方面也能调节造血组织的容量。

2.骨髓的神经系统

骨髓神经来自脊神经,与骨髓动脉伴行,其神经束分支沿着动脉壁呈网状分布;神经纤维终止于动脉壁的平滑肌纤维。骨髓静脉神经分布较动脉少。另外,还有无数的无鞘神经纤维分布在骨髓表面或骨内膜。骨髓神经调节血管的扩张或收缩,从而影响血流速度和压力,调节血细胞的释放。

骨髓神经对造血的调节作用可能体现在骨髓血管内皮细胞中有 P 物质的神经激肽(neurokinin)受体,可受无鞘神经纤维末端含有的神经介质 P 物质作用,以刺激造血祖细胞的生长。

(二)骨髓基质细胞、细胞外基质及细胞因子

1.骨髓基质细胞

骨髓基质细胞是一群复杂的异质细胞群,由成纤维细胞、内皮细胞、脂肪细胞、巨噬细胞、基质干细胞等多种细胞构成,是造血微环境的重要成分,它能黏附造血干细胞并支持和调控造血细胞定居、分化、增殖和成熟。骨髓基质细胞通过与造血细胞的密切接触而供给造血细胞营养并支持其增殖和分化。骨髓基质细胞表面的黏附结构是调节造血干细胞、祖细胞回髓定位和信息传递的分子学基础。骨髓基质细胞除分泌造血因子外还产生大量细胞黏附因子。黏附因子可调节造血细胞的增殖和分化,协助造血细胞寻找特定的区域,选择性地将一些造血生长因子与带有相应受体的干、祖细胞黏附于基质细胞表面,在造血干、祖细胞生长发育而后归集中起重要作用。

2.细胞外基质

细胞外基质由骨髓基质细胞分泌,主要由分泌蛋白和多糖组成,包括三类大分子物质:糖蛋白

(glycoprotein)、蛋白多糖(proteoglycan,PG)和胶原(collagen)。糖蛋白中主要有纤维连接蛋白(fibronectin,Fn)、层粘连蛋白(laminin,Ln)和血细胞粘连蛋白(hemonectin)。蛋白多糖为黏蛋白,有硫酸软骨素(chondroitin sulfate,CS)、硫酸肝素和透明质酸等。胶原主要为Ⅰ、Ⅱ、Ⅲ、Ⅳ型胶原。

细胞外基质的许多成分可构成微环境中的结构支架而填充在骨髓腔中,给造血细胞以支撑、保护和营养,使其聚集于特定的区域进行生理活动。值得关注的是细胞外基质的黏附作用。各种细胞黏附分子(CAMs)分布在细胞膜上或释放到细胞外基质中,它们介导造血细胞与基质细胞及细胞外基质的相互识别、相互作用,也介导造血细胞和多种细胞因子之间的黏附和信息传导。如层粘连蛋白由内皮细胞分泌,它与中性粒细胞膜表面受体结合,促进粒细胞的趋化和氧化作用;纤维连接蛋白由成纤维细胞产生,能够连接各种细胞因子及细胞外基质成分。

3.细胞因子

骨髓基质细胞是产生调控造血的细胞因子(cytokine)的主要部位,它们对造血干、祖细胞的分化、发育起重要的调控作用。骨髓基质细胞分泌的细胞因子不但直接作用于造血干、祖细胞,而且也作用于基质细胞,改变后者的增殖分泌状态,诱导其他细胞因子生成。上述各种因素互相影响,共同调节造血干细胞归巢、增殖和分化。

造血微环境在异常的生物、化学、物理因素作用下可被损伤而影响造血。巨细胞病毒(cytomegalovirus,CMV)、乙型肝炎病毒(HBV)和人类免疫缺陷病毒(human immunodeficiency virus,HIV)均可感染骨髓基质细胞而影响造血细胞功能。

第二节 血细胞的生长发育

造血细胞的生长发育过程可分为造血干细胞、造血祖细胞、原始及幼稚细胞三个阶段。在造血微环境中,各种造血细胞通过细胞与细胞之间和细胞因子等的作用,按照一定规律发育成为各种成熟的血细胞。

一、造血干、祖细胞及骨髓间充质干细胞

人体从受精卵到成体的发育过程中,在胚胎和成熟组织中均存在一些具有高度的自我更新和多向分化潜能但尚未分化的干细胞。根据其发育阶段,干细胞可分为胚胎干细胞和成体(组织)干细胞。按分化潜能的大小,干细胞可分三类:第一类是全能干细胞,如胚胎干细胞,它是从早期胚胎(受精后5～7天)的内细胞团中分离出来的具有高度分化潜能的细胞系,具有形成完整个体的分化潜能,可以无限增殖并分化成为全身各种细胞类型,从而进一步形成机体的任何组织或器官,如受精卵等。第二类是多能干细胞,它们具有分化出多种组织细胞的潜能,但失去了发育成完整个体的能力,如造血干细胞、骨髓间充质干细胞(mesenchymal stem cell,MSC)、神经干细胞等均属于此类细胞。第三类为专能干细胞,这类细胞只能向一种类型或密切相关的两种类型细胞分化,如肝干细胞、肠上皮干细胞等属于此类细胞。

骨髓中存在两种干细胞,即造血干细胞和骨髓间充质干细胞。造血干细胞是具有高度自我更新和多向分化能力,在造血组织中含量极少,形态难以辨认的小淋巴细胞样的一群异质性的细胞群体。骨髓间充质干细胞是骨髓基质细胞的祖细胞,由它发育而成的骨髓基质细胞是造血微环境的重要组成成分,在造血调控中起着重要作用。

研究表明造血干细胞向非造血细胞的"横向分化"并非造血干细胞发育程序中的共性结局,从而强烈提示即使骨髓中有向非造血细胞广泛分化潜能的细胞,这些细胞也可能并不是真正的造血干细胞,而是可能源自存在于骨髓中的独特组织特异性干细胞,或者来自存在于骨髓中的全能或多能干细胞,以及由一种罕见的由分化的非造血细胞与成熟的造血细胞间的融合所致。

（一）造血干、祖细胞

1. 造血干细胞

对造血干细胞的深入研究始于 20 世纪 60 年代初，Till 等采用小鼠脾集落形成法将正常小鼠的骨髓细胞输注给受致死剂量 X 线照射的小鼠，经 8～12 天后，受者小鼠脾上生成了肉眼可见的、由骨髓红系细胞、粒系细胞、巨核系细胞或三者混合的造血细胞组成的脾结节，即脾集落。经证实，所有这些细胞都由单个细胞分化而来，称为脾集落形成单位（colony forming unit-spleen，CFU-S），脾集落形成细胞也被称为多能干细胞（pluripotential stem cell）即造血干细胞，从而证明了动物造血干细胞的存在。20 世纪 70 年代初期体外半固体血细胞培养技术成功，人类的骨髓或血液也能培养出与小鼠脾集落类似的集落，证实了人类造血干细胞的存在。现已公认，造血干细胞由胚胎干细胞发育而来，它是所有血细胞最原始的起源细胞。

体内造血干细胞多数处于 G_0 期，即静止期，可以增殖分化为髓系祖细胞和淋巴系祖细胞。研究认为造血干细胞具有以下特征：①高度的自我更新能力：也称自我维持，即在分化后造血干细胞自身的数量和特征保持不变，这一特征持续终身；一般认为正常造血干细胞只进行不对称有丝分裂，一个干细胞进行分裂所产生的两个子细胞中，只有一个分化为早期造血祖细胞，而另一个则保持干细胞的全部特性，这种不对称性分裂使造血干细胞的数量始终维持在一定水平，因此造血干细胞是机体正常造血维持的主要原因。②多向分化能力：也称全能性，在体内多种调控因子的作用下，造血干细胞可分化形成红细胞、粒细胞、单核细胞、血小板和淋巴细胞等多种细胞。

随着分子生物学、免疫学、细胞遗传学等技术的发展，目前对造血干细胞生物化学、分子生物学、细胞遗传学和免疫学等方面的特征有了进一步的认识，但还不能直观地研究造血干细胞的分化。通常采用的方法是在造血干细胞上选择一个或几个天然的或人为的具有遗传学特征的标志，通过对分化细胞中这种特殊标志的识别推论造血干细胞的特征和分化。

造血干细胞缺乏形态特征，类似小淋巴细胞，只能依据其表面标志特征来识别。造血干细胞主要的阳性标志为 CD34、CD133（或 AC133）、CD164、CD45、Sca1-1、KDR、c-Kit、Thy-1；阴性标志为 CD38、Lin、HLA-DR、LFA-1、CD45RA、CD71 等。

CD34 是与造血干、祖细胞密切相关的一个阶段特异性抗原，是造血干细胞、祖细胞分离纯化的标志，主要存在于幼稚的造血干细胞、祖细胞、部分骨髓基质细胞和少量的血管内皮细胞表面。成人骨髓中 CD34$^+$ 细胞占有核细胞的 1%～3%，CD34$^+$ 细胞群中含有可以长期重建髓系和淋巴系的造血干细胞及大量造血祖细胞，目前 CD34$^+$ 造血细胞已经是公认的理想的造血干细胞、祖细胞移植物。许多研究发现具有长期造血重建能力的造血细胞均为 CD34$^+$ Lin$^-$，但近年来在 CD34$^-$ 细胞群中也发现了具有重建长期造血能力的细胞。当各系祖细胞分化为形态可辨认的各系原始和幼稚细胞时，CD34 抗原标志消失，成为 CD34$^-$ Lin$^+$ 细胞。在造血干细胞和祖细胞产生、发育、分化和成熟过程中，表面标志 CD34 从无到有，又从有到无，对 CD34$^+$ 及其亚群细胞的进一步研究，将为研究造血干细胞的增殖、分化及调控提供理论依据，同时也将为造血干、祖细胞的建库、扩增，造血干细胞移植，基因治疗等提供新的理论和技术保证。

CD34$^+$ 细胞可取材于成人骨髓、胎肝、胎髓、脐血和动员外周血等组织中。Huang 等对上述五种来源的细胞进行分选得到 CD34$^+$/CD38$^-$/HLA-DR$^+$ 细胞，它们的集落生成率（colony efficiency，CE）和爆式集落生成率（blast colony efficiency，BE）（包括混合型和分散型）分别如下：胎肝 72.7%±11.8% 和 20.1%±10.4%；胎髓 60.9%±11.1% 和 11.1%±5.4%；脐血 57.0%±16.5% 和 24.1%±7.3%；成人骨髓 9.6%±7.8% 和 4.6%±3.2%；动员外周血 27.2%±12.8% 和 9.0%±4.9%。在五种来源细胞中，CD34$^+$/CD38$^-$/HLA-DR$^+$ 细胞在胎肝中含量最高。Holyoake 等对胎肝、脐血和成人骨髓 3 种来源干细胞进行比较发现，CFU 数量在胎肝中最高，脐血的 CFU 较少。相比而言，成熟细胞数量以脐血中最高而胎肝中最低，骨髓居中。对脐血和骨髓 CD34$^+$ 细胞进行比较，发现在干细胞因子和粒细胞集落刺激因子作用下，脐血所形成的粒/巨噬细胞集落形成单位的大小和数量增长程度明显高于骨髓。

在 CD34$^+$ 细胞群中，有 99％细胞表现为 CD38$^-$。CD38 抗原是造血干细胞向多系定向分化抗原，随着分化过程的进行，其表达水平增高。

2.造血祖细胞

造血祖细胞(hematopoietic progenitor cell,HPC)是一类由造血干细胞分化而来，但部分或全部丧失自我更新能力的过渡性、增殖性细胞群，也称为造血定向干细胞(hematopoietic committed stem cell)。造血祖细胞全部以对称性有丝分裂方式进行增殖。祖细胞阶段也存在着不同的亚群。造血祖细胞表面标志：早期 CD34$^+$ 逐渐到晚期 CD34$^-$、CD38$^+$、CD71$^+$、Lin$^+$ 等。

造血祖细胞的深入研究始于 1965 年，由 Pluznik 和 Sachs 建立的小鼠骨髓细胞体外琼脂培养技术，即在集落刺激因子(colony stimulating factor,CSF)的作用下，造血细胞可在体外琼脂培养基上形成集落，每个集落称为一个集落形成单位(colony-forming unit,CFU)。

早期的造血祖细胞保留了部分造血干细胞自我更新的能力，所以造血干细胞在体内能长期重建造血，而早期祖细胞只能短期重建造血，晚期则完全丧失重建造血的能力。造血祖细胞具有较强的增殖能力和一定的分化能力，造血祖细胞进行对称性有丝分裂，对造血细胞起主要的增殖作用，细胞一边增殖一边分化。但与造血干细胞相比，其分化方向比较局限，可以向有限的几个方向或一个方向分化和增殖。根据其分化能力，造血祖细胞可分为多向造血祖细胞和单向造血祖细胞，多向造血祖细胞可以进一步分化为各系祖细胞。多向造血祖细胞一般可分为淋巴系祖细胞和髓系祖细胞。淋巴系祖细胞主要包括 T 系集落形成细胞、B 系集落形成细胞和 NK 系集落形成细胞等。髓系祖细胞主要包括红-巨核系祖细胞和粒-单核系祖细胞。红-巨核系祖细胞主要包括红系集落形成细胞和巨核系集落形成细胞。粒-单核系祖细胞包括嗜碱性粒细胞祖细胞、嗜酸性粒细胞祖细胞、中性粒系祖细胞和单核系祖细胞。这些较成熟的造血祖细胞失去了自我更新的能力，但仍具有增殖和单向分化的能力。

根据造血干、祖细胞免疫标志分子(分化抗原)的不同，采用流式细胞术或其他免疫学技术可将造血干、祖细胞区别开来，但在更严格意义上的区分造血干细胞与早期造血祖细胞迄今还十分困难。

3.造血干、祖细胞检查的临床应用

造血干、祖细胞在维持终生造血中起着非常重要的作用，任何原因引起的造血干、祖细胞异常，都可能导致血液病的发生。因此对造血干、祖细胞的增殖、分化和调控等的研究，可为临床血液病如再生障碍性贫血、白血病、骨髓增生异常综合征等的发病机制、诊断、治疗、疗效观察、预后判断等研究提供重要的实验室依据。其主要的临床应用有以下两个方面。

(1)造血干细胞移植：由于造血干、祖细胞的生物学特征，其临床应用价值主要体现在细胞治疗学方面，即造血干细胞移植(hematopoietic stem cell transplantation,HSCT)。造血干细胞移植是指对患者进行全身照射、化疗和免疫抑制预处理后，将正常供体或自体的造血细胞(hematopoietic cell,HC)经血管输注给患者，使之重建正常造血和免疫功能。根据造血干细胞来源部位不同，造血干细胞移植分为骨髓移植(bone marrow transplantation,BMT)、外周血干细胞移植(peripheral blood stem cell transplantation,PBSCT)、脐血干细胞移植(cord blood stem cell transplantation,CBSCT)、胎肝干细胞移植(fetal liver stem cell transplantation,FLSCT)等。根据造血干细胞来源供者不同，造血干细胞移植分为异基因骨髓移植(allogeneic BMT)和自体造血干细胞移植(autologous stem cell transplantation,ASCT)。骨髓移植在临床上应用最早，但骨髓干细胞来源较困难。外周血干细胞取材简单，在体外采集 CD34$^+$ 的细胞，供者易于接受，近年来骨髓移植几乎完全被外周血干细胞移植所替代。胎肝干细胞移植受来源的限制很少应用。脐血干细胞免疫原性较弱，增殖能力强，移植排斥反应较少，但脐血干细胞数量较少，只适宜儿童移植，如何使脐血干细胞在体外增殖以满足移植的需要是干细胞移植研究的热点。

(2)基因治疗：基因治疗(gene therapy)是运用重组 DNA 技术，将具有正常基因及其表达所需要的序列导入有缺陷基因的细胞中，并能在患者体内长期表达，达到根治疾病的目的。由于造血干细胞具有自我更新和多向分化的特性,是公认的理想靶细胞。目前,造血干细胞的体外扩增和诱导分化获得了重大进展,使造血干细胞移植在临床有极大的应用前景。如将多药耐药基因(MDR)、二氢叶酸还原酶基因(DHFR)等转导入造血干细胞,其增殖分化的细胞可以免受放疗、化疗的损伤。该法还可增加化疗药物的剂量,提高疗效,延长患者生命。另外,某些遗传性疾病、自身免疫性疾病等也可能通过含靶基因的造血干细胞导入而达到治疗目的。

(二)骨髓间充质干细胞

骨髓间充质干细胞(mesenchymal stem cell,MSC)是成体干细胞的一种,具有多向分化潜能和自我更新能力等干细胞的共性特征,可在不同环境中分化成不同种类的细胞,如成骨细胞、脂肪细胞和血管内皮细胞等。

研究认为MSC占骨髓有核细胞的 $0.001\%\sim0.01\%$,在无分化刺激的条件下贴壁生长。MSC中大约有 20% 的 G_0 期细胞,表明其具有强大的增殖能力。MSC在体外经 $20\sim25$ 次传代后,其表型和分化潜能不会发生明显的改变。MSC是骨髓造血微环境的重要成分,它可分泌 IL-6、IL-7、IL-8、IL-11、IL-12、IL-14、IL-15、白血病抑制因子(leukemia inhibitory factor,LIF)、M-CSF、FLT3 配体、SCF 等多种细胞因子,对造血调控起重要作用。体外与 $CD34^+$ 造血细胞长期培养的研究证实,MSC 具有支持长期培养起始细胞(long-term culture initating cell,LTC-IC)的功能。研究表明,将MSC和造血干细胞共同移植,MSC为造血干细胞提供的环境更接近造血干细胞的原始环境,使造血干细胞的归巢能力及造血重建能力大大提高,移植效果明显增强。在 IL-3、IL-6、SCF 或 LIF、FLT3 存在时,MSC 能够促进外周血 $CD34^+$ 细胞增殖和逆转录病毒介导的基因转染,在 $CD34^+$ 细胞被转染的同时,MSC 也被转染并表达。一般认为 MSC 只存在于骨髓中,但近年来从人的骨骼肌、脐带、脐血中也分离出了 MSC,它同样可以分化为骨骼肌、平滑肌、骨、软骨及脂肪。此外,也有人分别从骨外膜和骨小梁中分离出 MSC。同造血干细胞相似,由于目前尚无 MSC 的特异性标志,对 MSC 的特征描述及其分离方法都是以一个细胞群体的形式进行的。MSC 易获得、易纯化,体外扩增迅速,可长期传代,同时易于外源基因的导入和表达,因此 MSC 在干细胞移植和基因治疗中作为载体相比造血干细胞显示出更大的优势,同时 MSC 在移植后造血重建中也有促进作用。

由于 MSC 具有向骨、软骨、脂肪等组织分化的潜能,因而利用它进行组织工程学研究有较大优势。其优势主要体现在:①取材方便且对机体无害,MSC 可取自自体骨髓,简单的骨髓穿刺即可获得;②由 MSC 分化形成的组织类型十分广泛,在治疗创伤性疾病中具有广泛的应用前景,但相关的具体临床应用还有待进一步的深入研究和证实。

二、血细胞的发育

所有血细胞均来源于造血干细胞,造血干细胞在造血微环境及细胞因子等诱导下,增殖分化为各系祖细胞,继续向下分化成为形态可辨认的各种原始细胞,经过幼稚阶段,最终进一步发育为具有特定功能的成熟阶段细胞,释放进入外周血发挥作用。

(一)血细胞的增殖、分化和成熟

血细胞的发育是一个连续的过程,经历了增殖、分化、成熟和释放等过程。

1. 增殖

血细胞通过分裂使其数量增加的现象称为增殖。血细胞主要通过有丝分裂方式增殖,在增殖过程中,母细胞有丝分裂后形成的子细胞同时趋向分化成熟。子细胞还可以进一步增殖,每增殖一次就趋向于进一步分化。一般情况下,一个原始细胞到成熟细胞需经过 $4\sim5$ 次有丝分裂,可产生32 个或 64 个成熟细胞。

与其他系统增殖不同,巨核细胞以连续双倍增殖 DNA 的方式增殖,即细胞核成倍增殖,每增殖一次,核即增大一倍,而胞质并不分裂,因此巨核细胞体积逐渐增大,属多倍体细胞。

2. 分化

血细胞在发育过程中失去某些潜能,转变为具有新功能细胞的过程称为分化。即通过特定基因的表达合成特定的蛋白质,与原来的细胞有质的区别。这种分化过程是不可逆的。

3.成熟

细胞定向分化后通过增殖和演变,由原始细胞经幼稚细胞到成熟细胞的全过程,称为成熟。"成熟"贯穿于整个血细胞的发育过程中。一般来讲细胞每进行一次有丝分裂和分化都伴有细胞的成熟,血细胞越成熟,其形态特征越明显,功能也就越完善。

4.释放

释放是成熟的终末细胞通过骨髓屏障进入血液循环的过程。骨髓造血是在血管外造血,成熟的血细胞需要通过骨髓-血屏障进入血液循环,而未成熟的幼稚细胞不能随意进入血液循环。

(二)血细胞的命名

骨髓造血细胞按所属系列分为六大系统,即红系、粒系、淋巴系、单核系、巨核系、浆系,见图2-2-1。各系依其发育水平和可分辨的形态分为原始、幼稚及成熟三个阶段;红系和粒系的幼稚阶段又分为早幼、中幼和晚幼三个时期。粒系又根据其胞质内含有颗粒的不同,分为中性粒细胞、嗜酸性粒细胞、嗜碱性粒细胞。各系细胞的发育顺序及名称依次如下。

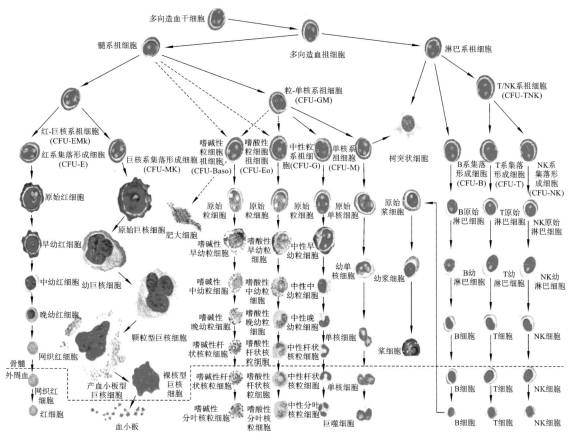

图 2-2-1　各系血细胞分化发育阶段及名称

（1）红系：原始红细胞、早幼红细胞、中幼红细胞、晚幼红细胞、网织红细胞、成熟红细胞。

（2）粒系：原始粒细胞、早幼粒细胞、中幼粒细胞、晚幼粒细胞、杆状核粒细胞、分叶核粒细胞。其中粒细胞包括中性粒细胞、嗜酸性粒细胞和嗜碱性粒细胞三类。

（3）淋巴系：原始淋巴细胞、幼淋巴细胞、淋巴细胞。

（4）单核系：原始单核细胞、幼单核细胞、单核细胞、巨噬细胞。

（5）巨核系：原始巨核细胞、幼巨核细胞、颗粒型巨核细胞、产血小板型巨核细胞、裸核型巨核细胞、血小板。

（6）浆系：原始浆细胞、幼浆细胞、浆细胞。

三、血细胞发育过程中的形态学演变规律

血细胞的发育成熟是连续的过程,有时为了研究,人为将其划分为各个阶段。在细胞分类中,处于两个发育阶段之间的细胞一般划入下一阶段。血细胞发育过程中的形态演变规律见表 2-2-1。

表 2-2-1　血细胞发育过程中的形态演变规律

项　目	原始→幼稚→成熟	备　　注
细胞大小	大→小	巨核细胞由小变大,早幼粒细胞比原始粒细胞略大
核大小	大→小	巨核细胞由小变大,成熟红细胞核消失
核形态	规则→不规则(圆→凹陷→分叶)	有的细胞不分叶
核染色质	细致→粗糙,疏松→致密	
核染色	淡紫色→深紫色	
核膜	不明显(薄)→明显(厚)	
核仁	有→无	
胞质量	少→多	小淋巴细胞胞质少
胞质颜色	深蓝→浅蓝→红	
胞质颗粒	无→少→多	红系无颗粒,粒系特异性颗粒分为三种
核质比例	大→小	

第三节　造血调控

造血细胞的增殖、分化与成熟的调控是一个涉及多因素、多水平的复杂的调控,包括基因水平调控,微环境中的细胞因子、细胞因子受体、细胞黏附分子、细胞外基质及细胞信号传递等的调控。它们以不同的方式共同调控造血细胞的增殖、分化、成熟、归巢和凋亡等过程,以达到维持正常造血平衡的目的。

在所有调控因素中,细胞因子的调控占重要地位。细胞因子对造血的调控包括造血的正向调控和负向调控,正常情况下,造血正向、负向调控作用呈动态平衡,它们之间的协同作用引发了细胞内部的一系列生化反应,最终决定了造血细胞的增殖、分化、成熟、释放以及衰老、凋亡等生理活动。

一、造血的基因调控

目前,对造血基因调控(hematopoietic gene control)的复杂机制了解不多,但可以肯定造血干、祖细胞增殖分化的各个环节都受到多基因的调控,该调控的完成主要是通过细胞内、外的一些信号传递(包括信号转导、基因表达、蛋白质合成等多个环节)启动或关闭一系列相关基因,正、负调节基因表达产物参与对造血的正向和负向调控,特别是原癌基因(proto-oncogene)和抑癌基因(tumor suppressor gene)的表达产物及信号转导(signal transduction)途径参与调控的作用是公认的。原癌基因为正信号、显性;抑癌基因为负信号、隐性。

(一)原癌基因调控

原癌基因有 C-MYC 基因、RAS 相关基因、C-ABL 基因、BCL-2 基因及 c-Kit 基因等,它们是细胞基因组的正常成员。在正常情况下,原癌基因不表达或低表达,不引起恶变。原癌基因编码的产物包括细胞因子、细胞因子受体、细胞内蛋白激酶、细胞内信号传递分子及转录因子(transcription,TF)等。如:原癌基因编码的生长因子及其受体调节细胞的生长和增殖;int-2 基因编码的 P30^{int-2} 与

NOTE

FGF 受体结合后能够促进细胞的增殖。各种产物以不同的方式参与 DNA 复制和特定基因的表达,促进造血细胞的增殖和调控细胞的发育。原癌基因在化学、物理、生物等因素作用下,通过点突变、染色体重排、基因扩增等途径引起结构改变,转化为癌基因,导致细胞增殖失控和分化停滞。

(二)抑癌基因调控

p53、*WT1*、*NF1*、*RB*、*DCC* 基因等属于抑癌基因。抑癌基因编码的蛋白质产物可以是正常细胞增殖的负调节因子,抑制细胞增殖、诱导终末分化、维持基因稳定、调节生长及负性生长因子的信号转导、诱导细胞凋亡(apoptosis)等。如 *p53* 基因具有转录因子的作用,可参与抑制细胞增殖基因的 DNA 合成,加强其基因的转录和表达,还能抑制与细胞增殖有关的基因,如 *C-MYC* 基因。

(三)信号转导的调控

基因转录是细胞生命活动的一种重要调控方式,它由基因编码的蛋白质调节,这些蛋白质称为转录因子。转录因子将各种胞外信号向细胞内传递并引起细胞发生相应反应的过程即为信号转导(signal transduction)。原癌基因编码的转录因子如 ERBA、ETS、FOS、JUN、MYB、MYC 等参与细胞内信号转导。这些核蛋白因子能够识别并与特定 DNA 序列相互作用来调节转录或特定基因的表达。信号转导也受正、负因素的调节,不同强度的信号作用产生不同的转录活动。信号转导出现紊乱,就会影响血细胞的增殖、分化、发育及其相应的生物化学功能。体内有多条细胞信号转导途径,如 G 蛋白偶联受体信号转导通路、腺苷酸环化酶-cAMP-PKA 信号转导通路、$PLC_\beta/IP_3/DG$ 信号转导通路、酶偶联受体信号转导通路等。它们形成复杂的信号网络,并与转录因子相互作用、相互协调,使细胞在特定信号作用下基因转导做出专一性表达来诱导或抑制细胞增殖与分化。

(四)MicroRNA 的调控

MicroRNA(miRNA)是一种广泛存在于真核生物中的内源性单链小分子 RNA,其大小为 21～25 个核苷酸,不能编码蛋白质,可以在转录后和翻译水平上影响基因表达,并对其进行微调。近年来发现,miRNA 参与胚胎干细胞和多种成体干细胞的发育进程。人类造血干细胞及其发育过程中也存在特征性 miRNA 表达谱,miRNA 对造血干、祖细胞自我更新、增殖、分化和凋亡等起重要作用。造血干、祖细胞的自我更新、定向分化、增殖、成熟和凋亡是一个受复杂的、众多的因素同时调节的过程,某一个基因或多个基因的选择性沉默是一个关键步骤。miRNA 主要通过抑制它的靶基因起调控作用。miRNA 可能通过关闭编码细胞因子、转录因子、细胞周期调节因子、信号转导途径等当中的一个或一系列靶基因而实现对造血干、祖细胞的调控。

造血干细胞的定向分化潜能受 miRNA 调控,在各系祖细胞中高表达的 miRNA 起着定向分化调控作用。如脐血 CD34$^+$ 造血祖细胞向红系发育过程中,miR-221 和 miR-222 表达逐渐下降,是红系分化发育的负调控因子;miR-142 在 B 细胞和髓系粒细胞中表达增高;miR-181a 是 B 细胞分化中的正调节因子,参与造血干细胞向 B 细胞的分化;血小板发育过程也受 miRNA 调控。在 CD34$^+$ 造血祖细胞向巨核细胞分化过程中,有 19 个 miRNA 显著下调,而且发现 miR-10a、miR-10b、miR-30c、miR-106、miR-126、miR-130a、miR-132、miR-143 这 8 个 miRNA 基因能够在正常造血细胞分化中限定性向巨核系分化。

研究发现,造血干细胞自我更新的功能也受到 miRNA 的调控。造血干细胞能够产生对其分化成血细胞至关重要的蛋白质,但这些蛋白质可被一套 miRNA 阻断,将造血干细胞维持在原始状态。miR-155 已经被证实能够终止干细胞发育成红细胞和白细胞。

二、造血的体液调控

造血细胞的增殖、分化、发育和成熟与骨髓微环境中神经、体液的调节密切相关,其中细胞因子对造血的体液调控起着重要作用。细胞因子主要由骨髓基质细胞分泌,也可由单核-巨噬细胞和 T 细胞等产生,目前发现有 40～50 种调控造血的因子,按照其功能,可分为两类,一类是促进造血细胞增殖、分化的因子,也称造血生长因子(hematopoietic growth factor,HGF),参与造血的正向调

NOTE

控；另一类是抑制造血的因子，也称造血抑制因子，参与造血的负向调控。在调控过程中，造血的正向、负向调控作用呈动态平衡，维持体内的正常造血活动。

（一）造血的正向调控因子

造血的正向调控主要通过造血生长因子（HGF）来完成。造血生长因子是一组低分子量糖蛋白，在体内、外均可促进造血细胞的生长和分化。研究表明造血生长因子的生成障碍是造血干细胞不能顺利向终末血细胞分化的一个重要原因。当人体造血功能极度低下时，应用适量造血生长因子可以促进或加速造血的恢复。目前，大多数造血生长因子的基因已被克隆，并已鉴定出基因序列，且通过 DNA 重组技术获得了许多造血生长因子的重组产物。这些造血生长因子除用于体外实验外，有的已作为治疗药物应用于临床，取得了较好的疗效。

参与造血的正向调控因子可分为两类，一类是早期造血因子（early-acting factors），主要作用于早期造血干细胞，包括干细胞因子（SCF）和 FLT3 配体（FL）等；另一类是晚期造血因子（late-acting line age-special factors），包括 M-CSF、GM-CSF、EPO、血小板生成素等。

1. 干细胞因子

干细胞因子（stem cell factor，SCF）是癌基因产物 c-Kit 的配体，即 Kit-ligand（KL），又称为钢因子（steel factor），由基质细胞、成纤维细胞、癌细胞、纤维肉瘤细胞及肝细胞产生。其参与造血调控的作用如下：①与 IL-3 或 IL-2 协同刺激 CD34$^+$Lin$^-$ 干细胞生长；②与 IL-7 协同刺激前 B 细胞生长；③与 EPO 协同刺激 BFU-E 形成；④与 G-CSF 协同刺激 CFU-G 生成；⑤与 IL-3 协同刺激造血祖细胞的生长；⑥与 GM-CSF、IL-3 或 IL-6 协同刺激原始细胞及巨核细胞集落的形成；⑦与 IL-3、GM-CSF/IL-3 融合蛋白协同提高脐血中 CD34$^+$ 细胞的数量。SCF 能与 G-CSF 或 GM-CSF 协同促进粒细胞生长，使外周血粒细胞增多；促进巨核细胞生长及血小板的生成。SCF 作用于较早期的干/祖细胞，可作为干/祖细胞动员剂，促进骨髓移植或化疗后骨髓恢复及再生障碍性贫血的治疗。

2. FLT3 配体（FL）

FLT3 配体即 FMS 样酪氨酸激酶受体 3 配体，由基质细胞合成。FL 的体外造血调控作用主要如下：①与 IL-3、G-CSF、GM-CSF、SCF 协同作用，促进骨髓及脐血 CD34$^+$ 细胞形成粒-单核细胞、粒细胞或单核细胞集落；②FL 在无血清培养液中与 EPO 协同，促进红系造血祖细胞的增殖和分化；③FL 单独或与 SCF 协同作用，促进 B 系祖细胞的增殖和分化；④FL 与 IL-3 或 IL-6 协同可明显促进 CD34$^+$CD38$^-$ 细胞的体外扩增；⑤FL 促进处于 G$_0$ 期的 HPC 进入细胞周期，同时维持 HPC 在体外的长期增殖；⑥FL 与 TPO 协同促进长期培养的人 CD34$^+$ 脐血细胞形成巨核系祖细胞。体内实验表明，FL 可动员造血干/祖细胞由骨髓进入外周血，有效提高外周血 CD34$^+$ 细胞和 DC 细胞的数量，因此，FL 在临床上可用作造血干细胞动员剂。一般认为 FL 主要调节早期造血干/祖细胞的增殖和分化，对定向或成熟的造血细胞几乎没有作用。

3. 集落刺激因子

集落刺激因子（colony stimulating factor，CSF）是一类低分子量糖蛋白，产生于胎盘、肾、肌肉、肺等组织及单核细胞、活化的淋巴细胞。主要的集落刺激因子有粒细胞-巨噬细胞集落刺激因子、多系集落刺激因子、粒细胞集落刺激因子、巨噬细胞集落刺激因子等，这些集落刺激因子不仅可用生物学方法纯化，而且能用基因工程技术制备。CSF 在半固体琼脂细胞培养基中能促进造血细胞集落形成。

（1）多系集落刺激因子（multipotential colony stimulating factor，multi-CSF）：又称白细胞介素3（interleukin-3，IL-3），由活化的辅助性 T 细胞和肥大细胞分泌，现已被提纯并能大量制备。它的主要作用如下：①能刺激多系细胞集落生长，所获得的集落中可含有不同分化程度的幼红细胞、粒细胞、单核细胞和巨核细胞；②促进肥大细胞生长；③诱导巨噬细胞表达 M-CSF；④与 EPO 协同作用促进 BFU-E 及 CFU-E 的增殖；⑤与 CSF-1、GM-CSF、G-CSF 或 IL-1 协同促进 HPP-CFC 的生长；⑥与 IL-2 协同促进 T 细胞的生长；⑦体外能促进 BFU-E 和髓系白血病细胞的增殖。IL-3 最主要的生物效应是在细胞发育的早期作用于造血细胞，刺激其生长和分化，在人体内 IL-3 能提高中性粒细胞、单核细胞、淋巴细胞、嗜酸性粒细胞和网织红细胞水平。由于 IL-3 具有一定的毒副作用,目前临床应用较少。

(2)粒细胞-巨噬细胞集落刺激因子(granulocyte-macrophage CSF,GM-CSF):由肥大细胞、T 淋巴细胞、内皮细胞、成纤维细胞和上皮细胞产生,其主要作用是刺激骨髓细胞生成由粒细胞和单核-巨噬细胞组成的集落,促进中性粒细胞和单核细胞增殖、分化、成熟,并能刺激红系、巨核系及嗜酸性粒细胞祖细胞增殖、分化并形成集落。临床上 GM-CSF 主要用于多种原因引起的粒细胞减少症;造血功能衰竭的患者如再生障碍性贫血;骨髓移植后造血的恢复;获得性免疫缺陷如 AIDS 患者等。但有研究证明,GM-CSF、IL-3、G-CSF、IL-6、CSF-1 和 KL 在体外能促进骨髓白血病细胞的增殖,因此使用时要慎重,以免导致白血病或肿瘤的发展。

(3)粒细胞集落刺激因子(granulocyte CSF,G-CSF):一种刺激粒细胞集落形成的造血生长因子,由单核细胞、巨噬细胞、内皮细胞和成纤维细胞产生。G-CSF 的造血调控作用主要是促进粒系祖细胞的增殖、分化和集落的形成;诱导早期造血干/祖细胞从 G_0 期进入 $G_1 \sim S$ 期;诱导某些白血病细胞分化成熟;与 IL-3、GM-CSF 及其他因子协同促进造血干细胞的增殖与分化。临床上 G-CSF 主要用于化疗和血液病引起的中性粒细胞减少,如骨髓增生异常综合征、骨髓移植时外周血干/祖细胞的动员和急性早幼粒细胞白血病的诱导分化治疗等。

(4)巨噬细胞集落刺激因子(macrophage CSF,M-CSF):又称 CSF-1,由单核细胞、巨噬细胞、成纤维细胞、上皮细胞、血管内皮细胞和成骨细胞合成。它的造血调控作用主要如下:促进单核-巨噬细胞的增殖和分化,可诱导原始、幼稚单核细胞的产生,诱导单核细胞向巨噬细胞分化,诱导单核、巨噬细胞亚群的增殖及活化单核、巨噬细胞。临床上 M-CSF 主要用于肿瘤患者,如转移黑色素瘤和难治性实体瘤患者的免疫调节和增强肿瘤患者抗微生物感染能力等。

4.促红细胞生成素

促红细胞生成素(erythropoietin,EPO)是一种能刺激红细胞集落形成的造血生长因子,是最早发现的造血调控因子。EPO 的造血调控作用主要如下:①能刺激造血干细胞生成红系祖细胞及以后各阶段细胞。在干细胞培养基中加入 EPO 后可以获得两种集落:BFU-E 集落和 CFU-E 集落。BFU-E 集落很大,在一定的时候爆散成许多小的集落,即 CFU-E 的集落,因此,BFU-E 被认为是较幼稚且更接近于造血干细胞的细胞,而 CFU-E 是介于 BFU-E 与原始红细胞间的细胞。实验证实 CFU-E 较 BFU-E 有更多的 EPO 受体,EPO 作用的靶细胞在 CFU-E 水平上;②能促进幼红细胞分化和成熟,缩短红细胞产生的时间,促进幼红细胞脱核,提早进入血液;③促进幼红细胞合成血红蛋白;④减低红系祖细胞凋亡比例。重组人 EPO 在临床主要用于治疗各种贫血。

5.白细胞介素

白细胞介素(interleukin,IL)又称淋巴因子,由淋巴细胞、巨噬细胞等产生。IL 主要是对 T、B 细胞的成熟、活化及其生物学功能的调节起作用;IL 与其他造血因子构成复杂的网络,在造血及免疫调节中起协同或互相促进作用。目前已发现 30 多种淋巴因子,对其生物活性等也有一定的研究。

6.白血病抑制因子

白血病抑制因子(leukemia inhibitory factor,LIF)由反应性 T 细胞、膀胱癌细胞 5637、单核细胞白血病细胞(THP-1)等产生,主要作用是单独或与 IL-6、GM-CSF、G-CSF 联合,可抑制人白血病细胞 HL60 和 U937 集落的形成,并促进胚胎干细胞的增殖,刺激巨核系祖细胞的增殖与分化。

7.巨核细胞集落刺激因子和血小板生成素

巨核细胞集落刺激因子(megacaryocyte CSF,Meg-CSF)和血小板生成素(thrombopoietin,TPO)是能促进巨核细胞集落形成的因子,并刺激巨核细胞生成血小板。TPO 可能产生于巨核细胞和肝,是作用于巨核细胞的特异性因子,能促进巨核系细胞的增殖与分化,促进血小板的生成。应用重组 TPO 可提高外周血血小板的数量,临床可用 TPO 治疗某些血小板减少性疾病如 ITP、AA、MDS 等。

8.其他细胞因子

除上述因子外,还有一些细胞因子也参与造血调控,如胰岛素样生长因子(insulin-like growth

factor,IGF)Ⅰ和Ⅱ,可刺激红系和粒系祖细胞的生长;肝细胞生长因子(hepatocyte growth factor, HGF)与其他因子协同促进祖细胞生长;血小板衍生生长因子(platelet-derived growth factor, PDGF)直接作用于红系祖细胞和粒系祖细胞,间接作用于早期多系造血干细胞。

造血正向调控因子的特征见表 2-3-1。

表 2-3-1　造血正向调控因子的特征

因子名称	主要产生细胞或器官	作用靶细胞
SCF	基质、内皮、成纤维细胞	干、混合、巨核、粒红早期、淋巴、肥大细胞
FL	基质细胞	干、巨核、粒红、淋巴早期细胞
GM-CSF	内皮、成纤维、T、B 细胞	混合、巨核、粒、红、单核、嗜酸性粒细胞
Multi-CSF	T 细胞及肥大细胞	干、巨核、粒、红、单核、嗜酸性粒及肥大细胞
G-CSF	内皮、成纤维细胞	粒、单核细胞
M-CSF	内皮、上皮、基质及 T、B 细胞	单核、粒细胞
EPO	肾脏	红、巨核细胞
ILs	活化的白细胞	T、B 细胞
LIF	T 细胞、膀胱癌细胞 5637、单核细胞白血病细胞(THP-1)	巨核细胞、巨核细胞白血病细胞(抑制)
TPO	肝、巨核细胞及白血病细胞系	巨核细胞
PDGF	巨核细胞、血小板、巨噬细胞	红、粒、成纤维、平滑肌、神经胶质细胞

(二)造血的负向调控因子

造血的负向调控主要是通过造血抑制因子的作用完成的。造血抑制因子如 TGF-β、TNF-α、TNF-β 等对不同分化程度的造血干、祖细胞有不同程度的调控作用。

1.转化生长因子 β

转化生长因子 β(transforming growth factor β,TGF-β)是主要的造血抑制因子。在人体内有 TGF-β1、TGF-β2、TGF-β3 三种异构体形式。大多数正常细胞和肿瘤细胞能分泌一种以上的 TGF-β。TGF-β 的主要作用是参与造血的负向调控,对血细胞的生长抑制作用主要是阻止细胞进入 S 期,因此 TGF-β 能够维持造血干、祖细胞处于非增殖状态;对多能造血干细胞有直接的抑制作用;对造血祖细胞的增殖具有高度的选择性抑制作用;通过对造血细胞增殖的负调节作用影响造血生成,而对祖细胞的分化无抑制作用。TGF-β 具有抑制多种 IL 和其他细胞因子产生的正向调控信号的作用。

2.肿瘤坏死因子

肿瘤坏死因子(tumor necrosis factor,TNF)包括 TNF-α 和 TNF-β。在体内 TNF-α 主要由单核-巨噬细胞产生,在体外 NK 细胞、T 细胞、B 细胞、嗜酸性粒细胞和一些肿瘤细胞均可产生 TNF-α。TNF-α 对造血的调控作用主要表现如下:与其他因子协同抑制 CFU-GEMM、CFU-GM、BFU-E 和 CFU-E 的生长,引起红细胞生成减少,破坏增加,且这种作用是不可逆的;对祖细胞具有抑制和激活两种效应;TNF-α 可以刺激人早期造血,同时 TNF-α 又可以抑制多种细胞因子所刺激的原始高度增生潜能的集落生成细胞(HPP-CFC)的生长。TNF-β 主要由 CD4$^+$ T 细胞和 NK 细胞产生,其参与造血调控的作用同 TNF-α。

3.干扰素 α、β、γ

干扰素(interferon,IFN)α、β、γ 是一组具有抗病毒,影响细胞生长、分化和调节免疫功能等活性的蛋白质。IFN-α 可由白细胞、B 细胞、病毒诱导的成纤维细胞和一些肿瘤细胞产生;IFN-β 主要由成纤维细胞产生。IFN-α 可抑制骨髓基质细胞产生 GM-CSF、G-CSF、IL-1、IL-11 以及 MIP-1α。IFN-α、IFN-β 是造血过程的主要负调控因子;TNF-α 和 IFN-γ 可通过诱导 Fas 抗原而对造血起负调控作用。

NOTE

4.趋化因子

趋化因子(chemokine,CK)对造血细胞的调控作用是通过不同的途径实现的,它可抑制造血干细胞的增殖,使其处于 G_0 期。目前认为具有抑制造血干细胞进入细胞周期的趋化因子主要有 MIP-1α、PF_4、NAP-2、IL-8、MCP-1、IP-10 及 CCF-18 等。MIP-1α 又称造血干细胞抑制因子,它可以抑制造血干细胞形成的 CFU-S、CFU-GEMM、BFU-E、CFU-GM 的增殖,使造血干细胞处于 G_0 期,但并不影响肿瘤细胞的细胞周期。PF_4 和 IL-8 也具有类似于 MIP-1α 的造血干细胞保护作用。MIP-1α、PF_4 及 IL-8 等对脐血造血细胞的抑制作用小于对骨髓造血细胞的抑制作用。

5.其他抑制因子

其他抑制因子包括乳酸铁蛋白(lactoferrin),其主要作用是抑制单核细胞释放 CSF 和 IL-1,从而抑制 CFU-GM;前列环素(prostacyclin,PGI_2),主要抑制 CFU-GM、CFU-G 和 CFU-M;H-subunit-铁蛋白,主要抑制 BFU-E、CFU-GM 等。

造血负调控因子的特征见表 2-3-2。

表 2-3-2 造血负调控因子的特征

因子名称	主要产生细胞或器官	作用靶细胞
TGF-β	正常细胞、肿瘤细胞	干、祖细胞
TNF-α	单核-巨噬细胞	CFU-GEMM、CFU-GM、CFU-E、BFU-E
TNF-β	CD4+ T、NK 细胞	同 TNF-α
IFN-α、β、γ	成纤维细胞、肿瘤细胞	同 TNF-α
趋化因子		干细胞
PGI_2		CFU-G、CFU-M、CFU-GM
乳酸铁蛋白		CFU-GM
H-subunit-铁蛋白		CFU-GEMM、BFU-E

第四节 血细胞凋亡与自噬

一、细胞凋亡与自噬的概念与特征

长期以来,人们认为多细胞生物的细胞死亡有两种方式,一种是细胞坏死(necrosis),指细胞在生理过程中意外死亡,常见于各种因素对细胞的侵袭使细胞损伤,是一种被动死亡过程;另一种死亡方式是细胞凋亡(apoptosis),又称程序性细胞死亡(programmed cell death,PCD),是由凋亡相关基因调控的细胞自主死亡。近年来的研究发现,除细胞坏死和凋亡外,在某些条件下,细胞自噬(autophagy)也能导致细胞死亡,即"自噬性细胞死亡",研究证明自噬性细胞死亡也属于细胞程序性死亡,是一种不同于凋亡的新的程序性细胞死亡方式。

(一)细胞凋亡

1.概念

细胞凋亡是在相关基因调控下细胞自主而有序的死亡过程,也可称为程序性细胞死亡,是调控机体发育、维护内环境稳定的细胞死亡的一种生理形式。Kerr 在 20 世纪 70 年代初研究动物肝供血及肝组织结构时,发现了这种新的细胞死亡类型,并首次提出凋亡的概念。细胞凋亡是与增殖、分化一样的主动过程,出现在机体发育的整个过程中。研究表明细胞凋亡不仅是一种细胞死亡类型,而且具有复杂的分子调控机制,与免疫性疾病、病毒性疾病、恶性血液病、肿瘤等的病理、生理机制有关,有重要的生物学意义。

NOTE

2.细胞凋亡特征

(1)形态特征:发生凋亡的细胞胞膜发生皱缩、凹陷,染色质变得致密,最后裂解成小碎片。接下来胞膜将细胞质分割包围,有些包围染色质的片段,形成多个膜结构完整的泡状小体,称为凋亡小体(apoptotic body),如图2-4-1所示。凋亡时细胞形态学改变与坏死细胞有明显区别,前者表现为细胞皱缩、膜基本完整,染色质致密、溶酶体增多及DNA片段化等特征,而后者表现为细胞膜不完整、染色质被分解、溶酶体解体以及DNA弥散降解等。

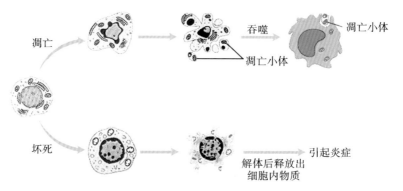

图2-4-1 细胞凋亡与坏死

(2)生物化学特征:①染色质DNA的降解:凋亡细胞的DNA在琼脂糖凝胶电泳上呈特征性梯状条带(ladder),是凋亡细胞DNA片段化的结果;内源性核酸内切酶激活后将核小体间的连接DNA降解,形成长度为180～200 bp整倍的寡聚核苷酸片段,组蛋白和其他核内蛋白质不降解,核基质也不改变,而坏死细胞DNA随意断裂,在琼脂糖电泳上呈弥散状,因此DNA梯状条带可作为判定凋亡细胞的重要依据。②RNA与蛋白质大分子的合成:细胞凋亡涉及一系列的RNA、蛋白质等生物大分子的合成,同时也说明凋亡有基因的激活及表达参与,细胞坏死无此特征。③胞质内Ca^{2+}浓度升高:胞质内Ca^{2+}浓度升高是由于胞质外Ca^{2+}内流和细胞内Ca^{2+}库释放所致,Ca^{2+}浓度的升高,打破了细胞内结构的稳定,使细胞凋亡的关键成分开始与细胞结构正常时不能接触的基质接触,从而加速凋亡。④内源性核酸内切酶与蛋白酶:凋亡发生过程中有内源性内切酶的参与,常见的有核酸内切酶Ⅰ(DNaseⅠ)、核酸内切酶Ⅱ(DNaseⅡ)及Nuc-18等。

(二)自噬

1.概念

自噬是指细胞质内大分子物质和细胞器在膜包囊泡中大量降解的生物学过程。自噬具有维持细胞自我稳态,促进细胞生存的作用。此过程中进入溶酶体的物质分解为其组成成分(如蛋白质降解为氨基酸,核酸降解为核苷酸),并被细胞再利用,从而维持细胞自我稳态。

2.细胞自噬特征

(1)形态特征:电镜检查显示细胞质中出现大量双膜自噬体和自噬溶酶体是细胞自噬的主要形态特征。自噬起始时,细胞质内出现许多游离双层膜结构,并逐渐形成杯状凹陷,这些结构称为前自噬结构或自噬前体(proautophagosome)。自噬前体包裹细胞内代谢、损伤或应激等形成过多或异常的、待降解的大分子物质,如蛋白质、细胞器甚至病原体等,形成自噬体(autophagosome)。自噬体外膜再与溶酶体膜相融合,内膜及其所包裹的物质进入溶酶体腔,形成自噬溶酶体(autolysosome)。自噬溶酶体多呈圆形,内含单层膜包被的自噬体和不同程度降解的胞内物质。电镜下自噬细胞的超微结构特征:胞质和核质变暗;线粒体和内质网膨胀,高尔基体增大;胞膜发泡及内陷;形成大量吞噬泡(由粗面内质网包围将要被吞噬的底物,随后与初级溶酶体结合形成);也可见自噬溶酶体内最终不能降解的残体等。

(2)生化特征:细胞自噬是受严格调控的细胞内容物的降解和再循环的过程,参与了细胞器的代谢和再利用以及对细胞内的生物能量的补充。自噬细胞以胞质中出现大量自噬体和自噬溶酶体为特征,最后细胞由自身的溶酶体消化降解,不激活半胱氨酸蛋白酶(caspase)。在自噬溶酶体中,待降解物质在各种酶的作用下分解成氨基酸和核苷酸等,并进入三羧酸循环,产生小分子物质和能量(ATP),再被细胞所利用。因此,长期以来细胞自噬被认为是细胞的自救行为,溶酶体参与其中的全过程。自噬体分隔膜上表达自噬相关基因蛋白 Atg12-Atg5 结合体和微管相关蛋白 1 轻链 3 (microtubule-associated protein 1 light chain 3,LC3)两种蛋白。LC3 是酵母菌自噬基因(Atg7/Atg8)在哺乳动物中的同源物,除了定位在自噬体分隔膜上,也以与磷脂酰乙醇胺即脑磷脂结合的形式存在于自噬体形成各阶段的内、外膜上,在自噬溶酶体膜上也可见。LC3 是目前检测自噬的唯一标志蛋白质,它有两种类型:LC3-Ⅰ,分子质量为 18 kDa;LC3-Ⅱ,分子质量为 16 kDa,可检测其含量和比值以反映细胞的自噬活性。

二、细胞凋亡与自噬的基因调控

(一)细胞凋亡的基因调控

细胞凋亡是在基因调控下进行的。现已证明,调控细胞凋亡的基因有两大类:细胞生存基因、细胞死亡基因。

1.细胞生存基因

促进细胞增殖和存活的基因:①*C-MYC* 基因:一种癌基因(oncogene),*C-MYC* 表达对细胞增殖的作用要依条件而定;一般认为 *C-MYC* 的表达能促进细胞的增殖,也能诱导细胞死亡。②*C-ABL*基因:与慢性髓细胞白血病(CML)直接相关的原癌基因,定位于 9 号染色体上,再转位到 22 号染色体断裂区(breakpoint cluster region,BCR)基因位置上,形成 *BCR-ABL* 融合基因,编码一种融合蛋白 P210,这种蛋白具有较高的酪氨酸激酶活性,能够促进 CML 骨髓细胞的增殖,同时抑制这类细胞的程序性死亡。③*RAS* 相关基因:一种促进细胞增殖的原癌基因,与多种肿瘤的发生、发展密切相关,人的 *RAS* 基因(*H-RAS*)编码一种分子量为 21000 的多肽,称 P21,这种多肽可以促进细胞的增殖;现在的研究证明,*H-RAS* 抑制细胞凋亡而促进细胞的增殖。④*BCL-2* 基因:B 细胞淋巴瘤/白血病-2(B cell lymphoma/leukemia-2,BCL-2)基因通过阻断细胞凋亡信号传递系统的最后共同通道而抑制细胞的死亡,从而促进细胞的存活,因而成为一种重要的细胞生存基因。⑤*c-Kit*基因:属于生长因子受体类的一种原癌基因,*c-Kit* 的编码产物是干细胞因子受体(stem cell factor receptor,SCFR),SCFR 与 SCF 共同促进造血细胞的生长,因此 *c-Kit* 也归属于细胞生存基因的范畴。

2.细胞死亡基因

与细胞生存基因相对应,细胞中也有一些基因抑制细胞的增殖或促进细胞的死亡,即细胞死亡基因。主要的细胞死亡基因:抑制细胞生长的基因如 *P53*、*WT-1*、*RB* 等;促进细胞死亡的基因如 *BAX*、*ICE*、*TRPM-2*/*SGP-2*、*C-rel* 等。①*P53* 基因是一种受到广泛重视的抑癌基因,在调节细胞凋亡过程中起重要作用;该基因缺乏时,细胞凋亡明显受影响;*P53* 基因可与多种癌基因和生长因子协同调节细胞凋亡,如 *P53* 基因可与 *C-MYC*、*BCL-2*、TGF-β、IL-3 等协同调节肿瘤细胞的凋亡。②视网膜母细胞瘤(RB)基因,也是一种抑癌基因,有资料证明 *RB* 基因能促进细胞凋亡。③*WT-1* 是儿童肾母细胞瘤(Wilms tumor)的抑癌基因,*WT-1* 基因的缺失是肾母细胞瘤产生的分子机制,*WT-1* 也与细胞凋亡直接相关。④BAX 是从表达 *BCL-2* 的人 B 细胞系 RLT 中鉴定分离出的一种新型蛋白质分子,与 *BCL-2* 具有高度的同源性,BAX 的表达可以拮抗 *BCL-2* 促进细胞增殖和抑制凋亡的作用,因此 *BAX-BCL-2* 可作为死亡基因的代表。⑤ICE 即白细胞介素 B 转换酶,是一种蛋白裂解酶,已证明 *ICE* 基因引起的细胞凋亡可被 *BCL-2* 等阻断,说明 *ICE* 基因是人体内控制程序性细胞死亡的自杀基因。⑥TRPM-2/SGP-2 即睾酮抑制的前列腺信息-2(TRPM-2),又称硫化糖蛋白-2(SGP-2),其转录基因是控制细胞凋亡的又一种重要的自杀基因。⑦*C-rel* 是一种癌基因,将 *C-rel* 基因导入骨髓细胞,使其过度表达,骨髓细胞便发生凋亡,因此 *C-rel* 可诱导细胞凋亡。

(二)自噬的基因调控

自噬的调控十分复杂,受多种基因的调控,如自噬相关基因(autophagy-related gene,*Atg*)、蛋

NOTE

29

白激酶基因和磷酸酶基因等。对于 *Atg* 基因的研究首先是从酵母菌开始的。2003 年 Klionsky 以酵母的自噬基因为标准进行了统一命名，以"autophagy"中的"Atg"命名来代表自噬相关基因及其对应蛋白。在酵母中已发现 30 多种 *Atg* 基因，至少有 11 种在哺乳动物中具有同源体，如：*Beclin-1* 基因是 *Atg6* 的哺乳动物同源基因，*LC3* 是酵母 *Atg8* 的同源基因。在自噬过程中，LC3-Ⅰ 转化为 LC3-Ⅱ 并插入新形成的自噬体膜上，因此，LC3 通常被用作哺乳动物细胞中自噬的标志蛋白。

自噬基因 *Beclin-1* 是哺乳动物参与自噬的特异性基因，与酵母中的 *Atg6* 同源，位于人类染色体 17q21 上。*Beclin-1* 所表达的 Beclin-1 蛋白，是自噬启动的标志，也是自噬重要的正性调节因子。Beclin-1 主要通过与Ⅲ型磷脂酰肌醇 3 激酶(phosphatidylinositol 3 kinase，PI3K)形成复合体来调节 Atg 蛋白在自噬前体中的定位，调节自噬活性。*Beclin-1* 是抑癌基因之一，与肿瘤发生、发展有关。有研究认为，*Beclin-1* 基因的低表达或缺失在人类恶性肿瘤发生中具有普遍性。

mTOR 基因是自噬启动阶段的关键调节基因，该基因位于 1 号染色体短臂(1P36.2)上，调节细胞生长和增殖。其产物哺乳动物雷帕霉素靶蛋白(mammalian target of rapamycin，mTOR)是一种丝氨酸/苏氨酸激酶，可以接受多种上游信号，如Ⅰ型 PI3K、胰岛素/胰岛素样生长因子、丝裂原激活的蛋白激酶(motogen-activated protein kinase，MAPK)等，感受细胞内氨基酸和 ATP 数量的变化从而控制细胞的自噬活性，被称为自噬作用的门控分子(gatekeeper)。mTOR 活化后可抑制自噬发生。

抑癌基因 *PTEN*(phosphatase and tensin homologue deleted on chromosome ten)编码一个磷酸酶，能将Ⅰ型 PI3K 的产物磷脂酰肌醇 3，4，5-三磷酸(phosphatidylinositol 3，4，5-triphosphate，PIP3)和蛋白质底物去磷酸化，从而解除下游信号 PI3K/Akt (PKB)通路对自噬的抑制，因而 *PTEN* 是自噬的正向调节基因。*PTEN* 的失活导致 PI3K/Akt 通路的过度激活，从而致使细胞生长失控成为肿瘤。

三、细胞凋亡与自噬的意义

(一)细胞凋亡与自噬的生物学意义

细胞凋亡是生命的基本现象，是细胞遵循自身程序结束其生命的主动死亡过程。这种淘汰机制是保证生命进化的基础，是维持体内细胞数量动态平衡的必要措施。细胞凋亡是机体用于清除体内多余的、受损的、衰老的、病变的或被病原体感染的细胞的重要手段。多细胞生物的诞生、生长、发育、存活以及死亡，无一不伴随着细胞凋亡过程。要维持细胞完整性和保持平衡性，凋亡是一个非常重要的生物学过程。

细胞凋亡调节失控或错误会引起生物体的发育异常、功能紊乱和严重疾病。与细胞凋亡相关的疾病如滤泡性淋巴瘤、乳腺癌和白血病等恶性肿瘤，系统性红斑狼疮和肾炎等自身免疫性疾病，腺病毒和疱疹病毒感染的疾病等，均与细胞凋亡缺陷有关；而阿尔茨海默病、帕金森病和小脑退化症等神经退行性疾病，骨髓发育不全性疾病，缺血性损伤和酒精中毒性肝炎等则与细胞凋亡过度有关。细胞凋亡与疾病的关系不仅表现在通过凋亡及其机制的研究，阐明了一大类疾病的机制，而且由此可以建立一些新的疾病诊疗方法。如自身免疫性疾病、神经系统退行性病变、艾滋病的诊断与治疗，特别是为恶性肿瘤的诊断与治疗研究开辟了新途径。恶性肿瘤的发生与凋亡基因(如 *P53*、*BAX* 等)的失活，以及抑制凋亡基因(如 *BCL-2*，*survivin* 等)的过度表达密切相关。细胞凋亡参与了癌症的起始过程，并对癌症的发生起负调控作用。癌症前期细胞对凋亡更为敏感，更易被清除，这是机体自我保护功能的表现。不同的肿瘤细胞的凋亡程度不尽相同，细胞的凋亡能力，随肿瘤细胞恶性程度的增加而降低。目前诱导肿瘤细胞凋亡是肿瘤治疗的重要策略。

自噬是生物进化过程中保留下来的高度保守的自我保护机制，在机体稳定、组织重塑、细胞发育及内环境稳态、生物合成以及环境的适应方面等都发挥着十分重要的作用。自噬具有维持细胞自稳的功能。细胞中随时产生的破损或衰老的细胞器、长寿命蛋白质、错误合成或折叠错误的蛋白质等，都需要及时清除，这主要靠自噬完成。自噬还可以提供备用能量，自噬的产物，如氨基酸、脂肪酸等小分子物质可为细胞提供一定的能量和合成底物,在代谢应激(饥饿、生长因子缺乏、射线、化疗等)时自噬活性大大增强,为细胞渡过危机提供了紧急的营养和能量支持,有利于细胞的存活。

自噬在肿瘤发生、转移及治疗中具有重要意义。自噬的双重作用机制使它与肿瘤的关系以及在肿瘤治疗中具有"双刃剑"的效应。一方面,自噬可通过隔离受损细胞器,促进细胞分化,和/或增加自噬性死亡抑制肿瘤的发生和转移,发挥抗肿瘤作用;另一方面,自噬功能是肿瘤细胞在代谢压力增大或营养缺乏的微环境中逃避凋亡的重要机制,从而发挥促进肿瘤生长的作用。

自噬与肿瘤的关系十分复杂:①对不同的细胞,自噬的作用可能不同;②相同的细胞在不同的外部因素作用时,自噬的作用可能不同;③在肿瘤发生和发展的不同阶段,自噬的作用可能不同。自噬对肿瘤的作用可能与肿瘤发展的不同阶段、不同组织类型、细胞分化状态、周围环境以及特定的基因特征、信号转导途径等有关。自噬还可以保护某些肿瘤细胞免受放疗损伤。

有研究显示,细菌、病毒等病原体感染时,细胞自噬也同样具有双重作用。一方面,细胞自噬能将进入胞内的病原体,通过降解作用加以清除,保护正常细胞不被感染;另一方面,细胞自噬形成的自噬泡双层膜结构成为病毒或细菌的"避难所",使其逃避宿主的清除作用。自噬还与许多临床疾病如帕金森病、阿尔茨海默病和亨廷顿病等神经退行性疾病、免疫性疾病、病毒性疾病、恶性血液病、肿瘤等的发生、发展,诊断,治疗,预后等密切相关。

(二)细胞凋亡与自噬的关系

细胞凋亡与自噬可共存于同一个细胞内,两者的作用和功能可相互影响、相互制约而达到一种平衡,可在不同的状态下产生不同的结果。自噬通常有助于细胞存活,而凋亡却最终导致细胞死亡。最近的研究证实,自噬和凋亡两条通路可受某些共同因子和成分的作用,自噬和凋亡之间存在许多相同的调节蛋白,具有相似的调控途径,两者间存在着交叉反应,也可以互相重叠地发挥功能,而且一条通道可以调节和改变另一条通道的活性。抑制凋亡同样会抑制自噬的形成,相反凋亡的激活则会诱导自噬发生。自噬和凋亡之间存在依生物学背景而变化的复杂动态关系。

研究认为:①在某些条件下,自噬为凋亡所需,此时自噬通常先于凋亡,进而启动凋亡。对于凋亡而言,自噬是不可缺少的;②自噬可以抑制凋亡,使肿瘤细胞的凋亡率下降,抑制自噬可能会提高肿瘤细胞对凋亡信号的敏感性;自噬可能通过清除破损线粒体延迟凋亡和对抗凋亡;③自噬与凋亡共同促进细胞死亡,目前这两种细胞死亡之间的具体转化机制还不清楚,线粒体可能涉及两种作用的整合。

本章小结

胚胎期造血分为中胚叶造血、肝脏造血和骨髓造血三个阶段,出生以后主要有骨髓造血和淋巴造血,病理情况下可表现为髓外造血。造血微环境由骨髓基质细胞、微血管、神经和细胞因子等构成,其对造血干细胞的多种生物学功能起重要的调控和支持作用。

造血过程受到细胞内和细胞外的双重因素调控,其中胞内因素有原癌基因、抑癌基因、细胞信号转导和 microRNA 等;胞外因素主要由造血因子行使,分为正向调控和负向调控。本章还简要介绍了细胞凋亡与自噬的概念和生物学意义。

思 考 题

1.人体胚胎期和出生后的造血器官及造血特点是什么?

2.造血干细胞的概念和特征是什么?造血祖细胞的概念和特点是什么?

3.简述血细胞的发育成熟及其形态演变的一般规律。

4.什么是造血微环境?造血微环境是怎样参与造血调控的?

5.干细胞可分几类?什么是胚胎干细胞、骨髓间充质干细胞?

知识链接

NOTE

6. 造血生长因子有哪些？它们是怎样调控造血的？

7. 何为细胞凋亡？细胞凋亡的形态学和生物化学特征有哪些？

8. 什么是自噬？细胞自噬有哪些特征？凋亡与自噬的关系是什么？凋亡与自噬的生物学意义是什么？

9. 细胞凋亡的基因调控是怎样完成的？细胞凋亡有何生物学意义？

（刘　帅）

·临床血液学检验技术·

第三章　临床血液学检验技术与方法

学习目标

1.掌握:髓过氧化物酶染色、中性粒细胞碱性磷酸酶染色、铁染色的结果判断及临床意义;细胞分化抗原的定义以及正常骨髓中细胞系列特异性的免疫学表型;骨髓和淋巴组织检验的标本采集、制备方法和临床应用;骨髓造血组织的病理学特点;血细胞培养的意义,染色体异常、染色体检查及分子生物学检查在临床血液学中的应用。

2.熟悉:非特异性和特异性酯酶染色、糖原染色的结果判断及临床意义。流式细胞术在临床血液学检验中的应用;骨髓组织的病理学检验适应证,骨髓组织免疫组化染色观察的方法和检测目的,骨髓印片标本的制备和应用;造血祖/干细胞培养概念、核型描述中常用的缩写,血液病常见的分子生物学异常。

3.了解:各种细胞化学染色的原理及应用评价;流式细胞仪的基本原理;淋巴结穿刺和活检标本的采集、制备方法和淋巴组织的病理学特点;各系血细胞培养的方式、染色体检查技术及分子生物学检测技术。

案例导入

患者,男,45岁。8天前受凉后出现咳嗽、咳痰伴高热,体温最高41 ℃,当地医院怀疑"白血病",建议在上级医院就诊。查体:双肺可闻及干、湿啰音,胸部X片可见双肺部大片阴影。血象提示:WBC $30×10^9/L$,RBC $4.5×10^{12}/L$,Hb 145 g/L,PLT $235×10^9/L$。WBC分类:中性晚幼粒细胞11%,中性杆状核粒细胞25%,中性分叶核粒细胞56%,淋巴细胞8%。外周血涂片中性粒细胞碱性磷酸酶染色阳性率90%,其中1分8%,2分16%,3分20%,4分46%。

该患者中性粒细胞碱性磷酸酶积分为多少?在本病例中有何临床意义?

临床血液学检验在血液病的诊断、鉴别诊断、治疗方案选择、疗效评估、预后判断以及疾病的病因和发病机制的研究中有广泛的应用。造血检验的技术有很多种,如骨髓细胞形态学检验技术(包括骨髓常规检查及细胞化学染色)、免疫学技术、细胞遗传学技术和分子生物学技术等。其中细胞形态学检查是造血检验最常用、最基本的方法。正确识别各类各阶段正常及异常血细胞形态是血液学检验的基础,是血液病诊断的重要依据。以化学、免疫学、细胞遗传学和分子生物学等技术为基础发展起来的现代血液学技术进一步拓宽了血液学检验的研究范围,为从分子水平研究血细胞的生物学特征,阐明造血、造血调控和造血系统疾病的发病机制等方面发挥着重要的作用,这些技术手段也为血液病的分类、诊断、治疗及预后判断等提供了可靠的依据。

第一节　血细胞形态学

一、血细胞的染色及观察

(一)染料

(1)碱性染料:主要是阳离子染料,如亚甲蓝(methylene blue)、天青、苏木精等噻嗪类染料,其有色部分为阳离子,可与细胞内的酸性成分,如 DNA、RNA、特异的中性颗粒基质、胞质内某些蛋白质等结合,常用于细胞核染色。

(2)酸性染料:主要是阴离子染料,如伊红 Y(eosin Y)、伊红 B(eosin B),其有色部分为阴离子,与细胞内碱性成分如血红蛋白、嗜酸性颗粒及胞质内某些蛋白质等结合并染色。

(3)复合染料:同时具有阴离子、阳离子的染料称为复合染料。阴离子染料伊红 Y 和伊红 B 特别适合与噻嗪类染料(亚甲蓝、天青等)做对比染色。两类染料混合,细胞染色后可获得色彩分明、色泽艳丽的染色效果,如瑞特(Wright)染料、吉姆萨(Giemsa)染料等。

(二)染色方法

1.瑞特染色法

(1)染色原理:瑞特染料中含有碱性亚甲蓝和酸性伊红两种主要成分,分别与细胞内的各种物质具有不同的亲和力,使之显现不同的颜色以利于分辨细胞内部结构。血红蛋白、嗜酸性颗粒是碱性蛋白,与瑞特染料中的酸性伊红有较好的亲和力,被染成红色;淋巴细胞胞质和细胞核的核仁含有酸性物质,与碱性亚甲蓝有较好的亲和力,被染成蓝色。当酸性和碱性物质各半时则被染成蓝红色或灰红色。胞核有 DNA 和碱性的组蛋白、精蛋白等成分,与染料中的酸性染料伊红有较好的亲和力,但又含微量弱酸性蛋白质与亚甲蓝反应,故胞核被染成紫红色。

(2)操作步骤:①标记:用蜡笔在血涂片一端编号,并在血膜或骨髓膜两端各画一条直线,以防染色时染液外溢。②加瑞特染液:将血涂片平放于染色架上,滴加染液数滴,以覆盖整个血膜为宜,染色 0.5~1 min。③加缓冲液:滴加等量或稍多的缓冲液,用吸耳球轻吹使染液与缓冲液充分混合,染色 10~15 min。④冲洗:在不倒去染液的基础上,用细流水从涂片的一端冲去染液,冲洗时间一般大于 30 s。

2.吉姆萨染色法

(1)染色原理:类似瑞特染色法,吉姆萨染色法加强了天青的作用,提高了噻嗪类染料的效果。

(2)操作步骤:①标记:同瑞特染色法。②固定:将血涂片用甲醇固定 3~5 min。③染色:将已固定的血涂片置于已稀释的吉姆萨染液中浸染 10~30 min,取出用流水冲洗,干燥后备用。

3.瑞特-吉姆萨染色法

瑞特-吉姆萨染色法结合了瑞特染色法和吉姆萨染色法的优点。在瑞特染色过程中,以稀释吉姆萨染液代替缓冲液,或先用瑞特染色法染色后,再用稀释的吉姆萨染液复染,或者在瑞特染液配方的基础上,每 1.0 g 瑞特染料添加 0.3 g 吉姆萨染料,染色步骤同瑞特染色法。

(三)染色良好的评判标准

细胞膜、核膜、染色质结构清晰。红细胞完整、染肉红色。染色质为紫色,核仁为浅蓝色。淋巴细胞等嗜碱性胞质为蓝色,中性颗粒为紫色,嗜酸性颗粒为橘红色,嗜碱性颗粒为紫黑色,血小板颗粒为紫色,中毒性颗粒为黑色,Auer 小体为紫色,Döhle 小体为浅蓝色,Howell-Jolly 小体为紫色。

二、血细胞分化、发育、成熟过程的形态学变化

血细胞由原始细胞逐渐发育为成熟细胞,是循序渐进的成熟过程,具有一定的规律性。

(一)细胞体积

一般情况下,原始细胞体积相对较大,随着细胞的逐步成熟,细胞体积逐渐变小。但巨核系发育例外,细胞由小变大;粒系中,早幼粒细胞体积比原始粒细胞(体积)略大。

(二)细胞质

从原始细胞到成熟细胞,细胞质的量由少逐渐增多,但淋巴细胞系例外;胞质嗜碱性(深蓝色)逐渐变弱直至嗜酸性(粉红色),但单核细胞和淋巴细胞仍保持嗜碱性;粒系、单核系、巨核系细胞胞质内颗粒从无到有,粒系的特异性颗粒可分为嗜酸性颗粒、嗜碱性颗粒、中性颗粒三种,红系无颗粒。

（三）核形态及大小

从原始细胞到成熟细胞，细胞核一般由大变小，巨核系则由小变大；核质比例一般逐渐减小；细胞核的形态由圆形或卵圆形逐渐变为有凹陷甚至分叶，但有些细胞胞核的形态变化不明显，成熟红细胞胞核消失。

（四）核染色质及核仁

核染色质及核仁是衡量血细胞是否处于原始和幼稚阶段的重要客观指标之一。从原始细胞到成熟细胞，核染色质结构由细致到粗糙，排列由疏松变为紧密，并进一步浓缩成块，甚至脱核（红系）；核膜一般由不明显到明显；核仁由明显到模糊，最后消失。

所有血细胞共分为六个系统，每个系统又分为原始、幼稚、成熟三个阶段，因粒系和红系细胞形态比较复杂，其幼稚阶段又分为早、中、晚三个阶段。

三、血细胞形态学

健康人血液及造血组织中，各种血细胞的数量有一定的正常范围，不同血细胞及其不同的发育阶段，都有其一定的形态结构特征。血细胞形态学是指用瑞特染料、吉姆萨染料或两者联合染色血涂片标本，利用显微镜对血细胞形态进行观察，是诊断造血系统疾病普遍、简便和实用的检查方法。

（一）红系形态学

红系逐渐分化发育为原始红细胞、早幼红细胞、中幼红细胞、晚幼红细胞和红细胞5个阶段，前4个阶段为有核红细胞，红细胞包含了未完全成熟的网织红细胞和完全成熟的红细胞，各阶段细胞形态特征如下。

1. 原始红细胞

原始红细胞（pronormoblast）胞体直径为 $15\sim25\ \mu m$，圆形或椭圆形，细胞边缘常有深染的钝角状或瘤状突起。胞质量较少，约占胞体直径的1/5，染油画蓝色或深蓝色，分布常不均匀，边缘染色较深，近核处着色较浅，不透明，胞质内多无颗粒，偶有深蓝色假颗粒，常见于分裂期细胞，此为RNA的自行凝集所致。胞核圆形，常呈球状，居中或稍偏位，约占胞体直径的4/5。核染色质呈粗颗粒状，分布较密集，核仁1～3个，大小不等，边界不清，染浅蓝色或蓝色，见图3-1-1。

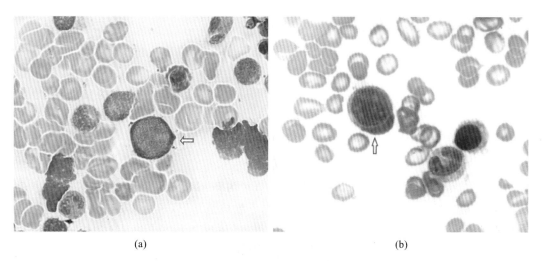

(a) (b)

图 3-1-1　原始红细胞（瑞特染色，×1000）

2. 早幼红细胞

早幼红细胞（early normoblast）胞体直径为 $10\sim18\ \mu m$，圆形或椭圆形，细胞边缘仍可有深染的钝角状、瘤状突起少见。胞质量较少，约占细胞直径的1/3，染色较原始红细胞浅，呈深蓝色或蓝色，分布常不均匀，边缘染色较深，近核处着色较浅，不透明，胞质内无颗粒。胞核圆形，常呈球状，居中

NOTE

或稍偏位,约占胞体直径的2/3。核染色质较原始红细胞粗糙,浓集呈大小不等的粗颗粒状,偶有块状,分布较密集,核仁模糊不清或消失,见图 3-1-2。

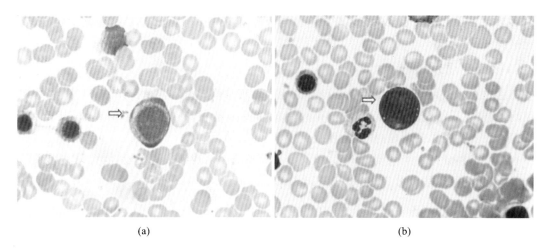

(a)   (b)

图 3-1-2   早幼红细胞(瑞特染色,×1000)

3.中幼红细胞

中幼红细胞(polychromatic normoblast)胞体直径为 8~15 μm,圆形或类圆形。胞质量多、无颗粒,由于有一定量的血红蛋白形成,嗜碱性物质逐渐减少,胞质呈不同程度的嗜多色性,如蓝色、灰蓝色、灰红色等。胞核为圆形或椭圆形,约占胞体直径的1/2,居中。核染色质凝聚呈深紫红色条索状或团块状,由于其副染色质明显、较透亮,所以细胞核宛如打碎的墨砚状、龟背纹样或花瓣样,核仁消失,见图 3-1-3。

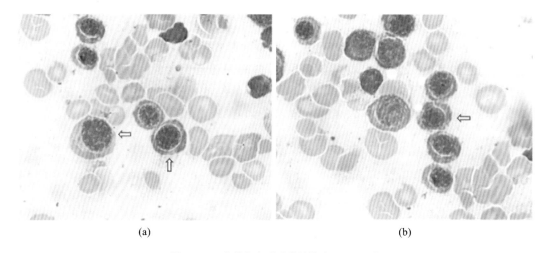

(a)   (b)

图 3-1-3   中幼红细胞(瑞特染色,×1000)

4.晚幼红细胞

晚幼红细胞(orthochromatic normoblast)胞体直径为 7~10 μm,圆形。胞质丰富,浅灰色或灰红色或接近成熟红细胞的颜色,无颗粒,分布较均匀。胞核呈圆形,居中或偏位,占胞体直径的1/2以下。核染色质聚集致密而坚实,副染色质消失或可见,呈数个大块或紫黑色团块(称为碳核),可见胞核破碎或脱出胞质外的现象,见图 3-1-4。

5.网织红细胞

网织红细胞(reticulocyte)为晚幼红细胞刚脱核的分化阶段,仍未完全成熟。胞体直径为 8~9 μm,圆形,经煌焦油蓝活体染色后,细胞内可看到蓝紫色点粒状、线状或网状结构。网织红细胞占正常红细胞的 0.5%~1.5%,见图 3-1-5。

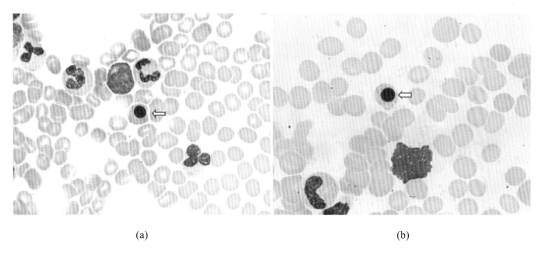

(a)   (b)

图 3-1-4　晚幼红细胞(瑞特染色,×1000)

6. 红细胞

红细胞(erythrocyte)胞体直径平均约为 7.2 μm,呈圆形,双凹面的圆盘状。胞质呈淡红色,周边较厚,中央较薄(约 1 μm),平均厚度为 1.7 μm,中央部分约占胞体直径的 1/3,称"生理性中心浅染区",无细胞核,见图 3-1-6。

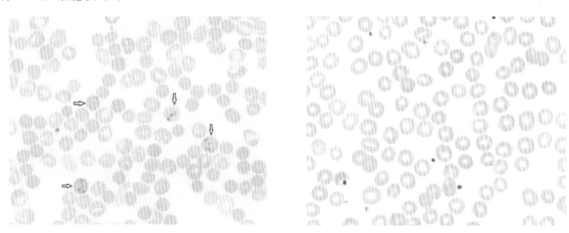

图 3-1-5　网织红细胞(煌焦油蓝染色,×1000)　　　图 3-1-6　成熟红细胞(瑞特染色,×1000)

(二)粒系形态学

粒系逐渐分化发育为原始粒细胞、早幼粒细胞、中幼粒细胞、晚幼粒细胞、杆状核粒细胞和分叶核粒细胞 6 个阶段。原始粒细胞根据胞质内是否含有细小颗粒分为 Ⅰ 型和 Ⅱ 型原始粒细胞,中幼粒细胞以下各阶段细胞根据其含有的特异性颗粒(又称 S 颗粒)的不同分为中性粒细胞、嗜酸性粒细胞和嗜碱性粒细胞。各阶段细胞形态特征如下。

1. 原始粒细胞

原始粒细胞(myeloblast)胞体直径为 10～18 μm,圆形或类圆形。胞质量少,呈透明蓝色或淡蓝色,绕于核周。胞核呈圆形或类圆形,较大,占胞体直径的 2/3 以上,居中或偏位。核染色质呈细颗粒状,排列均匀、平坦如薄纱,无聚集,核膜不清晰,核仁 2～5 个,较小,边界较清楚,呈淡蓝色或无色。Ⅰ 型原始粒细胞的胞质内无颗粒,Ⅱ 型原始粒细胞的胞质内含有少量细小的非特异性颗粒,见图 3-1-7。

2. 早幼粒细胞

早幼粒细胞(promyelocyte)胞体直径为 12～20 μm,较原始粒细胞体积大,呈圆形或椭圆形。胞质量较多,呈深蓝色、蓝色或淡蓝色(细胞越向下分化,胞质颜色越浅淡),胞质内含大小不等、形态和数量不一、分布不均匀的紫红色非特异性颗粒(A 颗粒)。胞核大,圆形或椭圆形,常偏位,占胞

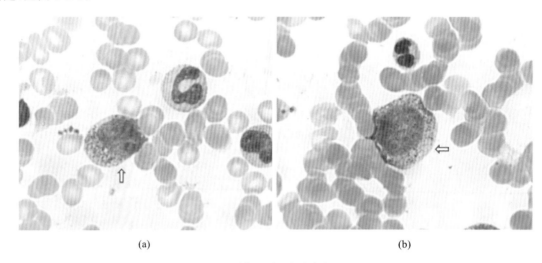

(a)   (b)

图 3-1-7 原始粒细胞(瑞特染色,×1000)

体直径的 1/2 以上。核染色质较原始粒细胞粗糙,开始聚集为粗颗粒状。核仁可见或消失,边界不清楚,见图 3-1-8。

(a)   (b)

图 3-1-8 早幼粒细胞(瑞特染色,×1000)

3.中幼粒细胞

粒系自中幼粒细胞开始,胞质内出现三种特异性颗粒,根据颗粒的性质不同分为中性中幼粒、嗜酸性中幼粒和嗜碱性中幼粒。

(1)中性中幼粒细胞 (neutrophilic myelocyte):胞体直径为 10～18 μm,圆形。胞质量较多,染淡蓝色或淡红色,内含中等量、大小较一致、分布较均匀的中性颗粒。中性颗粒细小,大小较一致,染灰黑色、淡灰色、灰黄色、淡紫红色或淡红色,有时不易从胞质中区分开来而视为颗粒较少或无颗粒。由于细胞的分化发育是连续不断的过程,细胞的各阶段也是人为划分,所以早期的中性中幼粒细胞内还含有一定量紫红色的非特异性颗粒,颗粒形态常为大小不等的圆形。胞核为椭圆形或一侧开始扁平或略有凹陷,占胞体直径的 1/2～2/3。核染色质聚集成索块状,索块大小相对比较一致而且分布较均匀,核仁消失,见图 3-1-9。

(2)嗜酸性中幼粒细胞(eosinophilic myelocyte):胞体直径为 15～20 μm,圆形。胞质内充满粗大、大小均匀、排列紧密、染橘红色或棕黄色的如玻璃珠状的特异性嗜酸性颗粒,颗粒立体感强,有的细胞胞质内除含有嗜酸性颗粒外,还含有蓝黑色或蓝紫色的颗粒,颗粒呈圆形或不规则形,易被误认为嗜碱性颗粒,这种细胞称为双染性嗜酸性粒细胞,常见于早期的嗜酸性中幼粒细胞和颗粒发育不良的嗜酸性晚幼粒细胞。嗜酸性颗粒内含有酸性磷酸酶、芳香硫酸酯酶和髓过氧化物酶,是初级溶酶体,胞核与中性中幼粒相似,见图 3-1-10。

NOTE

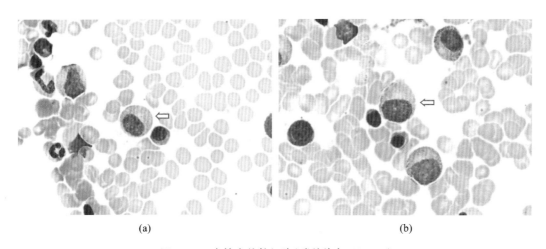

(a)　　　　　　　　　　　　　　　　　(b)

图 3-1-9　中性中幼粒细胞(瑞特染色,×1000)

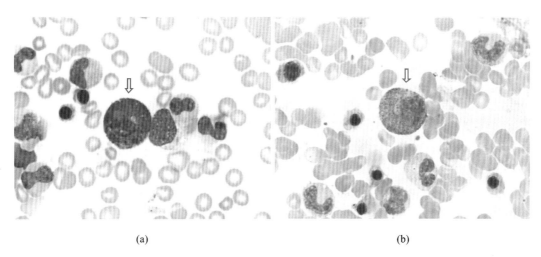

(a)　　　　　　　　　　　　　　　　　(b)

图 3-1-10　嗜酸性中幼粒细胞(瑞特染色,×1000)

(3)嗜碱性中幼粒细胞(basophilic myelocyte):胞体直径为 $10\sim16~\mu m$,圆形。胞质内及核上含有数量不多、大小不等、形态不一、排列零乱的紫红色或紫黑色的特异嗜碱性颗粒,经常覆盖在核上。胞核呈椭圆形,轮廓不清楚,核染色质模糊不清。

4.晚幼粒细胞

(1)中性晚幼粒细胞(neutrophilic metamyelocyte):胞体直径为 $10\sim16~\mu m$,圆形。胞质量较多,染浅红色,充满中性颗粒,颗粒颜色较中幼阶段浅。胞核明显凹陷,呈肾形、马蹄形、半月形,但核凹陷的程度一般不超过细胞核假想直径的一半,也有的呈圆形、椭圆形。核染色质粗糙,排列紧密,浓集呈大小不等的几块并出现副染色质,核仁消失,见图 3-1-11。

(2)嗜酸性晚幼粒细胞(eosinophilic metamyelocyte):胞体直径为 $10\sim16~\mu m$,圆形。胞质内充满嗜酸性颗粒,颗粒粗大呈橘红色,大小一致,但有时见到深褐色或棕黄色颗粒。胞核居中或偏于一侧,呈肾形或椭圆形,见图 3-1-12。

(3)嗜碱性晚幼粒细胞(basophilic metamyelocyte):胞体直径为 $10\sim14~\mu m$,圆形。胞质及核上可见数量不多、大小不等的特异嗜碱性颗粒。胞核居中或偏于一侧,呈肾形,轮廓常不清楚。

5.杆状核粒细胞

(1)中性杆状核粒细胞(neutrophilic stab granulocyte):胞体直径为 $10\sim15~\mu m$,圆形。胞质丰富,呈淡红色或淡蓝色,充满中性颗粒。胞核凹陷程度超过核假想直径的一半,核径最窄处大于最宽处 1/3 以上,核形弯曲呈带状、S形、U形或E形,两端钝圆无折叠,粗细较均匀,染深紫红色,核染色质粗糙呈块状,可出现副染色质,见图 3-1-13。

(2)嗜酸性杆状核粒细胞(eosinophilic stab granulocyte):胞体直径为 $11\sim15~\mu m$,圆形。胞质

NOTE

39

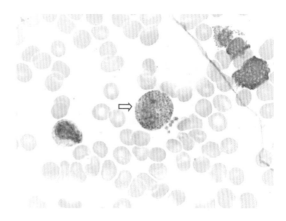

图 3-1-11　中性晚幼粒细胞(瑞特染色,×1000)　　图 3-1-12　嗜酸性晚幼粒细胞(瑞特染色,×1000)

中充满粗大的橘黄色或棕黄色的嗜酸性颗粒,胞核与中性粒细胞相似,见图 3-1-14。

（3）嗜碱性杆状核粒细胞(basophilic stab granulocyte)：胞体直径为 10～12 μm,胞质和细胞核上常覆盖有紫黑色的、大小不均、数量不等的嗜碱性颗粒,使细胞核结构模糊不清,常无法从细胞质中区分出来。

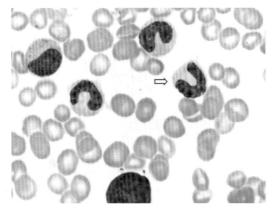

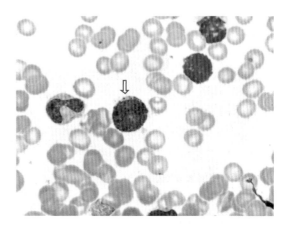

图 3-1-13　中性杆状核粒细胞(瑞特染色,×1000)　　图 3-1-14　嗜酸性杆状核粒细胞(瑞特染色,×1000)

6.分叶核粒细胞

（1）中性分叶核粒细胞(neutrophilic segmented granulocyte)：胞体直径为 10～14 μm,圆形。胞质丰富,染淡红色,胞质内有细小的淡紫红色或灰红色的中性颗粒。胞核呈分叶状,常分为 2～5 叶,由细丝相连或完全分开,细胞核的分叶有时重叠在一起,可有明显的切迹,注意与杆状核粒细胞的区别。核染色质浓集或呈块状,染深紫红色,可出现副染色质,见图 3-1-15。

（2）嗜酸性分叶核粒细胞(eosinophilic segmented granulocyte)：胞体直径为 11～16 μm,圆形。胞质内充满粗大的嗜酸性颗粒。胞核多分 2 叶,形如眼镜或耳麦,其他同中性分叶核粒细胞,见图3-1-16。

（3）嗜碱性分叶核粒细胞(basophilic segmented granulocyte)：胞体直径为 10～12 μm,圆形。胞质内含有大小不一、分布不均的嗜碱性颗粒,呈紫黑色,多覆盖在核上,常无法区分细胞核和细胞质,难以确定是哪一个阶段的细胞。胞核可分 3～4 叶或分叶不明显,呈融合堆积状,见图3-1-17。

（三）单核系形态学

单核系的分化发育分为原始单核细胞、幼单核细胞、单核细胞 3 个阶段。单核细胞逸出血管,进入组织和器官后,可进一步分化发育成巨噬细胞,成为机体内吞噬能力最强的细胞。这类细胞在不同组织中的名称不同,如在肺称"肺巨噬细胞",在神经系统称"小神经胶质细胞",在骨内则称为"破骨细胞"。各阶段细胞形态特征如下。

NOTE

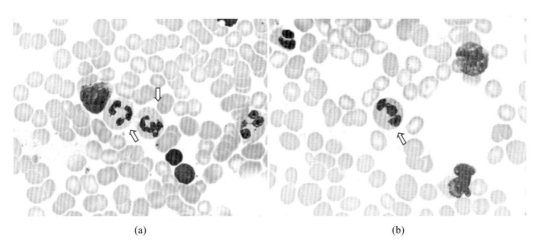

图 3-1-15　中性分叶核粒细胞(瑞特染色,×1000)

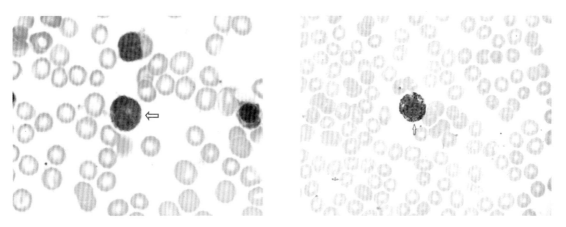

图 3-1-16　嗜酸性分叶核粒细胞(瑞特染色,×1000)　　图 3-1-17　嗜碱性分叶核粒细胞(瑞特染色,×1000)

1. 原始单核细胞

原始单核细胞(monoblast)胞体直径为 $15\sim20~\mu m$,圆形、不规则形,可有伪足伸出。胞质较其他原始细胞丰富,呈蓝色或灰蓝色,不透明。胞核较大,圆形、类圆形或不规则形,可有扭曲和折叠。核染色质纤细,呈稀疏颗粒状或疏松网状,结构不清晰,核仁 1~3 个,大而清晰,且常不规则,有凹陷感。根据胞质内是否含有少许细小非特异性颗粒,分为原始单核细胞 Ⅰ 型和 Ⅱ 型,分型方法类似于原始粒细胞分型,见图 3-1-18。

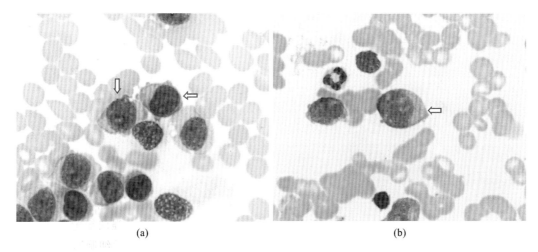

图 3-1-18　原始单核细胞(瑞特染色,×1000)

NOTE

2.幼单核细胞

幼单核细胞(promonocyte)胞体直径为 $15\sim25~\mu m$,圆形或不规则形,有时可见伪足。胞质较多,染灰蓝色,可见细小染紫红色的非特异性颗粒。胞核圆形或不规则形,可呈扭曲折叠状,有凹陷或切迹。核染色质较原始单核细胞粗糙疏松,呈细小索块状或丝网状,核仁可见或无,见图 3-1-19。

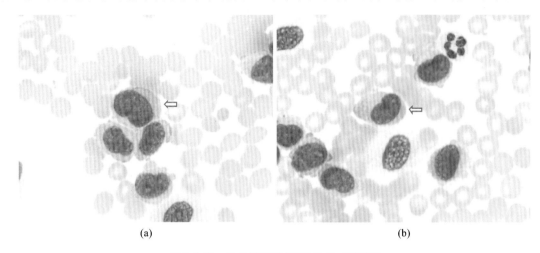

(a)   (b)

图 3-1-19　幼单核细胞(瑞特染色,×1000)

3.单核细胞

单核细胞(monocyte)胞体直径为 $12\sim20~\mu m$,圆形或不规则形,常可见伪足。胞质丰富,染灰蓝色或淡粉红色,如毛玻璃状半透明。胞质内有更多细小的灰尘样淡紫红色非特异性颗粒,颗粒形态不一,呈棒状或点粒状,常不能清楚分辨,偶见空泡。有伪足者,伪足内常无颗粒,胞质可有明显的内、外质之分。胞核形态不规则,常呈肾形、马蹄形、S 形、分叶状、笔架形等,且有明显的折叠和扭曲。核染色质呈细而疏松丝网状或条索状,见图 3-1-20。

(四)巨核系形态学

巨核系的分化发育分为原始巨核细胞、幼巨核细胞、颗粒型巨核细胞、产血小板型巨核细胞、裸核型巨核细胞 5 个阶段,各阶段细胞形态特征如下。

1.原始巨核细胞

原始巨核细胞(megakaryoblast)胞体直径为 $15\sim30~\mu m$,圆形或不规则形。胞质量少,细胞周边常见指状突起,染深蓝色,不透明,无颗粒,细胞周边有时可见少许血小板附着,核周可有淡染区。胞核 $1\sim2$ 个,较大,圆形或不规则形,常有凹陷折叠。核染色质细致而紧密,分布不均,呈深紫红色或紫褐色,核仁 $2\sim3$ 个,染蓝色或深蓝色,常不清晰,见图 3-1-21。

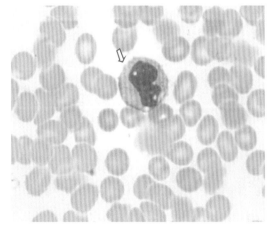

图 3-1-20　单核细胞(瑞特染色,×1000)

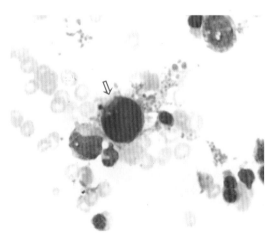

图 3-1-21　原始巨核细胞(瑞特染色,×1000)

2. 幼巨核细胞

幼巨核细胞(promegakaryocyte)胞体明显增大,直径为 30～50 μm,常不规则。胞质较丰富,染深蓝色或淡蓝色,常有伪足样突起,近核处颜色变浅,呈淡蓝色或淡红色,可有少许淡紫红色的非特异性颗粒。胞核常不规则,可出现分叶、折叠和扭曲,有时呈双核或多核,染深紫红色。核染色质颗粒状或细小索块状,排列紧密,核仁可有可无,常不清晰,见图 3-1-22。

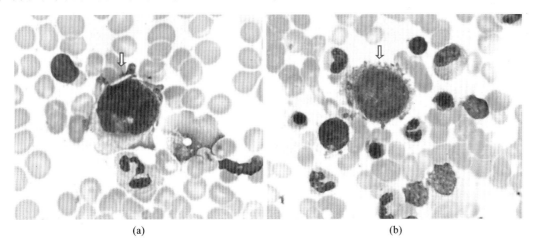

(a)   (b)

图 3-1-22 幼巨核细胞(瑞特染色,×1000)

3. 颗粒型巨核细胞

颗粒型巨核细胞(granular megakaryocyte)胞体大,直径为 40～70 μm,甚至可达 100 μm,不规则,胞膜完整。胞质极其丰富,呈淡红色或夹杂有蓝色,充满大量较细小均匀的紫红色颗粒。胞核巨大,呈不规则形或分叶状,常有重叠。核染色质粗糙,排列紧密呈粗块状或条索状,染深紫红色,核仁无,见图 3-1-23。

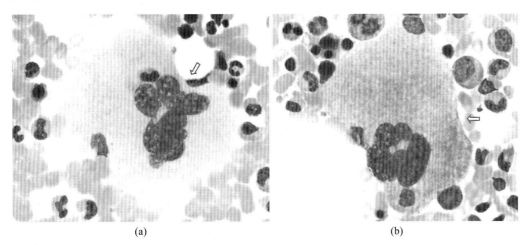

(a)   (b)

图 3-1-23 颗粒型巨核细胞(瑞特染色,×1000)

4. 产血小板型巨核细胞

产血小板型巨核细胞(thromocytogenic megakaryocyte)胞体大,直径为 40～70 μm,甚至可达 100 μm,不规则。胞质极其丰富,呈均匀淡红色,内有大小不等的紫红色颗粒,胞膜不清晰,多呈伪足状,其内侧及外侧常有待释放和释放的血小板。胞核巨大且不规则,常有明显分叶、核重叠。核染色质呈条状或块状,染深紫红色,核仁无,见图 3-1-24。

5. 裸核型巨核细胞

裸核型巨核细胞(naked megakaryocyte):血小板释放后,巨核细胞仅剩一胞核,胞核同产血小板型巨核细胞,无或有少许胞质,有时为制片所致,见图 3-1-25。

NOTE

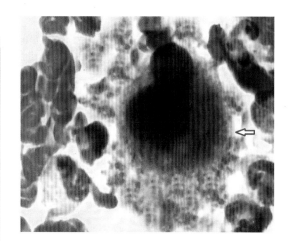

图 3-1-24　产血小板型巨核细胞(瑞特染色,×1000)

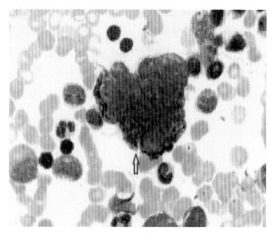

图 3-1-25　裸核型巨核细胞(瑞特染色,×1000)

6.血小板

血小板(platelet)胞体很小,直径为 $2\sim4~\mu m$,呈椭圆形、星形或不规则形。胞质染淡蓝色或淡红色,中心部位有细小、形态不一、分布不均匀的紫红色颗粒。由于血小板离体活化后有聚集作用,故骨髓涂片或血涂片上的血小板常成簇、成堆存在,无胞核,见图 3-1-26。

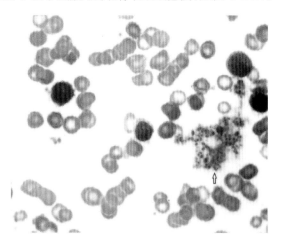

图 3-1-26　血小板(瑞特染色,×1000)

(五)淋巴系形态学

淋巴系的分化发育分为原始淋巴细胞、幼淋巴细胞、淋巴细胞 3 个阶段。各阶段细胞形态特征如下。

1.原始淋巴细胞

原始淋巴细胞(lymphoblast)胞体直径为 $10\sim18~\mu m$,圆形或类圆形。胞质较少,染蓝色或天蓝色,近核处可有淡染区,无颗粒。胞核呈圆形或类圆形,居中或稍偏位。核染色质呈颗粒状,较原始粒细胞粗,排列均匀,核仁 $1\sim2$ 个,较清楚,核仁周边可有染色质堤(深染边缘)而使核仁周边染色较深,见图3-1-27。

2.幼淋巴细胞

幼淋巴细胞(prolymphocyte)胞体直径为 $12\sim16~\mu m$,圆形或类圆形。胞质较原始淋巴细胞多,染淡蓝色,可有少许非特异性颗粒。胞核呈圆形或类圆形,常偏位。核染色质较原始淋巴细胞粗,排列紧密而均匀,见图 3-1-28。

3.淋巴细胞(lymphocyte)

(1)大淋巴细胞:胞体直径为 $12\sim15~\mu m$,圆形或类圆形。胞质较丰富,染淡蓝色,透明,胞质常有少许非特异性颗粒。胞核呈圆形或类圆形,核染色质排列紧密,可有切迹,见图 3-1-29。

NOTE

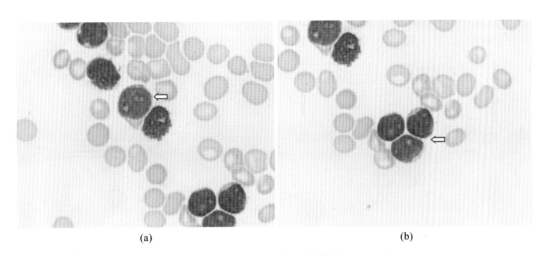

(a)   (b)

图 3-1-27　原始淋巴细胞(瑞特染色,×1000)

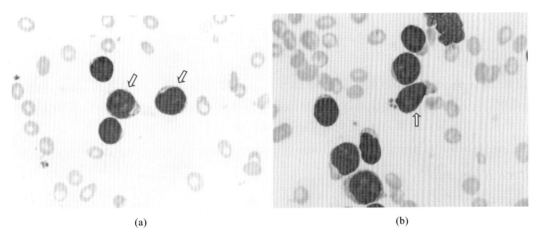

(a)   (b)

图 3-1-28　幼淋巴细胞(瑞特染色,×1000)

(2)小淋巴细胞:胞体直径为 $6\sim9\ \mu m$,圆形或类圆形。胞质量少或近似无胞质,染蓝色或淡蓝色,一般无颗粒。胞核呈圆形或类圆形,常有小切迹,核染色质致密,聚集成块,见图 3-1-30。

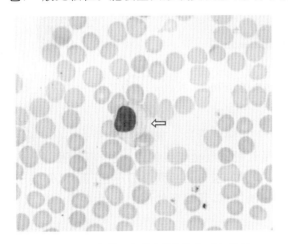

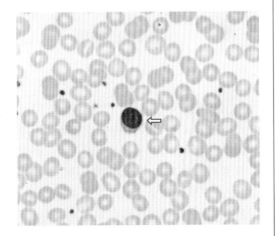

图 3-1-29　大淋巴细胞(瑞特染色,×1000)　　　图 3-1-30　小淋巴细胞(瑞特染色,×1000)

(六)浆系形态学

浆系的分化发育分为原始浆细胞、幼浆细胞和浆细胞 3 个阶段。各阶段细胞形态特征如下。

1.原始浆细胞

原始浆细胞(plasmablast)胞体直径为 $14\sim25\ \mu m$,圆形或椭圆形。胞质量较多,染不透明深蓝

NOTE

色,有核旁淡染区,无颗粒,有泡沫感。胞核圆形,占胞体直径的 2/3 以上,偏位或居中。核染色质呈密集的粗颗粒状,染深紫红色,核仁 2~5 个,不清晰,见图 3-1-31。

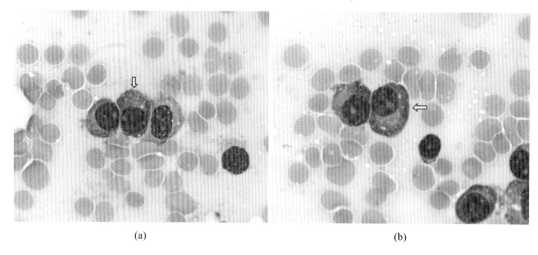

(a)   (b)

图 3-1-31 原始浆细胞(瑞特染色,×1000)

2. 幼浆细胞

幼浆细胞(proplasmacyte)胞体直径为 12~16 μm,常呈椭圆形。胞质丰富,染深蓝色或蓝紫色,不透明,常有泡沫感及核旁淡染区。胞核圆形或椭圆形,约占胞体直径的 1/2,常偏位。核染色质较原始浆细胞粗糙而紧密,开始出现聚集,染深紫红色,核仁无或模糊可见,见图 3-1-32。

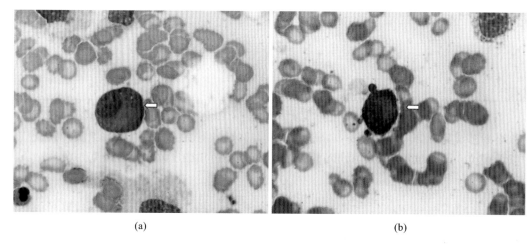

(a)   (b)

图 3-1-32 幼浆细胞(瑞特染色,×1000)

3. 浆细胞

浆细胞(plasmacyte)胞体直径为 8~15 μm,大小不一,椭圆形或不规则形,常呈火焰状。胞质丰富,染深蓝色、蓝紫色甚至红色不一,有时胞质边缘呈红色或红蓝相混的蓝紫色,不透明,有泡沫感,核旁有明显的半月形淡染区,胞质内偶见少许非特异性颗粒。胞核明显缩小,较圆,常偏位,偶见双核或三核。核染色质浓密聚集呈块状,副染色质呈淡红色,其核形似龟背状,少数呈车轮状排列,核仁无(有时可见假核仁),见图 3-1-33。

(七)造血组织内其他细胞形态学

1. 内皮细胞

内皮细胞(endothelial cell)胞体直径为 25~30 μm,形态极不规则,多呈梭形或长尾形。胞质量较少,分布于细胞的一端或两端,呈棉絮状,染淡蓝色或淡红色,可有细小而稀疏的紫红色非特异性颗粒。胞核圆形或椭圆形,核染色质呈粗颗粒网状,较疏松,核仁多无,见图 3-1-34。

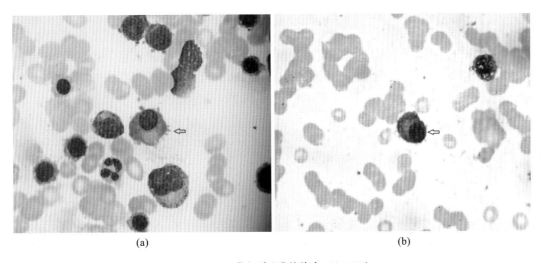

(a)　　　　　　　　　　　　(b)

图 3-1-33　浆细胞(瑞特染色,×1000)

2.成纤维细胞和纤维细胞

根据不同的功能状态,细胞有成纤维细胞(fibroblast)和纤维细胞(fibrocyte)两种类型。成纤维细胞是功能活动旺盛的细胞,胞体常不规则,呈梭形或扁平状,有突起,胞体和胞核较大,轮廓清楚,胞质多,呈弱嗜碱性。核仁 1～2 个,大而明显。成纤维细胞具有较强的蛋白质合成和分泌功能,能合成纤维基质、胶原蛋白、弹性蛋白等。纤维细胞功能不活跃,细胞轮廓不明显,涂片时常被拉成长条状,长轴可达 200 μm 以上,细胞质较成纤维细胞少,核呈椭圆形,常有数个至数十个,大小形态相同。核染色质呈细或粗网状,核仁不明显,见图 3-1-35。此二型细胞可互相转化。

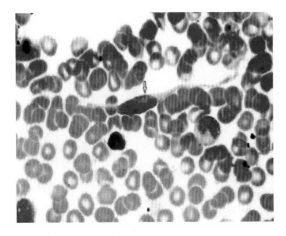

图 3-1-34　内皮细胞(瑞特染色,×1000)

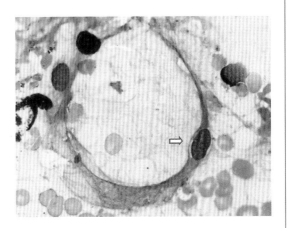

图 3-1-35　纤维细胞(瑞特染色,×1000)

3.组织嗜碱细胞

组织嗜碱细胞(tissue basophilic cell)又称肥大细胞(mast cell),胞体直径为 12～20 μm,多角形、蝌蚪形、梭形、椭圆形等。胞质较丰富,充满排列紧密、大小一致、染深紫黑色或紫红色的嗜碱性颗粒。胞核较小,圆形或椭圆形,居中或偏位,部分或全部被颗粒遮盖。核染色质模糊,结构常不清楚,染深紫红色或紫褐色。由于胞质中颗粒排列非常紧密,整个细胞的结构和轮廓不清晰,易被误认为杂质而被忽略,见图 3-1-36。

4.组织嗜酸细胞

组织嗜酸细胞(tissue eosinophilic cell)胞体直径为 20～50 μm,圆形或不规则形。胞质丰富,呈淡蓝色或嗜多色性,含多量较粗大的橘红色嗜酸性颗粒,颗粒大小一致,略小于正常嗜酸性颗粒,边缘着色深,中央着色浅,颗粒中含有多种酶类(如氯乙酸 AS-D 萘酯酶、髓过氧化物酶、酸性磷酸酶和 5′-核苷酸酶),糖类(如糖原、酸性黏多糖)和脂类。

NOTE

5. 组织细胞

组织细胞(histiocyte)旧称网状细胞(reticular cell),胞体大小不一,长椭圆形或不规则形,长轴可达 20～50 μm,边缘多不整齐,呈撕纸状。胞质丰富,染淡蓝色或淡灰蓝色,可有少许非特异性颗粒,有时含有吞噬的色素颗粒、血细胞、细胞碎片、脂肪滴、细菌等。胞核圆形或椭圆形,核染色质呈粗网状,核仁可有可无,常为 1～2 个,呈清晰的蓝色,见图 3-1-37。

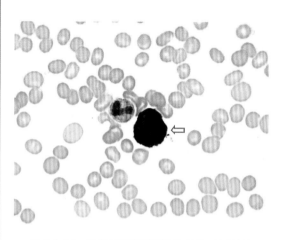

图 3-1-36　组织嗜碱细胞(瑞特染色,×1000)　　　　图 3-1-37　组织细胞(瑞特染色,×1000)

6. 吞噬细胞

吞噬细胞(phagocyte)胞体形态极不一致,与其吞噬物的种类、多少有关。胞质多少不一,染淡蓝色或淡红色,常有空泡并有数量不等的吞噬物,如颗粒、细胞、血小板、细菌、细胞碎片等。胞核圆形、椭圆形或不规则形,核形态不定,呈单核或双核,核仁有或无,核常被挤压至细胞一侧,核染色质固缩成团块状,见图 3-1-38。

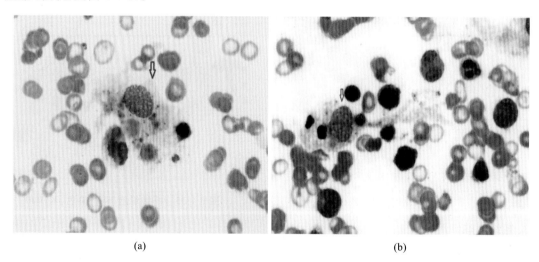

(a)　　　　　　　　　　　　　　　　(b)

图 3-1-38　吞噬细胞(瑞特染色,×1000)

7. 成骨细胞

成骨细胞(osteoblast)胞体较大,直径为 20～40 μm,椭圆形或不规则形,常多个成簇分布,有时单个存在。胞质丰富,染深蓝色或淡蓝色,呈棉絮状,胞质内常有浅染区域,偏于核的一侧,离核稍远。胞核圆形或椭圆形,常偏于一侧,核染色质呈深紫红色,排列呈粗网状。核仁 1～3 个,清晰,呈蓝色,见图 3-1-39。

8. 破骨细胞

破骨细胞(osteoclast)胞体巨大,直径为 60～100 μm,形态不规则,边缘清楚或不整,如撕纸状。胞质丰富,呈淡蓝色、灰蓝色或淡红色,中有大量大小不等、分布稀疏的紫红色颗粒。胞核较多,常

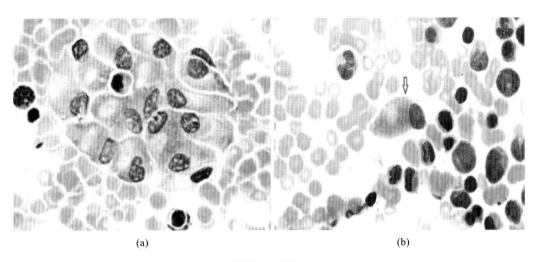

(a)　　　　　　　　　　　　(b)

图 3-1-39　成骨细胞(瑞特染色,×1000)

3～100 个不等,圆形或椭圆形,彼此独立,无核丝相连,大小、形态相似。核染色质呈粗网状。核仁1～2 个,呈较清晰的蓝色,见图 3-1-40。

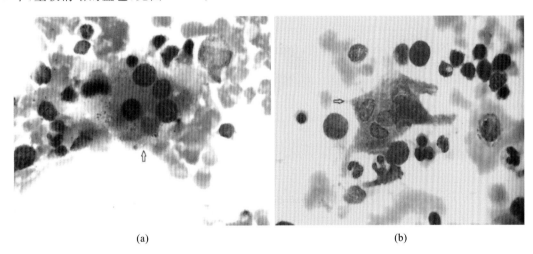

(a)　　　　　　　　　　　　(b)

图 3-1-40　破骨细胞(瑞特染色,×1000)

9.脂肪细胞

脂肪细胞(fatty cell)胞体直径为 $30～50\ \mu m$,圆形或椭圆形,胞膜易破裂。胞质丰富,充满大小不一的脂肪空泡,染蓝色、淡粉红、浅紫色或无色,中间似有网状细丝相连,为细胞质成分。胞核较小,形状常不规则,易被挤到一边,染色质致密呈团块状或粗网状,无核仁,见图 3-1-41。

10.退化细胞及涂抹细胞

退化细胞多为衰老细胞,在制片过程中易被破坏,常出现细胞破裂,核溶解,有些退化细胞仍残留部分细胞质成分,有些仅剩细胞核的退化细胞称为涂抹细胞。核溶解的退化细胞,胞体变大,胞膜不完整,细胞核变大,核染色质结构不清晰,染色变浅,呈涂抹状。

(1)退化淋巴细胞(又称篮细胞):细胞破裂散开,胞体大小不一。细胞推片时易碎,胞核肿胀,染色质结构模糊,呈均匀的淡紫红色,有时可见假核仁。细胞可被拉成扫帚状,形态如竹篮,故又称"篮细胞",见图 3-1-42。

(2)Ferrata 细胞:胞体较大,边缘不整,呈推散状或撕纸状。胞质呈淡蓝色或淡灰蓝色,含有一定量的非特异性颗粒,形态常为圆形,大小不等,染深紫红色或紫红色。胞核大,圆形或椭圆形,常偏于一侧,核染色质呈弥漫的团块状或粗网状,染淡紫红色,可有空泡。可见 1～3 个不等的核仁,见图 3-1-43。

NOTE

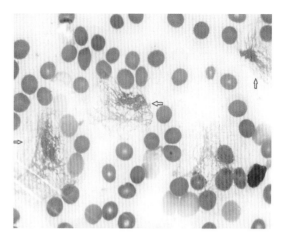

图 3-1-41　脂肪细胞(瑞特染色,×1000)　　　　　图 3-1-42　篮细胞(瑞特染色,×1000)

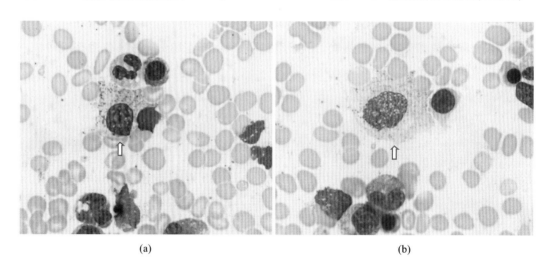

(a)　　　　　　　　　　　　　　　　(b)

图 3-1-43　Ferrata 细胞(瑞特染色,×1000)

(李玉云)

第二节　细胞化学染色方法与技术

细胞化学染色(cytochemical stain)是以细胞形态学为基础,运用化学、生物化学等技术对细胞内的各种化学物质(包括蛋白质、糖类、酶类、核酸、脂类、无机盐等)做定性、定位、半定量分析的方法。

细胞化学染色在临床上主要用于:①辅助判断白血病的细胞类型:白血病的诊断以形态学为基础,但通过瑞特染色后的细胞形态学观察难以鉴别白血病细胞的类型;不同系列细胞所含的化学物质成分、含量及分布各有不同,且随着细胞的发育成熟,化学物质的成分、含量等会发生相应的变化,因此其细胞化学染色结果也不同,据此可推断细胞所属系列,如髓过氧化物酶染色、酯酶染色等;临床上许多白血病细胞的分型诊断需要结合细胞化学染色。②血液病及其他非血液病的诊断和鉴别诊断:在不同的病理情况下,血细胞内化学物质成分及含量会发生变化,可用于疾病的辅助诊断及鉴别诊断,如中性粒细胞碱性磷酸酶染色、铁染色等。因此,细胞化学染色在诊断血液病中发挥重要作用。

细胞化学染色的基本要求是在原位显示出细胞的成分和结构,故在染色时应尽量保持细胞原来的结构、化学成分和酶活性,反应产物应该是有色沉淀物,具有一定的稳定性。细胞化学染色过程一般包括以下几个方面。

1. 固定

固定的目的是保持细胞结构及化学成分不变。根据染色的成分不同,选择合适的固定液,使细胞内的蛋白质、酶类、糖类等转变为不溶性物质。固定的方法有物理方法和化学方法。物理方法包括干燥、冰冻和火焰固定;化学方法包括液体固定和蒸气固定,临床上常用的是化学法固定。

(1)液体固定:固定液通常选用甲醛、乙醇、丙酮、甲醇、醋酸等,将涂片浸在固定液中,也可用两种或两种以上固定液混合而成,如10%甲醛甲醇液、甲醛丙酮固定液等。

(2)蒸气固定:常用40%甲醛进行蒸气固定,即在较封闭的玻璃器皿中加入40%甲醛,将涂片膜朝下,固定5～10 min。

2. 显示

显示是通过不同的化学反应,将被检测的化学物质以稳定的有色沉淀形式显示出来。显示的方法有物理方法和化学方法。物理方法有脂溶法、荧光显示法等,临床多用化学方法,常用的化学方法如下。

(1)偶氮偶联反应:在相应酶的作用下使含萘酚的底物释放出萘酚,萘酚与重氮盐(如固蓝B、固紫酱GBC、六偶氮付品红等)结合,通过偶氮偶联反应形成相应颜色的沉淀物。如中性粒细胞碱性磷酸酶染色、酸性磷酸酶染色、特异性酯酶染色、非特异性酯酶染色等。

(2)过碘酸希夫反应:高碘酸氧化细胞内糖类中的乙二醇形成乙二醛,醛基与希夫试剂作用,使无色亚硫酸品红恢复品红的显色基团,形成红色沉淀,如糖原染色。

(3)普鲁士蓝反应:铁与酸性亚铁氰化钾作用,形成蓝色的亚铁氰化铁沉淀,如铁染色。

3. 复染

显色反应只是针对细胞中待检的特定物质,而复染的目的是使涂片中各种细胞都能显示出来,便于辨认。选择复染液的颜色应与待检的有色沉淀的颜色有明显的对比度,既能使细胞结构显示又能清楚地看出细胞化学染色的结果。如在铁染色时,铁颗粒染成蓝色,复染液常用中性红;在糖原染色时,糖原颗粒染成红色,复染液常用甲基绿。对细胞质着色较好的复染液有伊红、刚果红、光绿等;对细胞核着色效果较好的复染液有中性红、核固红、甲基绿、苏木精、沙黄等。复染后,首先要观察染色是否成功,即观察正常应该(强)阳性的细胞,如果此类细胞染色清楚,对比清晰,说明染色成功,然后进一步观察染色结果并填报报告,结果报告一般包括阳性率、积分(也称为阳性指数)或阳性分布情况。

一、与鉴别细胞类型有关的染色

(一)髓过氧化物酶染色

1. 实验原理

血细胞所含的过氧化物酶(peroxidase,POX)主要为髓过氧化物酶(myeloperoxidase,MPO),MPO是人类中性粒细胞含量最多的一种蛋白质。MPO的染色方法包括复方联苯胺法、二氨基联苯胺法、四甲基联苯胺法、改良的Pereira染色法等。1985年血液学国际标准化委员会(ICSH)推荐使用的三种方法为二氨基联苯胺(DAB)法、过氧化物酶氨基-甲基卡巴唑染色法及二盐酸联苯胺法。

二氨基联苯胺法的原理:血细胞内的MPO能催化DAB,使其脱氢后形成有色染料,沉淀于细胞酶活性部位。而DAB所脱的氢原子转移给H_2O_2,形成H_2O。

2. 正常血细胞的染色反应

(1)粒系:分化差的原始粒细胞染色呈阴性,分化好的原始粒细胞至成熟中性粒细胞各阶段均呈阳性,伴随细胞成熟,阳性反应的程度逐渐增强,但衰老的粒细胞阳性反应程度减弱甚至呈阴性。嗜碱性粒细胞呈阴性,嗜酸性粒细胞阳性反应最强。

(2)单核系:大多数单核细胞呈阴性或弱阳性,颗粒较少,细小,一般呈弥散性分布。

NOTE

（3）其他细胞：淋巴系、红系、巨核系的细胞及浆细胞、组织细胞均呈阴性反应，吞噬细胞有时呈阳性反应。血细胞的染色情况见图 3-2-1。

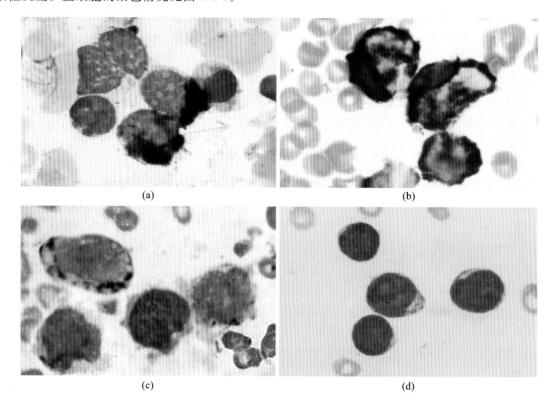

图 3-2-1　正常血细胞 MPO 染色（瑞特复染，×1000）

（a）粒细胞呈阳性；（b）嗜酸性粒细胞呈强阳性；（c）单核细胞呈弱阳性；（d）淋巴细胞呈阴性

3.临床意义

MPO 染色是鉴别急性白血病细胞类型首选的、最重要的细胞化学染色方法，见图 3-2-2，其临床意义主要包括以下几个方面。

（1）急性粒细胞白血病：原始粒细胞呈阳性或阴性，常呈阳性，为（＋）～（＋＋），阳性颗粒呈局灶性分布，颗粒一般较多、较粗大。

（2）急性早幼粒细胞白血病：早幼粒细胞呈强阳性，为（＋＋＋）～（＋＋＋＋），颗粒一般多而粗大。

（3）急性粒-单核细胞白血病：原始粒细胞呈阳性或阴性，原始单核细胞、幼单核细胞呈阴性或弱阳性。

（4）急性单核细胞白血病：原始单核细胞、幼单核细胞多呈阴性或弱阳性。

（5）急性淋巴细胞白血病：原始淋巴细胞、幼淋巴细胞均呈阴性。但实际上可能会有少许原始粒细胞残留在急性淋巴细胞白血病患者的骨髓中，而出现"原始淋巴细胞"呈阳性的现象，故 MPO 的阳性率小于 3％常作为急性淋巴细胞白血病的界限，同时从概率上理解这么低的数字，原始细胞是髓系来源的可能性极小。

（6）纯红白血病：有核红细胞呈阴性，原始粒细胞呈阳性或阴性，原始单核细胞呈阴性或弱阳性。

（7）其他：退化的中性粒细胞、骨髓增生异常综合征、放射病及某些白血病可见成熟中性粒细胞 MPO 活性下降。

（二）酯酶染色

血细胞中的酯酶可分为特异性酯酶（specific esterase，SE）和非特异性酯酶（nonspecific esterase，NSE）。特异性酯酶是指氯乙酸 AS-D 萘酚酯酶；非特异性酯酶有多种，根据反应所需 pH

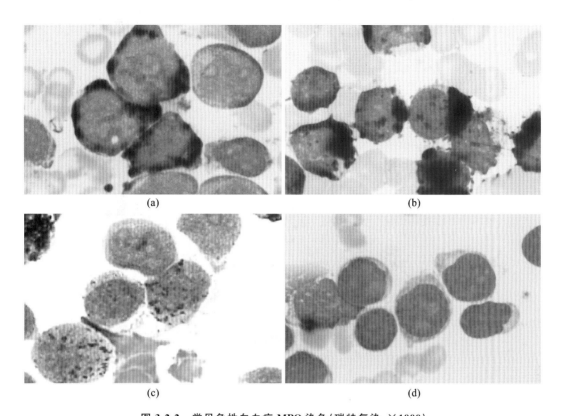

图 3-2-2 常见急性白血病 MPO 染色(瑞特复染,×1000)

(a)急性粒细胞白血病,白血病细胞呈阳性;(b)急性早幼粒细胞白血病,呈强阳性;
(c)急性单核细胞白血病,呈弱阳性;(d)急性淋巴细胞白血病,呈阴性

不同分为酸性非特异性酯酶(即酸性 α-醋酸萘酚酯酶)、碱性非特异性酯酶(即 α-丁酸萘酚酯酶)和中性非特异性酯酶,后者包括 α-醋酸萘酚酯酶、醋酸 AS-D 萘酚酯酶等。目前临床上常采用的酯酶染色方法是偶氮偶联法。

1.氯乙酸 AS-D 萘酚酯酶染色

1)实验原理　氯乙酸 AS-D 萘酚被细胞中的氯乙酸 AS-D 萘酚酯酶(naphthol AS-D chloroacetate esterase,NAS-DCE)水解,产生 AS-D 萘酚,进而与基质液中的重氮盐(常用固紫酱 GBC)偶联形成不溶性的有色(红色)沉淀,定位于细胞质内酶存在的部位。

2)正常血细胞的染色反应

(1)粒系:分化差的原始粒细胞呈阴性,分化好的原始粒细胞呈阳性,自早幼粒细胞至成熟中性粒细胞各阶段均呈阳性或强阳性。嗜酸性粒细胞呈阴性或弱阳性,嗜碱性粒细胞呈阳性。

(2)单核系:绝大多数为阴性,仅个别单核系细胞呈弱阳性。

(3)其他细胞:淋巴细胞、浆细胞、巨核细胞、有核红细胞、血小板等均呈阴性,肥大细胞呈阳性。正常血细胞的氯乙酸 AS-D 萘酚酯酶染色见图 3-2-3。

3)临床意义　NAS-DCE 几乎仅出现在粒细胞中,特异性高,因此又称为粒细胞特异性酯酶。本染色主要用于辅助鉴别急性白血病细胞类型,尤其有助于 MPO 阳性的急性粒细胞及急性单细胞的鉴别,见图 3-2-4。该实验敏感性较 MPO 低,如有一定数量白血病细胞 NAS-DCE 染色呈阳性,可以肯定白血病细胞中有粒系成分,白血病细胞阳性对诊断粒系疾病是可靠的;如果呈阴性,则不能排除有粒系成分的可能。①急性粒细胞白血病时原始粒细胞多呈阳性,少数呈阴性,所以染色结果为阴性者不能排除本病的可能性;②急性早幼粒细胞白血病时早幼粒细胞呈强阳性;③急性单核细胞白血病时原始单核及幼单核细胞几乎均呈阴性,个别细胞弱阳性;④急性粒-单核细胞白血病时原始粒细胞及早幼粒细胞呈阳性,原始单核及幼单核细胞呈阴性;⑤急性淋巴细胞白血病和急性巨核细胞白血病时呈阴性。

NOTE

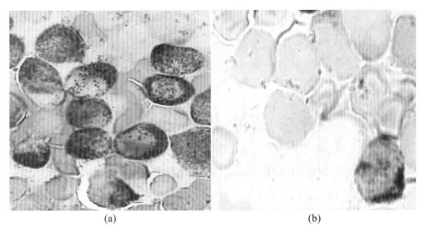

图 3-2-3　正常血细胞氯乙酸 AS-D 萘酚酯酶染色(亮绿复染,×1000)

(a)淋巴细胞呈阴性;(b)单核细胞呈阴性;(c)原始粒细胞呈阳性;(d)成熟中性粒细胞呈强阳性

图 3-2-4　常见急性白血病氯乙酸 AS-D 萘酚酯酶染色(亮绿复染,×1000)

(a)急性早幼粒细胞白血病,呈阳性;(b)急性单核细胞白血病,呈阴性

2.α-醋酸萘酚酯酶染色

1)实验原理　α-醋酸萘酚酯酶(α-naphthol acetate esterase,α-NAE)是一种中性非特异性酯酶。在中性条件下,基质液中的 α-醋酸萘酚被血细胞内的 α-NAE 水解并释放出 α-萘酚,进而与基质液中的重氮盐偶联形成不溶性有色沉淀,定位于细胞质内酶存在的部位。本实验常用的重氮盐为固蓝 B,形成的有色沉淀为棕黑色或灰黑色。单核系的阳性可被 NaF 抑制,所以做 α-NAE 染色时,通常同时做 NaF 抑制试验。

2)正常血细胞的染色反应

(1)单核系:分化发育非常早期的原始单核细胞呈阴性,分化好的原始单核细胞、幼单核细胞及单核细胞均呈阳性,阳性反应能被 NaF 抑制。NaF 试验的抑制率大于 50% 称为抑制,抑制率的计算公式如下:

$$NaF抑制率=\frac{抑制前阳性率或阳性积分-抑制后阳性率或阳性积分}{抑制前阳性率或阳性积分}\times100\%$$

（2）粒系：呈阳性或阴性，阳性不被 NaF 抑制。

（3）淋巴系：可呈点状阳性或弱阳性，一般不被 NaF 抑制，有时会出现阳性程度减弱，个别会有抑制。

（4）其他细胞：巨核细胞、血小板呈阳性，可被 NaF 抑制。幼红细胞可呈阳性，随成熟而减弱，一般不被 NaF 抑制，但在病理情况下个别病例会有抑制。

3）临床意义 α-NAE 染色是急性白血病形态学分型时常用的细胞化学染色，对急性单核细胞、急性粒细胞、急性粒-单核细胞白血病、慢性粒-单核细胞白血病有一定的鉴别作用。使用时应对照细胞形态和其他鉴别技术合理应用 α-NAE 染色结果。一般来说，阳性较强且被 NaF 明显抑制，肯定单核细胞的意义明确。出现其他形式的结果时要结合细胞形态特征和 MPO 结果，区别对待或作为参考指标。另外，在使用 α-NAE 鉴别粒、单来源的原始细胞时不能用排除法，即不能认为不呈阳性、呈弱阳性或 NaF 抑制不明显就排除单核细胞而认定是粒细胞来源。

（1）急性单核细胞白血病：白血病细胞多呈较强阳性，阳性反应能被 NaF 抑制。

（2）急性粒细胞白血病：原始粒细胞呈阳性、弱阳性或阴性，阳性反应不能被 NaF 抑制。

（3）急性粒-单核细胞白血病、慢性粒-单核细胞白血病：粒细胞呈阳性、弱阳性或阴性，阳性反应不被 NaF 抑制；单核细胞呈阳性且程度较强，阳性反应能被 NaF 抑制。

（4）急性淋巴细胞白血病：原始淋巴细胞及幼淋巴细胞呈阴性或点状阳性，阳性反应不能被 NaF 抑制，个别类型淋巴细胞也会出现不抑制或抑制不明显的情况。

3. 醋酸 AS-D 萘酚酯酶染色

1）实验原理 在中性条件下，基质液中的醋酸被血细胞内的醋酸 AS-D 萘酚酯酶（naphthol AS-D acetate esterase，NAS-DAE）水解，释放出 AS-D 萘酚，进而与基质液中的重氮盐（常用固蓝 BB）偶联形成不溶性的有色（蓝色）沉淀，定位于细胞质内酶所在的部位。单核系细胞的阳性反应可被 NaF 抑制，所以通常可同时做 NaF 抑制试验。

2）正常血细胞的染色反应 粒系中，原始粒细胞呈阴性或阳性，早幼粒细胞至成熟中性粒细胞各阶段均呈阳性，且不被 NaF 抑制。其他血细胞染色结果基本同 α-NAE 染色。

3）临床意义 NAS-DAE 存在于单核细胞、粒细胞、淋巴细胞中，是一种中性非特异性酯酶，临床意义同 α-NAE 染色。NAS-DAE 与 α-NAE 染色属于同一类细胞化学染色，临床上通常选择其中一种。染色结果见图 3-2-5。

4. 酯酶双染色

酯酶双染色是指在同一张涂片上进行两种酯酶染色，这两种酯酶一般采用一种特异性酯酶加一种非特异性酯酶。常用的有氯乙酸 AS-D 萘酚酯酶与 α-醋酸萘酚酯酶双染色、氯乙酸 AS-D 萘酚酯酶与 α-丁酸萘酚酯酶双染色等。酯酶双染色能在同一张涂片中鉴定单核细胞和粒细胞，可在同一张涂片中出现两种不同酯酶染色阳性的细胞或同一种细胞出现两种酯酶染色阳性结果，对急性粒-单核细胞白血病的诊断具有独特的价值。

（三）糖原染色

1. 实验原理

过碘酸希夫反应（periodic acid Schiff reaction，PAS），又称为糖原染色。糖原中含有乙二醇基，高碘酸是氧化剂，能使乙二醇基（—CHOH—CHOH）氧化，形成乙二醛基（—CHO—CHO）。乙二醛基使希夫试剂中的无色亚硫酸品红失去亚硫酸，重新排列，恢复品红的对醌结构而显红色，红色物质定位于糖原存在的部位。

2. 正常血细胞的染色反应

（1）粒系：分化差的原始粒细胞呈阴性，分化好的原始粒细胞至中性分叶核粒细胞各阶段均呈阳性，并随细胞的成熟而逐渐增强，阳性反应物质呈弥散性、细颗粒状；嗜碱性粒细胞中的嗜碱性颗

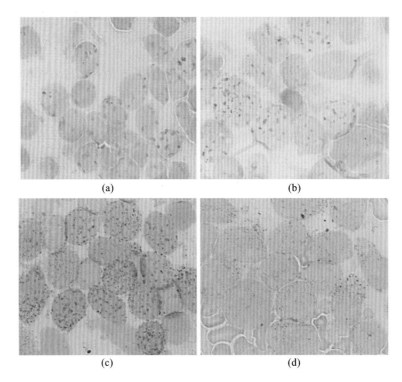

图 3-2-5 常见急性白血病 NAS-DAE 染色(伊红复染,×1000)
(a)急性粒细胞白血病;(b)图(a)的标本中加 NaF,阳性不被抑制;
(c)急性单核细胞白血病;(d)图(c)的标本中加 NaF,阳性被抑制

粒呈阳性,而颗粒之间的胞质不着色;嗜酸性粒细胞中的嗜酸性颗粒本身不着色,而颗粒之间的胞质呈红色。

(2)红系:有核红细胞及红细胞均呈阴性。

(3)淋巴系:大多数呈阴性,少数呈阳性(阳性率常小于 20%),阳性反应物质呈粗颗粒状或块状。

(4)单核系:分化差的原始单核细胞呈阴性,其他单核细胞呈阳性,绝大多数阳性反应物质呈细颗粒状,有时分布于细胞边缘的阳性颗粒较粗大。

(5)巨核系:巨核细胞和血小板呈阳性,阳性反应的程度随细胞的发育而增强,颗粒型巨核细胞和产血小板型巨核细胞多呈强阳性,阳性反应物质呈颗粒状或块状。

(6)其他细胞:浆细胞一般呈阴性,少数呈阳性,巨噬细胞可呈阳性,两者均呈细颗粒状,见图3-2-6。

3.临床意义

(1)红系疾病的鉴别:多数红系恶性增生的疾病,如纯红白血病中有核红细胞部分呈强阳性,阳性率和积分明显增高,甚至红细胞也呈阳性。缺铁性贫血、海洋性贫血和骨髓增生异常综合征的积分亦可有增高。溶血性贫血、阵发性睡眠型血红蛋白尿症的有核红细胞偶尔有阳性反应。大多数红系增生的良性疾病,如巨幼细胞贫血、红细胞增多症的有核红细胞常呈阴性,个别细胞可呈阳性但反应弱。PAS 染色对于红系疾病尤其是恶性增生的纯红白血病和良性增生的巨幼细胞贫血的诊断和鉴别诊断有一定价值。但恶性增生的红细胞并不都呈阳性,而良性增生的红细胞也并不都呈阴性,诊断时应结合其他临床资料综合分析各类情况。

(2)急性白血病细胞类型的鉴别:①急性粒细胞白血病:一般原始粒细胞呈阴性或弱阳性,可在胞质中呈弥散的淡红色。②急性早幼粒细胞白血病:早幼粒细胞 PAS 染色呈阴性或弱阳性,阳性反应物为密集的红色细颗粒,呈弥散状,胞质边缘或外质处多分布粗大颗粒,部分细胞胞质内可见柴束状结晶。③急性单核细胞白血病:原始单核细胞和幼单核细胞呈阳性,阳性反应物质为弥漫分布的红色细颗粒,胞质边缘及伪足处颗粒较粗大,可见红色小珠或裙边样反应。④纯红白血病:有

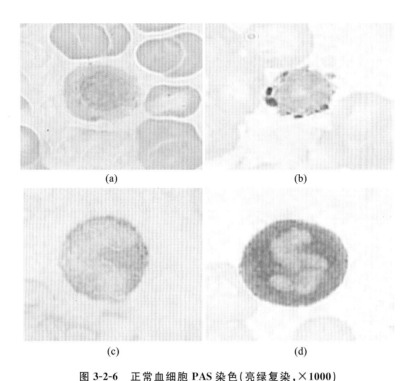

(a)   (b)

(c)   (d)

图 3-2-6　正常血细胞 PAS 染色(亮绿复染,×1000)

(a)有核红细胞呈阴性;(b)淋巴细胞呈颗粒状阳性;(c)单核细胞呈颗粒状阳性;

(d)中性粒细胞呈弥散状阳性,此外,嗜酸性粒细胞颗粒呈阴性,颗粒间的胞质呈阳性

核红细胞 PAS 染色多呈阳性,阳性率高,反应强,成熟红细胞可呈阳性,其他类型急、慢性白血病的有核红细胞 PAS 染色多呈阴性。⑤急性巨核细胞白血病:部分巨核细胞 PAS 染色呈阳性或强阳性,阳性反应物质为中粗颗粒、粗颗粒或弥散分布,部分细胞可见小珠或块状,小巨核细胞 PAS 染色可见细小红色颗粒,弥散状分布,边缘处为粗颗粒及小珠。⑥急性淋巴细胞白血病:原始淋巴细胞、幼淋巴细胞 PAS 染色多呈阳性,阳性反应物多为红色粗颗粒、块状,围绕核周呈环形排列,胞质底色不红,见图 3-2-7。

(3)其他细胞的鉴别:①戈谢细胞 PAS 染色呈强阳性;尼曼-匹克细胞为弱阳性反应,空泡中心呈阴性;②非霍奇金淋巴瘤细胞为阳性反应,呈中粗颗粒、粗颗粒散在分布;R-S 细胞 PAS 染色则为弱阳性或阴性反应;③骨髓转移的腺癌细胞为强阳性反应,组织嗜碱细胞呈强阳性,红色细颗粒弥散分布,部分细胞可见大而粗的红色颗粒。

二、与鉴别疾病类型有关的染色

(一)中性粒细胞碱性磷酸酶染色

1. 实验原理

Kaplow 偶氮偶联法染色的原理:在 pH 9.6 左右的碱性环境中,中性粒细胞碱性磷酸酶(neutrophilic alkaline phosphatase,NAP)能将基质液中的磷酸萘酚钠底物水解,释放出萘酚,萘酚与重氮盐偶联,生成不溶性的有色沉淀,定位于细胞质酶所在之处。不同的底物与重氮盐的组合不同,化学反应过程以 α-磷酸萘酚钠为例,如下所示。

$$\text{α-磷酸萘酚钠} \xrightarrow[\text{碱性磷酸酶}]{\text{pH 9.6}} \text{磷酸} + \text{萘酚}$$

$$\text{萘酚} + \text{重氮盐} \longrightarrow \text{不溶性有色沉淀定位于胞质酶存在的部位}$$

2. 正常血细胞的染色反应

NAP 主要存在于成熟中性粒细胞胞质内,故成熟中性粒细胞胞质呈阳性,其他细胞呈阴性,见图 3-2-8。

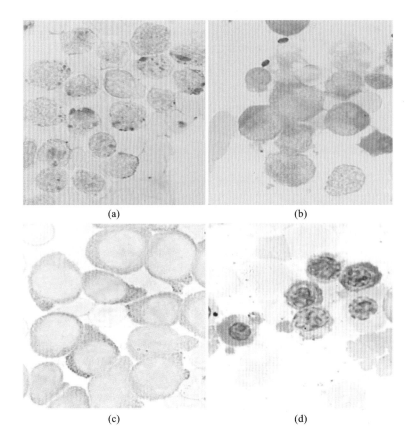

图 3-2-7　急性白血病 PAS 染色（亮绿复染，×1000）

（a）急性淋巴细胞白血病，细胞呈粗颗粒状阳性；（b）急性粒细胞白血病，细胞呈阳性；
（c）急性单核细胞白血病，细胞呈细颗粒状阳性；（d）大部分纯红白血病，有核红细胞呈阳性

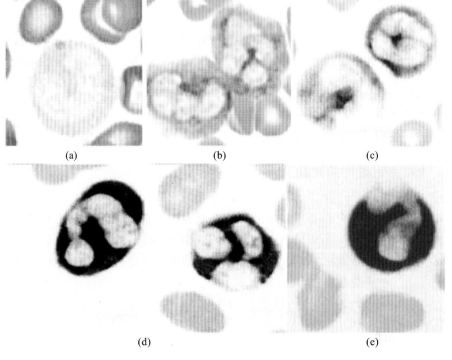

图 3-2-8　正常血细胞 NAP 染色（×1000）

（a）阴性（－）；（b）阳性（＋）；（c）阳性（＋＋）；（d）阳性（＋＋＋）；（e）阳性（＋＋＋＋）

NOTE

根据胞质内阳性颗粒的有无以及颗粒的多少和分布情况,将反应强度分为5级:(一)、(＋)、(＋＋)、(＋＋＋)、(＋＋＋＋),相应记为0、1、2、3、4分。反应结果以阳性率和积分表示。在油镜下连续计数100个成熟中性粒细胞,其中阳性细胞所占比例即为阳性率,阳性细胞的分数和即为积分。

3.参考范围

阳性率<40％;NAP的积分为30～130分。

可影响本实验结果的因素较多,如试剂、生理性波动及每个实验人员的判断标准等,使结果相差较大,各单位应建立本实验室参考范围,NAP积分明显增高或明显下降时,对疾病的诊断才具有重要的意义。

4.临床意义

NAP是中性粒细胞的标志酶,主要存在于成熟中性粒细胞内。NAP染色方法有很多种,包括Gomori钙-钴法和Kaplow偶氮偶联法,ICSH推荐使用Kaplow偶氮偶联法,目前国内也常用此法。

NAP活性可反映成熟粒细胞的成熟程度和功能,随着细胞的成熟,酶的活性也逐渐增强。当中性粒细胞活化后,NAP阳性率及积分升高。NAP活性可受年龄、性别、应激状态、月经周期、妊娠及分娩等因素影响而发生一定的生理性变化。在病理情况下,NAP活性的变化常有助于某些疾病的诊断和鉴别诊断,见图3-2-9。

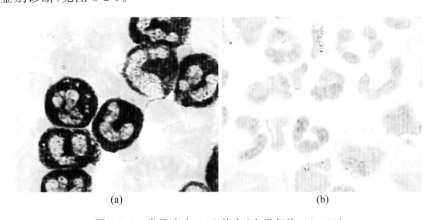

(a)   (b)

图3-2-9 常见疾病NAP染色(亮绿复染,×1000)

(a)细菌感染血涂片,中性粒细胞呈阳性((＋＋＋)～(＋＋＋＋));(b)慢性髓细胞白血病血涂片,中性粒细胞呈阴性

(1)慢性髓细胞白血病(慢性期):NAP活性明显降低,积分常为0。类白血病反应的NAP活性极度增高,故可作为与慢性髓细胞白血病鉴别的重要指标。慢性髓细胞白血病治疗过程中,若疗效好,则NAP活性逐渐恢复至正常。但若慢性髓细胞白血病合并细菌感染及慢性髓细胞白血病进入加速期、急变期,则NAP活性升高。

(2)急性化脓性感染:NAP活性明显升高,病毒感染时其活性在正常范围或略低。因此,NAP可用于细菌和病毒感染的鉴别。

(3)急性粒细胞白血病:NAP积分减低;急性淋巴细胞白血病的NAP积分多增高;急性单核细胞白血病时一般正常或减低,故NAP可作为急性白血病的鉴别方法之一。

(4)再生障碍性贫血:NAP活性增高;阵发性睡眠性血红蛋白尿症时活性减低,故可作为两者的鉴别点。

(5)其他情况:如某些骨髓增殖性肿瘤(如慢性中性粒细胞白血病、骨髓纤维化、真性红细胞增多症、原发性血小板增多症)、淋巴瘤、骨髓转移癌时,NAP活性升高;骨髓增生异常综合征、恶性组织细胞病时,NAP活性降低。

(二)铁染色

1.实验原理

骨髓中的铁主要存在于幼红细胞和骨髓小粒中。骨髓中的铁在酸性环境下与亚铁氰化钾作

NOTE

用,形成普鲁士蓝色的亚铁氰化铁沉淀,定位于含铁的部位。铁染色(ferric stain)化学反应过程如下:

$$4Fe^{3+} + 3K_4[Fe(CN)_6] \xrightarrow{酸性} Fe_4[Fe(CN)_6]_3 + 12K^+$$

(含铁物质)　　　(亚铁氰化钾)　　　　　(亚铁氰化铁)

2.正常血细胞的染色反应

骨髓中的铁分为细胞外铁和细胞内铁。

(1)细胞内铁:细胞内铁是指存在于中幼红细胞、晚幼红细胞及红细胞中的铁(包括铁粒幼红细胞、铁粒红细胞),其可以反映体内铁的利用情况。观察 100 个中、晚幼红细胞,计算出铁粒幼红细胞的百分比(即细胞内铁阳性率),见图 3-2-10。铁粒幼红细胞是指胞质中出现蓝色铁颗粒的幼红细胞,根据蓝色铁颗粒多少、粗细分为Ⅰ型、Ⅱ型、Ⅲ型、Ⅳ型铁粒幼红细胞。环形铁粒幼红细胞(ringed sideroblast)是指在铁染色时,幼红细胞胞质中存在 5 颗以上蓝色铁颗粒,绕核周 1/3 以上排列者。

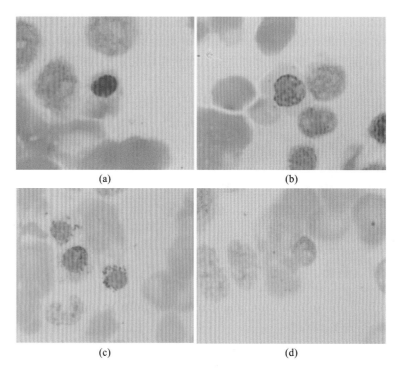

图 3-2-10　骨髓细胞内铁染色(沙红复染,×1000)
(a)有核红细胞内无铁颗粒;(b)铁粒幼红细胞;(c)环形铁粒幼红细胞;(d)铁粒红细胞

(2)细胞外铁:细胞外铁主要存在于骨髓小粒的巨噬细胞中,反映体内铁的储存情况。在骨髓小粒部分观察细胞外铁,阳性结果呈弥散性蓝色或蓝色的铁颗粒、铁小珠状或铁小块状分布。根据骨髓小粒中铁的分布方式及量将细胞外铁反应程度分为(一)、(＋)、(＋＋)、(＋＋＋)、(＋＋＋＋),见图3-2-11。

3.参考范围

(1)细胞内铁:正常成人铁粒幼红细胞以Ⅰ型为主,少数为Ⅱ型,阳性率为12%～44%。无环形铁粒幼红细胞。不同的实验室细胞内铁的参考范围相差较大,所以要建立同一个实验室的参考范围。

(2)细胞外铁:(＋)～(＋＋),约 2/3 的人为(＋＋),1/3 的人为(＋)。

4.临床意义

铁染色是临床应用较广泛的细胞化学染色之一,主要用于缺铁性贫血和非缺铁性贫血及环形铁粒幼红细胞增多性贫血的诊断和鉴别诊断。铁染色(尤其是细胞外铁)因不受多种病理因素影响,因此是反应机体储存铁的金标准,该指标虽不及血清铁蛋白敏感,但血清铁蛋白易受其他疾病

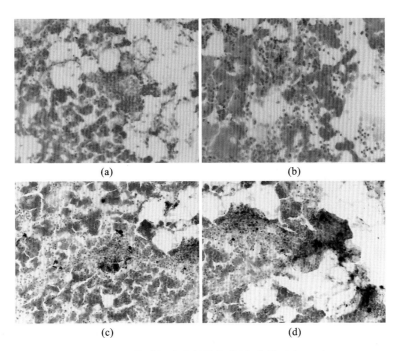

图 3-2-11 骨髓细胞内铁染色（沙红复染，×1000）

（a）骨髓小粒呈阳性（＋）；（b）骨髓小粒呈阳性（＋＋）；（c）骨髓小粒呈阳性（＋＋＋）；（d）骨髓小粒呈阳性（＋＋＋＋）

影响。在铁染色实验过程中有时易出现假阳性，如骨髓涂片易被外界的铁污染，导致出现假阳性。因此在实验中应注意各个环节的严格性，并在结果判断时注意污染铁的鉴别。

（1）缺铁性贫血：缺铁性贫血患者细胞外铁呈阴性，细胞内铁明显减少，甚至为 0。因此铁染色可作为诊断缺铁性贫血及指导铁剂治疗的重要方法。经铁剂治疗有效后，其细胞内铁、外铁增多。

（2）铁粒幼红细胞贫血：细胞内铁、外铁均明显增多。环形铁粒幼红细胞明显增多是本病的特征之一，因此铁染色可作为诊断本病的重要方法。

（3）骨髓增生异常综合征：伴环形铁粒幼红细胞增多的难治性贫血，其环形铁粒幼红细胞大于15％，细胞外铁也常增多。

（4）非缺铁性贫血：非缺铁性贫血，如巨幼细胞贫血、溶血性贫血、再生障碍性贫血和白血病引起的贫血等，细胞内铁和外铁正常或增多；感染、肝硬化、慢性肾炎、尿毒症、血色病等疾病，铁粒幼红细胞可减少，但细胞外铁明显增多。

（张英杰）

第三节　骨髓象的检验方法

一、骨髓细胞形态学检验

骨髓细胞形态学检验是血液系统及某些非血液系统疾病诊断和鉴别诊断常用手段。临床上可以根据骨髓中各种血细胞的数量、质量改变及有无异常细胞的情况，协助诊断疾病，进行疗效观察和疾病预后的判断，包括骨髓细胞常规检查和骨髓细胞化学染色检查。

（一）骨髓检查的适应证和禁忌证

1.骨髓检查的适应证

（1）外周血细胞出现量和质的异常：如一系、二系或三系细胞的减少和增多，外周血中出现原始和幼稚细胞等。

NOTE

（2）出现不明原因的发热、肝、脾和淋巴结肿大。

（3）出现不明原因的骨痛、骨质破坏、黄疸、紫癜、肾功能异常、红细胞沉降率加快等。

（4）血液病的复查和化疗后疗效观察。

（5）恶性疾病的骨髓转移或浸润（如其他恶性肿瘤的骨转移、淋巴瘤的骨髓浸润等）。

（6）其他：骨髓活检、造血干/祖细胞培养、血细胞染色体检查、骨髓移植、微生物检查（如伤寒、败血症等）和寄生虫检查（如疟疾、黑热病等）。

2.骨髓检查的禁忌证

（1）由于凝血因子缺陷所引起的出血性疾病，如血友病等。

（2）早期和晚期妊娠的孕妇。

（二）骨髓取材质量判断

骨髓液的采集多用穿刺法吸取。常用的骨髓穿刺包内有经过严格消毒的洞巾、骨髓穿刺针、10 mL 注射器、纱布等。骨髓采集的部位可根据患者的病情和年龄进行选择，常用部位有髂骨、脊突、胸骨等，髂骨前、后棘是穿刺术最常用的部位，四岁以下的幼儿可选择胫骨头内侧。采集的方法是患者侧卧或仰卧，进行局部消毒、麻醉，固定皮肤进行穿刺，抽取骨髓液，然后进行涂片、染色和观察。

1.骨髓取材成功的指标

①抽取骨髓液的瞬间，患者有特殊的酸痛感；②抽取的骨髓液中有淡黄色的骨髓小粒和油珠；③涂片显微镜检查可见骨髓特有的细胞（如原始细胞、幼稚细胞、浆细胞、组织嗜碱细胞、组织细胞、吞噬细胞、成骨细胞和破骨细胞等）；④骨髓细胞分类计数时，杆状核粒细胞多于分叶核粒细胞。

2.骨髓取材失败（即骨髓液稀释）

抽吸的骨髓液中混入血液，导致骨髓液被稀释。①穿刺针进入骨髓腔中的静脉或血窦内，抽取的完全是血液，涂片中的细胞完全与外周血涂片一致称为完全稀释；②抽吸出的骨髓液中混入部分血液，导致骨髓小粒和油滴减少，骨髓特有细胞少，称为部分稀释。

（三）骨髓细胞学检验方法

1.涂片染色

取含骨髓小粒丰富的骨髓液进行涂片，快速干燥后，进行染色（染色方法略）。由于骨髓液中有核细胞多，涂片的染色时间应比外周血涂片染色时间长。如因其他原因不进行及时染色或留存的骨髓涂片，应及时固定，防止涂片中细胞破坏而影响后续的检查。

2.低倍镜检查

（1）观察骨髓涂片质量及染色情况：观察有无骨髓小粒和油滴、涂片的厚薄、染色是否良好。

（2）判断骨髓有核细胞增生程度：骨髓有核细胞增生程度可以反映骨髓的造血功能。一般根据骨髓中有核细胞与成熟红细胞的比值不同将骨髓增生程度分为五级，分别是增生极度活跃、增生明显活跃、增生活跃、增生减低、增生极度减低。一般选择涂片中细胞分布均匀膜段，计数一定量的有核细胞和成熟红细胞，计算出其比值。其分类方法及标准见表3-3-1。

表 3-3-1　骨髓有核细胞增生程度分类方法及标准

分级	有核细胞/成熟红细胞		有核细胞数/高倍视野	临床意义
	平均值	范围		
增生极度活跃	1:1	1:(0.5~1.2)	>100	各种白血病
增生明显活跃	1:10	1:(5~12)	50~100	各种白血病、增生性贫血
增生活跃	1:20	1:(16~32)	20~50	健康人、贫血
增生减低	1:50	1:(35~70)	5~10	造血功能低下、骨髓液部分稀释
增生极度减低	1:200	1:(100~300)	<5	再生障碍性贫血、骨髓液完全稀释

注：骨髓有核细胞增生程度处于两级之间时，分级时可归为上一级，见图3-3-1至图3-3-5。

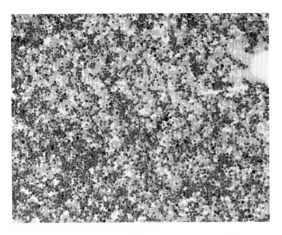

图 3-3-1 骨髓有核细胞增生极度活跃(瑞特染色,×100)

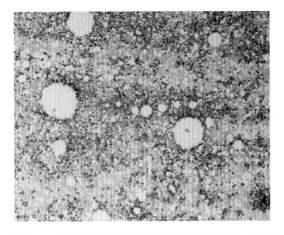

图 3-3-2 骨髓有核细胞增生明显活跃(瑞特染色,×100)

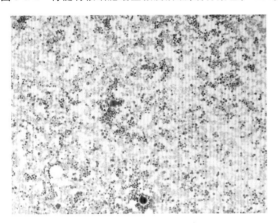

图 3-3-3 骨髓有核细胞增生活跃(瑞特染色,×100)

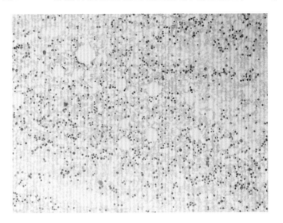

图 3-3-4 骨髓有核细胞增生减低(瑞特染色,×100)

图 3-3-5 骨髓有核细胞增生极度减低(瑞特染色,×100)

(3)计数巨核细胞数量:巨核细胞体积大,分布较散,常分布于涂片的头部、尾部及边缘处,需要在低倍镜下进行计数,而分类计数则需在油镜下进行。

(4)观察涂片边缘、尾部及骨髓小粒周围等部位有无体积较大或成堆分布的异常细胞,如骨髓转移癌细胞、淋巴瘤细胞、戈谢细胞、尼曼-匹克细胞、海蓝组织细胞等。

(5)选择涂片中染色良好、细胞分布均匀、细胞形态完整而饱满的部位,进行骨髓有核细胞分类计数。

3.油镜检查

至少计数 200 个(增生明显活跃及以上者最好计数 500 个,增生极度减低者可计数 100 个)有核细胞,按细胞的种类、发育阶段分别计数各细胞系和各阶段细胞,同时观察各细胞系的增生程度和各阶段细胞形态的变化。

NOTE

（1）粒系：观察胞体的大小和形态；胞质的量、颜色、颗粒及其他变化（如 Auer 小体、空泡变性、中毒性颗粒、杜勒小体、吞噬物等）；胞核形态、核染色质粗细与聚集情况、核仁有无及其形态；核质发育是否平衡一致等。

（2）红系：观察胞体的大小（如细胞体积变大或变小、巨幼样改变等）和形态（如瘤状、指状和钝角状突起等）；胞质的量、颜色等；胞核形态、核染色质粗细与聚集情况、核仁有无及其形态；核在细胞内的位置变化和核质发育是否平衡一致等；观察成熟红细胞大小、中心淡染区大小、胞质中有无豪-焦小体、卡-波环、嗜碱性点彩，有无寄生虫、细胞碎片等。

（3）巨核系：观察巨核细胞大小（如有无小巨核细胞）、形态；血小板的数量、大小、形态（如巨大血小板、畸形血小板等）、聚集性（成簇还是散在分布）、颗粒内容物等的变化。

（4）单核系、淋巴系：观察胞体的大小和形态；胞质的量、颗粒及其他变化（如 Auer 小体等）；胞核形态、核染色质粗细与聚集情况、核仁有无及其形态；核在细胞内的位置变化和核质发育是否平衡一致等。

（5）观察浆细胞、组织细胞、脂肪细胞、组织嗜碱细胞、成骨细胞、破骨细胞、内皮细胞等非造血细胞的数量和形态变化；吞噬细胞数量变化及吞噬物的成分。

（6）骨髓小粒：观察骨髓小粒中红细胞、粒细胞、巨核细胞及血小板数量的多少。

（7）观察是否有异常细胞和血液寄生虫。

4. 细胞化学染色

根据检验结果和诊断疾病的需要，进行相应的细胞化学染色。

5. 结果计算

（1）计算各系细胞总百分比及各阶段（巨核细胞需独立计数，不包含在其中）细胞的百分比。一般情况下，百分比是指有核细胞（all nucleate cell，ANC）的百分比。

（2）计算粒细胞与有核红细胞之比（granulocyte/erythrocyte，G/E），简称粒红比值。粒红比值是指骨髓中各阶段粒细胞百分比总和与各阶段有核红细胞百分比总和之比。

6. 填写骨髓细胞形态学检验报告单（表 3-3-2）

（1）准确填写患者姓名、年龄、科别、病床号、病案号（或门诊号）、住院号、骨髓涂片编号、采集时间、采集部位、临床诊断等。

（2）在骨髓细胞形态学检验报告单中填写血涂片和骨髓涂片中各系统、各阶段细胞百分比。

（3）文字描述：包括骨髓涂片、血涂片、细胞化学染色三个部分，要求重点突出、简明扼要、条理清楚。①描写骨髓涂片取材、制备和染色情况，常分为良好、尚可和欠佳等；②描述骨髓有核细胞增生程度、粒红比值；③描述骨髓涂片中各系列、各阶段细胞比例及形态，主要体现其数量和形态的变化。正常骨髓象一般按照红系、粒系、单核系、淋巴系、浆系等顺序依次描述；如果骨髓象有异常，首先描述出现异常的细胞系统，然后按顺序描述；④报告细胞化学染色结果；⑤报告血涂片检验结果。

（4）填写诊断意见及建议：根据骨髓象、血象、细胞化学染色结果，结合临床资料提出诊断性意见或提出进一步检查的建议，如无法给出意见或建议，可对片中骨髓细胞数量及形态学特征性变化进行描述，供临床医生诊疗疾病时参考。诊断意见和建议的种类一般有几个方面：①肯定性诊断：临床表现典型，骨髓象特征明显，凭借骨髓象、血象、细胞化学染色结果即可做出诊断的疾病，如白血病、巨幼细胞贫血、多发性骨髓瘤、骨髓转移癌、戈谢病、尼曼-匹克病等。②符合性诊断（又称支持性诊断）：骨髓呈非特异性变化，与临床表现、体格检查及其他检查相符合，可以解释临床改变，如溶血性贫血、原发性免疫性血小板减少症、脾功能亢进等。③排除性诊断：临床怀疑为某种疾病，但骨髓象检查不支持或骨髓象基本正常，可考虑排除此病，如原发性免疫性血小板减少症患者，其骨髓象中并无巨核细胞数量和形态的变化，即可做出排除性诊断。④提示性：骨髓有较特异性变化，但特异性不强，需要进一步检查的疾病，如缺铁性贫血、再生障碍性贫血等，一般建议做进一步检查。⑤可疑性诊断：某些疾病的早期或某些不典型病例的骨髓象有变化但不明显，临床表现不典型，此时需结合临床，提出可疑性诊断，建议进一步检查或随访。

表 3-3-2　骨髓细胞形态学检验报告单

姓名 ×××　年龄 45　科别 内科　病床号 _____　病案号 557028

采集日期 20××年8月26日　采集部位 髂骨后上棘　临床诊断 贫血、发热待查　涂片编号 _____

细胞名称			血涂片	骨髓涂片		
			百分比	$\bar{x}$	$\pm S$	百分比
粒系	原始粒细胞			0.42	0.42	1.0
	早幼粒细胞			1.27	0.81	6.0
	中性粒细胞	中幼		7.23	2.77	13.0
		晚幼		11.36	2.93	16.0
		杆状核	7.0	20.01	4.47	20.0
		分叶核	79.0	12.85	4.38	18.0
	嗜酸性粒细胞	中幼		0.50	0.49	
		晚幼		0.80	0.64	
		杆状核		1.06	0.95	
		分叶核		1.90	1.48	0.5
	嗜碱性粒细胞	中幼		0.01	0.03	
		晚幼		0.02	0.03	
		杆状核		0.03	0.07	
		分叶核		0.16	0.24	
红系	原始红细胞			0.37	0.36	
	早幼红细胞			1.34	0.88	3.0
	中幼红细胞			9.45	3.33	7.0
	晚幼红细胞			9.64	3.50	5.0
	原始巨幼红细胞					
	早巨幼红细胞					
	中巨幼红细胞					
	晚巨幼红细胞					
淋巴系	原始淋巴细胞			0.01	0.01	
	幼淋巴细胞			0.08	0.15	
	淋巴细胞		12.0	18.90	5.46	8.5
单核系	原始单核细胞			0.01	0.02	
	幼单核细胞			0.06	0.07	
	单核细胞		2.0	1.45	0.88	0.5
浆系	原始浆细胞			0.002	0.01	
	幼浆细胞			0.03	0.07	
	浆细胞			0.54	0.38	1.0

骨髓涂片

1. 骨髓取材、涂片制备及染色良好。

2. 骨髓有核细胞增生明显活跃,粒红比值为4.97∶1。

3. 粒系明显增生,占骨髓有核细胞的74.5%,以中幼粒细胞以下各阶段细胞增生为主,部分中性杆状核和分叶核细胞胞质内颗粒增粗,有少数细胞质内出现空泡,其他各阶段细胞形态结构基本正常。

4. 红系各阶段细胞相对减少,占15%,细胞形态结构未见明显异常。成熟红细胞体积偏小,中心淡染区扩大。

5. 淋巴系比例相对下降,占8.5%,无形态结构异常。

6. 其他细胞系比例正常。

7. 全片巨核细胞48个/(1.5×3.0)cm²,比例及形态结构基本正常。血小板呈小簇和大簇分布,易见,形态结构正常。

血涂片

外周血中有核细胞数增多,主要是中性杆状核和分叶核增多,其中部分细胞胞质内颗粒增粗,少数细胞含有空泡。

成熟红细胞体积小,中心淡染区扩大。

		0.16	0.20		**细胞化学染色**
	组织细胞	0.16	0.20		1.中性粒细胞碱性磷酸酶染色,积分为198分,
	组织嗜碱细胞	0.01	0.04		增高。
其他细胞	吞噬细胞	0.02	0.03	0.5	2.铁染色:外铁(—),内铁阳性率为3%。
	内皮细胞	0.18	0.19		
	分类不明细胞	0.02	0.04		**诊断意见**
	异型淋巴细胞				提示缺铁性贫血伴有感染,建议做血清铁、铁蛋
	淋巴瘤细胞				白检查和细菌学检查。
计数有核细胞数		100 个	200 个		
		个	百分比		
	原始巨核细胞				
巨核系	幼巨核细胞		1.0		检验日期　20××年8月26日
	颗粒型巨核细胞		12.0		检验者　×××
	产血小板型巨核细胞		34.0		
	裸核型巨核细胞		1.0		

(四)涂片检查注意事项

(1)骨髓涂片染色,需注意染色时间,染色偏深或偏浅,均会影响检验结果。一般有核细胞多、染色温度偏低,涂片染色时间相对长,反之亦然。应注意制备多张涂片备用,如不能及时染色,要及时固定,以免细胞变性溶解。

(2)骨髓细胞形态变化多样,不同患者、不同细胞系统、不同阶段,其细胞形态均有所不同,即使同一系统同一阶段的细胞,也有其个体差异,所以不能单凭一、两个细胞特点轻易做出判断,应全面观察细胞形态,综合分析判断,特别是应与周围细胞进行比较以帮助识别。

(3)血细胞的分化、发育和成熟是一个连续的过程,各阶段细胞是人为划分的,细胞发育过程中还可能出现核质发育不平衡问题,使得细胞的某些特征具有相似性和重叠性,如遇到介于两阶段之间的细胞,一般将其归入下一阶段。

(4)各系统的原始细胞均来源于造血干细胞,有时形态非常相似,难以鉴别,通常需注意涂片中其分化发育的下游细胞,并结合外周血中细胞形态特征和细胞化学染色来鉴别。

(5)对介于两个系统之间难以识别的细胞,一般采用大数归类法,即归入细胞多的系列中,如中幼红细胞和浆细胞、中幼红细胞和淋巴细胞、原始粒细胞和原始淋巴细胞,应分别归入中幼红细胞和原始粒细胞。白血病时,应归入该白血病细胞中。

(6)对难以鉴别的细胞,可划为分类不明细胞,建议动态观察。

(五)骨髓象分析方法

1.骨髓有核细胞增生程度

骨髓有核细胞增生程度是反映骨髓造血功能的指标。

(1)增生极度活跃:反映骨髓造血功能亢进,常见于各种急性和慢性白血病、淋巴瘤骨髓浸润、某些增生性贫血等。

(2)增生明显活跃:反映骨髓造血功能旺盛,常见于溶血性贫血、失血性贫血、缺铁性贫血、巨幼细胞贫血、骨髓增生异常综合征、慢性淋巴细胞白血病、类白血病反应、真性红细胞增多症、免疫性血小板减少症、化疗后恢复期等。

(3)增生活跃:反映骨髓造血功能基本正常,常见于正常骨髓象、不典型再生障碍性贫血、多发性骨髓瘤、骨髓转移癌早期等。

(4)增生低下:反映骨髓造血功能下降,常见于再生障碍性贫血、阵发性睡眠性血红蛋白尿症、

NOTE

放疗和化疗后、骨髓被稀释等。

(5)增生极度低下:反映骨髓造血功能极度低下甚至衰竭,常见于再生障碍性贫血、放疗和化疗后、骨髓稀释等。

2. 粒红比值

(1)粒红比值正常:粒细胞和有核红细胞百分比正常或两种同时增多或减少。常见于健康人、再生障碍性贫血、骨髓硬化症、多发性骨髓瘤、骨髓转移癌、纯红白血病、淋巴细胞白血病、戈谢病、尼曼-匹克病及传染性单个核细胞增多症等。

(2)粒红比值减低:粒红比值小于 2:1,由粒系细胞减少或有核红细胞增多所致。常见于粒细胞缺乏症、放射病早期、溶血性贫血、急性失血、缺铁性贫血、巨幼细胞贫血、脾功能亢进及真性红细胞增多症等。

(3)粒红比值增加:粒红比值大于 5:1,由粒细胞增多或有核红细胞减少所致。常见于急性和慢性白血病、感染尤其是化脓性感染、类白血病反应尤其是中性和嗜酸性粒细胞类白血病反应、红细胞生成减少或受抑制如单纯红细胞再生障碍性贫血等。

3. 红系改变

(1)骨髓有核红细胞增多及形态改变:①以原始及早幼红细胞增多为主,常见于纯红白血病,常伴有原始和幼红细胞的巨幼样变、双核和多核、核畸形和核质发育不平衡等改变;②以中幼红细胞和晚幼红细胞增生为主,常见于增生性贫血如溶血性贫血、急性失血性贫血、巨幼细胞贫血、慢性感染性贫血、珠蛋白生成障碍性贫血、慢性肾功能衰竭(红细胞体积小,血红蛋白合成不足)、放射病早期等;③以晚幼红细胞增多为主,常见于缺铁性贫血、慢性失血性贫血、铁粒幼细胞贫血等;④各阶段红细胞增多,常见于真性红细胞增多症、铅中毒、红系增生性反应、急性骨髓纤维化早期等;⑤巨幼红细胞增多,常见于巨幼细胞贫血、恶性贫血、胃癌、胃切除术后等;⑥铁粒幼细胞增多,常见于铁粒幼细胞贫血、骨髓增生异常综合征等。

(2)骨髓有核红细胞减少:常见于纯红细胞再生障碍性贫血、再生障碍性贫血、骨髓转移癌、多发性骨髓瘤、急性白血病(纯红白血病除外)等。

4. 粒系改变

(1)粒细胞增多:①原始粒细胞增生为主:常见于急性粒细胞性白血病、慢性髓细胞白血病急变、急性粒-单核细胞白血病等;②早幼粒细胞增多为主:常见于早幼粒细胞白血病(APL)、急性粒细胞性白血病、慢性髓细胞白血病、粒细胞缺乏症恢复期、类白血病反应等;③中性中幼粒细胞增多为主:常见于急性髓细胞白血病部分成熟型(M2)、慢性髓细胞白血病、类白血病反应、尿毒症、糖尿病酸中毒、汞中毒、洋地黄中毒及异种蛋白注射等;④嗜酸性粒细胞增多:常见于嗜酸性粒细胞性白血病、变态反应性疾病、寄生虫感染、慢性髓细胞白血病、霍奇金淋巴瘤、真性红细胞增多症、某些皮肤病等;⑤嗜碱性粒细胞增多:常见于嗜碱性粒细胞性白血病、慢性髓细胞白血病等。

(2)粒细胞减少:常见于粒细胞减少症和粒细胞缺乏症、再生障碍性贫血、放射病、急性造血停滞等。

5. 巨核系改变

(1)巨核细胞增多:常见于免疫性血小板减少性症、慢性髓细胞白血病、骨髓增生异常综合征、原发性血小板增多症、Evan 综合征、真性红细胞增多症、急性骨髓纤维化早期、急性大出血、急性血管内溶血、急性感染、脾功能亢进等。

(2)巨核细胞减少:常见于再生障碍性贫血、急性白血病、骨髓病性贫血、骨髓纤维化、骨髓硬化症、先天性巨核细胞缺乏症、急性感染、化学中毒、药物中毒、放射病及某些肝硬化等。

6. 淋巴系改变

(1)原始淋巴细胞和幼淋巴细胞增生为主:常见于急性淋巴细胞白血病、淋巴母细胞性淋巴瘤侵犯骨髓、慢性髓细胞白血病急淋变等。

(2)成熟淋巴细胞增生为主:常见于慢性淋巴细胞白血病/小淋巴细胞淋巴瘤、传染性淋巴细

NOTE

增多症、传染性单个核细胞增多症、淋巴细胞型类白血病反应、淋巴细胞性淋巴肉瘤、巨滤泡性淋巴瘤、病毒感染和再生障碍性贫血(相对增多)等。

7.单核系改变

(1)以原始和幼单核细胞增多为主:常见于急性单核细胞白血病、急性粒-单核细胞白血病、慢性髓细胞白血病急单变等。

(2)成熟单核细胞增多为主:常见于慢性粒-单核细胞白血病、单核细胞型类白血病反应、某些恶性肿瘤、化疗和放疗恢复期、亚急性细菌性心内膜炎、黑热病、疟疾、伤寒、结核病、结节病、系统性红斑狼疮、病毒感染、类风湿性关节炎、肝硬化、溃疡性结肠炎等。

8.浆系改变

(1)肿瘤性增多:常见于浆细胞骨髓瘤、浆细胞白血病、单克隆免疫球蛋白沉积症、浆细胞肿瘤相关的副肿瘤综合征如 POEMS 综合征和 TEMPI 综合征、淋巴浆细胞淋巴瘤等。

(2)反应性增多:常见于结缔组织病如类风湿性关节炎、急性风湿热、强直性脊柱炎、溃疡性结肠炎;感染如肉芽肿、麻疹、传染性单个核细胞增多症、淋巴肉芽肿;过敏性疾病如血清病、药物过敏;其他如再生障碍性贫血、粒细胞缺乏症、肝硬化等。

9.组织细胞改变

(1)恶性增多:常见于组织细胞类肿瘤,如组织细胞肉瘤等。

(2)反应性增多:常见于伤寒、结核病、黑热病、败血症、亚急性细菌性心内膜炎、病毒性肝炎、噬血细胞综合征等。

10.其他骨髓外细胞出现

常见于实体瘤细胞骨髓转移。

(六)正常骨髓象特征

(1)骨髓有核细胞增生活跃。

(2)粒红比值:正常成人(2～4)∶1;新生儿 1.85∶1;1～20 岁 2.95∶1。

(3)红系:占有核细胞的 15%～25%,其中原始红细胞<1%、早幼红细胞<5%、中、晚幼红细胞各约占 10%。

(4)粒系:占有核细胞的 40%～60%,其中原始粒细胞<2%、早幼粒细胞<5%、中幼粒细胞和晚幼粒细胞<15%、嗜酸性粒细胞<5%、嗜碱性粒细胞<1%、杆状核细胞多于分叶核细胞。

(5)淋巴系:约占有核细胞的 20%,小儿偏高,可达 40%,基本为成熟淋巴细胞,原始淋巴细胞罕见,幼淋巴细胞偶见。

(6)单核系:占有核细胞的比例<4%,基本为成熟单核细胞,原始单核细胞罕见,幼单核细胞偶见。

(7)浆系:约占有核细胞的 2%,均为成熟浆细胞。

(8)其他细胞:可见少量的组织细胞、吞噬细胞、组织嗜碱细胞、内皮细胞、脂肪细胞、成骨细胞和破骨细胞等非造血细胞,可偶见分裂相细胞和少量退化细胞。

(9)巨核系:健康人 7～35 个/涂片(1.5 cm×3 cm),原始巨核细胞罕见,幼巨核细胞 0～5%、颗粒型巨核细胞 10%～27%、产血小板型巨核细胞 44%～60%、裸核型巨核细胞 8%～30%,血小板成簇易见。

(10)各系统细胞形态结构基本正常。

二、外周血细胞形态学检验

外周血中的红细胞、白细胞和血小板主要来自骨髓。造血系统疾病会导致外周血细胞数量、形态或功能出现异常。非造血系统疾病可影响骨髓细胞的增殖、分化、发育和成熟,也会导致外周血细胞量和质的改变,外周血细胞形态学检查对造血系统疾病及非造血系统疾病的诊断及鉴别诊断尤为重要,故骨髓检查的同时也应做血涂片检验。

（一）血涂片检验的步骤及内容

1. 血涂片的制备及染色

前文已有介绍，此处略。

2. 血涂片显微镜检查

（1）红系：检查红细胞大小、形态、染色、中心淡染区、内含物的变化。观察是否有大红细胞、小红细胞、细胞大小不等、球形红细胞、椭圆形红细胞、靶形红细胞、镰状红细胞、嗜多色性红细胞、淡染区扩大或消失、嗜碱性点彩、卡-波环、豪-焦小体、有核红细胞等。

（2）粒系：检查粒细胞分类中各阶段细胞比例的变化、有无原始和幼细胞、有无毒性变化、有无各种畸形等。观察中性粒细胞胞质中有无中毒性颗粒、杜勒小体、空泡、核左移、核右移、棒状小体（Auer 小体）等，有无其他异常粒细胞等。

（3）淋巴系：检查淋巴细胞数量、大小、形态等变化。观察有无原始细胞、幼细胞和异常淋巴细胞。

（4）单核系：检查单核细胞数量、大小、形态等变化。观察有无原始细胞、幼细胞，有无 Auer 小体等。

（5）巨核系：检查血小板数量、大小、形态、聚集性等变化。观察有无大血小板、巨大血小板、畸形血小板和巨核细胞。

（6）其他：检查有无寄生虫及其他异常细胞，观察疟原虫、杜氏利什曼原虫、荚膜组织胞浆菌、马尔尼菲青霉菌、转移的实体肿瘤细胞等。

3. 结果计算

计算出各种细胞的百分比，填入骨髓细胞形态学检验报告单的血涂片栏内。

4. 血涂片特征性变化的描述

如果外周血细胞有质的变化，必须在骨髓细胞形态学检验报告单中对其特征性变化进行描述，描述有核细胞的总体数量，有无形态结构的变化，有无异常细胞及寄生虫等。

（二）血涂片检验的意义

不同的疾病，其血象和骨髓象的变化可能一致，也可能有较大差别，血象的检验对某些疾病的诊断及鉴别诊断有着极其重要的意义，分述如下。

1. 骨髓象相似但血象不同

如溶血性贫血和缺铁性贫血，骨髓有核细胞均为增生活跃或增生明显活跃，红系明显增生；但在外周血中，二者有较大区别。溶血性贫血破碎红细胞增多、网织红细胞及嗜多色性红细胞可增多，而缺铁性贫血则是低色素小细胞性贫血，红细胞中心淡染区扩大，网织红细胞增多不明显。

2. 骨髓象不同而血象相似

如传染性淋巴细胞增多症和慢性淋巴细胞白血病，二者血象均表现为小淋巴细胞增多，但传染性淋巴细胞增多症骨髓象中小淋巴细胞增多并不明显，而慢性淋巴细胞白血病骨髓象中小淋巴细胞显著增多。

3. 骨髓象与血象变化不同步

如传染性单个核细胞增多症，其骨髓中异型淋巴细胞少见，但在外周血中则常大于 20%；如多发性骨髓瘤、戈谢病、尼曼-匹克病，其骨髓中存在有特异性的骨髓瘤细胞、戈谢细胞、尼曼-匹克细胞，但血象中少见。

4. 血涂片与骨髓涂片细胞相互印证

血涂片中细胞较骨髓涂片中细胞相对成熟，形态上易于辨认，结合血象检查有助于各类血液病的形态学诊断。

（张英杰）

NOTE

第四节　血细胞分化抗原、免疫学表型检验与技术

血细胞免疫学表型也称细胞免疫标志,存在于细胞表面或细胞胞质内,代表某一细胞系列、某一亚群或某一分化阶段,如分化抗原、表面受体等。

细胞分化抗原是指血细胞在分化成熟为不同系列、不同分化阶段及细胞活化的过程中,出现或消失的细胞标志分子。国际上统一使用分化抗原簇(cluster of differentiation,CD)作为分化抗原和相应抗体(Ab)的命名。

细胞免疫学表型检测常用的方法包括流式细胞术、荧光显微镜计数、碱性磷酸酶-抗碱性磷酸酶桥联酶标法三种方法。流式细胞术是细胞免疫学表型分析的重要检测手段。流式细胞术细胞免疫学表型检测是利用荧光素标记的抗体(Ab)作示踪显示物,多参数分析血细胞的细胞膜、细胞质或细胞核的抗原表达。用该方法分析血细胞免疫学表型时,测量细胞数量一般为10000~50000,方法快速、准确、重复性好,能区分细胞起源、划分其分化发育阶段等,其多色分析和分选技术保证了细胞免疫学表型检测结果的准确性。随着流式细胞术不断被改进,以及细胞分化抗原不断被鉴定和命名,骨髓血细胞免疫学表型分析研究也在不断发展,对血液病的病因及发病机制研究、白血病的诊断及分型、治疗方案选择与预后判断等有重要价值。

一、血细胞分化抗原与免疫学表型

正常血细胞在分化、发育、成熟为功能细胞的过程中,细胞表面受体、细胞膜、细胞质或细胞核分化抗原的出现、表达多少或消失与血细胞的分化发育密切相关,而且表现出明显的与细胞系列及其分化程度相关的特异性。因此,这些抗原的表达与否可作为鉴别和分类血细胞的基础。白血病是造血系统的恶性肿瘤,在形态上变化虽相当大,但仍能表达正常血细胞所具有的抗原,因而可依据其抗原的表达谱对白血病进行免疫分型。但由于白血病细胞具有肿瘤细胞的特征,其抗原表达又不完全同于正常血细胞,常可出现某些抗原缺失、过度表达、表达降低、系列交叉表达某一系列或阶段不应有的抗原或表达新抗原,因此细胞免疫学表型分析为白血病的分型诊断、治疗和预后判断提供了重要依据。

(一)造血干/祖细胞的免疫学表型

近年来对造血干细胞表面标志的研究表明,造血干细胞主要的免疫学表型标志为CD34、CD133、c-Kit(CD117)、Thy-1(CD90),阴性标志为CD38、Lin、HLA-DR、LFA-1、CD45RA、CD71等。

CD34是最早用于鉴定造血干细胞的标志物,大多数造血干细胞为CD34$^+$细胞,但仍有少部分早期的造血干细胞为CD34$^-$细胞,在CD34$^-$Lin$^-$细胞中有具有自我更新和多系分化能力的造血干细胞,而且在造血细胞发育过程中CD34$^-$Lin$^-$细胞比CD34$^+$Lin$^-$细胞更原始,从发育生物学观点来看,CD34$^+$Lin$^-$细胞起源于CD34$^-$Lin$^-$细胞。干细胞分化为各系的祖细胞,并出现髓系或淋巴系的专一性标志时,如淋巴系的CD19/CD7、粒系的CD33/CD13、红系的CD71和巨核系的CD41/CD61等,统称为Lin阳性(Lin$^+$)。

CD133是继CD34之后研究发现的又一重要的HSC表面标志,并且可能更优于CD34作为原始细胞标志。研究发现CD133是比CD34更早的造血干细胞标志。CD133曾被命名为AC133。CD133可见于人类胎肝、骨髓、脐带血、外周血中的CD34^{bright}干细胞和前体细胞,包括CD34^{bright}、CD38$^{neg/dim}$、HLA-DR$^{neg/dim}$、CD90$^+$和CD117$^+$细胞。CD133$^+$细胞具有长期培养起始细胞(long-term culture-initiating cell,LTC-IC)和长期重建造血细胞(long term repopulation cell,LTRC)的能力,为最原始的造血细胞。与CD34不同的是,CD133在晚期祖细胞,如前B细胞、红系集落形成单位、粒系集落形成单位上不表达。最近发现CD133还可以作为其他非造血干、祖细胞的表面标

志,如神经干细胞(neural stem cell,NSC)、胚胎干细胞系和具有多向分化潜能的成熟干细胞,这些细胞均为 CD34⁻ 细胞。

干细胞因子受体 c-Kit(CD117)是一种具有酪氨酸激酶活性的跨膜受体,该受体广泛分布于造血细胞群中,与细胞的信号转导、活化、增殖有关。有 1%~4% 的骨髓细胞表达 c-Kit 分子。大部分 c-Kit⁺ 细胞表达 CD133(90%)和 CD34(50%~70%)。此外,在肥大细胞、黑色素细胞和急性髓细胞白血病的幼细胞上也有 c-Kit 表达。

胸腺抗原-1(Thy-1,CD90)是造血干细胞另一抗原标志,它比 CD34 出现得早,表达在早期造血干细胞表面。CD34⁺ Thy-1⁺ 细胞占 CD34⁺ 细胞群的 0.1%~0.5%,Thy-1⁺ 细胞是具有高度自我更新能力和多向分化潜能的造血干细胞。

与造血干细胞不同,造血祖细胞表达 CD34 较弱(CD34⁻),可表达 CD38(CD38⁺),也可低表达一些血细胞系列特异性抗原(如 Lin)。

近年来的一些研究表明,信号转导淋巴细胞激活分子(SLAM)家族受体(CD48、CD150 和 CD244)也能够用于准确区分造血干/祖细胞。CD150 表达于造血干细胞,但在多能造血祖细胞中一般不表达;CD244 在多能造血祖细胞和某些定向祖细胞中表达,但在造血干细胞中一般不表达;CD48 在定向 B 胞系和髓系祖细胞中表达,而在多能造血祖细胞中一般不表达。因此,造血干细胞的标志为 CD150⁺ CD244⁻ CD48⁻,多能造血祖细胞的标志为 CD244⁺ CD150⁻ CD48⁻,而定向祖细胞的标志为 CD48⁺ CD244⁺ CD150⁻。Tie-2 和 CD105 也在近期的一些研究中作为造血干细胞的特异性标志应用。尽管许多标志物可用于鉴定造血干、祖细胞,但 CD34、CD38、CD90 和 CD133 仍是目前公认的标志抗原。

(二)定向祖细胞免疫学表型

骨髓中的定向祖细胞主要包括淋巴系定向祖细胞和髓系定向祖细胞,前者具有向除 T 系外其他淋巴各亚系分化的潜能,后者具有向髓系定向分化的潜能。

1. 共同淋巴系祖细胞

有研究认为,共同淋巴系祖细胞可以发育为 B 细胞和自然杀伤(NK)细胞,但不可能发育为 T 细胞。T 系祖细胞可能来源于造血干细胞和多能造血祖细胞,随后在胸腺内发育成 T 细胞前体,再返回到骨髓,最终由骨髓释放到外周血,成为成熟 T 细胞。但也有研究认为,共同淋巴系祖细胞也具有分化为 T 细胞的潜能。

共同淋巴系祖细胞的标志通常为 CD34⁺ CD45RA⁺ CD7⁺ CD10⁺,其中,CD34⁺ CD45RA⁺ CD7⁺ 细胞发育为 T 细胞和 NK 细胞,而 CD34⁺ CD45RA⁺ CD10⁺ 细胞发育为 B 细胞和 NK 细胞。近几年的研究认为,CD34⁺ CD38⁻ CD7⁺ 也可作为共同淋巴系祖细胞的标志,它不但可分化为 B 细胞和 NK 细胞,而且具有分化为 T 细胞的潜能,但缺乏分化为髓系细胞的能力。关于共同淋巴系祖细胞是否可以发育为 T 细胞,目前尚存在争议,但 CD7 和 CD10,连同 CD34 和 CD45RA 用于鉴定共同淋巴系祖细胞已达成共识。

2. 髓系祖细胞

有研究认为髓系祖细胞可分为共同髓系祖细胞、粒/单核系祖细胞和巨核/红系祖细胞。其中,粒/单核系祖细胞和巨核/红系祖细胞由共同髓系祖细胞分化而来,而粒/单核系祖细胞可以发育为中性粒细胞和单核细胞。巨核/红系祖细胞可以发育为巨核细胞和红细胞。

2002 年日本学者采用流式细胞术多色分析技术鉴定出三群髓系祖细胞的抗原标志,其中共同髓系祖细胞的标志为 Lin⁻ CD34⁺ CD38⁺ IL-3Rα^low CD45RA⁺;粒/单核系祖细胞的标志为 Lin⁻ CD34⁺ CD38⁺ IL-3Rα^low CD45RA⁺;巨核/红系祖细胞的标志为 Lin⁻ CD34⁺ CD38⁺ IL-3Rα⁻ CD45RA⁻。这些抗原标志得到国际上众多学者的认可。此外,这三群细胞还表达 CD117、CD13、CD33 和 HLA-DR,而不表达 Thy-1(CD90)、FcRⅡ(CD16)、FcRⅡ(CD32)、FcRⅠ(CD64)、CD41a 和 CD9。

(三)系列特异性细胞的免疫学表型

在正常骨髓中,定向淋巴系祖细胞可以进一步分化为 B 系特异性祖细胞和前体细胞,定向髓系祖细胞可以进一步分化为粒系、单核系、红系和巨核系等特异性祖细胞和前体细胞,这些前体细胞再进一步发育为相应的成熟细胞。

1.淋巴细胞系免疫学表型

1)B 细胞及其亚群　B 细胞的分化主要分为 B 祖细胞、前 B 细胞、未成熟 B 细胞、成熟 B 细胞、活化 B 细胞和浆细胞六个阶段。

(1)B 细胞分化抗原。

①B 祖细胞(pro-B):CD19、CyCD22、CD40、CD34、细胞核 TdT、HLA-DR。

②前 B 细胞(pre-B):CD34、细胞核 TdT 消失,出现 CD9、CD10、CD20、CD74、CyCD79、CDw78、胞质抗原免疫球蛋白(CyIgμ)。

③未成熟 B 细胞:CD9、CD10 消失,开始表达膜表面免疫球蛋白 M(SmIgM)、CD22,其他新的 B 抗原 CD37、CD2、CDw75、CDw76 相继出现,原有的 CD20、CD74、CyCD79、CDw78 等抗原表达增强。

④成熟 B 细胞:SmIgM、IgD 表达,出现 CR、FcR、丝裂原受体,其他抗原继续存在。

⑤活化 B 细胞:在 B 细胞活化过程中,伴随出现 B 细胞激活抗原 CD23、CD77、CD80、CD86 的表达及其他激活相关抗原如 CD25、CD26、CD30、CD69、CD70、CD71、CD38 表达。

⑥浆细胞:活化 B 细胞进一步分化为产生抗体的浆细胞,出现 PC-1、PCA-1、CD138 等浆细胞特异抗原表达,CD38 再出现,SmIg 和前述 B 抗原消失。

(2)B 细胞表面受体分子。

①B 细胞抗原受体(B cell antigen receptor,BCR)是 B 细胞最具特征性的表面标志。它是由特异识别抗原的分子和信号转导分子组成的 BCR 复合分子(BCR complex)。B 细胞经 BCR 不仅能识别可溶性蛋白质抗原分子,还可对抗原进行摄取、加工和提呈,通过信号转导可引起胞质内一系列生化及核内基因的活化、转录与表达。

②Fc 受体开始出现于 B 细胞成熟时期。单抗 CD32 能识别 B 细胞上低亲和力 IgGFcR(FcγR Ⅱ),部分人的 B 细胞还表达 IgAFcR 即 FcαR Ⅰ(CD89),成熟 B 细胞也表达少量 IgE 低亲和力受体 FcεR Ⅱ(CD23);当 B 细胞被激活时,CD23 表达大量增加。

③补体受体(complement receptor,CR)开始表达于 B 细胞成熟时期,到浆细胞时消失,B 细胞的补体受体与其活化有关,补体受体也能促进巨噬细胞的吞噬作用。此外,如免疫黏附作用以及抗体依赖的细胞介导的细胞毒作用也与补体受体有关。现已鉴定出四种 CR,即 CR1(CD35)、CR2(CD21)、CR3(CD11b/CD18)和 CR4(CD11c/CD18),它们在 B 细胞上都有一定的表达。

B 系发育过程中分化抗原表达见表 3-4-1。

表 3-4-1　B 系发育过程中分化抗原表达

B 祖细胞	前 B 细胞(早期)	前 B 细胞(中期)	前 B 细胞(晚期)	B 细胞	浆细胞
CD34	CD34				
TdT	TdT	TdT			
	CD10	CD10	CD10		
	CD19	CD19	CD19	CD19	CD19
		CD20	CD20	CD20	
CD22	CD22	CD22	CD22	CD22	
	CyCD79a	CyCD79a	CyCD79a	CyCD79a	
	CD45	CD45	CD45	CD45	CD45
		CyIgμ	CyIgμ		CyIgμ
			SmIgM	SmIgM	

2)T细胞及其亚群　T祖细胞经血流进入胸腺,在胸腺中进一步分化发育,获取T细胞表面标志及功能。

(1)T细胞分化抗原。

①T祖细胞:$CD34^+$、TdT^+、$CD7^+$、$CD10^+$,在T细胞发育过程中,CD7是最早出现的T细胞标志,且贯穿表达在整个T细胞分化发育过程中。

②未成熟T细胞:$CD7^+$、$CD2^-$、$CD3^-$、$CD4^-$、$CD8^-$、TCR^-。

③T细胞在发育为成熟T细胞的过程中,细胞表型分化也经历了一系列变化,即由$CD7^+$、$CD2^+$、$CD3^+$、$CD4^-$、$CD8^-$、TCR^-(CD4、CD8双阴性)→$CD7^+$、$CD2^+$、$CD3^+$、$CD4^+$、$CD8^+$、TCR^+(CD4、CD8双阳性)→$CD7^+$、$CD2^+$、$CD3^+$、$CD4^+$、$CD8^-$、TCR^+或$CD7^+$、$CD2^+$、$CD3^+$、$CD4^-$、$CD8^+$、TCR^+(CD4、CD8单阳性)。单阳性的两群T细胞进入外周淋巴器官和血液,执行免疫功能。

T系发育过程中分化抗原表达见表3-4-2。

表3-4-2　T系发育过程中分化抗原表达

T祖细胞	未成熟T细胞	T细胞
CD34		T细胞在发育为成熟T细胞的过程中,细胞表型分化经历了如下变化
TdT		$CD7^+$、$CD2^+$、$CD3^+$、$CD4^-$、$CD8^-$、TCR^-(CD4、CD8双阴性)
CD7	CD7	↓
CD10		$CD7^+$、$CD2^+$、$CD3^+$、$CD4^+$、$CD8^+$、TCR^+(CD4、CD8双阳性)
		↓
		$CD7^+$、$CD2^+$、$CD3^+$、$CD4^+$、$CD8^-$、TCR^+ 或$CD7^+$、$CD2^+$、$CD3^+$、$CD4^-$、$CD8^+$、TCR^+(CD4、CD8单阳性)

(2)T细胞表面受体分子。

①T细胞抗原受体(TCR):可表达于所有成熟T细胞表面,是T细胞识别外来抗原并与之结合的特异性受体。大多数成熟的T细胞(约占95%)的TCR分子由α和β两条异二聚体肽链组成,具有高度的多态性,以适应千变万化的抗原分子。TCR与抗原结合后不能直接活化T细胞,而是依赖与其邻接的CD3分子向细胞内部传递活化信息,CD4和CD8分子能协同加强这种作用。

②其他表面受体分子:T细胞表面还有一些重要的受体,如有丝分裂原受体,包括刀豆球蛋白(Con A)受体、植物血凝素(PHA)受体、美洲商陆(PWM)受体等,与相应配体结合后可激活静止期淋巴细胞转化为淋巴母细胞,发生有丝分裂和增殖。病毒受体,如CD4分子是HIV包膜GP120的受体,故HIV可选择性感染破坏$CD4^+$细胞,导致获得性免疫缺陷。另外,T细胞表面尚有多种白细胞介素受体、绵羊红细胞受体(CD2)、整合素受体、转铁蛋白受体等,这些均与T细胞的活化有关。

2.粒、单核系免疫学表型

CD33和CD13是粒系和单核系分化的特异性标志抗原,且在粒系和单核系分化过程中呈现动态表达。在粒系发育过程中,CD33和CD13在原始粒细胞和早幼粒细胞中呈高水平表达,在中幼粒细胞中呈弱表达,而在分叶核粒细胞中又呈现高表达,其中CD13在原始粒细胞胞质中表达比在胞膜上早。在单核系发育过程中,CD33和CD13在幼单核细胞和单核细胞中的表达强于原始单核细胞和巨噬细胞。

CD34、CD117和HLA-DR是原始粒细胞和原始单核细胞的标志。在粒系发育过程中,CD117较CD34和HLA-DR消失得稍晚些,在早幼粒细胞中仍有表达;与粒系不同,HLA-DR在单核系成熟过程中始终呈高水平表达。在粒系发育过程中,CD15、CD11b和CD16分别在早幼粒细胞阶段、中幼粒细胞阶段和晚幼粒细胞阶段开始表达,并持续表达在随后发育的粒细胞各阶段,且CD11b和CD16的表达由弱逐渐增强。

NOTE

粒系细胞在成熟过程中抗原的表达大致可分为五个阶段,见表 3-4-3。第一阶段 CD34、HLA-DR、CD117、CD13 和 CD33 呈高水平表达;第二阶段 CD34、HLA-DR 消失,CD33 表达降低,CD15 表达增强;第三阶段 CD13 消失,CD11b 呈中等水平表达;第四阶段 CD13 再次表达并与 CD16 呈平行水平上升,CD33 轻度下降;第五阶段骨髓粒细胞抗原表达与外周血粒细胞相同,即 CD13、CD16、CD11b、CD45 都呈高水平表达。

在单核系发育过程中,CD14 和 CD68 是单核细胞和巨噬细胞的特异性标志,二者的表达标志进入单核/巨噬细胞阶段;CD15 和 CD11b 分别在幼单核细胞阶段开始表达,持续表达在随后发育的单核细胞各阶段,但 CD15 处于弱表达状态,且在巨噬细胞中不表达,见表 3-4-4。

单核细胞上的优势表达抗原包括 CD16、CD64、CD68、CD91、CDw136 和 CD65。CD68 是目前发现的能可靠地检测造血系统内单核系的特异性标志。

表 3-4-3　粒系发育过程中分化抗原表达

原始粒细胞	早幼粒细胞	中幼粒细胞	晚幼粒细胞	中性粒细胞
CD34				
HLA-DR				
CD117	CD117			
CD13	CD13		CD13	CD13
CD33	CD33	CD33	CD33	CD33
	CD15	CD15	CD15	CD15
		CD11b	CD11b	CD11b
			CD16	CD16
				CD45

表 3-4-4　单核系发育过程中分化抗原表达

原始单核细胞	幼单核细胞	单核细胞	巨噬细胞
CD34			
CD117			
HLA-DR	HLA-DR	HLA-DR	HLA-DR
CD13	CD13	CD13	CD13
CD33	CD33	CD33	CD33
	CD11b	CD11b	CD11b
	CD15	CD15	
		CD14	CD14
		CD16	CD68
		CD68	
		CD91	
		CDw136	

3.红系免疫学表型

红系祖细胞的标志为 CD117、CD71、CD45;在红细胞成熟过程中,CD117 和 CD45 的表达逐渐降低直至消失,转铁蛋白受体 CD71 轻度增强,同时血型糖蛋白 A(GlyA/CD235a)开始表达。成熟红细胞阶段,红细胞在丢失了细胞核的同时也失去了 CD71,仅保留 CD235a,CD36 也表达于红系。见表 3-4-5。

表 3-4-5 红系发育过程中分化抗原表达

红系祖细胞	幼红细胞	红细胞
CD117		
CD45		
CD71	CD71	
	CD235a	CD235a

4.巨核系免疫学表型

早期巨核系祖细胞标志为 CD34$^+$ HLA-DR$^-$ CD41a$^+$,在巨核系的发育过程中依次表达 PPO、CD41b(GPⅡb)和 CD61(GPⅢa),CD36 也可表达于巨核细胞。CD34 的表达随着巨核系细胞的分化,逐渐消失。CD42a 的表达伴随着巨核系分化成熟的整个过程。

抗血小板单抗如 CD9、CDw17、CD31、CD36、CD41a、CD41b、CD42a、CD42d、CD61,主要针对静止的血小板。当血小板被激活时,血小板颗粒内容物释放,整合到活化的血小板质膜内,成为一些激活抗原,如 CD62(P-选择素)、CD63、CD107a 和 CD107b 等。

与抗淋巴细胞单抗相比,不少抗髓系细胞单抗与非造血细胞有不同程度的交叉反应。从髓系祖细胞到终末分化的成熟细胞(包括粒细胞、单核细胞、血小板和红细胞),各阶段细胞特征性标志还不十分清楚。

二、血细胞免疫标记检查技术

免疫标记技术特异性强、灵敏度高,可在原位直接进行定性和半定量的形态学观察,同时也能进行定量测定和分选,对细胞的属性、分化阶段或变异进行鉴别。免疫标记技术的应用为疾病的诊断和发病机制的研究提供了强有力的手段,有助于白血病的诊断和分类。

(一)流式细胞术检测

流式细胞术(flow cytometry,FCM)是以流式细胞仪(flow cytometer)为工具,集计算机技术、激光技术、电子技术、流体力学、免疫细胞化学技术、分子与细胞免疫学等技术与方法为一体,在单细胞(或微粒)水平上对大量细胞(或微粒)进行快速、灵敏、准确、多参数的定量分析,已成为现代血细胞学、肿瘤学、免疫学诊断与研究中先进的分析技术之一。

根据流式细胞仪的性能可将其分为两大类:一类为分析型,用于细胞性质的分析和确定;另一类为分选型,可将具备某特征的靶细胞按数量分选到特定的培养孔(板)上。

1.流式细胞仪的工作原理

血液、骨髓标本与荧光素标记的抗体(Ab)或其他可特异性结合的荧光染料结合后制成一定浓度的细胞悬液并放入流式细胞仪的样品管中,细胞在一定的压力下进入流动室。流动室内充满鞘液,在鞘液的约束下,细胞排成单列从流动室高速喷出成为细胞液柱。细胞液柱与入射激光束垂直相交,相交点为测量区。通过测量区的细胞被激光照射后产生光散射并发出荧光,散射光与荧光穿过滤光片,被光电倍增管或光电二极管接收并转变为电信号,这些信号经加工处理、储存于计算机中,用专门的计算机软件对其储存数据进行图像显示、分析、统计运算,即可获得血细胞的前向散射光(FSC)和侧向散射光(SSC)特征、免疫学表型特征等参数。

2.流式细胞仪的构造

FCM 的构造一般如下所示:①流动室及液流驱动系统;②激光光源及光束成形系统;③光学系统;④信号检测与存储、显示、分析系统;⑤细胞分选系统。

(1)流动室与液流驱动系统:流动室(flow chamber 或 flow cell)是仪器的核心部件,被测样品在此与激光相交。流动室一般由石英玻璃制成,在石英玻璃中央的长方形孔供细胞单个流过,检测区在该孔的中心。这种流动室的光学特性良好,流速较慢,因而细胞受照射时间长,可收集的细胞

NOTE

信号光通量大。室内充满鞘液,样品流在鞘流的环包下形成流体动力学聚焦,使样品流不会脱离液流的轴线方向,并且保证每个细胞通过激光照射区的时间相等,从而得到准确的细胞荧光信息。

(2)激光光源与光束成形系统:激光(laser)能提供单波长、高强度及稳定性高的光照,是用于快速分析细胞所携带荧光的理想光源。这是因为细胞的快速流动,使每个细胞经过光照区的时间仅为 $1\mu s$ 左右,每个细胞所携带荧光物质被激发出的荧光信号强弱,与被照射的时间和激发光的强度有关。

(3)光学系统:光学系统是由若干组透镜、滤光片、小孔等组成,它们分别将不同波长的荧光信号送入不同的电子探测器。在 FCM 的光学系统中主要光学元件是滤光片(filter),包括长通滤片(long-pass filter,LP)、短通滤片(short-pass filter,SP)及带通滤片。长通滤片使特定波长以上的光通过,特定波长以下的不通过;短通滤片与长通滤片相反,特定波长以下的光通过,特定波长以上的光吸收或返回;带通滤片可允许相当窄的一波长范围内的光通过。一般滤片上有两个数:一个为允许通过波长的中心值;另一个为允许通过光波段的范围。

(4)信号检测与分析:细胞携带荧光素标记物,通过激光照射区时,受激光激发,产生代表细胞内不同物质的不同波长的荧光信号,这些信号以细胞为中心,向空间 360°立体角发射,产生散射光和荧光信号。

(5)散射光信号:散射光分为前向散射(forward scatter,FSC)和侧向散射(side scatter,SSC),散射光不依赖任何细胞样品的制备技术(如染色),因此被称为细胞的物理参数(或称固有参数)。①前向散射与被测细胞的直径有关,通常在 FCM 应用中,选取 FSC 作为阈值,来排除样品中的各种碎片及鞘液中的小颗粒,以避免对被测细胞的干扰。②侧向散射:与激光束正交 90°方向的散射光信号,对细胞膜、细胞质、核膜的折射率更为敏感,可提供有关细胞内精细结构和颗粒性质的信息。

(6)荧光信号:激光光束与细胞正交时,一般会产生两种荧光信号。一种是细胞自身在激光照射下发出的微弱的荧光信号,称为细胞自发荧光;另一种是经过特异荧光素标记细胞后,受激发照射得到的信号,通过对这类荧光信号的检测和分析就能了解所研究细胞性质并定量。

(7)荧光染料:可选用的荧光素多种多样,由于它们分子结构不同,其荧光激发光谱与发射光谱也各异。常用的荧光染料有异硫氰酸荧光素(fluorescein isothiocynate,FITC)、藻红蛋白(phycoerythrin,PE)、别藻青蛋白(allophycocyanin,APC)和多甲藻黄素-叶绿素蛋白(peridinin chlororphyll protein,PerCP)等,它们经特定波长激光激发后,发射的荧光光谱有差别,因而可将其用于标记不同的 Ab 进行单色或多色免疫荧光染色。

(8)FCM 测量数据的存储、显示与分析:目前 FCM 数据的存储采用列表排队(list mode)方式。数据的显示方式通常有一维直方图、二维散点图、二维密度图、二维等高图和三维图等。数据的分析方法包括散射光分析、荧光分析、单细胞抗原分子数测定和绝对细胞计数等。

3.流式细胞仪的主要性能指标

(1)精密度:通过检测标准颗粒的散射光和荧光分布范围来描述,通常以变异系数(CV)表示。当使用荧光微球或生物活细胞评估仪器的精密度或进行质控时,CV 小于 5%就可满足大多数实验项目的要求。在流式细胞仪所检测的项目中,DNA 含量测定对仪器的精密度要求是最高的,要求均质性荧光微球的 CV 要小于 2%。

(2)荧光灵敏度:主要评价仪器检测到最低荧光信号的能力,有多种表达方式,目前使用最为广泛的是可溶性荧光染料等价分子数(molecule equivalent of soluble fluorochrome,MESF)法。该方法由一系列标记有 MESF 值的微球组成(包括未标记荧光的空白微球),表明该微球所标记荧光物质的荧光强度等同于溶液中荧光染料的分子数。根据这一系列微球检测结果的平均荧光强度通道数进行线性回归,可得到流式细胞仪灵敏度的回归曲线,回归曲线与 Y 轴的交点即为该仪器的灵敏度,或称为最低检测限。

(3)前向散射光灵敏度:FSC 检测到的最小微粒的直径,目前可达到 $0.1\sim0.5\mu m$。检测微粒的直径越小,灵敏度越高。

(4)准确度:有较多的因素可影响流式细胞义的准确度,其中最为重要的就是非线性问题。一个典型的例子就是 DNA 定量,通常 G_2/S 期的细胞 DNA 含量应为 G_0/G_1 期细胞的 2 倍,但实际检测值会略高或者略低,其原因在于脉冲高度值与真实值之间的非线性。在样品中加入内标或某些生物活细胞,可对仪器准确度进行有效监测。

(5)分析速度:一般以每秒获取细胞的数量表示。在分析过程中,速度并非越快越好。与分析样本相适应的速度可以保证获取信号的准确性,可避免速度过快而导致细胞信号重叠或漂移。

4.流式细胞术在临床血液学检验中的应用

1)血液系统肿瘤的免疫学表型分析 血液系统肿瘤包括髓系肿瘤(包括骨髓增殖性肿瘤、骨髓增生异常/骨髓增殖性肿瘤、骨髓增生异常综合征、急性髓细胞白血病和相关前体细胞肿瘤)、淋巴系肿瘤和不明系列急性白血病等。应用多参数流式细胞术(multiparameter flow cytometry,MFCM)检测血液系统肿瘤细胞免疫学表型是必不可少的工具,见图 3-4-1。

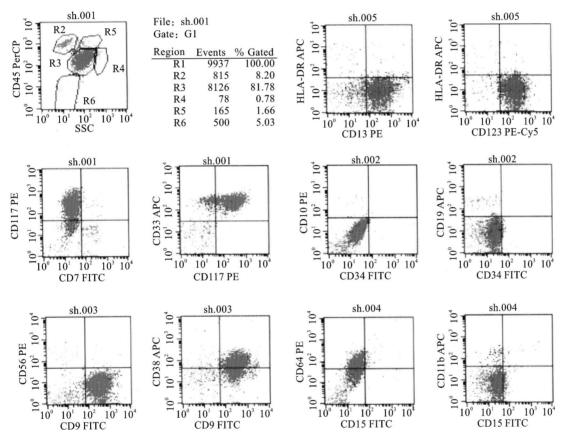

图 3-4-1　APL 伴 t(15;17)的骨髓细胞免疫分型结果

(1)细胞免疫学表型分析:血液系统肿瘤细胞各分化阶段的抗原表达谱有所不同,WHO 对确定原始细胞系列特异性的免疫学表型提出了明确的判断标准:①髓细胞系:MPO 阳性是特异的髓系标志,CD13、CD33 和 CD117 并不特异;或者单核系分化抗原 NSE、CD11c、CD14、CD64 和溶菌酶,至少两项呈阳性。②T 系:CD3 epsilon 链单克隆抗体结合 FCM 检测胞质 CD3(cCD3)呈阳性,免疫组化染色结合 CD3 多克隆抗体,但 CD3 zeta 链抗体不是 T 细胞特异性;或者膜 CD3(mCD3)呈阳性,虽然 MPAL 较少见,但也可确认 T 细胞系列特异性。③B 系:需要多种抗原确认,分为两种情况:CD19 高表达伴至少 CD79a、cCD22 和 CD10 一项高表达;CD19 低表达伴至少 CD79a、cCD22 和 CD10 两项高表达。

识别异常浆细胞常用两种抗体,CD38 和 CD138。CD38 表达广泛,但是浆细胞的 CD38 高表达具有特征性。CD138 在浆细胞中表达,还可在肿瘤细胞中表达,没有 CD38 灵敏。二者结合检测提高了灵敏度和特异性。

有些白血病没有明确的单一系列的分化证据,这样的一组急性白血病称为不明系列急性白血病(acute leukemia of ambiguous lineage,ALAL),包括没有系列特异性抗原(例如急性未分化白血病)和原始细胞表达一个系列以上的抗原(如混合表型急性白血病(mixed phenotype acute leukemia,MPAL))。MFCM 是诊断 MPAL 的首选方法,尤其是为证实在同一原始细胞上共表达淋巴系和髓系分化抗原或两群原始细胞分别表达淋巴系和髓系分化抗原时所必须,可参考相关知识链接。

(2)鉴别白血病细胞的分化阶段:MFCM 可以分析一个细胞上的多种抗原,并且在短时间内可以分析大量细胞,对于鉴别白血病细胞的分化阶段、评价抗原表达谱、不规则表型和微量残留病(minimal residual disease,MRD)检测具有重要意义。微量残留病 FCM 的检测灵敏度可达 $1/10^5 \sim 1/10^6$。

(3)判断预后:一些研究表明 CD7、CD9、CD11b、CD14、CD56 和 CD34 表达可能与 AML 预后差相关,但其独立预后价值仍有待阐明。约有 75% 的 AML 出现不规则或不常见的免疫学表型,例如交叉系列抗原表达、抗原不同步表达、抗原过表达、抗原缺失或低表达。

2)流式造血干/祖细胞计数 在造血干细胞移植过程中,干细胞的动员、采集、处理及回输和移植后的监测均需要准确计数造血干细胞的数量。由于造血干/祖细胞缺乏形态上可辨认的标志,除了采用培养方法对其进行定性及定量分析外,流式细胞术亦是鉴别和计数造血干/祖细胞的一种重要方法。

(1)监测外周血造血干细胞的动员效果,指导采集时机:近年来以测定外周血中 CD34$^+$ 细胞数量来指导外周血造血干细胞采集时机,比以往采用白细胞、血小板或网织红细胞计数指导采集时机的参考更准确。

(2)判断造血干细胞采集量:CD34$^+$ 细胞的数量是保证外周血造血干细胞移植后获得快速、持久造血的一个重要的参考指标。研究认为保证外周血造血干细胞移植后获得快速造血重建的 CD34$^+$ 细胞低阈值为 $1.0 \times 10^6 \sim 2.5 \times 10^6$/kg。从 20 世纪 90 年代开始以外周血移植物中 CD34$^+$ 细胞作为造血重建的指征以来,由于 CD34$^+$ 细胞计数迅速(仅需 2～3 h),绝对计数标准统一,CD34$^+$ 细胞计数已作为采集外周血造血干细胞时的质量指标。一般以采集到 CD34$^+$ 细胞不少于 2×10^6/kg 为目标来确定外周血造血干细胞采集的次数和数量。流式细胞仪计数是判断造血干细胞采集量的手段。

3)流式红细胞分析

(1)网织红细胞计数:网织红细胞由于未完全成熟,其胞质内仍残存少量的 RNA,胞质内 RNA 与一些核酸染料结合,被激光照射后发射荧光,通过流式细胞仪可灵敏地检测被染色的网织红细胞,荧光强度的大小与网织红细胞中 RNA 的含量呈正相关。流式细胞仪能快速准确地计数网织红细胞,还可以根据不同荧光强度网织红细胞的比例计算网织红细胞成熟指数(reticulocyte maturity index,RMI)。

(2)红细胞 CD55 和 CD59 表达水平分析:阵发性睡眠性血红蛋白尿症(PNH)的病因是造血干细胞 X 染色体上 *PIG-A* 基因突变,引起糖基化磷脂肌醇(GPI)锚蛋白合成障碍。而许多抑制补体级联反应的膜蛋白,如 CD55、CD59 等,它们需要 GPI 锚蛋白才能连接于血细胞膜上。PNH 时 GPI 锚蛋白的缺乏,使这些补体调节蛋白在血细胞膜上表达缺失,致使血细胞对补体异常敏感,出现以血管内溶血为特征的一系列症状。因此血细胞表面 CD55、CD59 的检测对 PNH 有重要诊断价值。用流式细胞仪检测外周血红细胞膜、网织红细胞膜及白细胞膜上 CD55、CD59 的表达可以诊断 PNH,其特异性和灵敏度均优于传统的溶血试验,目前已成为诊断 PNH 比较特异和稳定的指标。

(3)红细胞内 HbF 的分析:应用荧光素标记的抗 HbF 抗体对红细胞进行染色标记,用流式细胞仪检测 HbF 红细胞的阳性百分率,可通过 HbF 的含量判断血液中 F-红细胞(HbF 含量较低)和胎儿红细胞(HbF 含量很高)的数量,对珠蛋白生成障碍性贫血、遗传性胎儿血红蛋白持续存在综

知识链接

NOTE

合征、HbS 病的诊断、疗效观察与监测均有一定意义。

（4）红细胞表面相关免疫球蛋白测定：用荧光素标记的抗不同免疫球蛋白亚类的抗体染色红细胞，用流式细胞仪检测其阳性细胞百分率，适用于 IgG、IgM 及 IgA 等抗体的检测，且操作简单、省时、所需标本量少，对于检测红细胞表面相关免疫球蛋白具有较好的应用前景。红细胞表面相关免疫球蛋白的检测对于诊断溶血性贫血、监测新生儿溶血性疾病起着重要作用。

4）流式血小板分析

流式细胞术（FCM）可对血小板质膜与颗粒膜上的各种抗原或受体分子、血小板的活化状态、血小板对刺激剂的反应性、血小板的促凝血活性等功能和血小板的数量、自身抗体及核酸含量等进行检查，对临床遗传性与获得性血小板功能缺陷病的诊断与治疗，血小板减少性紫癜、血小板输血、血栓前状态与血栓性疾病的诊断、治疗、预防，抗血小板活化药物的研究、评价及治疗监测等有重要的临床意义和研究价值。流式血小板分析在血小板输血中的应用也越来越多，例如浓缩血小板制品质量的监测、白细胞污染的鉴别，血小板交叉配型，血小板抗原（HPA）的免疫学表型分析，血小板输血时机的判断与监测，输血后紫癜的诊断等。FCM 分析血小板与传统方法相比具有更多的优越性：检测环境更接近生理环境，标本处理步骤少（避免了体外人为导致的血小板活化和血小板亚群的丢失），所需标本微量（1～2 μL），具有定量分析准确、灵敏度极高、无放射性核素污染等优点，目前流式免疫血小板计数已作为血小板计数的国际参考方法并应用于校准自动血细胞分析仪的血小板计数。

（二）荧光显微镜计数检测

1. 实验原理

细胞的 CD 抗原的相应抗体用荧光素标记，标记抗体与细胞表面的 CD 抗原发生特异性结合，而使细胞发出荧光，用荧光显微镜（fluorescence microscope）检测计算阳性细胞百分率。

2. 参考范围

观察标本的特异性荧光强度一般用＋号表示，－表示无荧光；±为极弱的可疑荧光；＋为荧光较弱但清楚可见；＋＋为荧光明亮；＋＋＋～＋＋＋＋为荧光闪亮。

3. 临床意义

利用抗人白细胞分化抗原 CD 系列抗体来进行血细胞免疫标记检测，用于研究造血细胞免疫学表型、分化发育、激活增生、生物学功能以及造血细胞分离纯化。

4. 应用评价

本法灵敏度较好，特异性强，但检测抗体有限，不能进行多参数综合分析，结果判断易受主观因素的影响，对检测者要求较高。

（三）碱性磷酸酶-抗碱性磷酸酶桥联酶标法检测

1. 实验原理

碱性磷酸酶-抗碱性磷酸酶（alkaline phosphtase anti-alkaline phosphatase，APAAP）桥联酶标法，是用碱性磷酸酶作为标记物标记已知抗体或抗抗体，进行抗体抗原反应。先用鼠单抗制备一种碱性磷酸酶-抗碱性磷酸酶（APAAP）复合物，然后按照细胞抗原成分与第一抗体（鼠抗人单抗）、第二抗体（兔抗鼠抗体）、APAAP 复合物依次结合后，通过碱性磷酸酶水解外来底物显色，达到抗原定位。

2. 参考范围

高倍镜下计数 200 个有核细胞，其中细胞膜上或细胞质内有红色标记物着染的细胞为阳性，无红色标记的为阴性细胞，计算出各阳性细胞百分率，该百分率即分别代表各单抗所针对抗原的阳性百分率。阳性细胞百分率等于或大于 20% 为阳性结果。

3. 临床意义

①特别适合涂片细胞的染色，尤其是血液和骨髓标本的白血病分型，国内多用于检测 T 细胞表面的分化抗原；②用于蛋白质印迹法，通过与免疫过氧化物酶法联合，进行双免疫酶染色。

NOTE

4. 应用评价

检测抗体有限,不能进行多参数综合分析,结果判断易受主观因素的影响。

(刘　帅)

第五节　骨髓与淋巴组织的病理学检验与技术

骨髓组织病理学检验也称为骨髓活体组织检查(bone marrow biopsy,BMB),简称骨髓活检,是观察骨髓组织结构和空间定位,补充骨髓涂片检查的一种有效方法。骨髓活检能有效反映骨髓组织结构及间质成分的变化,有助于了解骨髓造血组织的结构和细胞之间及组织之间的相互关系,受骨髓"干抽"和"稀释"的影响小,对很多血液病的诊断都具有重要意义,如再生障碍性贫血、骨髓增生异常综合征、骨髓纤维化、淋巴瘤、多发性骨髓瘤、转移癌和淀粉样变性等。

淋巴组织的病理学检验包括淋巴结穿刺涂片和淋巴结活体组织检查(简称淋巴结活检),是明确淋巴组织病变性质,了解淋巴结的破坏程度的重要检查方法,是淋巴组织肿瘤诊断与分型重要的依据。淋巴组织的病理学检验与骨髓涂片和骨髓活检相互结合综合分析对淋巴瘤的诊断与分型有重要的意义。

一、采集与制备

1. 骨髓组织病理学检验的适应证

(1)多次骨髓穿刺取材失败,出现"干抽"(怀疑骨髓纤维化,骨髓硬化症,多发性骨髓瘤,骨髓转移癌,某些急、慢性白血病及多毛细胞白血病等)。

(2)血象显示全血细胞减少,反复骨髓穿刺均为"血液稀释"或骨髓增生减低,病态造血,怀疑再生障碍性贫血、骨髓增生异常综合征及低增生性白血病。

(3)原因不明的某些贫血、发热、脾或淋巴结肿大,骨髓涂片检查不能确诊。

(4)对白血病治疗完全缓解的观察。有时骨髓涂片显示已达到完全缓解,但骨髓活检仍可检出白血病性原始细胞簇。因此,在急性髓细胞白血病的缓解后化疗及长期无病生存期间,应定期做骨髓涂片和活检双标本取材。

(5)对白血病早期复发的观察。如骨髓涂片显示未达到复发标准,而切片内出现了异常原始细胞簇,提示已进入早期复发,应及时对症治疗。

2. 骨髓和淋巴组织病理学检验的标本采集和制备

骨髓和淋巴组织标本一般由临床医生采集,采集后将标本置于合适的保存液中及时送检,经冻存或石蜡包埋切片,进行 HE 染色或特殊染色后显微镜检查。骨髓活检一般与骨髓穿刺涂片同步进行。骨髓印片由骨髓活体组织印制而成,既具有骨髓活检的组织学特点,也具有骨髓细胞学检查的特点。淋巴结穿刺、淋巴结活检根据病情的需要可以同步进行,也可单独采集。

(1)骨髓活体组织采集:骨髓活检部位常选择髂后上棘或髂前上棘,患者的体位、局部消毒、穿刺技术基本与骨髓穿刺术相似。不同之处是骨髓活检选用更大号的活检穿刺针,刺入骨皮质时要以一定的方向旋转,活检针固定后,拔出连手柄的针芯,套上接柱,将针芯再次插入套管针内,再以一定的方向旋转推进一定深度(约 1 cm),然后以一定方向旋转退针。将针管内的骨髓组织块用针芯推出,放入装有 10% 甲醛液或 95% 乙醇的小瓶内(如同时需要做骨髓印片应在固定前完成印片),备切片用。如需同时做骨髓涂片,应先做完骨髓活检后拔出骨髓活检针,换用骨髓穿刺针由原针孔进入,于皮下(骨膜外)旁移 1 cm 做骨髓穿刺术。

(2)淋巴结穿刺:患者取坐位或卧位,选择位置表浅、远离神经大血管、肿大明显、易于固定、诊断价值大的淋巴结行穿刺术和活体组织摘除,全程注意无菌操作。通常穿刺不需要麻醉,活体淋巴组织的摘取需要局部麻醉。常规消毒局部皮肤后戴无菌手套,以左手示指和拇指固定增大的淋巴结,右手持连接 18～19 号穿刺针头的无菌干燥注射器,自淋巴结顶部将针垂直刺入淋巴结中心,深度依淋巴结大小而定。用左手固定注射器,边拔针边抽吸,利用负压将淋巴结内的液体和细胞成分吸出。如无内容物吸出,可改变针头的方向。将抽吸的内容物均匀涂片,染色进行细胞学、病原学镜检。穿刺部位用无菌纱布覆盖后胶布固定。

(3)淋巴结活体组织采集:患者体位、活检的部位和操作方法同淋巴结穿刺,局部麻醉后,以常规方法摘取淋巴结,立即置于 10% 甲醛液或 95% 乙醇小瓶内,备切片用,包扎和固定患者的伤口。送检的淋巴结标本必须为完整的淋巴结,不能有挤压。

二、骨髓与淋巴组织的病理学检验方法

1. HE 染色观察

HE 染色是苏木精(hematoxylin)和伊红(eosin)染色法的简称。苏木精为碱性染料,能使细胞核内染色质和细胞质中的核糖体等成分染成蓝紫色。伊红为酸性染料,能使细胞质和细胞外基质中的成分染成淡红色,而对碱性和酸性染料亲和力均不强的成分则被染成淡紫红色。

HE 染色包括染色和封固两大步骤:切片在进行染色前要用二甲苯脱去组织切片中的蜡,然后依次经过浓度为 100%、95%、90%、80%、70% 的乙醇,脱去二甲苯,再进行染色。染色后的标本经浓度为 70%、85%、90% 及 100% 的乙醇进行脱水,再经二甲苯透明,之后在组织上滴少量树胶,盖以盖玻片封固,以利于保存。

HE 染色为骨髓和淋巴组织切片的常规染色方法,不仅能反映骨髓组织结构及造血细胞的分布,显示骨髓细胞之间及组织之间的相互关系、骨髓组织中造血细胞的密度及百分比,还能显示骨小梁、血管、脂肪组织和结缔组织基质间的解剖学关系。骨髓穿刺涂片、骨髓活检切片分别见图3-5-1、图 3-5-2,骨髓穿刺涂片、骨髓活检切片和骨髓印片检查的优缺点见表 3-5-1。

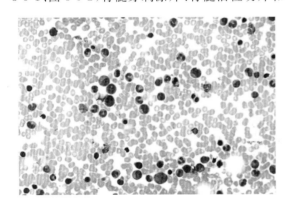
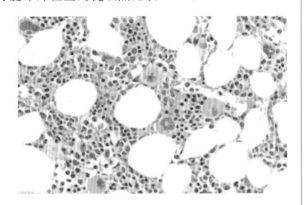

图 3-5-1　骨髓穿刺涂片(瑞特染色,×200)　　　图 3-5-2　骨髓活检切片(HE 染色,×200)

2. 糖原染色观察

骨髓与淋巴组织标本的糖原染色方法和意义同骨髓穿刺涂片的糖原染色。

3. 免疫组织化学染色观察

免疫组织化学染色简称为免疫组化(immunohistochemistry,IHC),是指在组织细胞原位通过抗原抗体反应和组织化学呈色反应,借助可见的标志物,对相应的抗原或抗体进行定位、定性、定量检测的一种免疫学方法。

骨髓与淋巴组织的免疫组化是将制备的免疫标记(荧光标记、酶标记等)的 CD 抗原或其他分子的特异性抗体与组织和细胞上的 CD 抗原和其他分子发生特异性的免疫反应,利用免疫标记显示可见的呈色反应,用显微镜观察在细胞表面、胞质和细胞核中各种抗原等物质的定位、定性、定量的分析方法。

主要检测目的:①确定细胞的表型及其分化程度;②确定增殖情况和凋亡情况及其相关的蛋白质,如细胞周期蛋白及与凋亡有关的蛋白质;③确定抗原的异常表达和异常蛋白质,如融合基因产

NOTE

生的蛋白质、病原体相关的蛋白质(如 EB 病毒)、耐药性有关的蛋白质。

表 3-5-1　骨髓穿刺涂片、骨髓活检切片和骨髓印片检查的比较

	骨髓穿刺涂片	骨髓活检切片	骨髓印片
优点	1.操作较简便 2.涂片中细胞分布均匀,胞体舒展,染色良好,较易分辨各系原始细胞、幼细胞及其细微结构 3.易于识别巨核系细胞的巨型变,巨幼样变和小巨核细胞 4.细胞化学染色效果好,易于观察,结果可量化 5.可进行多项免疫细胞化学染色检查	1.保持造血组织的结构,便于判断造血细胞和脂肪组织的比例 2.可全面了解骨髓增生程度,有核细胞分布及其密度 3.可避免骨髓被稀释和干抽 4.评判骨髓纤维化的最直接指标,对骨髓纤维化、毛细胞白血病有确诊作用 5.判断前体细胞异常定位及肿瘤浸润性结构的最佳指标,也是评估骨髓增殖性肿瘤、骨髓增生异常综合征的进展及急性髓细胞白血病早期复发的指标,对于造血肿瘤异常增生有早期评判作用 6.能观察骨髓组织特殊结构,如骨小梁结构、间质、血管异常等及淋巴小结、类上皮肉芽肿等异常组织结构	1.兼具涂片和切片的特征,干扰因素比骨髓穿刺少,评估有核细胞量的意义大于骨髓涂片。也可预测切片中肿瘤细胞浸润的某些方式 2.含较明显的造血区和非造血区,细胞基本保留了完整的骨髓组织结构 3.观察原始细胞增生和巨核细胞小簇时,比骨髓涂片更接近造血组织病变 4.可提供骨髓切片形态学观察的某些参考,避免骨髓再次穿刺,有利于临床及时诊治 5.可与骨髓涂片检查同步进行
缺点	1.破坏了造血组织结构,无法判断造血细胞、脂肪组织的比例 2.评估有核细胞数量不及骨髓切片:因抽吸骨髓受细胞间吸附力、细胞与间质黏附力、骨髓纤维化等非系统因素影响;若抽吸过快或过多,可导致骨髓液被血液稀释 3.不易察觉肿瘤性疾病早期病变 4.如遇"干抽"不能分析	1.有核细胞群集,不易区分原始、幼稚细胞的类型 2.难以观察细胞内的微细结构 3.细胞化学染色结果难以量化 4.不易开展免疫细胞化学染色检查 5.取材部位及技术因素常导致骨髓切片质量不佳 6.技术要求高,报告周期长	1.观察细胞形态不及骨髓涂片,分类可靠性较骨髓涂片差 2.不能深层次评估骨髓组织病变,不能直接评价骨髓纤维化 3.不能进行细胞化学和细胞免疫化学染色 4.标本不佳及制片技巧影响印片质量,导致其评估能力下降

1)免疫组化染色对切片标本的要求

(1)组织必须新鲜,不能干燥,需要立即投入固定液,淋巴结切成薄片才能充分固定。

(2)组织中不能有大片坏死,否则坏死组织吸附,影响染色结果。

(3)载玻片必须清洁,否则背景着色,影响结果。

(4)切片厚度必须符合要求,过厚的切片难以分辨反应产物的定位。

2)常用免疫组化染色

(1)一步法:将荧光素或其他标记物(辣根过氧化物酶、碱性磷酸酶、洋地黄等)直接与特异性抗体连接,方法简单,假阴性多。

(2)二步法:用标记物结合二抗(抗特异性一抗),可放大信号,增加染色强度。

4.骨髓印片瑞特染色观察

用活检穿刺针获得骨髓组织标本后,将样品从针套中推出,轻轻地在载玻片上进行滚动,然后将其标本片放入固定液,待印片晾干后,进行瑞特染色,染色方法同骨髓涂片染色。骨髓印片检查主要是有核细胞量和类似组织形态的检查,常与骨髓涂片检查同步进行,既可弥补部分骨髓涂片评估有核细胞的不足,还可提示某些组织病理改变。

三、健康人骨髓与淋巴组织的病理学特点

1. 健康人骨髓造血组织的病理学特点

红骨髓切片由造血细胞和血窦组成，血窦含量极其丰富，由进入骨髓的动脉、毛细血管继续分支形成的窦状腔隙组成。血窦大小不一，形态不规则，窦壁包含内皮细胞、外被基底膜和周细胞。造血组织位于血窦间，由网状组织构成支架，网眼内充满不同发育阶段的血细胞和分化间叶细胞、脂肪细胞等。

骨髓造血组织中的三系细胞即红系、粒系及巨核系，还有其他细胞成分，如淋巴系、浆系、单核系等细胞，它们在骨髓中的分布有明显的规律。在 HE 染色切片中，红系染色较深，粒系染色较淡，巨核系细胞体积较大。

（1）红系：幼红细胞位于血窦附近，常聚集成幼红细胞岛，越成熟的细胞越靠近血窦壁。有核红细胞有成簇倾向，细胞越幼稚越靠近中央，越成熟越靠近周围。红系细胞在骨髓切片中一般成簇存在，细胞集结中央有一个巨噬细胞，胞质中有铁颗粒，其周围围绕几层细胞，为原始红细胞、早幼红细胞及中幼红细胞。原始红细胞及早幼红细胞在切片中难以区别，中幼红细胞胞质透亮，易识别。原始红细胞与其他母细胞在切片中的鉴别依赖于它与成熟期的红细胞组成小簇。

红系细胞在切片中一般不计数，只估计红系有核细胞的大致情况，显著增生或再生不良容易估计，但轻度变化很难估计。一般以有核红细胞与粒系细胞的比值作为依据。在切片中，粒红比值为 2：1～3：1。这个数值相比在骨髓小粒涂片中的结果较高，这是由于有些粒细胞在过滤时丧失了。比值的降低表示红系增生或粒系减少，但红系增生是相对的还是绝对的，须参考有核细胞总数才能决定。

（2）粒系：幼粒系距血窦较远，当发育成晚幼粒细胞时则具有主动运动能力，开始向血窦移动，粒系成簇倾向不如红系明显。成熟的中性杆状核和分叶核粒细胞在切片中易辨认，可从细胞核的形状来辨认。原始粒细胞、早幼粒细胞和中性中幼粒细胞在 HE 染色切片中难辨认，各类构成比分析需结合骨髓涂片。

HE 染色切片中很容易辨认嗜酸性粒细胞。它的标志是嗜酸性颗粒，这种颗粒较中性颗粒大，而且更清楚。嗜碱性粒细胞在甲醛溶液固定标本中不能显示，因为它的颗粒是水溶性的。

（3）巨核系：巨核系紧靠血窦壁外和内皮细胞间隙处。在骨髓切片中，巨核细胞容易识别，它是正常骨髓中最大的细胞，低倍视野下就可辨识。巨核细胞是多倍体有核细胞，细胞核多叶和扭曲，核内富染色质，核仁不清楚，胞质嗜酸性，核质比差异很大。原始巨核细胞和幼巨核细胞在切片中不能区别。

血小板在切片中表现为颗粒状嗜酸性物质，注意勿与纤维素混淆。纤维素也为嗜酸性，但呈丝状排列状态。当血小板产生增多时，可见成片的血小板。这种成片的血小板周围可围有 1～2 排多形核粒细胞。

骨髓活检标本可以估计巨核细胞的数量。一般正常巨核细胞数量为平均每高倍视野 1～3 个或 2～3 个。在骨髓组织病理学报告中可用未见到巨核细胞、巨核细胞明显减少、明显增多及正常范围 4 个等级来描写。

骨髓中巨核细胞数量与外周血的血小板计数并无一致的相应关系。

（4）浆系：浆细胞在骨髓切片中很容易辨认，它有一个偏心的圆形细胞核，围绕一圈嗜碱性细胞质，核内染色质结成粗块，位于核膜下，形成典型的车轮状外观。核旁有一透亮的晕，这是高尔基复合体区部位。在浆细胞数量增多时，可有双核或多核的浆细胞。浆细胞胞质中可有圆形或卵圆形、不同大小的包涵体，称为 Russell 小体。

在正常骨髓中，浆细胞特征性地围绕小血管，单层排列。反应性浆细胞增多时，这种血管周围套可有 2 层或多层细胞。正常骨髓中浆细胞的数量占有核细胞总数的 1%～4%，大于 4% 则属于浆细胞增多。

NOTE

2. 健康人淋巴组织的病理学特点

淋巴结表面覆盖由较致密结缔组织构成的被膜,有15～20条输入淋巴管穿过被膜进入淋巴结实质。在淋巴结的凹面有淋巴结门,这里的结缔组织较丰富,其中有2～3条输出淋巴管、血管和神经出入。被膜及淋巴结门处的结缔组织、血管及神经深入实质形成小梁,构成淋巴结粗的支架。在支架之间为淋巴结的实质和淋巴窦。淋巴结的实质由淋巴组织构成,可分为皮质和髓质两部分。

(1)皮质:皮质深层和滤泡间隙为副皮质区,主要是胸腺迁移而来的T细胞聚集的场所,又称胸腺依赖区;B细胞在淋巴结皮质区的生发中心增殖、发育。

(2)髓质:髓质在淋巴结中央,由髓索和髓窦组成。髓索主要含B细胞、浆细胞、巨噬细胞、肥大细胞和嗜酸性粒细胞等;髓窦中有许多巨噬细胞和网状细胞,对淋巴液起过滤作用。出生后,淋巴结只产生淋巴细胞和浆细胞。

(王 林)

第六节 血细胞培养技术

一、概述

造血、血细胞的发生、分化、发育、成熟,血液肿瘤的病理生理研究和抗肿瘤模式研究等都需要在培养的血细胞模型上进行。临床血液肿瘤实验室诊断需从外周血、骨髓、淋巴组织、体腔液获得血细胞进行培养进行核型分析。血液肿瘤的生物治疗也需要事先体外培养、制备、扩增大量活性细胞。血细胞培养技术已涉及血液病基础研究和临床实验室诊断(检验)和治疗的多个层面。

(一)基本概念

1. 细胞培养

细胞培养是指从体内取出组织(先制备成单细胞悬液)或细胞在体外模拟体内生理环境条件下(如无毒、无菌、适宜温度、特定 pH 和一定营养),使其生存和生长,并维持其结构和功能特性,继续存活与增殖。通过细胞培养得到大量的细胞或使细胞达到分裂同步化,然后进行后续实验和操作。

2. 培养基

细胞的生长需要营养环境,用于维持细胞生长的营养基质称为培养基。

3. 初代培养

初代培养又称原代培养,即直接从体内取出的细胞、组织和器官进行的第一次培养的培养物,一般持续1～4周。已进行传代培养的细胞称为细胞系。

4. 传代培养

传代培养是指原代培养细胞在培养器皿中与形成的单层细胞汇合以后,被分开接种到新的培养器皿中继续培养的过程。

5. 克隆

一个细胞有丝分裂获得的一个细胞群体称为一个克隆。

6. 细胞系

传代细胞若能稳定生长传至第10～20代,经过鉴定有某种生物学特性可确立为细胞系。

7. 细胞株

细胞株是指通过选择法或克隆形成法从原代培养物或细胞系中获得具有特殊性质或标志物的克隆化细胞群。

(二)血细胞培养目的和用途

1. 生命科学研究、生物制药

(1)用于生命科学基础研究,如血细胞分化、发育、功能研究,基因功能研究,疾病发生机制研究,造血干细胞移植、组织工程、再生医学等。

(2)用于药物的研究和开发,如药物作用机制、新药筛选、基因工程药物、细胞工程、抗体制备等。

2. 临床实验室诊断和治疗

(1)血液肿瘤的细胞遗传学诊断,如血细胞核型分析。

(2)血液肿瘤生物治疗前的杀伤活性细胞制备、扩增。

(3)临床患者血液肿瘤细胞的体外药物敏感性检测。

二、血细胞培养

常用血细胞培养包括造血干细胞的培养、造血祖细胞的培养、血液肿瘤细胞的培养等。

(一)造血干细胞的培养

造血干细胞培养不仅能对造血干细胞进行定量分析,而且可以在体外观察多种因素对造血干细胞的影响。临床上,造血干细胞培养对白血病、骨髓增生异常综合征、再生障碍性贫血和骨髓增殖性肿瘤等多种血液病的诊断、鉴别诊断及预后具有重要参考价值。

(二)造血祖细胞的培养

造血祖细胞由造血干细胞分化而来,它们进而再分别分化为形态可辨认的各种幼血细胞。造血祖细胞的增殖能力有限,它们依靠造血干细胞的增殖来补充。造血祖细胞可用体外培养的细胞集落法测定。在不同的集落刺激因子(colony stimulating factor,CSF)作用下,可分别出现不同的血细胞集落。

目前已确认的造血祖细胞如下:①红系造血祖细胞,必须在红细胞生成素(erythropoietin,EPO,由肾等产生)作用下才能形成红细胞集落,又称红细胞集落生成单位(CFU-E)。②粒-单核系造血祖细胞,需在粒细胞生成素(granulopoietin,由巨噬细胞产生)作用下形成该种细胞的集落,又称粒-单核系集落生成单位(CFU-GM)。③巨核系造血祖细胞,需在血小板生成素(thrombopoietin)作用下形成巨核细胞集落,又称巨核系集落生成单位(CFU-M)。各类常用造血祖细胞培养比较见表3-6-1。

表 3-6-1　造血祖细胞培养情况一览表

	红系祖细胞	粒-单核系造血祖细胞	巨核系造血祖细胞	混合祖细胞
支持物	甲基纤维素	半固体琼脂	血浆凝块或甲基纤维素	甲基纤维素
细胞因子	EPO	GM-CSF、IL-3、G-CSF、M-CSF 及 SCF	TPO、IL-3 及 SCF	配以各种造血生长因子如 IL-3、GM-CSF 和 EPO 或 PHA-LCM 加 EPO 作为 CFU-MIX 刺激因子
培养时间	据方法而不同	7 天	10～14 天	14 天
参考范围	骨髓 BFU-E:(25.3±7.6)/2×10⁵ MNC 骨髓 CFU-E:(141.6±68.4)/2×10⁵ MNC	CFU-GM:(150.06±58.4)/2×10⁵ MNC	CFU-MK:(16.4±10.3)/2×10⁵ MNC	CFU-GEMM:(10.8±4.9)/2×10⁵ MNC

NOTE

续表

	红系祖细胞	粒-单核系造血祖细胞	巨核系造血祖细胞	混合祖细胞
参考范围	外周血 BFU-E：(26±4)/2×10⁵ MNC 脐血 BFU-E：(76±7)/2×10⁵ MNC	骨髓的 1/10 CFU-GM：(48±6)/2×10⁵ MNC		
临床意义	BFU-E、CFU-E 减少：见于再生障碍性贫血、单纯红细胞性再生障碍性贫血、急性白血病、CML 急变期、纯红白血病及铁粒幼细胞贫血等。 BFU-E、CFU-E 增多：见于真性红细胞增多症、原发性骨髓纤维化及部分 CML 患者。	CFU-GM 减少：常见于再生障碍性贫血、阵发性睡眠性血红蛋白尿症、急性白血病、CML 急变期等。 CFU-GM 增多：慢性髓细胞白血病(CML)、真性红细胞增多症(部分患者伴白细胞增多)等。	CFU-MK 减少：常见于再生障碍性贫血、获得性无巨核细胞性血小板减少性紫癜、骨髓增殖性肿瘤、血小板减少症和白血病等。 CFU-MK 增多：常见于慢性髓细胞白血病、在 CML 急变期仍有较高的 CFU-MK	CFU-GEMM 有助于调节多向祖细胞分化与增殖的各种刺激因子的生物活性的定量研究。 CFU-GEMM 产率较低,临床疾病研究还较少,再生障碍性贫血时 CFU-GEMM 一般减少,CML 时增高

(三)血液肿瘤细胞培养

血液肿瘤细胞的培养对于肿瘤病因、发病机制、诊断和治疗研究以及肿瘤的疗效监测具有重要意义。目前在血液学临床和研究中应用较多的白血病-淋巴瘤细胞系见表 3-6-2。

表 3-6-2 常见血液肿瘤细胞系

细胞系	建系时间	来源与属性
Raji	1964	伯基特淋巴瘤
RPMI-8226	1966	多发性骨髓瘤(浆细胞)
K562*	1970	CML 急变患者胸腔积液分离
U266	1970	多发性骨髓瘤(浆细胞)
REH	1973	急性 B 细胞白血病
U937	1974	急性单核细胞白血病
HL-60	1977	急性髓细胞白血病
MT-1	1978	成人 T 细胞白血病
HEL	1980	红白血病(红系)
M07-e	1987	急性巨核细胞白血病
NB4	不详	急性早幼粒细胞白血病
Jurkat	不详	急性 T 细胞白血病

注：K562* 细胞的免疫学表型和形态学均表现出未分化细胞特征,因其具有多项分化潜能,故更适合进行细胞多向分化研究。

(四)原代血液肿瘤细胞的分离培养

用外周血或骨髓穿刺术采集骨髓液 2～3 mL,置于肝素抗凝的无菌离心管中,在无菌条件下将肝素抗凝的骨髓液滴加在 Ficoll-Hypaque 分离液(密度为 1.077±0.001)中,800g 离心 15 min 后取出离心管,用吸管小心吸取中间的单个核细胞层,转移至另一干燥离心管中,用 PBS 洗涤三次,弃去上清液,调整原代白血病细胞浓度至(2～5)×10⁶/mL,将其接种于培养瓶或培养板中,然后置于 37 ℃、5% CO₂ 培养箱中进行培养,定时观察细胞生长情况。

血液肿瘤核型分析时,需进行短期血细胞培养,到细胞有丝分裂中期时,终止培养,进行滴片、染色后,分析核型以获得细胞遗传学信息。

(罗海玲 张 娟)

第七节 血细胞遗传学(染色体)检验与技术

一、概述

1960 年 Nowell 和 Hungerford 首次在费城(Philadelphia,Ph)发现了慢性髓细胞白血病染色体异常,即 Ph 染色体,从此推动了细胞遗传学技术在血液肿瘤上的广泛应用,促进了血液病相关染色体检验技术的发展。

继 Ph 染色体之后,陆续在多种血液病中检测出染色体异常。染色体异常(chromosome aberration)又称染色体畸变,包括染色体数目异常和结构异常。染色体数目异常包括非整倍体(aneuploid)(超二倍体、亚二倍体、假二倍体)、多倍体(polyploid)(二倍体、三倍体等)、嵌合体(mosaic)。染色体结构异常是由于染色体断裂或断裂后的重排导致染色体发生结构的改变。染色体的断裂可以是自发的,也可以由某种致畸变因素所引起。常见的染色体结构异常有缺失、重复、倒位、易位。

血细胞染色体检验技术主要包括染色体非显带技术、染色体显带技术、染色体高分辨技术、姐妹染色单体互换技术、染色体脆性部位显示技术和早熟凝集染色体技术等。20 世纪 80 年代发展起来的荧光原位杂交(fluorescence in situ hybridization,FISH)技术,不仅可用于分裂中期细胞染色体的检查,而且可检测分裂间期细胞,拓展了染色体的检测范围,提高了检测的灵敏度。自动化染色体分析技术的建立,使染色体检查更简单易行,在染色体图像处理和核型分析方面显示出独特优势,提供了高效、快速和便捷的血细胞遗传学研究手段。

二、血细胞染色体主要的检验技术

(一)染色体非显带技术

染色体标本制作好后,不经处理直接染色,整条染色体均匀着色(相对于后面的显带染色体而言)。非显带染色体是显带染色体的基础。染色体制备的关键是获得足够的分裂中期细胞,有直接法和短期培养法。

(二)染色体显带技术

染色体经过某种特殊的处理或特异的染色后,染色体上可显示出一系列连续的明暗条纹,称为显带染色体。这些带纹具有物种及染色体的特异性,可更有效地鉴别染色体和研究染色体的结构和功能。常见的染色体显带有 G 带、Q 带、C 带和 N 带。

染色体显带技术是在非显带染色体基础上发展起来的技术,其优点是能显现染色体本身更细微的结构。染色体显带技术极大地促进了细胞遗传学的发展,有助于更准确地识别每条染色体及染色体结构异常,适用于各种细胞染色体标本,同时也为基因定位的研究提供基础。

(三)染色体高分辨技术

巴黎会议提供的人类显带染色体模式图中一套单倍的染色体带纹数仅有 320 条。20 世纪 70 年代后期采用了细胞同步化方法和改进的显带技术,在细胞分裂的中前期、晚前期或早前期可获得更多分裂相和带纹更多的染色体,能显示 550～850 条带。研究者们可以在 G_2 期或早前期染色体上显示出 3000～10000 条带,这种染色体称为高分辨染色体。这使染色体的研究逐步深入到分子生物学水平,将有助于揭示染色体与基因的关系。

NOTE

(四)姐妹染色单体互换技术

姐妹染色单体交换是近年来细胞遗传学研究的一个新方法。其原理是当细胞接触到5-溴脱氧尿嘧啶核苷(Brdu)时,Brdu可作为核苷酸前体物,专一替代胸腺嘧啶掺入新合成的DNA链中。只要通过两个细胞复制周期,就可使姐妹染色单体中的一条单体的DNA双链中,有一股链是掺有Brdu的,而另一条单体的DNA双链中,两股链全掺有Brdu。这样的细胞经过分化染色处理,即可见到同一条染色体的两条姐妹染色单体有明显的差异,有一条单体为深色,另一条为浅色。

(五)染色体脆性部位显示技术

染色体脆性部位(fragile site,FS)是指外周血淋巴细胞染色体存在着非随机的且容易发生断裂或裂隙的部位。它们常常在一定培养条件下或接受某些药物诱导后表达增强。

根据Sutherzand于1979年提出的脆性部位的定义,至少有104种普通脆性部位(e-fra)、罕见脆性部位(r-fra)或有争议脆性部位(c-r-fra)被描述,并且染色体脆性部位是对患者子代产生影响的一个危险因素。因为在一些病例中,在带有染色体脆性部位个体的子代中发现有非整倍体和原发性结构重排的改变。但这些重排中的断裂点与其父母表达的脆性部位并不一致。

(六)早熟凝集染色体技术

染色体早熟凝集(premature chromosome condensation,PCC)是指将处于分裂期(M期)的细胞与处于细胞周期其他阶段的细胞融合,使其他期细胞的染色质提早包装成染色体的现象。由于G_1、S、G_2期的DNA复制状态不同,早熟凝集的染色体形态各异,如与M期细胞融合的G_1期的染色体为单线状,S期为粉末状,G_2期为双线。

(七)荧光原位杂交技术

荧光原位杂交(fluorescence in situ hybridization,FISH)技术是将荧光素标记的核酸探针与待测样本中的核酸序列按照碱基互补配对的原则进行杂交,经变性—退火—复性—洗涤,若两者同源互补,即可形成靶DNA与核酸探针的杂交体,通过荧光显微镜观察荧光信号可在不改变被分析对象,如维持细胞原有结构和细胞核遗传物质原位不变的前提下对靶核酸进行定性、定量或相对定位分析。

三、血液病常见的染色体异常

(一)染色体数目异常

染色体数目异常的主要原因是减数分裂或有丝分裂时染色体不分离。常见的染色体数目异常有整倍体、非整倍体、嵌合体三种。

1.整倍体

整倍体是体细胞的染色体数为基本染色体组(x)整数倍的个体。所有同源染色体在生殖细胞成熟分裂时全部归于一个细胞,这个生殖细胞的染色体数目仍然是二倍体。此生殖细胞与正常的生殖细胞结合就会形成三倍体(triploid)。两个这样的生殖细胞结合就会形成四倍体(tetraploid)。这些统称为多倍体(polyploid),均属于整倍体(euploid)。

2.非整倍体

生殖细胞在分裂时有个别染色体不分离,造成受精卵中染色体的数目不是染色单体的倍数,则称为非整倍体。因个别染色体增加使染色体总数超过二倍体者,称为超二倍体(hyperdiploid);少于二倍体者,称为亚二倍体(hypodiploid)。染色体数目仍然是二倍体,但不是23对,而是个别染色体增加,个别染色体缺失,称为假二倍体(pseudodiploid)。

3.嵌合体

染色体不分离现象发生在受精卵卵裂过程及胚胎发育早期的细胞分裂过程中,则此胚胎的部分细胞发生染色体数目异常,一个个体具有几个不同核型的细胞系,称为嵌合体。常见于先天性患者。

(二)染色体结构异常

常见的染色体结构异常有缺失(deletion)、重复(duplication)、倒位(inversion)、易位(translocation)、环状染色体(ring chromosome)、等臂染色体(isochromosome)、脆性位点(fragile site)等,见图 3-7-1。

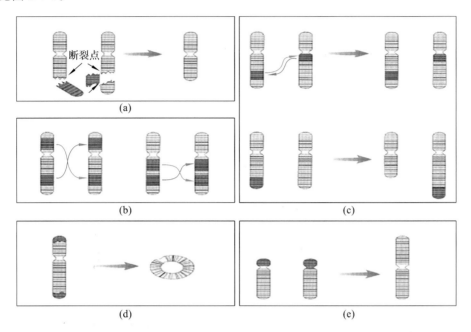

图 3-7-1 染色体结构异常
(a)染色体缺失;(b)染色体倒位;(c)染色体易位;(d)环状染色体;(e)罗伯特易位

1.缺失

缺失是指染色体臂的部分丢失,包括末端缺失和中间缺失,用 del 表示。

2.重复

重复是指一对同源染色体的其中一条断裂后,断片连接到另一条同源染色体的相对应部位或由于同源染色体间的不等交换,一条同源染色体上部分基因发生重复,而另一条同源染色体发生相应的缺失;也可能是由于染色体上某些部位发生自我复制造成的。重复一般用 dup 表示。

3.倒位

倒位是指染色体的某一片段断裂下来,颠倒 180°后重新连接,造成原来基因顺序的颠倒。倒位用 inv 表示。按部位不同,倒位又分为臂内倒位(paracentric inversion)和臂间倒位(pericentric inversion)两种。臂内倒位的倒位部分不包含着丝粒,限于臂内,染色体形态不发生改变,不易察觉,但染色体显带技术可予以分辨。臂间倒位的倒位部分包含着丝粒,倒位后染色体形态发生较大改变。

4.易位

易位是指染色体的节段位置发生改变,即一条染色体断裂后,其片段接到同一条染色体的另一处或接到另一条染色体上去。易位用 t(A;B)的形式表示,A、B 分别表示发生易位的两条不同染色体。易位分相互易位(reciprocal translocation)和非相互易位(nonreciprocal translocation)两种。相互易位指发生易位的两条染色体都发生断裂,断片相互交换。非相互易位指仅一条染色体发生断裂,断片插入另一条染色体中或接在另一条染色体的末端。易位后主要遗传物质没有丢失,且个体表型正常,称为平衡易位(balanced translocation)。而易位后丢失了部分遗传物质,且造成个体表型异常,称为不平衡易位(unbalanced translocation)。易位是白血病、淋巴瘤中十分常见的染色体结构异常。

5.环状染色体

若断裂发生于染色体的两个末端,则断裂下来的两个断片彼此可以粘合成无着丝粒碎片,而带

NOTE

着丝粒的部分可通过两断端的粘合形成环状染色体。

6.等臂染色体

等臂染色体是指染色体的两臂在基因的种类、数量和排列方面为对称的相同的染色体。具有一个着丝粒的等臂染色体的形成经过三个阶段:首先由于着丝粒的错误分裂使着丝粒横裂为二,形成由一条臂和半个着丝粒构成的顶端着丝粒的染色体;这种染色体由于不分离,而被包含在一个核中;然后这两条染色单体把各自的半个着丝粒紧紧地合在一起,再对称地展开,构成两臂,形成一条由染色单体构成的两臂相等的染色体。

7.脆性位点

脆性位点是指在接触某些特殊的化学物质或体外培养条件时所出现的非随机的染色体裂隙、断裂位点。

(三)染色体异常核型的描述

染色体异常核型描述中常用的缩写符号见表 3-7-1。

表 3-7-1 染色体异常核型描述中常用的缩写符号

缩写符号	意 义	缩写符号	意义
+,−	在染色体编号和性染色体前代表整个染色体增减,在其后代表染色体长度增减	inv	倒位
→	从……到……	Mos 或"/"	嵌合体
:	断裂	p	染色体短臂
::	断裂并连接	q	染色体长臂
=	总数	r	环形染色体
?	不能肯定识别的染色体或染色体结构	rob	罗伯特易位
A~G	常染色体分组号	t	易位
1~22	常染色体编号	ter	末端
ace	无着丝粒碎片	tri	三着丝粒染色体
cen	着丝粒	X,Y	性染色体
del	缺失	dic	双着丝粒染色体
dup	重复	h	次缢痕
I	等臂染色体	ins	插入
cs	染色体	ct	染色单体
mat	来自母体	pat	来自父体
rcp	相互易位	rec	重组染色体

四、染色体检查在临床血液学中的应用

血液细胞染色体检查是血液学检验的重要内容,是遗传性疾病、恶性血液病研究不可缺少的方法。尤其是在白血病、淋巴瘤等疾病中许多特异染色体异常被逐渐认识以后,与癌基因相关的染色体异常、融合基因及其编码的融合蛋白在肿瘤的发生、发展中起着重要的生物学作用,并与肿瘤细胞的形态学、肿瘤的治疗、疗效判断及预后等有密切的联系,临床上已用于疾病的诊断、分型、治疗方案的选择,在预后判断和微量残留病的检测等方面发挥着重要的作用。

1.在白血病中的应用

(1)在白血病诊断和分型中的应用:染色体异常的检查对血液病的诊断、鉴别诊断等显示出越来越重要的作用。在多种白血病中可发现非特异性和特异性的染色体异常。如 CML 患者 Ph 染色体发生率可达 $90\%\sim95\%$,见图 3-7-2,成为 CML 的特征性细胞遗传学标志,对 CML 的诊断

具有重要意义。

急性髓细胞白血病(AML)会出现一些特异性染色体异常,如 AML 伴 t(8;21)(q22;q22)。

t(15;17)(q22;q12)可用于 APL 的诊断,见图 3-7-3。APL 的染色体易位分为三类:①简单型:15 或 17 号染色体与另一种染色体易位。②复杂型:至少累及 3 条染色体,包括 15 和 17 号染色体。③隐匿型:在细胞水平未发现 15 和 17 号染色体受累,但分子水平可见 RARα 和/或 PML 重排及融合基因。

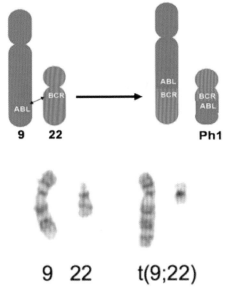

图 3-7-2　Ph 染色体

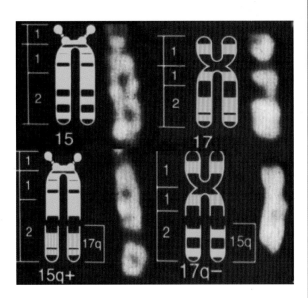

图 3-7-3　APL 患者染色体异常 t(15;17)

AML 患者还可伴随其他非特异性的染色体异常,如+8,−7 和−5。

急性淋巴细胞白血病(ALL)可见染色体数目和结构异常。数目异常中超二倍体多见,亚二倍体则少见。染色体异常与 ALL 免疫学分型相关,如 Ph 染色体 t(9;22)(q34.1;q11)可见于 20%~30%的 B-ALL;t(4;11)(q21;q23)可见于 B-ALL。

由于特异性染色体异常对疾病诊断有标志和分类的意义,故被列为急性白血病 WHO 分型的主要指标之一。

(2)在白血病预后判断、治疗指导中的应用:AML 中具有 t(15;17)、t(8;21)、inv(16)染色体异常及 t(15;17)同时伴随其他染色体异常对治疗的反应是不同的。在 ALL 中,染色体数超过 50 的超二倍体者对治疗的反应良好,其次是染色体数为 47~50 的异常者及正常核型者,而亚二倍体、t(9;22)、t(4;11)及 t(8;14)患者则预后较差。CML 患者出现双 Ph、+8、i(17q)等染色体异常时,往往预示着急变。慢性淋巴细胞白血病(CLL)患者出现 13q−时,往往预示疾病发展缓慢,生存期长。

(3)鉴别白血病微量残留:微量残留白血病(minimal residual leukemia,MRL)是指白血病经化疗或造血干细胞移植后达到完全缓解,而体内残存微量白血病细胞的状态,此时体内仍有 10^6~10^8 个白血病细胞存在,但用形态学方法已难以检出白血病细胞。用 FISH 技术检测微量残留的灵敏度要远远超过常规技术(如染色体显带技术),通过设计多种探针直接对中期和间期染色体进行检测,可发现各种染色体数目或结构异常。用 FISH 技术检测异常细胞的检出率可达到 1‰的水平,常规显带技术若能观察到 500 个分裂象,异常细胞的检出率仅约为 1%。当临床及形态学还没有复发的症状和证据时,染色体检查已经检测到原已消失的克隆性染色体异常和/或新的克隆性染色体异常时,往往预示疾病将复发。因此,细胞遗传学技术常用于监测疾病的复发。

2.在骨髓增生异常综合征(MDS)中的应用

40%~80%的 MDS 患者会出现染色体异常,常表现为染色体的丢失、部分缺失,亦可见染色体增加和结构异常,如−7、−17、−Y、5q−、7q−以及+8、+11 和 t(3;3)(q21;q26)、t(5;17)(q32;

NOTE

q12)等。在低增生 MDS 与再生障碍性贫血、阵发性睡眠性血红蛋白尿症(PNH)等疾病的鉴别中，细胞遗传学有利于 MDS 的诊断和鉴别诊断。细胞遗传学分析也有利于判断 MDS 的转归及预后，单纯 5q-预后较好，其他类型较差。随着 MDS 向白血病转化危险性的提高，如 RAEB,RAEB-T 克隆性染色体异常的检出率也相应提高。－7 及复杂染色体异常者常预示疾病的转化及预后不良。

大量临床实践证明，染色体检查在预测 MDS 的白血病转化倾向及预后评估方面意义重大，对了解 MDS 患者的病情发展情况起到了重要作用。研究显示核型异常的患者与核型正常的患者比较，其转变为急性白血病的概率显著增大。在 MDS 的患者中，核型正常的或非复杂核型者，其病程进展的过程比较缓慢，生存期也相对较长，对治疗的临床反应较好；而临床治疗效果较差，转白率高的多为细胞遗传学复杂核型。

3. 在淋巴瘤中的应用

大量证据表明核型异常与恶性淋巴瘤亚型密切相关。如大多数伯基特淋巴瘤具有 t(8;14)，少数为 t(2;8)和 t(8;22)。t(11;18)(q21;q21)是黏膜相关淋巴组织结外边缘区淋巴病(MALT 淋巴瘤)最常见的特征性染色体易位，约 40%的胃和肺 MALT 淋巴瘤发生该易位，也有少数患者出现 t(1;14)(p22;q32)。淋巴瘤核型异常对预后判断也有很大价值，如约 85%的滤泡性(follicular)淋巴瘤具有 t(14;18)(q32;q21)，或单独存在或与其他异常共同存在，前者预后良好，后者预后差。

4. 在其他血液病中的应用

在骨髓增殖性肿瘤中，经常会出现染色体异常。真性红细胞增多症(polycemia vera,PV)患者中约有 40%会在病程的始末出现克隆性染色体异常，常见的染色体异常有 del(20)(q11)、＋8 和＋9。因此，存在克隆性染色体异常应列为 PV 的重要诊断依据。30%的原发性骨髓纤维化患者出现异常核型，常见的染色体异常为－7,－9,＋8,＋2 或 1q、13q 等。许多情况可伴继发性骨髓纤维化，而单纯骨髓和外周血检查又难以确诊，须依靠染色体检查做排除性诊断。核型分析为 PV、原发性骨髓纤维化的诊断和鉴别诊断提供了有力的证据。

5. 在造血干细胞移植中的应用

染色体检查是验证造血干细胞移植是否成功的常用方法。在造血干细胞移植中性染色体常作为遗传标志，方法稳定而简便。在供、受体性别不同时，当女性受者接受了男性骨髓，在移植后造血细胞中出现了 Y 染色体或男性受者接受了女性骨髓，造血细胞中 Y 染色体消失，均可说明植入成功。另外，13、14、15、21、22 号染色体上的随体也可作为植入的遗传证据。移植前不具有随体的受者，移植后出现了随体或移植前具有随体的受者，移植后随体消失，均表明植入成功。

(罗海玲)

第八节　血液病的分子生物学检验与技术

血液病的分子生物学检验技术全面推动着临床血液学检验的发展及提高。随着分子生物学技术的发展及其在临床中的广泛应用，临床上对血液病的诊断已经从细胞、亚细胞水平，上升到分子水平。20 世纪 70 年代首次采用分子杂交技术成功地进行 α-地中海贫血的基因诊断，有力推动了分子生物学检验在血液病中的应用，同时血液分子生物学的基础研究也为血液病的基因诊断提供了依据。

血液病分子生物学检验的主要目的是对血液病进行基因诊断，现已证实体细胞基因突变可引起各种遗传性和非遗传性血液病，如 α-珠蛋白基因缺失导致的 α-地中海贫血；凝血因子Ⅷ基因的点突变、插入和缺失等导致的甲型血友病；融合基因的形成、基因重排、基因扩增及基因的表观遗传修饰等常常引起恶性血液病如白血病和淋巴瘤的发生。由此可见，血液病的分子生物学检验技术在血液病的精确诊断与分型、指导治疗、判断预后和微量残留病的检测等方面发挥着非常重要的作用。

一、血液病常见的分子生物学异常

（一）基因融合

基因融合是指两个或多个基因的编码区首尾相连，置于同一套调控序列（包括启动子、增强子、核糖体结合序列、终止子等）控制下，构成嵌合基因。主要融合方式包括易位、缺失、染色体倒位。恶性血液病中常见染色体相互易位形成融合基因，后者作为疾病的特异性分子学标志已被列入疾病的分型标准，用以协助疾病的诊断、分型，选择治疗方案、评估药物疗效及检测微量残留病等。

1. *BCR-ABL1* 融合基因

BCR-ABL1 融合基因主要见于慢性髓细胞白血病（CML），其 Ph 染色体易位使位于 9q34 上的原癌基因 *ABL1* 易位至 22q11 的 *BCR* 基因上，形成 *BCR-ABL1* 融合基因。该融合基因表达具有高酪氨酸激酶活性的 BCR-ABL 融合蛋白，是 CML 发病的分子基础。急性淋巴细胞白血病（ALL）、急性髓细胞白血病（AML）等恶性血液病中也可见该蛋白表达，且其表达水平与临床疗效具有良好的相关性。因此 *BCR/ABL1* 融合基因的检测有助于判断患者临床病情变化及有效监测微量残留病等。

2. *PML-RARa* 融合基因

PML-RARa 融合基因是急性早幼粒细胞白血病（APL）的特异性融合基因，因其染色体发生易位，使 15q22 的 *PML* 原癌基因与 17q21 的维甲酸受体 a（*RARa*）基因重排，形成 *PML-RARa* 融合基因。研究发现有 t(15;17) 和 *PML-RARa* 融合基因的 APL 患者对全反式维甲酸（ATRA）反应较好。ATRA 和化疗后达完全缓解（CR），但 *PML-RARa* 融合基因仍阳性的 APL 患者极易在 10 个月内复发，而融合基因阴性者复发率低。已证实少数 APL 患者仅有 *PML-RARa* 融合基因，而无 t(15;17) 的核型异常。也有少数 APL 患者可发生其他的核型变异，如 t(11;17)(q23;q21) 形成 *PLZF-RARa* 融合基因，t(5;17)(q35;q21) 形成 *NPM-RARa* 融合基因，der(17) 形成 *STAT5b-RARa* 融合基因以及 t(11;17)(q13;q21) 形成 *NUMA-RARa* 融合基因等。研究发现大多数出现 *PLZF-RARa* 和 *NPM-RARa* 融合基因的 APL 患者，对 ATRA 不敏感，预后较差。

3. *RUNX1-RUNX1T1* 融合基因

急性髓细胞白血病（AML）发生染色体易位，核型为 t(8;21)(q22;q22)，导致 21q22 上的 *RUNX1* 基因与 8q22 上的 *RUNX1T1* 基因融合形成 *RUNX1-RUNX1T1* 融合基因。其表达的 RUNX1-RUNX1T1 融合蛋白为一种转录抑制因子，可抑制正常 RUNX1 蛋白的功能，启动异常造血细胞的增殖信号，引起白血病细胞的克隆性生长。*RUNX1-RUNX1T1* 融合基因的表达是白血病预后良好的标志，同时也为微量残留白血病的检测提供特异性标志。

现已公认恶性血液病是由多基因、多信号通路改变造成的血液肿瘤。检测染色体易位产生的融合基因可作为其分类分型方案中最重要的诊断指标，可科学指导临床治疗方案的制订，避免治疗过度或治疗不足，如急性白血病患者具有 *CBFβ-MYH11*、*RUNX1-RUNX1T1*、*PML-RARa* 融合基因时预后较好；而具有 *BCR-ABL* 融合基因的 ALL 患者对化疗反应差。

（二）基因重排异常

基因重排是指某些基因片段改变原来的存在顺序，通过调整有关基因片段的衔接顺序，再重排成为一个完整的转录单位。血液病常见的基因重排异常包括易位、丢失、倒位、额外获得等，导致基因功能改变一般有以下两种方式：①产生新的融合基因。②正常的沉默基因被异常激活。这类基因仅有功能异常而结构正常，常见于淋巴细胞性肿瘤，在 B 细胞肿瘤中涉及免疫球蛋白基因，在 T 细胞肿瘤中涉及 T 细胞受体基因。免疫球蛋白重链（immunoglobulin heavy chain，IgH）和 T 细胞抗原受体（TCR）的编码基因具有多态性，其基因重排分别发生在 B、T 细胞的分化早期，其中 B 细胞的 *IgH* 基因重排保证了抗体多样性和独特性的需求。正常 B、T 细胞未受任何刺激情况时，其

NOTE

IgH、TCR 基因重排是随机的，B、T 细胞表现为多家族和多克隆性，具有发挥各种免疫作用的潜能。而在白血病/淋巴瘤时，出现特殊的抗原刺激，可引起某一个或几个亚家族的 IgH、TCR 发生针对性重排，而出现单克隆性增殖。用 PCR 技术对重排基因进行扩增，正常淋巴细胞的扩增产物大小不等，呈模糊的阶梯状，而单克隆性增殖的白血病/淋巴瘤细胞则可扩增为单一的特异性条带产物。因此，IgH 基因和 TCR 基因重排的检测，有助于淋巴细胞白血病/淋巴瘤的分型、诊断以及微量残留病的检测。急性髓细胞白血病（AML）也可表现出 IgH 和 TCR 基因重排，对重排阳性患者的治疗效果显著低于重排阴性患者，IgH 和 TCR 基因重排检测对 AML 患者疗效判断和预后评估具有指导意义。

(三)基因(表达)扩增

基因扩增是指特异蛋白质编码的基因的拷贝数选择性地增加而其他基因并未按比例增加的过程。在自然条件下，基因扩增是通过从染色体切除基因的重复序列再在质粒中进行体外复制或通过将核糖体 RNA 的全部重复序列生成 RNA 转录物再转录生成原来 DNA 分子的额外拷贝而实现的。拷贝数变异(copy number variation，CNV)是近年来遗传学研究的热点之一，被认为可能是变异和疾病机制的一个普遍来源。此外，其还与某些疾病的预后相关。有研究认为，CNV 在成人 AML 中与预后有明显的相关性，而与儿童 AML 预后的相关性尚无明确报道。急性淋巴细胞白血病(ALL)是儿童血液系统中最常见的肿瘤，基因组学研究显示，ALL 患儿常发生涉及淋巴细胞分化及细胞周期调控的基因拷贝数的异常，其与 ALL 的预后有一定的相关性。t(12;21)(p13;q22)是儿童 ALL 中最常见的染色体易位，约占 25%，产生 $ETV6$-$RUNX1$ 融合基因。有 20% 左右的患儿在停药 2 年左右发生晚期复发。应用荧光原位杂交(FISH)技术发现 80% 以上的初诊 $ETV6$-$RUNX1$ 阳性 ALL 患儿伴有该基因的扩增和缺失，其中 $ETV6$ 基因的缺失约占 70%，$RUNX1$ 基因的扩增约占 23%，der(21)、t(12;21)占 10% 左右。复发时也会有相似的改变。对 $ETV6$-$RUNX1$ 阳性 ALL 中影响患儿预后的因素进行研究，发现危险度分组、治疗方案及 $ETV6$-$RUNX1$ 基因拷贝数的改变等因素可能影响预后。

(四)基因甲基化

基因甲基化是指在甲基化酶的作用下，将一个甲基添加在 DNA 分子的碱基上，属于表观遗传学的范畴，即不改变 DNA 核苷酸序列，而对基因表达水平进行调控的机制。DNA 甲基化修饰决定基因表达的模式，即决定从亲代到子代可遗传的基因表达状态。甲基化的部位通常在 CpG 岛的胞嘧啶，抑癌基因启动子区异常高甲基化所导致的基因沉默、功能丧失是血液恶性肿瘤的重要致病机制。目前，已经发现一些基因的甲基化参与了血液肿瘤的发病，如 E-$cadherin$、$calcitonin$ 和 $p15INK4b$。在 65% 的 MDS 患者中可发现 $calcitonin$ 和 $p15INK4b$ 启动子区的过度甲基化。MDS 病程中如果出现 $p15INK4b$ 甲基化往往提示疾病进展，是高风险转化为 AML 和预后不良的标志。$p15INK4b$ 启动子区的甲基化也见于 AML 和 ALL，$p15INK4b$ 甲基化的 APL 患者提示预后不良。在 ALL 患者中也发现存在 $p57KIP2$ 和 $p21WAF1$ 的甲基化，而且 $p21WAF1$ 的甲基化提示预后不良。近年来去甲基化药物如阿扎胞苷(azacytidine，AZA)、地西他滨(decitabine)等由于可使因甲基化失活的抑癌基因恢复功能，从而逆转肿瘤细胞的生物活性，在 MDS 中应用较多。尤其给年龄为 60~70 岁的 MDS 患者的治疗带来了希望，此部分患者多无法耐受强化疗和骨髓移植，临床缓解率低。此外去甲基化药物对 AML 亦有一定的治疗效果。

(五)组蛋白乙酰化调控基因表达

组蛋白共价修饰也属于表观遗传学范畴，包括乙酰化、甲基化和磷酸化。目前研究较多的是组蛋白乙酰化修饰异常在血液肿瘤发病中的作用。组蛋白乙酰化是在组蛋白乙酰转移酶等的催化下，完成组蛋白氨基残基上的分子基团取出或结合的反应，组蛋白修饰需要一个或多个不同的共价修饰发生协同或拮抗作用，这些多样性修饰及其在时间和空间上的组合会形成大量的特异信号，这些信号可被相应的调节蛋白识别，影响一系列蛋白质的活性，从而调控真核生物的基因表达，即"组蛋白密码假说"。而组蛋白的去乙酰化抑制剂可以调控染色质的重塑,在控制染色质乙酰化的同时,开放染色质构型用于激活相关基因的转录。基于此作用机制,组蛋白去乙酰基转移酶(histone deacetylase,HDAC)的抑制剂(如罗米地辛等)可通过提高染色质特定区域组蛋白乙酰化,诱导细胞凋亡及分化,从而发挥抗肿瘤作用。伏立诺他、苯丁酸钠、丙戊酸等分别在治疗 T 细胞淋巴瘤、镰状细胞贫血、急性髓细胞白血病、MDS 等疾病中取得了较好的临床效果。此外,HDAC 抑制剂与去甲基化药物对一些恶性血液病的治疗具有协同作用,可减少去甲基化药物的用量及不良反应。

二、血液病诊疗中常见的分子生物学检验方法与技术

血液病诊疗中常见的分子生物学检验技术主要包括聚合酶链反应(polymerase chain reaction,PCR)、核酸分子杂交技术、生物芯片技术、DNA 测序技术等,其发展日臻成熟。在此仅做简要介绍。

(一)PCR 技术

1983 年 Mullis 等创立了具有划时代意义的 PCR 技术,从而使体外扩增核酸片段成为可能。PCR 技术的重要性在于其能在体外快速而高效地扩增特异性目标 DNA 序列,提高了分子生物学检测的灵敏度,已成为临床血液学诊断不可缺少的重要工具。可用来证明细胞克隆性和谱系、确定特定的基因重排、识别点突变和检测微量残留病等。

PCR 的基本原理是体外模拟天然 DNA 合成过程,把基因拷贝数以 2^n 的指数迅速扩增。重复 25～30 个循环,就可把基因拷贝数以指数形式增加至上百万倍,从而达到体外扩增核酸序列并检测的目的。

经典的 PCR 技术诞生之后经过数年探索,已经建立起很多不同的改良方法用于血液病分子诊断,如实时定量 PCR(real-time quantitative PCR,RQ-PCR)、逆转录 PCR(reverse transcription PCR,RT-PCR)、巢式 PCR、等位基因特异性 PCR、单链构型多态性 PCR、随机引物扩增 PCR、原位 PCR、不对称 PCR 等。

RQ-PCR 又称为荧光定量 PCR,是在反应过程中加入荧光基团,在 PCR 指数扩增期间通过连续监测荧光信号出现的顺序和强弱的变化来反映瞬时目的基因的拷贝数目,并与标准曲线比较对未知模板进行定量分析,是目前用于定量 DNA 或 RNA 最准确的方法。

RT-PCR 是当扩增模板为 RNA 时,需先通过逆转录酶将其逆转录为 cDNA 才能进行扩增。RT-PCR 多用于血液病中各种融合转录本的测定。因跨越染色体易位的基因组 DNA 长度通常不能通过 PCR 来检测,而 mRNA 中删除了内含子,这些易位通过融合的 mRNA 转录子形式则容易检测。

(二)核酸分子杂交技术

核酸分子杂交技术(nucleic acid molecular hybridization)的基本原理是两条互补核酸单链(DNA 或 RNA)在一定条件(适宜的温度及离子强度)下可按碱基互补配对的原则退火形成双链分子(DNA/DNA、DNA/RNA 或 RNA/RNA),由此可用来检测核酸分子的存在与否。待测核酸序列可以是克隆的基因片段,也可以是未克隆化的基因组 DNA 和细胞总 RNA。将核酸从细胞中分离纯化后可以在体外与探针杂交,即膜上印迹(blotting)杂交;也可以直接在细胞内进行,即细胞原位杂交。印迹的含义就是指将存在于凝胶中的生物大分子转移(印迹)到固定化介质上。

1.Southern 印迹杂交

Southern 印迹杂交(Southern blotting)又称为 DNA 印迹技术,即 DNA-DNA 杂交分析,主要用于基因组 DNA 分析。基本步骤为待测的基因组 DNA 经限制性核酸内切酶消化后,通过琼脂糖凝胶电泳进行分离。再经碱变性并用 Tris 缓冲液中和,高盐下通过电转移将 DNA 按凝胶中的位置转移到硝酸纤维素滤膜或尼龙膜上,固定。附着在滤膜上的 DNA 与同位素或其他标记物标记的 DNA 或 RNA 探针进行反应,通过放射自显影或其他技术检测显示杂交条带,从而对待测 DNA 进行分析。

NOTE

2. Northern 印迹杂交

Northern 印迹杂交(Northern blotting)又称为 RNA 印迹技术,主要用于检测样品中是否含有基因的转录产物(mRNA)及其含量。

3. 核酸原位杂交

核酸原位杂交简称原位杂交(in situ hybridization,ISH),是以已知序列核酸作为特异性探针与细胞或组织切片中的核酸进行杂交并对其进行检测的一种方法,主要用于检测基因在细胞内的表达与定位的原位杂交以及基因在染色体上定位的原位杂交等。其原理与 Southern 或 Northern 印迹杂交相似,以放射性或非放射性标记的 DNA 或 RNA 为探针,通过组织化学或免疫组织化学方法显示核酸原位杂交信号。非放射性标记探针由于具有安全、无放射性污染,稳定性好,显色快及易于观察等优点,近年来应用广泛。

4. 荧光原位杂交技术

荧光原位杂交(fluorescence in situ hybridization,FISH)技术将经典的细胞遗传学与分子生物学相结合,弥补了传统细胞遗传学方法对间期细胞、复杂核型细胞及染色体微缺失不能诊断的缺点,而且无须对骨髓、血液或实体瘤细胞进行培养,更加快速简便,被广泛应用于血液肿瘤的临床检测和研究。如白血病、淋巴瘤特异性易位的检测;骨髓增生异常综合征与浆细胞骨髓瘤等血液肿瘤的诊断与预后分层等;微量残留病监测等。

此外,一些新的 FISH 技术也出现并应用,如多色 FISH(multicolor FISH,M-FISH)、多色显带(multicolor-banding,mBAND)FISH、光谱核型分析(spectral karyotyping,SKY)等。M-FISH 和 SKY 实质上是利用来自流式细胞仪分选染色体特异性文库标记有多种荧光染料探针的全基因组 FISH 分析,使 24 条染色体(22 条常染色体和 2 条性染色体)用不同颜色可视化。这些技术有助于确定标记染色体的起源以及描述复杂的核型。比较基因组杂交(comparative genomic hybridization,CGH)与 M-FISH 和 SKY 一样,也是全基因组 FISH 分析,为常用的全基因组拷贝数变异检测技术。

(三)生物芯片技术

生物芯片(biochip)是分子生物学技术与信息技术联合利用的结果。该技术通过微加工和微电子技术将大量生物大分子有序地固化于硅片、玻璃片、塑料片、尼龙膜等固相介质表面,组成密集二维分子排列的微阵列,然后与已标记的待测生物样品中的靶分子相互作用。通过特定仪器对杂交信号的强度进行快速、并行、高效检测分析。根据固有的生物分子的不同,其可以分为组织芯片、细胞芯片、DNA 芯片和蛋白质芯片等。其中 DNA 芯片又称为基因芯片,应用最为广泛。根据芯片上探针分子种类的不同,又可分为寡核苷酸芯片、互补 DNA(complementary DNA,cDNA)芯片两类。这些探针固化于芯片上形成基因探针的微集阵列,因此基因芯片又被称为微阵列(microarray)。微阵列技术的建立和发展实现了细胞基因表达的高通量分析,具有高度灵敏度和准确性;解决了单纯核酸分子扩增和分子杂交所不具备的规模化特征。

微阵列比较基因组杂交(array CGH,aCGH)是将不同荧光染料标记的等量待测和对照 DNA 混合,与阵列上的探针杂交,然后可以在一个更高分辨率水平上检查拷贝数变异。虽然 aCGH 是广泛用于系统比较血液肿瘤的组学技术之一,可以检测间期细胞中不平衡易位和其他拷贝数变异,而不需要得到中期分裂象,但其缺点是不能检测平衡易位和倒位,测量转录本丰度不能充分捕捉细胞功能的复杂性。蛋白质芯片作为一种高通量的蛋白质分析技术,可弥补基因表达谱信息的不足。但在应用中仍有一些问题需要进一步改进和完善,例如蛋白质中存在的同分异构体的检测问题,蛋白质的易变性以及非特异性结合等问题,都对蛋白质芯片的结果有一定的影响,因此尚未被广泛用于血液病分析。

(四)DNA 测序技术

DNA 测序是测定 DNA 由四种核苷酸,以及它们的表观遗传修饰的差异组合建立起来的序列的一种技术。1977 年英国科学家 F. Sanger 创建了双脱氧链末端合成终止法分析 DNA 序列,即双脱氧测序法或 Sanger 法。同年，美国的 A. Maxam 和 W. Gilbert 合作发明了化学降解法，这两种方法的创立标志着第一代测序技术的诞生。随后 30～40 年的发展中，陆续产生了第二代和第三代测序技术，并向着高通量、低成本、长读取长度的方向发展。目前 DNA 测序已经成为基因突变检测的金标准，也是血液病分子诊断的主要手段之一。

1. 第一代测序技术

1987 年美国 ABI 公司推出了 DNA 序列自动测定仪，是双脱氧测序法、荧光标记法和激光检测法三者结合的结果。自动激光荧光 DNA 测序被称为第一代测序技术。目前基于此技术的荧光自动测序仪仍被广泛应用。以下简要介绍双脱氧测序法即 Sanger 法的原理。

在正常的 DNA 体外合成反应体系中，加入的核苷酸单体为 4 种 2′-脱氧核苷三磷酸（dATP、dCTP、dGTP、dTTP）。在反应体系中，引物与模板退火形成双链区后，DNA 聚合酶便结合到 DNA 双链区上启动 DNA 的合成，在引物的引导下，形成与模板链互补的 DNA 新生链。Sanger 法利用 4 种 2′,3′-双脱氧核苷三磷酸（ddNTP）代替部分脱氧核苷酸（dNTP）作为底物进行 DNA 合成反应。一旦 ddNTP 掺入合成的 DNA 链中，由于核糖的 3′ 位碳原子上不含羟基，不能与后续的 dNTP 形成磷酸二酯键。因此正在延伸的 DNA 链在此终止。测序时，首先将模板分为 4 组，加入引物启动 DNA 合成，用带标记（如核素标记）的 dNTP（仅标记 1 种即可）作为底物掺入新合成的 DNA 链中。反应一定时间后，每一管内加入 4 种 ddNTP 中的 1 种，如果 ddNTP 与 dNTP 的比例适当，则可使新合成的 DNA 链在可能掺入正常 dNTP 的位置都有可能掺入 ddNTP，从而导致新合成链在不同的位置终止。由于存在这样一种 ddNTP 与 dNTP 的竞争，因此反应产物是一系列长度不等的寡核苷酸片段。这些片段具有共同的起点（即引物的 5′端），而有不同的终点（即 ddNTP 掺入的位置），其长度取决于 ddNTP 掺入的位置与引物 5′端之间的距离。经聚丙烯酰胺凝胶电泳分离这些片段，进而借助片段中所带标记即可读出一段 DNA 序列。

2. 第二代测序技术

第一代测序技术由于其对电泳分离技术的依赖，使其难以进一步提升分析速度和提高并行化程度，且难以通过微型化降低测序成本，加上功能基因组时代的到来对深度测序和重复测序等大规模基因组测序的需求，催生了第二代测序技术。第二代测序技术最显著的特征是高通量，一次能对数十万到数百万条 DNA 分子进行序列测定，使得对一个物种的转录组和基因组进行细致全貌的分析变得方便易行。相对于传统测序而言，高通量测序技术是革命性划时代的改变，因此又被称为下一代测序技术（next generation sequencing，NGS）。

第二代测序技术又称为循环芯片测序法，即对布满 DNA 样品的芯片重复进行基于 DNA 聚合酶或连接酶以及引物对模板进行的一系列延伸反应和荧光序列读取反应，通过显微设备观察并记录连续测序循环中的光学信号。基本流程如下（以鸟枪循环芯片测序法为例）：将片段化的基因组 DNA 两侧连上接头，变性得到单链模板文库。将上述文库固定在固体表面上。通过对固定文库进行克隆扩增，制成 PCR 集落芯片。针对芯片上的 DNA，利用聚合酶或连接酶进行一系列循环的反应操作，通过读取将碱基连接到 DNA 链上过程中释放出的光学信号（荧光或化学发光）而间接确定碱基序列，然后对产生的阵列图像进行时序分析，便可获得 DNA 片段的序列。

常用的第二代测序技术主要包括 454 测序技术、Solexa 和 Hiseq 测序技术、SOLiD 测序技术等。454 测序技术是一种焦磷酸测序法，通过乳液 PCR 法和连接到珠模板进行独立扩增，然后在"Pico Titer Plate"（PTP）板中进行测序。Solexa 和 Hiseq 测序技术核心原理相同，采用边合成边测序的方法。通过桥式 PCR 产生模板，利用"DNA 簇"和"可逆性末端终结"，实现自动化样品制备及基因组数百万个碱基大规模平行测序。SOLiD 测序也使用固定在珠矩阵的模板，利用 DNA 连接酶在连接过程之中测序。

3. 第三代测序技术

第二代测序技术的不同方法各有优点和相对局限性。共同的局限性为 PCR 可导致不可预知的序列偏性。因此近几年无须 PCR 扩增，可对单分子进行序列分析的第三代测序技术问世了。该

NOTE

技术主要有 3 种策略：①通过掺入并检测荧光标记的核苷酸，来实现单分子测序，包括单分子实时技术(single molecule real time technology，SMRT)以及基于荧光供体和受体之间的荧光共振能量转移(fluorescence resonance energy transfer，FRET)的测序技术。②利用 DNA 聚合酶在 DNA 合成时的天然化学方式来实现单分子测序，如 Polykinetic 测序技术。③直接读取单分子 DNA 序列信息，如纳米孔测序技术。该技术的关键是设计的特殊纳米孔，孔内配置纳米电极。当 DNA 分子通过纳米孔时，不同的碱基引起不同的电荷变化，通过检测这些电信号而鉴定出相应的碱基序列。

三、血液病分子生物学检验的临床应用

造血是指造血干细胞通过自我更新和多向分化发育成多种具有不同形态和功能的血细胞的过程。该过程受基因表达的严格调控。如果基因的结构改变或表达异常可导致各类血液病，包括遗传性和非遗传性血液病。前者包括多数红细胞相关疾病、白细胞系的形态或功能异常、血小板异常和凝血因子相关疾病，多为单基因遗传性疾病，如 α-珠蛋白基因缺失造成的 α-地中海贫血；凝血因子Ⅷ基因的点突变、插入和缺失等导致的血友病甲等；非遗传性血液病一般是指多次打击导致多个基因突变而产生的克隆性疾病，如血液系统恶性肿瘤。分子生物学检验技术的飞速发展除了在单基因血液病中建立诊断体系以外，更重要的是可揭示血液系统恶性肿瘤等多基因复杂疾病的发病机制，并提供关键的诊断手段，从而为实现精准治疗奠定基础。由于篇幅所限，在此仅简要介绍经典的临床应用，全面详细的内容见于后续各章节。

(一)血液病发病机制研究中的应用

分子生物学技术对血液病发病机制研究的贡献主要体现在对血液系统恶性肿瘤异常基因的发现和鉴定。这些异常基因很多是染色体相互易位形成的融合基因。融合基因是染色体异常的分子表现，通常需要结合核型分析一起检测，以免由于染色体数目异常或携带少见融合基因而漏诊。目前检测此类融合基因的方法主要有传统的细胞遗传学(conventional cytogenetics，CC)、FISH 和 RT-PCR。CC 成功率相对较低，灵敏度也较低，且只能检测中期细胞，但可提供全基因组评估。RT-PCR 虽然灵敏度高，但假阳性率也较高。FISH 技术虽不及 RT-PCR 敏感，但其假阳性率较低，可以检测几乎所有断裂形式的易位融合基因，应用广泛。临床上根据不同情况选择检测方法。

如前所述，诸多融合基因相继被检出并揭示了其致病机制。如经典的 BCR-ABL1 融合基因可表达 P210 蛋白，该蛋白具有很强的酪氨酸激酶活性。当酶活性增强时，导致造血干细胞增殖失控，引发后续的髓细胞系增殖失控，最终导致慢性髓细胞白血病的发生。大部分急性早幼粒细胞白血病患者中存在的 PML-RARα 融合基因编码的 PML-RARα 融合蛋白，可阻止促进粒系细胞分化的靶基因转录，导致分化停滞于早幼粒细胞阶段。此外，在白血病中可检测的融合基因还有 ETV6-RUNX1、E2A-PBX1、CBFB-MYH11、TEL-AML1、DEK-NUP214 等，间变性大细胞淋巴瘤中的 NPM-ALK 以及滤泡淋巴瘤中的 BCL2-IGH 等。二代测序技术使突变基因的定量检测成为可能，在揭示发病机制的同时也为血液肿瘤的预后判断、药物选择提供更多辅助参考指标。

(二)血液病诊断中的应用

分子生物学技术在血液病诊断中的应用极为广泛，单基因遗传性疾病拥有明确的基因指标，基因检测经常是其诊断的重要依据。基因诊断技术，先后经历了 DNA 点杂交、限制性内切酶谱分析、RFLP 连锁分析、ASO 探针杂交、PCR 体外基因扩增、SNP 技术及基因芯片技术等发展阶段。我国最为常见的遗传性血液病为地中海贫血，基因芯片的应用除了可确诊地中海贫血患者基因缺陷类型以外，还常用于产前诊断，防止重症地中海贫血患儿出生，从根本上减轻家庭与社会的压力与负担。

当前全基因组测序/全外显子组测序的普及，不仅可提高诊断精确度，更重要的是发现少见及未知基因突变，从而绘制疾病突变频谱，提高临床诊疗水平，为将来可能实施的基因治疗奠定基础。该技术在遗传性血栓与出血疾病，尤其是遗传性血小板疾病的诊断中也发挥重要作用。遗传性血小板疾病具有高度临床和遗传异质性。不仅类型众多，累及血小板信号转导障碍、血小板骨架异

NOTE

常、颗粒异常等方面，而且致病基因分布于不同染色体，表型基因型的相关性复杂。目前临床上获得明确分子诊断的遗传性血小板疾病患者只占小部分，在已知致病基因之外仍然存在未知遗传变异。

2016 年 WHO 修订的血液肿瘤分类中更彰显了分子生物学技术在白血病诊断中的重要性。例如对急性淋巴细胞白血病而言，克隆性 T 系抗原受体基因（antigen receptor gene，ARG）重排有利于区分 NK 细胞与 T 细胞，因 NK 细胞无 *TCR* 重排。克隆性免疫球蛋白重链（immunoglobulin heavy chain，*IGH*）基因重排可帮助区分 B-ALL 的白血病原始细胞与常见于化疗后再生骨髓标本中未成熟的多克隆 B 细胞。利用基因芯片可识别出许多 *BCR-ABL* 阳性且预后不良病例，如果伴有 *PAX5* 和 *IKZF1* 则说明伴有 B 细胞发育的基因缺失，尤其是 *IKZF1* 的缺失和突变预示化疗反应不佳和复发。

二代测序技术的应用有助于更加深入分析基因突变，在急性髓细胞白血病（AML）伴重现性遗传学异常、骨髓增殖性肿瘤（MPN）、骨髓增生异常综合征（MDS）、毛细胞白血病（HCL）和淋巴浆细胞淋巴瘤/华氏巨球蛋白血症（LPL/WM）的诊断中具有关键性的作用。如在 MPN 的鉴别诊断中，*JAK2* V617F 表达于 $90\%\sim95\%$ 的真性红细胞增多症患者中，是诊断 PV 的敏感指标。在原发性血小板增多症和原发性骨髓纤维化中大约 50% 的患者可检出 *JAK2* V617F 基因突变，而 *CALR* 突变可见于 25% 的 ET 和 35% 的 PMF，在 PV 中很难见到。对 HCL 患者而言，几乎均具有 *BRAF* V600E 基因位点突变，导致 RAF-MEK-ERK 信号通路的持续活化。而在其他 B 细胞增殖性疾病中未发现该基因突变，可作为鉴别诊断的标志。90% 以上的 LPL/WM 患者中存在 *MYD88* L256P 位点突变，有利于与其他 B 细胞疾病相鉴别。

血液肿瘤在发展过程中会伴随动态的克隆演变，或是基因突变负荷的改变，或是新的突变基因的出现，及时监测这些基因改变对精准诊断肿瘤发生、发展过程中亚克隆的组成和克隆演变的模式具有重要意义，有助于判断患者危险分层和预后并调整治疗方案。目前 NCCN 指南已提出基于基因突变的 AML 预后分层体系。此外，MDS、MPN、MDS/MPN、急性淋巴细胞白血病（ALL）、慢性淋巴细胞白血病/小淋巴细胞淋巴瘤（CLL/SLL）、LPL/WM、大颗粒淋巴细胞白血病（LGLL）中，已经证实了一些具有明确预后意义的突变基因。如 MDS 患者伴有 *SF3B1* 突变时预后好；伴 *SRSF2*、*RUNX1*、*U2AF1*、*ASXL1*、*TP53* 突变时转白风险高；存在 *RAS* 突变和 *JAK2* 突变时移植预后差。

（三）在血液病治疗中的应用

分子生物学检测不仅可以帮助诊断和鉴别诊断血液肿瘤，还可以帮助选择最佳的化疗方案。除了经典的已在临床广泛使用的全反式维甲酸、三氧化二砷、格列卫以外，目前也有诸多基于突变基因设计的靶向药物在临床应用或处于临床试验阶段，例如针对 *FLT3* 阳性突变 AML 的米哚妥林（PKC412）；治疗伴 *FLT3* 突变的复发或难治 AML 的 giletrinib（FLT3/AXL 激酶抑制剂）；治疗携带异柠檬酸脱氢酶 2（*IDH2*）基因突变的成人复发或难治性 AML 的 Idhifa（enasidenib，恩西地平）；治疗异柠檬酸脱氢酶 1（*IDH1*）突变的复发性或难治性 AML 的艾伏尼布（ivosidenib）；适用于抗伊马替尼（imatinib）的 *BCR-ABL* 突变型患者的二代酪氨酸激酶抑制剂尼洛替尼（nilotinib）等。

但分子靶向药物的使用并非一劳永逸，及时评估才能保证疗效。如 CML 的药物治疗效果分为完全血液学反应、主要细胞遗传学反应、部分细胞遗传学反应、完全细胞遗传学反应、主要分子生物学反应、完全细胞生物学反应 6 个层次。如果在服药时间未达到预计治疗效果或者进一步恶化，则通过点突变检测和基因测序等分子诊断技术进一步分析耐药原因，如检测多药耐药（multidrug resistance，MDR）基因表达等，并及时给予针对性分层治疗。急性早幼粒细胞白血病中全反式维甲酸和砷剂的应用，可使患者完全缓解率达到 90% 以上。治疗周期内定时监测特异性融合基因 *PML-RARa*，并进行及时的治疗干预，是保障疗效的关键。*JAK2* V617F 突变是 Ph 染色体阴性的骨髓增殖性肿瘤常见基因突变。近年来 CEP-701 等多种 *JAK2* 特异性靶向药物的逐步应用改变了传统依赖羟基脲治疗这类疾病的格局。通过分子诊断技术监测 *JAK2* 分子靶标来调整药物剂

NOTE

量,可以更好地提高患者的生存质量。

此外,基因突变可以导致对某些药物敏感或者耐受,及时检测有助于治疗方案的调整。例如,*TP53* 突变的 CLL/SLL 患者对常规化疗反应差,*MYD88* 和 *CXCR4* 基因突变可影响伊布替尼在 LPL/WM 中的治疗效果,ABL1 激酶区突变是慢性髓细胞白血病(CML)和 Ph$^+$ ALL 患者对酪氨酸激酶抑制剂(TKI)耐受的主要机制之一。

除了基因突变以外,遗传药物基因组学对治疗效果的影响也不能忽视。药物在体内的代谢和部分毒副作用显著受药物代谢酶等基因的遗传多态性影响。在遗传基因多态性不同的作用下,同样按照标准剂量用药,有的患者会因代谢过快而导致剂量不足,而有的患者会因代谢过慢而导致实际过量和毒副作用。参与化学毒物代谢的酶分为两类:一类是对毒物进行氧化反应的细胞色素 P450;另一类是对毒物进行共价修饰的各种酶类。其中与白血病发病的相关性研究较多的有 GSTT1、GSTM1、NQO1 和谷胱甘肽 S 转移酶等。

虽然各类药物在血液系统恶性肿瘤中得到广泛的应用,但有时造血干细胞移植是治疗有效乃至唯一的手段。而供、受者人类白细胞抗原(human leukocyte antigen,HLA)是否相合决定了能否进行移植及对受者移植预后的影响。HLA 由一系列紧密连锁的基因组成,呈高度的多态性,检测主要分为两种:基于核酸序列识别的方法和基于序列分子构型的方法。常用的方法有多聚酶链反应-序列特异性引物(polymerase chain reaction-sequence specific primer,PCR-SSP)、多聚酶链反应-序列特异性寡核苷酸反应(polymerase chain reaction-sequence specific oligonucleotide,PCR-SSO)、PCR-指纹图(finger printing)和直接测序分型(sequence based typing,SBT)。不同方法的联合应用具有优势互补效应,可以更准确地进行 *HLA* 基因多态性检测。

本章小结

血细胞的分化发育具有一定的规律性,细胞体积由大到小,细胞质量由少到多,胞质内颗粒从无到有,胞核由大到小,染色质由疏松到致密。但个别细胞除外,如早幼粒细胞比原始粒细胞大、成熟淋巴细胞胞质量比原始淋巴细胞少、巨核细胞胞体由小到大等。全部血细胞共分为六个系统,每个系统又分为原始、幼稚、成熟三大阶段。

(1)细胞化学染色的一般步骤包括固定、显示和复染。与鉴别细胞类型有关的染色有 MPO 染色、酯酶染色和糖原染色,各系细胞具有不同的染色特征。与鉴别疾病类型有关的染色有 NAP 染色、铁染色。

(2)骨髓细胞形态学检验包括低倍镜下观察骨髓涂片的质量和染色的好坏、判断有核细胞增生程度、计数巨核细胞数量、观察有无异常体积巨大的异常细胞、选取体尾交界处油镜下分类计数各系细胞及观察细胞形态有无异常等。骨髓细胞形态学报告包括低倍镜、高倍镜、油镜下的观察内容,特殊的细胞化学染色结果,以及建议和意见等内容。

(3)正常造血细胞不同阶段的抗原表达受一系列基因严密控制,在细胞不同的分化阶段抗原表达的比例高低和荧光强度变化存在明显的规律性。某些白血病细胞反映了这种分化模式而其另一些白血病细胞经常出现异常的抗原表达模式,这些异常表型可以作为判断白血病的指标或作为检测残存白血病细胞的重要标志。流式细胞术检测白血病一般使用两步法,开始使用较少的抗体,然后根据第一步的细胞选择其他的抗体,需要丰富的经验进行抗体选择和判断。总体来说,使用的试剂越多,对异常细胞检测和定性的灵敏度和特异性越高。根据国际上的抗体使用的一致性意见,需要至少 20 个抗体来完成急性白血病的定性,对慢性淋巴细胞增殖性疾病也需要使用相似的抗体数量,随着与临床有关的新抗体的发现和应用认识,分类抗体数量还有可能增加。

(4)骨髓与淋巴组织的病理学检验技术包括骨髓活检、骨髓印片、淋巴结穿刺涂片、淋巴结活检,一般用 HE 染色后进行显微镜下观察,还可根据需要进行糖原染色和各种组织化学染色。骨髓活检能有效反映骨髓组织结构及间质成分的变化,了解骨髓造血组织的结构和细胞之间及组织之间的相互关系,受骨髓"干抽"和"稀释"的影响小,对很多血液病的诊断都具有重要意义,如再生障碍性贫血、骨髓增生异常综合征、骨髓纤维化、淋巴瘤、多发性骨髓瘤、转移癌和淀粉样变性等。淋巴组织的病理学检验是明确淋巴组织病变性质,了解淋巴结的破坏程度的重要检查方法,是淋巴组织肿瘤诊断与分型的重要依据。淋巴组织的病理学检验与骨髓涂片和骨髓活检相互结合综合分析对淋巴瘤的诊断与分型有重要的意义。

(5)体外造血祖细胞培养或造血细胞克隆形成实验(colony-stimulating assay,CSA)主要就是在体外模拟体内的生理环境,培养从机体取出的造血祖细胞,使之生存、增殖和分化。常用血细胞培养有造血祖/干细胞、血液肿瘤细胞等血细胞的培养。临床上,造血祖细胞培养对白血病、骨髓增生异常综合征、再生障碍性贫血和骨髓增殖性肿瘤等多种血液病的诊断、鉴别诊断及预后具有重要参考价值。血液肿瘤细胞的培养对于肿瘤病因、发病机制、诊断和治疗研究具有重要意义。

(6)染色体异常(chromosome aberration)又称染色体畸变,包括染色体数目异常和结构异常,染色体数目异常包括非整倍体(aneuploid)(超二倍体、亚二倍体、假二倍体)、多倍体(polyploid)(二倍体、三倍体等)、嵌合体(mosaic)。常见的染色体结构异常有缺失、重复、倒位、易位。血细胞染色体检验技术主要包括染色体非显带技术、染色体显带技术、染色体高分辨技术、姐妹染色单体互换技术、染色体脆性部位显示技术和早熟凝集染色体技术等。核型描述中常用的缩写符号见表3-7-1。血细胞染色体检验是血液学检验的重要内容,是遗传性疾病、恶性血液病研究不可缺少的方法。临床上已用于疾病的诊断、分型、治疗方案的选择,在预后判断和微量残留病的检测等方面发挥着重要的作用。

(7)血液病常见的分子生物学异常包括基因融合、基因重排异常、基因扩增、基因甲基化、组蛋白乙酰化等。血液病诊疗中常见的分子生物学检验技术主要包括聚合酶链反应(polymerase chain reaction,PCR)、核酸分子杂交技术、生物芯片技术、DNA测序技术等。血液病分子生物学检测技术对血液病的发病机制研究、分层诊断、治疗与预后评估以及血液病的基因治疗方面具有重要的意义。

思 考 题

1.何为细胞化学染色? 铁染色、糖原染色、中性粒细胞碱性磷酸酶染色有何临床意义?

2.急性白血病初诊患者一般需要做哪些化学染色? 如何分析其结果?

3.骨髓增生程度如何分级? 其标准如何?

4.正常骨髓象有何主要特征?

5.简述骨髓细胞形态学检验的检查程序。

6.正常骨髓中,淋巴细胞、粒细胞、单核细胞、红细胞、巨核细胞的分化有各自相对特异性的抗原,试列举出各系细胞的部分系列特异性CD抗原。

7.简述流式细胞术在临床血液学检验中的应用。

8.骨髓组织的病理学检验适应证有哪些?

9.骨髓组织的病理学检验与骨髓穿刺涂片检验比较优缺点有哪些?

10.骨髓的免疫组化检验与骨髓穿刺的流式细胞检验比较优缺点有哪些?

11.体外造血祖细胞培养有哪些? 何为造血干细胞培养?

12.简述血细胞培养的意义。

13.什么是染色体原位杂交技术?

14.染色体异常包括哪些内容?

15.染色体检查在白血病诊断和分型中的应用有哪些?

NOTE

16.染色体检查在骨髓增生异常综合征(MDS)中的应用有哪些？

17.常见的与血液病相关的融合基因有哪些？

18.与血液病相关的基因检测技术有哪些？各有何优缺点？

（杨亦青　刘淑艳）

第三篇

红细胞疾病及其检验

第四章　红细胞疾病概述

学习目标

1. 掌握:贫血的概念及贫血的分类。
2. 熟悉:贫血的实验室检查思路与诊断步骤。
3. 了解:贫血的临床表现及常见检测项目。

红细胞疾病相当复杂,包含多种疾病,原因不同,其表现也多样。红细胞疾病在临床上分为红细胞数量减少性疾病(贫血)和红细胞数量增加性疾病(红细胞增多症)两大类,其中贫血是最常见的。贫血(anemia)是指循环血液中血红蛋白浓度、红细胞计数及红细胞比容低于相应年龄组、性别组和地域组人群参考范围下限的一种症状。贫血不是一种独立疾病,是多种不同性质疾病的共同体现,故可视为疾病的一种症状。贫血既可以原发于造血器官,也可以是某些系统疾病的表现。影响红细胞的生成、破坏加速或丢失过多,而骨髓造血不能代偿则会导致贫血。

第一节　贫血概述

一、贫血的分类

贫血(anemia)是指循环血液中血红蛋白(HGB)浓度、红细胞计数(RBC)及红细胞比容(HCT)低于相应年龄组、性别组和地域组人群参考范围下限的一种症状。贫血有多种分类方法,主要根据外周血红细胞形态学特征、骨髓增生程度和病因及发病机制进行分类,不同分类法各有其优缺点。临床上常将各种分类结合应用,对贫血进行诊断。红细胞形态学分类法简单实用,能够对贫血的诊断提供线索;骨髓增生程度分类法能够了解骨髓中红系的增生情况;病因及发病机制分类法有助于对贫血的病因和发病机制进行分析,有利于对贫血的诊断和治疗。

(一)根据外周血红细胞形态学特征分类

外周血象检查是最基本也是最重要的检查,通过对红细胞形态特征的观察,能够为贫血的诊断和鉴别诊断提供重要线索。根据外周血红细胞形态学特征分类,贫血有两种分类方法:①传统的形态学分类法是依据红细胞三个形态学指标(MCV、MCH、MCHC)进行分类,见表4-1-1;②考虑到不同贫血的红细胞大小均一性特征,Bessman于1983年提出了依据红细胞平均体积和红细胞体积分布宽度的贫血的形态学分类方法,见表4-1-2。

表 4-1-1　贫血的红细胞形态学分类(MCV、MCH、MCHC 分类法)

贫血形态学类型	MCV/fL	MCH/pg	MCHC/(g/L)	常见疾病
正细胞性贫血	80~100	27~34	320~360	急性失血,溶血,再生障碍性贫血,白血病
大细胞性贫血	>100	>34	320~360	DNA合成障碍性贫血,骨髓增生异常综合征
单纯小细胞性贫血	<80	>27	320~360	感染、中毒,慢性炎症性贫血,尿毒症
小细胞低色素性贫血	<80	<27	<320	缺铁性贫血,慢性失血,地中海贫血

NOTE

表 4-1-2　贫血的红细胞形态学分类（MCV、RDW 分类法）

贫血类型	MCV	RDW	常见疾病
正细胞均一性贫血	正常	正常	急性失血、溶血,某些慢性病,骨髓浸润,部分再生障碍性贫血
正细胞不均一性贫血	正常	增加	早期缺铁性贫血,双相性贫血,部分铁粒幼红细胞贫血
小细胞均一性贫血	减低	正常	慢性病性贫血,轻型地中海贫血
小细胞不均一性贫血	减低	增加	缺铁性贫血,HbH 病
大细胞均一性贫血	增加	正常	部分再生障碍性贫血,部分 MDS,肝病性贫血
大细胞不均一性贫血	增加	增加	巨幼细胞贫血,部分溶血性贫血,部分 MDS

（二）根据骨髓红系增生情况及形态学特征分类

通过对患者骨髓涂片进行观察,可根据红细胞的增生情况和形态学变化对贫血进行分类,见表 4-1-3。

表 4-1-3　贫血的骨髓象细胞形态学分类

贫血类型	常见疾病
增生性贫血	溶血性贫血,失血性贫血,缺铁性贫血
增生不良性贫血	再生障碍性贫血,纯红再生障碍性贫血
骨髓红系成熟障碍（无效生成）	巨幼细胞贫血,MDS,慢性病性贫血

（三）根据贫血的病因和发病机制分类

根据病因和发病机制,贫血可分为红细胞生成减少、红细胞破坏过多和丢失过多三大类,见表 4-1-4。许多患者可同时涉及一种以上的发病机制。

表 4-1-4　根据病因和发病机制对贫血的分类

病因及发病机制	常见疾病
红细胞生成减少	
骨髓造血功能障碍	
干细胞增殖分化障碍	再生障碍性贫血、纯红再生障碍性贫血、骨髓增生异常综合征等
骨髓被异常组织或细胞侵犯	骨髓病性贫血（白血病、骨髓瘤、癌转移、骨髓纤维化）
骨髓造血功能低下	继发性贫血（肾病、肝病、感染性疾病、内分泌疾病等）
造血物质缺乏或利用障碍	
铁缺乏和铁利用障碍	缺铁性贫血、铁粒幼红细胞贫血等
维生素 B_{12} 或叶酸缺乏	巨幼细胞贫血等
红细胞破坏过多	
红细胞内在缺陷	
红细胞膜异常	遗传性球形红细胞增多症、遗传性椭圆形红细胞增多症、遗传性口形红细胞增多症、阵发性睡眠性血红蛋白尿症
红细胞酶异常	葡萄糖-6-磷酸脱氢酶缺乏症、丙酮酸激酶缺乏症等
血红蛋白异常	珠蛋白生成障碍性贫血、异常血红蛋白病、不稳定血红蛋白病
红细胞外在异常	
免疫溶血因素	自身免疫性溶血性贫血、药物诱发的免疫性溶血性贫血、新生儿同种免疫性溶血性贫血,血型不合输血等
理化感染等因素	微血管病性溶血性贫血,化学、物理、生物因素所致溶血

NOTE

病因及发病机制	常见疾病
其他	脾功能亢进
红细胞丢失增加	急性失血性贫血 慢性失血性贫血

二、贫血的临床表现

贫血的临床表现主要是由体内器官组织缺氧和机体对缺氧的代偿机制引起的,其临床症状的有无及严重程度取决于引起贫血的基础疾病。由于贫血可影响机体全身器官和组织,故导致的临床症状和体征可涉及全身各系统,见表 4-1-5。

表 4-1-5　贫血的临床表现

	临床表现
一般临床表现	疲乏、无力,皮肤、黏膜和甲床苍白
心血管及呼吸系统	心悸,心率加快及呼吸加深(运动和情绪激动时更明显),重者可出现心脏扩大,甚至心力衰竭
神经系统	头晕,目眩,耳鸣,头痛,畏寒,嗜睡,精神萎靡不振等
消化系统	食欲减退,恶心,消化不良,腹胀,腹泻和便秘等
泌尿生殖系统	肾脏浓缩功能减退,可有多尿、蛋白尿等轻微的肾功能异常
特殊表现	溶血性贫血常见黄疸、脾大等

第二节　贫血的诊断

贫血是临床常见的症状,原因较为复杂,可以继发于多种疾病。因此贫血的正确诊断需要综合分析临床症状、体征和各种实验室检查。临床常用的实验室检查有血液常规检查、红细胞形态观察、网织红细胞计数、骨髓细胞形态学及病理组织学检查、病因检查等。在贫血的诊断过程中应包括三个重要步骤:①确定有无贫血;②确定贫血的严重程度及类型;③查明贫血的原因或原发病。

一、确定有无贫血

通常根据血红蛋白(HGB)浓度、红细胞计数和红细胞比容(HCT)确定有无贫血,其中血红蛋白浓度和红细胞比容为常用的诊断指标。国内多按单位容积血液内血红蛋白浓度低于正常参考范围 95% 的下限作为贫血的诊断依据。由于目前我国尚缺乏按 WHO 规定的标准方法普查获得的红细胞相关参考值,成人和小儿贫血的诊断标准现结合我国各地区正常参考范围和 1986 年联合国儿童基金会的建议,见表 4-2-1。

表 4-2-1　贫血的诊断标准(海平面条件)

	HGB/(g/L)	HCT	RBC($\times 10^{12}$/L)
成年男性	<120	<0.40	<4.0
成年女性	<110(孕妇低于 100)	<0.35	<3.5
10 天以内新生儿	<145		
1 个月以上儿童	<90		
4 个月以上儿童	<100		

续表

	HGB/(g/L)	HCT	RBC(×10¹²/L)
6个月~6岁儿童	<110		
6岁~14岁儿童	<120		

贫血的诊断标准不同地区有一定的差别。研究认为海拔每增高1000 m,血红蛋白浓度应升高约4%,海拔较高的地区,其贫血的诊断标准须另补充规定。诊断贫血时还需注意血容量的影响,某些临床情况如低蛋白血症、充血性心力衰竭、全身性水肿等,因血浆容量的扩张导致血红蛋白浓度、红细胞数量的降低,出现假性贫血;大量失血时血容量少,血红蛋白浓度的变化不大,又很难反映贫血的存在。

二、贫血程度划分和类型确定

1. 贫血的程度

根据血红蛋白浓度,成人贫血的程度划分为4级。轻度:血红蛋白浓度>90 g/L至相应组别参考范围下限,症状轻微。中度:血红蛋白浓度为60~90 g/L,体力劳动时心慌气短。重度:血红蛋白浓度为30~60 g/L,休息时心慌气短。极重度:血红蛋白浓度<30 g/L,常合并贫血性心脏病。

2. 贫血的类型

贫血可依据不同的分类方法确定其类型,其中根据红细胞形态学特征进行划分的贫血类型最为常用。通过实验室检查综合分析,进而确定贫血的类型,为进一步的病因诊断提供依据和诊断思路。

三、查明贫血的病因或原发病

贫血的诊断以查明贫血的性质和病因最为重要。在确定贫血存在及其程度之后,结合临床资料进行综合分析,以确定进一步实验检查方案,查找贫血病因。

1. 临床资料的收集及分析

(1)详细了解患者的病史:包括饮食习惯史,药物史及有无接触有毒有害物质,有无出血史(女性患者要询问其月经史及有无月经过多),有无其他慢性疾病,家庭成员贫血史,输血史,地区流行性疾病等。

(2)详细的体格检查:注意有无肝、脾、淋巴结肿大,皮肤、黏膜是否苍白,有无紫癜、黄疸等。

2. 实验室检查

贫血的诊断过程是在了解临床资料的基础上,先进行血液学的一般检查,得出初步的诊断意见和明确进一步的检查方向,然后有的放矢地选择病因检查项目和项目组合,见表4-2-2,查明病因,确定诊断。具体诊断思路见图4-2-1。外周血中异常形态红细胞比例较多时对贫血疾病的诊断有重要提示作用,见表4-2-3。

表4-2-2 部分贫血诊断的常用实验室检测项目

贫血的可能原因	实验室检查项目
骨髓增生不良性贫血	
骨髓再生障碍	血象检查、骨髓象检查、骨髓活检
骨髓发育不良	骨髓象检查、骨髓活检、骨髓铁染色
急性白血病	骨髓象检查、流式细胞术免疫分型、免疫组化染色
骨髓纤维化	骨髓活检
骨髓增生性贫血	
缺铁	血清铁、总铁结合力、铁蛋白、可溶性转铁蛋白受体、骨髓铁染色

贫血的可能原因	实验室检查项目
叶酸缺乏	红细胞叶酸水平、血清叶酸水平、骨髓象检查
维生素 B_{12} 缺乏	血清维生素 B_{12} 水平、尿甲基丙二酸水平、Schilling 试验
溶血性贫血	
珠蛋白合成障碍性贫血	血红蛋白电泳、珠蛋白 DNA 分析、珠蛋白链合成比例
异常血红蛋白病	血红蛋白电泳、热变性试验、异丙醇沉淀试验
自身免疫性贫血	Coomb's 试验、红细胞表面抗原测定、冷凝集素试验
同种异源免疫性溶血	Coomb's 试验、相关抗体分析
红细胞酶异常	G-6-PD 测定、丙酮酸激酶测定等
阵发性睡眠性血红蛋白尿症	酸化血清溶血、蔗糖溶血、CD55 和 CD59 计量分析等
遗传性球形/椭圆形红细胞增多症	形态学分析、DNA 序列检测
机械性损伤	病史、体格检查、尿常规、DIC 筛检

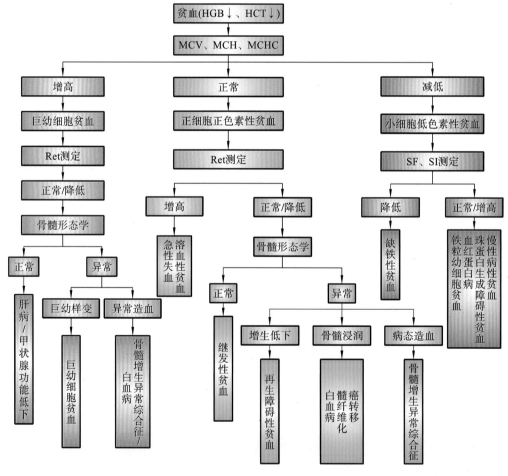

图 4-2-1　贫血病因诊断的思路

表 4-2-3　红细胞异常形态对贫血类疾病诊断的提示

红细胞异常形态	常见疾病	其他疾病
小细胞低色素性红细胞	缺铁性贫血、珠蛋白生成障碍性贫血	慢性失血、铁粒幼红细胞贫血
大红细胞	巨幼细胞贫血	骨髓纤维化、溶血后贫血

续表

红细胞异常形态	常见疾病	其他疾病
球形红细胞	遗传性球形红细胞增多症、自身免疫性溶血性贫血	微血管病性溶血性贫血、低磷酸盐血症
靶形红细胞	珠蛋白生成障碍性贫血、HbC/S病、HbE病、不稳定血红蛋白病	缺铁性贫血、肝病
椭圆形红细胞	遗传性椭圆形红细胞增多症	巨幼细胞贫血、骨髓纤维化
泪滴形红细胞伴有核红细胞	骨髓纤维化	骨髓病性贫血、巨幼细胞贫血、重型地中海贫血、MDS
裂红细胞	微血管病性溶血性贫血	不稳定血红蛋白病、人工瓣膜置换
棘形红细胞	肾功能衰竭、重症肝病	PK缺乏症、β-脂蛋白缺乏症
红细胞缗钱状排列	多发性骨髓瘤、巨球蛋白血症	冷凝集素综合征及其他球蛋白增多性疾病

知识链接

本章小结

1. 贫血的分类

贫血主要根据外周血红细胞形态学特征、骨髓红系增生程度和贫血的病因及发病机制进行分类。

2. 贫血的诊断

贫血的正确诊断需要综合分析临床症状、体征和各种实验室检查结果。常用的实验室检查有血液常规检查、红细胞形态观察、网织红细胞计数、骨髓细胞形态学及病理组织学检查、病因检查等。

3. 贫血诊断的三个重要步骤

①确定有无贫血：通常根据血红蛋白（HGB）浓度、红细胞计数（RBC）和红细胞比容（HCT）确定有无贫血。②贫血的严重程度及类型：贫血的程度判定主要根据血红蛋白浓度，贫血的类型主要根据红细胞形态学特征和红系增生情况。③查明贫血的原因或原发病。

思 考 题

1. 简述贫血的分类方法，并阐明不同分类方法的依据。

2. 常见贫血的原因有哪些？如何通过实验室检查来帮助临床明确诊断？

3. 简述贫血的诊断步骤。

4. 异常形态红细胞对贫血的诊断有哪些提示作用？

（史　敏）

NOTE

第五章　铁代谢障碍性贫血及其检验

学习目标

1. 掌握:铁代谢障碍性贫血(包括缺铁性贫血、铁粒幼细胞贫血)的实验室检查。
2. 熟悉:铁代谢各项指标的检测原理及临床意义;铁代谢障碍性贫血的鉴别要点。
3. 了解:铁在机体里的代谢过程,铁代谢障碍性贫血的临床表现与发病机制。

案例导入

患者,女,39岁,主因发现贫血6年余入院。既往慢性胃炎病史10余年。查体:T 36.8 ℃,P 78次/分,R 19次/分,BP 109/58 mmHg;神清,贫血貌,口唇、结膜苍白,双肺呼吸音清,未闻及干湿啰音。心率78次/分,律齐。腹平坦,肝脾肋下未触,无双下肢水肿。血象示:血红蛋白47 g/L、红细胞$2.9×10^{12}$/L、白细胞$4.32×10^9$/L,血小板$245×10^9$/L。骨髓象示:骨髓有核细胞增生活跃。红系部分幼红细胞体积小,核固缩,胞质量少,呈灰蓝色,边缘不整齐,可见双核、花瓣核幼红细胞,成熟红细胞大小不一,部分红细胞中心浅染区扩大。骨髓铁染色:细胞内铁(一),细胞外铁(一)。血清叶酸、维生素B_{12}及铁蛋白检测:叶酸8.08 ng/mL,维生素B_{12} 381.0 pg/mL,铁蛋白2.10 ng/mL。铁及血清总铁结合力测定:血清铁1.70 μmol/L,血清总铁结合力76.70 μmol/L。

该患者最可能的诊断是什么?根据红细胞形态学分类其属于哪类贫血?请简述实验检查思路和诊断依据,需要与哪些疾病鉴别?

铁是身体所需要的重要元素之一,是人体合成血红蛋白的原料,是红细胞的重要组成部分。体内铁的代谢靠自身动态调节达到平衡,包括铁的摄入、利用和排泄,任何因素破坏其动态平衡则可发生铁的代谢障碍。铁代谢障碍会导致血红蛋白合成减少,引起贫血,主要有缺铁性贫血(IDA)和铁粒幼细胞贫血(SA),前者主要是由于铁缺乏导致的贫血,后者主要是铁利用不良引起的贫血。在诊断过程中应注意综合分析,加以鉴别。

第一节　红细胞铁代谢及其检验

一、红细胞铁代谢

1. 铁的分布

铁在人体内分布很广,几乎所有组织都含有铁,以肝、脾含量较为丰富。健康人体内铁的总量为3~5 g(男性约为50 mg/kg、女性约为40 mg/kg)。铁在体内以含铁化合物的形式存在,并且处在"封闭"的系统中,各部分的铁形成隔室分布。其中,血红蛋白铁所占的比例最大,约为65%。转运铁仅占0.15%,但转运中的铁是最活跃的部分,组织中各种酶和辅酶含有的铁含量很少,但对每一个细胞的代谢至关重要。多余的铁以铁蛋白和含铁血黄素的形式储存于肝、脾、骨髓和肠黏膜等处。

2. 铁的来源与吸收

人体所需的铁来源于食物和体内红细胞衰老破坏所释放出的铁。食物中的铁(多为Fe^{3+})在维生素 C 等还原物质作用下,还原成二价铁(Fe^{2+})在胃肠道被吸收。铁的吸收量主要取决于体内铁的储存量以及红细胞生成的速度。为了保持体内铁的动态平衡,健康成年男性及无月经的妇女,每天需吸收铁 0.5~1 mg;有月经的妇女需 1~2 mg;孕妇需 2~5 mg;婴儿需 0.5~1.5 mg。

3. 铁的转运与利用

吸收入血浆的铁与转铁蛋白结合,将铁运送到利用和储存的场所。幼红细胞和网织红细胞膜上有丰富的转铁蛋白受体,它与转铁蛋白结合成受体-转铁蛋白复合物,通过细胞的胞饮作用进入胞质中。该复合物在胞质中将铁释放,转铁蛋白则返回细胞表面,回到血浆中。进入胞质内的铁转移至线粒体内,在线粒体粗面内质网的血红素合成酶催化下,与原卟啉结合成血红素,再与珠蛋白结合成血红蛋白。血红蛋白的合成主要发生在中、晚幼红细胞内,网织红细胞尚能合成少量血红蛋白,成熟红细胞则不再合成血红蛋白。

4. 铁的储存与排泄

机体内多余的铁以铁蛋白(ferritin)和含铁血黄素(hemosiderin)的形式储存于肝、脾、骨髓等处。铁蛋白的铁是可以被立即动用的储存铁,而含铁血黄素的铁是不能被立即动用的储存铁。在铁代谢平衡的情况下,储存铁很少被消耗,当机体缺铁时,首先是储存铁被消耗,当储存铁耗尽后,再继续缺铁时才会出现贫血。健康人铁的排泄量很少,成年男性平均每天排泄约 1 mg,成年女性由于月经、妊娠、哺乳等平均每天排泄约 2 mg。

铁在机体的代谢过程见图 5-1-1。

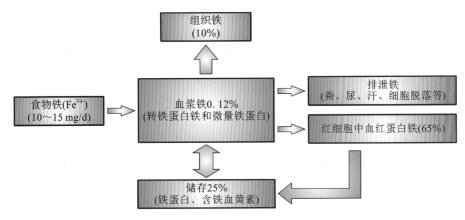

图 5-1-1 铁代谢过程示意图

二、铁代谢检验

铁代谢障碍性贫血的检验主要是针对铁代谢的各类指标进行检测,包括血清铁、血清铁蛋白、总铁结合力、转铁蛋白及其受体、红细胞游离原卟啉测定。

(一)血清铁测定

1. 实验原理

分光光度法原理:血清铁(serum iron,SI)以 Fe^{3+} 形式与转铁蛋白(transferrin,Tf)结合形成复合物,降低介质的 pH 及加入还原剂(如抗坏血酸、羟胺盐酸盐等),可使 Fe^{3+} 还原为 Fe^{2+},使铁与 Tf 的亲和力降低而从复合物中解离出来。解离出的 Fe^{2+} 与显色剂(如菲咯嗪和 2,2'-联吡啶等)反应生成有色络合物。与同样处理的铁标准液进行对照,计算出血清铁的含量。

2. 参考范围

成年男性:11.6~31.3 μmol/L。成年女性:9.0~30.4 μmol/L。

均值为 20 μmol/L,1 岁后婴儿期约为 12 μmol/L。

3. 临床意义

(1)血清铁浓度减低:常见于生理性铁需求量增加(如婴幼儿、青少年和妊娠妇女)、缺铁性贫血、感染、真性红细胞增多症、恶性疾病、肾病综合征和慢性失血等。慢性失血是成人铁缺乏最常见的原因。

（2）血清铁浓度增高：常见于肝脏疾病、铁粒幼细胞贫血、再生障碍性贫血、慢性溶血、巨幼细胞贫血、铅中毒、慢性酒精中毒和反复输血等。

4. 应用评价

血清铁指血清中与转铁蛋白结合的铁，是一项直接反映体内运输铁含量的指标，但生理波动大，易受炎症和感染影响。其在反映机体铁储存量方面不够准确，单项检测意义有限，往往需要联合其他铁代谢指标检测。

（二）血清铁蛋白测定

1. 实验原理

（1）固相放射免疫分析法：应用固相放射免疫分析法对血清铁蛋白（serum ferritin，SF）进行检测。将待测血清中的铁蛋白和 ^{125}I 标记的铁蛋白（标记抗原）与限量的抗铁蛋白抗体共同温育，血清中的铁蛋白与标记抗原竞争结合抗体，除去过量的未结合的抗原，再利用第二抗体和聚乙二醇分离以上抗原抗体复合物，测定所剩抗原的放射性，血清中铁蛋白量与放射脉冲数呈负相关，同时应用不同浓度的铁蛋白标准液绘制竞争抑制曲线，即可检测待测血清铁蛋白浓度。

（2）化学发光免疫分析法：化学发光免疫分析法检测血清铁蛋白主要是应用微粒酶免疫分析（microparticle enzyme immunoassay analysis，MEIA）技术，即以抗铁蛋白抗体（anti-Fer）包被微粒子（M-Ab），与标本中的铁蛋白结合形成 M-Ab-Ag 复合物，并被转移到纤维杯上，复合物中的微粒子不可逆地结合到纤维杯表面的玻璃纤维上，与加入的抗铁蛋白抗体-碱性磷酸酶共轭体结合。洗脱未结合的游离物质，加入发光底物 4-甲基伞花基磷酸钠，底物的磷酸基被碱性磷酸酶水解而发出荧光，通过 MEIA 光学装置检测该荧光产物，从而检测血清铁蛋白的浓度。

2. 参考范围

（1）固相放射免疫分析法：成年男性为 15～200 μg/L；成年女性为 12～150 μg/L；小儿低于成人；青春期至中年，男性高于女性。

（2）化学发光免疫分析法：成年男性 18～30 岁为 18.7～323.0 μg/L；31～60 岁为 16.4～293.9 μg/L。

成年女性绝经前为 6.92～82.5 μg/L；绝经后为 14.0～233.1 μg/L。

3. 临床意义

（1）血清铁蛋白浓度降低：①体内储存铁减少，如缺铁性贫血，是早期诊断缺铁性贫血的重要指标；②失血、营养缺乏和慢性病贫血等，可作为孕妇、儿童铁营养状况调查的流行病学指标。

（2）血清铁蛋白浓度增高：①体内储存铁增多，如原发性血色病、频繁输血；②铁蛋白合成增加，如感染、恶性肿瘤等；③组织内铁蛋白释放增加，如肝脏疾病等，可作为肝脏疾病如肝癌、病毒性肝炎、酒精性肝病等的辅助诊断指标。

4. 应用评价

血清铁蛋白浓度稳定，在排除肝脏疾病、感染、炎症、恶性肿瘤、妊娠等情况之后，是判断体内铁储存和铁营养状况最可靠、最敏感的指标，其与骨髓铁染色结果有良好的相关性。一般在缺铁性贫血早期即可出现血清铁蛋白浓度减低，是诊断缺铁性贫血的敏感指标和重要依据。

（三）血清总铁结合力和转铁蛋白饱和度测定

1. 实验原理

血清总铁结合力（total iron binding capacity，TIBC）是指血清中转铁蛋白（Tf）能与铁结合的总量。通常情况下，血清中仅有 1/3 的转铁蛋白与铁结合。在血清中加入已知过量的铁标准液，使血清中全部的 Tf 与铁结合达到饱和状态，再加入吸附剂（轻质碳酸镁）除去多余的铁。按照血清铁测定方法测得的血清铁含量，即为总铁结合力。血清铁含量占总铁结合力的百分比即为转铁蛋白饱和度（transferrin saturation，TS）。

2. 参考范围

TIBC:男性 50～77 μmol/L;女性 54～77 μmol/L。

TS:20%～50%。

3. 临床意义

(1)TIBC 增高:①缺铁性贫血和红细胞增多症等,因转铁蛋白合成增加、铁摄入不足或需要量增加所致;②肝细胞坏死等,储存铁蛋白从单核-巨噬系释放增加;③口服避孕药。

(2)TIBC 减低:①肝病、血色病等,因储存铁蛋白减少所致;②肾病综合征、尿毒症,因转铁蛋白丢失所致;③遗传性转铁蛋白缺乏症,因转铁蛋白合成不足所致;④恶性肿瘤、慢性感染、溶血性贫血等。

(3)TS 增高:①铁粒幼细胞贫血、再生障碍性贫血,因铁利用障碍所致;②血色病,因铁负荷过重所致。

(4)TS 减低:缺铁性贫血、慢性感染性贫血。

4. 应用评价

TIBC 结果较稳定,可反映机体 Tf 水平,但反映储存铁变化的灵敏度低于 SF。TS 对缺铁诊断的准确性次于 SF 和红细胞碱性铁蛋白(EF),可作为缺铁性红细胞生成的指标之一,但不宜用于缺铁的早期诊断。TIBC 与 SF、SI 及 TS 呈负相关。

(四)血清转铁蛋白测定

1. 实验原理

免疫散射比浊法检测血清转铁蛋白(serum transferrin,sTf)的原理是利用抗人转铁蛋白血清与待检测的转铁蛋白结合形成抗原抗体复合物,其光吸收和散射浊度增加,与标准曲线比较,可计算出转铁蛋白的浓度。

2. 参考范围

28.6～51.9 μmol/L。

3. 临床意义

(1)sTf 浓度增高:常见于缺铁性贫血和妊娠,也可见于口服避孕药、反复出血等。

(2)sTf 浓度减低:常见于肾病综合征、肝病综合征、肝硬化、恶性肿瘤、炎症等。

4. 应用评价

肝脏合成 Tf 的速度与细胞内铁含量呈负相关,Tf 测定在反映铁代谢方面的意义同 TIBC。Tf 也可作为肝细胞损伤的指标;尿微量 Tf 测定可作为肾小球损伤的早期诊断指标,且比白蛋白更敏感。

(五)血清转铁蛋白受体测定

1. 实验原理

血清转铁蛋白受体(serum transferrin receptor,sTfR)测定一般采用酶联免疫双抗体夹心法。包被于固相载体上的血清转铁蛋白受体特异性多克隆抗体与待测血清中转铁蛋白受体结合,形成抗原抗体复合物,再加入酶标记的抗转铁蛋白受体特异性多克隆抗体,使之与固相载体上的抗原抗体复合物进行特异性结合,洗去未结合的酶标记多克隆抗体,加入底物和显色剂,其颜色深浅与转铁蛋白受体的浓度成正比。以不同浓度标准品的吸光度绘制标准曲线,通过标准曲线查出待测标本的转铁蛋白受体水平。

2. 参考范围

各实验室应根据试剂说明书提供的参考范围进行判断。

3. 临床意义

(1)sTfR 浓度增高:常见于缺铁性贫血和溶血性贫血。在缺铁性贫血早期、溶血性贫血、红细胞增多症时,sTfR 浓度增高,且不受性别、年龄、妊娠、炎症、感染、肝病和其他慢性疾病的影响。一般建议 sTfR 浓度大于 8 mg/L 作为缺铁性红细胞生成的诊断指标,对缺铁性贫血和慢性疾病所致贫血的鉴别诊断有价值。

（2）sTfR 浓度减低：常见于骨髓增生减低，如再生障碍性贫血、慢性病贫血和肾功能衰竭等。

（3）sTfR 测定可用于观察骨髓增生状况和治疗反应，如肿瘤化疗后骨髓受抑制程度和恢复情况，骨髓移植后的骨髓重建情况，以及应用促红细胞生成素（EPO）治疗各类贫血过程中的疗效观察和剂量调整等。

4. 应用评价

sTfR 比 SF 测定更简便、可靠。sTfR 不受性别、年龄、妊娠、炎症、感染、肝病和其他慢性疾病的影响，是一种可靠的反映红细胞内铁缺乏的指标。sTfR 可作为评价组织水平铁供应减少的一项指标。

（六）红细胞游离原卟啉测定

1. 实验原理

Fe^{2+} 与原卟啉构成血红蛋白的辅基血红素。当铁缺乏或不能利用时，血红素合成受到影响，红细胞内游离原卟啉增加。用乙酸乙酯和稀盐酸提取红细胞内原卟啉，原卟啉在 $400\sim410$ nm 的光波激发下发射红橙色荧光，用荧光光度计检测荧光峰值，与标准品比较，计算出红细胞游离原卟啉（free erythrocyte protoporphyrin，FEP）含量。

2. 参考范围

(398.4 ± 131.7) μg/L 红细胞。

3. 临床意义

（1）FEP 含量增高：主要见于缺铁性贫血。铁粒幼红细胞贫血、铅中毒、红细胞生成性卟啉病、MDS 等时也可增高，需注意与缺铁性贫血相鉴别。

（2）FEP 含量减低：见于恶性贫血、营养性巨幼细胞贫血及纯红白血病，可能与巨幼红细胞缺乏制备原卟啉的能力有关。

4. 应用评价

当铁缺乏或不能利用时，血红素合成受到影响可致 FEP 含量增高，可以间接反映铁的缺乏，灵敏度仅次于 SF 和 EF。

第二节　缺铁性贫血

一、概述

缺铁性贫血（iron deficiency anemia，IDA）是机体铁的需要量增加和/或铁吸收减少，使体内储存铁耗尽，导致合成血红蛋白的铁不足而引起的贫血。缺铁性贫血是临床上最常见的一种贫血，是常见的慢性疾病之一。正常情况下，机体内的铁代谢保持动态平衡，在铁的摄入不足、吸收过少、及失血等情况下，机体出现长期铁的负平衡而导致缺铁。

1. 病因与发病机制

缺铁的原因常分为铁摄入不足和铁丢失过多两大类。铁摄入不足常见原因如下：①膳食中铁不足：常见于营养不良、偏食。②需求量增加：常见于生长较快的婴幼儿，青春期妇女，妇女妊娠期、哺乳期。③吸收障碍：常见于胃炎及胃酸缺乏、胃大部分切除、慢性腹泻、化学药物影响。铁丢失过多常见原因如下：①月经过多、妊娠失血；②泌尿系失血；③各种出血性疾病的出血等。慢性失血是成人铁缺乏最常见的原因，而铁的摄入不足是婴幼儿和妊娠妇女铁缺乏最常见的原因。

临床缺铁可分为 3 个阶段：①储存铁缺乏（iron depletion，ID）阶段：当铁缺乏时，最先反映的是储存铁的减少或缺乏，但尚未累及血红蛋白合成用铁，因此，血红蛋白浓度不下降，红系细胞形态也未发生变化。②缺铁性红细胞生成（iron deficient erythropoiesis，IDE）阶段：SI 减少，大多不出现血红蛋白浓度降低。③缺铁性贫血阶段：当铁缺乏进一步加剧时，血红蛋白开始受到明显影响，并出现低色素性小红细胞的形态学异常。缺铁性贫血是体内慢性渐进性缺铁的结果，见表5-2-1。

表 5-2-1　铁缺乏各阶段特征

铁缺乏各阶段	SF	SI	TS	sTfR	HGB
储存铁缺乏	↓	N	N	N	N
缺铁性红细胞生成	↓	↓	↓	↑	N
缺铁性贫血	↓	↓	↓	↑	↓

注：↓为减低，↑为增高，N为正常，SF为铁蛋白，SI为血清铁，TS为转铁蛋白饱和度，sTfR为转铁蛋白受体。

2. 临床表现

缺铁性贫血的临床表现主要由贫血的常见症状、引起缺铁和贫血的基础疾病的临床表现以及缺铁的特殊表现组成。贫血的一般临床表现为头晕、乏力、心悸、记忆力减退等，皮肤和面色苍白是常见的体征。缺铁的表现主要有各种含铁酶活性下降而引起的上皮组织的变化，如口角炎、舌炎、形成镜面舌、舌感觉异常和烧灼感；皮肤干燥，毛发无光泽、易断；指甲无光泽，呈条纹隆起，严重时指甲扁平甚至凹陷形成"反甲"。儿童患者可出现注意力不集中、对感觉刺激反应减弱、生长和行为发育迟缓等表现。而异食癖和精神行为改变是少数儿童缺铁性贫血的典型表现。约10%的缺铁性贫血患者有轻度脾大。

二、实验室检查

1. 血象

缺铁的发展阶段不同，贫血的轻重不一，血象的表现也不一样。缺铁早期常无贫血，当缺铁加重时，出现轻度正细胞性贫血，红细胞计数可在正常范围，血红蛋白浓度下降，红细胞形态已有变化，红细胞体积分布宽度升高。随着缺铁进一步发展，红细胞计数和血红蛋白浓度进一步下降，骨髓红系代偿性增生，呈典型的小细胞低色素性贫血，镜下可见红细胞大小不等，以小红细胞为主，出现少数椭圆形、靶形和不规则形红细胞。红细胞中心浅染区扩大，甚至呈狭窄环形，见图5-2-1。白细胞和血小板计数一般正常，体质欠佳者可有白细胞和/或血小板计数降低。贫血较重的儿童患者可有血小板减少。慢性失血者可有血小板增多。钩虫病引起的缺铁性贫血可有嗜酸性粒细胞增多。网织红细胞大多正常，但急性出血造成的缺铁性贫血，网织红细胞计数可明显增高。缺铁性贫血患者服用铁剂后，网织红细胞计数3～5天后迅速增高，常于一周左右达高峰，两周后降至正常，这种现象称为"网织红细胞反应"。

2. 骨髓象

缺铁性贫血常表现为增生性贫血骨髓象。骨髓有核细胞增生活跃或明显活跃，个别患者减低。以红系增生为主，粒红比值降低。增生的幼红细胞以中、晚幼红细胞为主，其体积较正常小，胞核小而致密、深染，甚至在核的局部呈浓缩块状。胞质少而着色偏蓝，边缘不整，呈锯齿状或如破布状，显示胞质发育落后，血红蛋白合成不足，表现为"核老质幼"的核质发育不平衡改变，见图5-2-2。粒系比例相对减低，各阶段比例及形态基本正常。巨核系正常。淋巴系和单核系正常。

3. 铁代谢检查

铁代谢检查在缺铁性贫血的诊断和鉴别诊断中起重要作用，缺铁性贫血时相关实验室检查主要有以下几种。

(1) 骨髓铁染色：缺铁性贫血患者储存铁缺乏，细胞外铁阴性。铁粒幼红细胞（细胞内铁）明显减少或缺如，铁粒幼红细胞比例小于15%，且颗粒小，着色淡，见图5-2-3。本法是诊断缺铁性贫血的一种直接而可靠的方法。

(2) 血清铁蛋白（SF）：SF能准确反映体内储存铁的情况，在铁缺乏早期就出现异常，是诊断缺铁性贫血敏感的方法。缺铁性贫血时，SF<14 μg/L（女性<10 μg/L），SF与骨髓铁染色具有良好的相关性。但SF为急性时相反应蛋白，在急性炎症、肝病时反应性增高，影响检测结果的判断。

NOTE

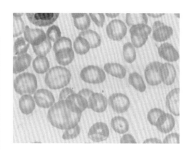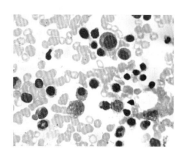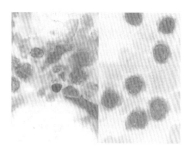

图 5-2-1　缺铁性贫血血象　　　　图 5-2-2　缺铁性贫血骨髓象　　　图 5-2-3　缺铁性贫血骨髓铁染色
（瑞特染色，×1000）　　　　　　（瑞特染色，×1000）　　　　　（中性红复染，×1000）

（3）血清铁（SI）、总铁结合力（TIBC）及转铁蛋白饱和度（TS）：缺铁性贫血患者 SI 明显减少，TIBC 增高，TS 减低。三项指标同时检测，对缺铁性贫血、慢性病贫血及其他储存铁增多贫血的诊断和鉴别诊断有一定临床价值。

（4）血清转铁蛋白：缺铁性贫血时，机体血清转铁蛋白明显增多。

（5）血清转铁蛋白受体（sTfR）：sTfR 是细胞膜上转铁蛋白受体的一个片段，其浓度升高与红细胞生成所需的铁缺乏一致，是一种可靠的反映红细胞内缺铁的指标。缺铁性红细胞生成时，sTfR>26.5 nmol/L。

（6）红细胞游离原卟啉（FEP）：铁缺乏导致血红蛋白合成减少，使红细胞内 FEP 蓄积，因此 FEP 量的增加可以间接反映铁的缺乏，灵敏度仅次于 SF 和 EF。

4.其他检验

网织红细胞血红蛋白（reticulocyte hemoglobin content，CHr）检查结合 sTfR 作为判断铁缺乏和诊断缺铁性贫血的依据。缺铁性贫血患者外周血的 CHr 含量降低；红细胞的寿命缩短；铁动力学检查显示，缺铁性贫血患者对铁的利用加快，利用率增高。缺铁性贫血的彻底治愈依赖于去除导致缺铁的原因，查清病因及原发病，还需进行多方面检查，如粪便的潜血、虫卵检查，尿液的检查，肝、肾功能的检查及相应的生化、免疫学检查等。

三、诊断和鉴别诊断

1.诊断

（1）国内缺铁性贫血的诊断标准：目前我国采用的诊断标准如下：①小细胞低色素性贫血，血红蛋白浓度男性<120 g/L，女性<110 g/L，孕妇<100 g/L；MCV<80 fL，MCH<27 pg，MCHC<0.32；红细胞形态可有明显的低色素表现；②有明确的缺铁病因和临床表现；③血清（血浆）铁<8.95 μmol/L(50 μg/dL)，总铁结合力>64.44 μmol/L(360 μg/L)；④转铁蛋白饱和度<0.15；⑤骨髓铁染色显示，骨髓小粒可染铁消失，铁粒幼红细胞比例<15%；⑥红细胞游离原卟啉（FEP）>0.9 μmol/L(50 μg/dL，全血)，或血液锌原卟啉（ZPP）>0.96 μmol/L(60 μg/dL，全血)，或 FEP>4.5 μg/g HGB；⑦血清铁蛋白<12 μg/L(SF<12 μg/L 表示储存铁耗尽，SF<20 μg/L 表示储存铁减少)；⑧血清转铁蛋白受体浓度>26.5 nmol/L(2.25 μg/dL)；⑨铁剂治疗有效。符合第①条和第②～⑨条中任意两条以上者，可诊断为缺铁性贫血。

（2）储存铁缺乏的诊断标准：符合以下任意一条即可诊断：①血清铁蛋白浓度<12 μg/L；②骨髓铁染色显示骨髓小粒可染铁消失。

（3）缺铁性红细胞生成的诊断标准：符合储存铁缺乏的诊断标准，同时有以下任意一条符合者即可诊断。①转铁蛋白饱和度<0.15；②红细胞游离原卟啉（FEP）>0.9 μmol/L 或血液锌原卟啉>0.96 μmol/L；或 FEP>4.5 μg/g HGB；③骨髓铁染色显示骨髓小粒可染铁消失，铁粒幼红细胞比例<15%；④血清转铁蛋白受体浓度>26.5 nmol/L。

（4）非单纯性缺铁性贫血的诊断标准：非单纯性缺铁性贫血即具有并发症的缺铁性贫血。同时合并有感染、炎症、肿瘤或肝脏疾病等慢性病贫血时，缺铁的诊断指标血清铁、总铁结合力、血清铁

NOTE

蛋白、红细胞游离原卟啉及血液锌原卟啉等参数将受到影响,不能正确反映缺铁状态。非单纯性缺铁性贫血除应符合贫血的诊断标准外,尚应符合以下任何一条:①每个红细胞内碱性铁蛋白量小于6.5 μg;②血清转铁蛋白受体浓度＞26.5 nmol/L;③骨髓铁染色显示骨髓小粒可染铁消失;④铁剂治疗有效。

(5)WHO制定的缺铁诊断标准:①血清铁＜8.95 μmol/L(50 μg/dL);②转铁蛋白饱和度＜0.15;③血清铁蛋白＜12 μg/L;④红细胞游离原卟啉＞1.26 μmol/L(70 μg/dL)。

2. 鉴别诊断

小细胞低色素性贫血是一类贫血的总称,缺铁性贫血是典型代表,还包括铁粒幼细胞贫血、珠蛋白生成障碍性贫血、纯合子血红蛋白E、C病等。慢性感染、铅中毒和恶性肿瘤等引起的贫血,大多是正细胞性的,但有时也可以是小细胞性的。这几种贫血的红细胞与缺铁性贫血形态相似,所以缺铁性贫血应与之鉴别,其实验室鉴别要点见表5-2-2。

表 5-2-2 小细胞性贫血的实验室特征

疾病	SF	SI	TS	sTfR	骨髓铁	血液学检查
缺铁性贫血	↓	↓	↓	↑	↓	MCV↓ MCH↓
地中海贫血	N/↑	↑/N	N/↑	↑	↑	MCV↓ MCH↓ RET↑ 靶形红细胞
慢性感染性贫血	↑/N	↓/N	↓/N	N	N/↑	MCV N/↓ MCH N/↓
铁粒幼细胞贫血	↑	↑	↑	↓	↑	MCV↓ MCH↓ 铁粒幼红细胞↑

注:↓为减低;↑为增高;N为正常;SF为铁蛋白;SI为血清铁;TS为转铁蛋白饱和度;TF为转铁蛋白;sTfR为血清转铁蛋白受体;MCV为平均红细胞体积;MCH为平均红细胞血红蛋白含量;RET为网织红细胞。

第三节 铁粒幼细胞贫血

一、概述

铁粒幼细胞贫血(sideroblastic anemia,SA)是由多种原因引起的血红素合成障碍及铁利用不良导致血红蛋白合成减少及幼红细胞线粒体内铁沉积过多的一组贫血综合征。其特征为骨髓红系增生,细胞内、外铁明显增多,并出现大量环形铁粒幼红细胞,伴有红细胞无效生成。主要为小细胞低色素性贫血,亦可出现双形性,即低色素小细胞群与正常或大细胞群并存。

1. 病因与分类

临床上按病因分为遗传性和获得性两大类。遗传性铁粒幼红细胞贫血(hereditary SA,HSA)较为罕见,分为X染色体伴性遗传和常染色体遗传。X染色体伴性遗传,发病者多为男性,有贫血症状,女性为携带者,多无贫血表现。HSA主要是因为血红素合成过程中某些酶发生遗传上的缺陷,如δ氨基γ酮戊酸合成酶(erythroid delta-aminolevulinate,ALA)缺陷和活性低下。获得性又分为原发性(原因不明)和继发性两类。原发性铁粒幼红细胞贫血(primary SA,PSA),又称铁失利用性贫血(sideroachristic anemia)、难治性幼红细胞贫血(refractory normoblastic anemia,RA),患者无家族史、原发病史及药物、毒物和酗酒史,部分可转化为急性白血病,FAB协作组将其归为骨髓增生异常综合征(myelodysplastic syndrome,MDS)中的难治性贫血伴有环形铁粒幼红细胞(refractory anemia with ring sideroblast,RARS),2016版WHO协作组则为MDS伴环形铁粒幼红细胞(MDS-RS)。继发性铁粒幼红细胞贫血(secondary SA,SSA)可继发于药物、毒物作用及多种疾病。药物和毒物如异烟肼、环丝氨酸、硫唑嘌呤、氯霉素、氮芥、铅中毒和慢性酒精中毒等;继发性疾病主要有造血系统疾病(如骨髓纤维化、真性红细胞增多症、溶血性贫血、巨幼细胞贫血、白血病等)、急慢性炎症(如类风湿性关节炎、动脉炎、SLE、结核等)、其他疾病(黏液性水肿、甲状腺功能亢进症、尿毒症、卟啉病、吸收不良综合征等)。

2. 发病机制

本病的发病机制主要是铁利用不良、血红素合成障碍和红细胞无效性生成。血红素合成过程中某些酶的缺陷,如 ALA 合成酶、血红素合成酶、粪卟啉原氧化酶等缺陷均可使血红素合成障碍。当血红素合成有障碍而导致血红素不足时,通过负反馈作用使铁摄取过多,大量铁聚集在线粒体内,引起含铁血黄素沉积和铁蛋白储存过多,进而导致线粒体内各种酶活力的破坏,充满铁的线粒体最后破坏。由于线粒体在幼红细胞内围绕核排列,故易形成环形铁粒幼红细胞,即一种充满铁而线粒体被损伤的红细胞。铁染色后,红细胞内可见普鲁士蓝染色阳性的铁小粒绕核呈环形分布。电镜观察这种幼红细胞的线粒体内有大量铁沉积,线粒体扭曲、畸形、肿胀,膜结构破坏,模糊不清。贫血产生的主要因素是红细胞无效生成,红细胞破坏的速度通常正常或为正常红细胞代偿的中等速度。

3. 临床表现

临床表现主要为高铁血症,呈低色素性贫血。铁粒幼细胞贫血患者由于其临床类型不同,临床表现也不完全一样。进行性贫血是共同表现,如为药物引起的贫血,药物停用后贫血将得到改善。部分患者可出现黄疸和肝、脾肿大,后期发生血色病(即含铁血黄素沉积症)时肝、脾肿大明显。

二、实验室检查

1. 血象

血象主要为小细胞低色素性贫血,血红蛋白减少程度不一,常为 40~100 g/L,也可低于 30 g/L。血涂片红细胞大小不一,具有双形性特征,即低色素小细胞群与正常或大细胞群并存。有比例不等的低色素红细胞,可见异形红细胞、靶形红细胞、椭圆形红细胞、点彩红细胞和红细胞碎片,少数可见有核红细胞。网织红细胞可正常、增多或减少。白细胞和血小板一般正常或减少,极少数患者血小板增多。

2. 骨髓象

有核细胞增生活跃,红系明显增生,以中、晚幼红细胞增生为主。幼红细胞形态异常,可见幼红细胞巨幼样变、双核、核固缩,胞质呈泡沫状或有空泡形成。粒系细胞相对减少,原发性患者可见粒系的病态造血,巨核细胞一般正常。

3. 骨髓铁染色

骨髓铁染色对本病诊断非常重要。细胞外铁和细胞内铁均明显增多,幼红细胞内含有 5 粒以上普鲁士蓝阳性的颗粒,绕细胞核周三分之一以上排列者即环形铁粒幼红细胞,见图 5-3-1,可见于各期幼红细胞。骨髓中环形铁粒幼红细胞比例大于 15%,有时可高达 30%~90%,是铁粒幼红细胞贫血的实验室特征,具有诊断价值,并可见含有铁颗粒的成熟红细胞,称铁粒红细胞。

4. 铁代谢检查

血清铁(SI)浓度、血清铁蛋白(SF)浓度、转铁蛋白饱和度(TS)均明显增高,TS 甚至可达到饱和;血清总铁结合力(TIBC)正常或减低,转铁蛋白受体(sTfR)浓度降低;铁利用率下降;红细胞内游离原卟啉(FEP)浓度多数增高,但对于维生素 B_6(吡哆醇)治疗有效的遗传性铁粒幼红细胞贫血 FEP 减少。

5. 其他检验

红细胞寿命可缩短或正常;红细胞渗透脆性降低;约 50% 的 PSA 患者骨髓细胞中可检出染色体异常,常见的有 5、11、20 号染色体缺失,8 三体及男性 y 染色体缺失等。

三、诊断和鉴别诊断

1. 诊断

铁粒幼细胞贫血的诊断常需根据病史、各项实验室检查综合考虑,必要时结合家族史调查。其

NOTE

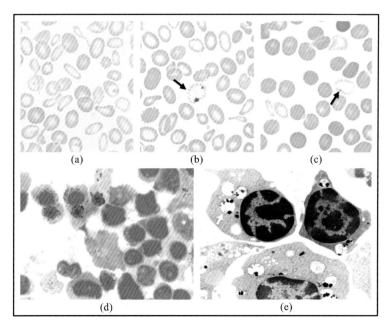

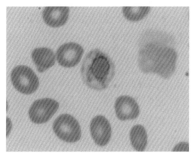

图 5-3-1　SA 细胞形态

(a)一位轻型 XLSA(X 连锁遗传性铁粒幼细胞贫血)患者的外周血涂片 MGG(May-Gruenwald-Giemsa)染色,可见低色素红细胞、小红细胞,红细胞大小不一。(b)与 A 同一患者外周血涂片铁染色可见铁粒红细胞。(c)AB 患者母亲外周血涂片 MGG 染色可见双形性红细胞,箭头所指为含有帕彭海姆小体的低色素红细胞。(d)另一位 XLSA 患者的骨髓细胞涂片铁染色可见大量环形铁粒幼红细胞。(e)一位 RARS 患者的环形铁粒幼红细胞透射电镜下观察到退化的线粒体内含有大量致密颗粒(铁颗粒)。

诊断标准如下:①小细胞低色素性贫血或双形性贫血;②骨髓红系浓度明显增生,细胞内、外铁明显增多,并伴有大量环形铁粒幼红细胞(>10%);③血清铁蛋白浓度、血清铁浓度、转铁蛋白饱和度增高,总铁结合力减低。诊断为铁粒幼细胞贫血后,再结合病史、临床表现区分其临床类型。遗传性铁粒幼细胞贫血(HSA)与原发性铁粒幼细胞贫血(PSA)的鉴别见表 5-3-1。继发性铁粒幼细胞贫血常有明显的原发病表现或药物、毒物接触史,铁粒幼红细胞比例>10%,即可诊断。

表 5-3-1　遗传性铁粒幼细胞贫血与原发性铁粒幼细胞贫血的鉴别

鉴别要点	HSA	PSA
家族史	+	-
发病年龄	多见于青少年	中老年较多
性别	多为男性,女性少见	男女均可
贫血类型	小细胞低色素性贫血	大细胞或正细胞性贫血
环形铁粒幼红细胞	较少,在早期有核红细胞中出现	出现于各期有核红细胞
红细胞渗透脆性	减低	正常或轻度减低
病态造血	无	有,常见三系病态造血
红细胞寿命	轻度缩短	正常或轻度减低

NOTE

119

2.鉴别诊断

铁粒幼细胞贫血的主要特点是低色素性贫血及铁粒幼红细胞增多,需与缺铁性贫血和珠蛋白生成障碍性贫血等小细胞性贫血进行鉴别诊断。

本章小结

1.铁代谢的检测指标

铁代谢障碍性贫血的检验,可以针对铁代谢的指标进行检测。反映铁代谢的检测指标主要有血清铁、血清铁蛋白、总铁结合力和转铁蛋白饱和度、血清转铁蛋白、血清转铁蛋白受体以及红细胞游离原卟啉,临床上常是上述多个指标联合检测,主要用于缺铁性贫血的诊断及与其他小细胞低色素性贫血的鉴别诊断。

2.缺铁性贫血

缺铁性贫血是因机体铁的需求量增加和/或铁吸收减少,体内储存铁耗尽而缺乏,导致合成血红蛋白的铁不足而引起的贫血。缺铁性贫血实验室检查的主要特点为血象显示小细胞低色素性贫血,骨髓象幼红细胞表现为"核老质幼"的核质发育不平衡改变以及骨髓铁染色细胞外铁阴性、细胞内铁明显减少或缺如的形态学特征。铁代谢检查方面血清铁蛋白(SF)浓度减低,血清铁(SI)明显减少,总铁结合力(TIBC)增高,转铁蛋白饱和度(TS)减低,血清转铁蛋白受体(sTfR)浓度增高,红细胞游离原卟啉(FEP)浓度升高。

3.铁粒幼细胞贫血

铁粒幼细胞贫血是由多种原因引起的血红素合成障碍及铁利用不良,导致血红蛋白合成减少及幼红细胞线粒体内铁沉积过多的一组贫血综合征。其特征为骨髓红系增生,伴有红细胞无效生成,主要为小细胞低色素性贫血,也可出现双相贫血,即低色素小细胞群与正常或大细胞群并存。骨髓铁染色对诊断非常重要,细胞外铁和细胞内铁均明显增多,铁粒幼红细胞比例达15%以上,出现大量的环形铁粒幼红细胞。铁代谢检查:血清铁(SI)浓度、血清铁蛋白(SF)浓度、转铁蛋白饱和度(TS)均明显增高,TS甚至达到饱和;血清总铁结合力(TIBC)正常或减低,转铁蛋白受体(sTfR)浓度降低;血浆铁清除率增加,铁利用率下降。

思 考 题

1.简述铁代谢的过程和相关检验指标。
2.简述缺铁性贫血的实验室检查特点。
3.简述铁粒幼细胞贫血的实验室检查特点。

(史　敏)

第六章　巨幼细胞贫血及其检验

学 习 目 标

1.掌握:巨幼细胞贫血的实验室检查。

2.熟悉:巨幼细胞贫血的诊断与鉴别诊断。

3.了解:巨幼细胞贫血的临床表现与发病机制。

案例导入

患者,男,63岁,5年前因胃溃疡行胃大部分切除术。近5个月来头晕、乏力、四肢发麻、舌炎、舌面发红。血象:白细胞计数 $6.8\times10^9/L$,红细胞计数 $2.49\times10^{12}/L$,血红蛋白 101 g/L,红细胞比容0.31,红细胞平均体积 124 fL,红细胞平均血红蛋白浓度 327 g/L,血小板计数 $93\times10^9/L$。该患者最有可能诊断为何种贫血? 有哪些依据? 为了确诊,还需要进一步做哪些检测? 应注意与哪些疾病进行鉴别?

第一节　叶酸和维生素 B_{12} 的代谢及检验

一、叶酸和维生素 B_{12} 的代谢及功能

(一)叶酸和维生素 B_{12} 的代谢

DNA 是细胞分裂增殖的基本条件,叶酸(folacin)和维生素 B_{12}(vitamin B_{12},VitB_{12})是 DNA 合成的必需物质。

1.叶酸

叶酸是由喋啶、对氨基苯甲酸和谷氨酸等组成的化合物。人体本身不能合成叶酸,必须由食物供给。叶酸广泛存在于动植物类食物中,以酵母、肝及绿叶蔬菜中含量最为丰富,但叶酸不耐热,过度烹煮可被破坏。食物中的叶酸是多聚体,只有在小肠被游离为单体谷氨酸后才能在空肠近端被吸收,吸收后的叶酸在肝脏经二氢叶酸还原酶作用,变为四氢叶酸储存或到各组织发挥作用。叶酸和其代谢产物主要由肾脏排泄。正常成人每日需要叶酸量为 200 μg,人体内储存量为 5～20 mg,可供人体 50～100 天之用。在妊娠、哺乳和生长发育期,每日叶酸的需求量明显增高,应注意补充。

2.维生素 B_{12}

维生素 B_{12} 是一种含有钴(Co^{3+})的维生素,又称钴胺素或氰钴胺。 Co^{3+} 能与—CH_3、—CN、—OH和5-脱氧腺苷结合,生成四种化合物,其中甲基钴胺是参加核苷酸代谢的重要形式。人体不能合成维生素 B_{12},所需维生素 B_{12} 只能来自食物,如动物肝脏、肉类、蛋类、乳类和海洋生物。食物中的维生素 B_{12} 与蛋白质结合进入消化道内,在胃酸、胃蛋白酶及胰蛋白酶的作用下,维生素 B_{12} 被释放,并与胃底黏膜壁细胞分泌的一种糖蛋白内因子(intrinsic factor,IF)结合形成维生素 B_{12}-IF复合物,可抵抗肠道消化酶和肠道细菌、寄生虫对维生素 B_{12} 的破坏和摄取。维生素 B_{12}-IF 复合物在回肠下段被吸收,与血浆中的运钴胺素 I、II 结合,运送到各组织或储存于肝脏。维生素 B_{12} 主要

NOTE

从尿液排出，部分从胆汁排出。随胆汁排入肠腔的维生素 B_{12} 约 90% 可再与 IF 结合被重吸收利用。成人每天需要维生素 B_{12} 2～5 μg，而体内储存量为 2～5 mg，可供 3～6 年使用，故一般情况下维生素 B_{12} 是不会缺乏的。

(二)叶酸和维生素 B_{12} 的功能

四氢叶酸和维生素 B_{12} 均为 DNA 合成过程中的辅酶。维生素 B_{12} 与体内四氢叶酸的循环使用有关，而后者作为一碳基团载体为脱氧尿嘧啶核苷酸(dUMP)转化为脱氧胸腺嘧啶核苷酸(dTMP)提供甲基。其作用见图 6-1-1。

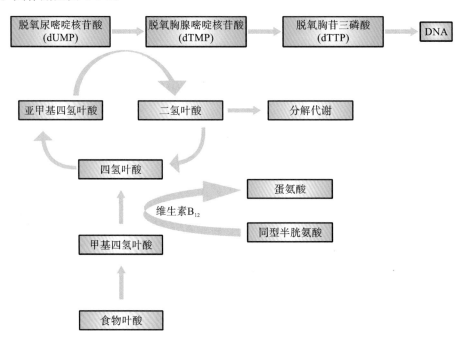

图 6-1-1 叶酸和维生素 B_{12} 在 DNA 合成中的作用

四氢叶酸还参与组氨酸转变为谷氨酸的反应。当叶酸缺乏时，其中间产物亚胺甲基谷氨酸增多，尿液中排泄量增多，临床上常将组氨酸负荷试验作为叶酸缺乏的诊断试验。

维生素 B_{12} 也参与甲基丙二酰辅酶 A 转变为琥珀酰辅酶 A 的反应。当维生素 B_{12} 缺乏时，该反应受阻，导致甲基丙二酰辅酶 A 大量积聚而形成非生理性的单链脂肪酸，神经髓鞘磷脂形成障碍，造成神经的脱髓鞘改变，影响神经兴奋的传递，出现各种神经系统的症状。这是维生素 B_{12} 缺乏所致的巨幼细胞贫血的突出特点。

二、叶酸和维生素 B_{12} 的检验

(一)血清及红细胞叶酸的测定

1.实验原理

待测叶酸与叶酸结合蛋白(folate binding protein,FBP)-抗叶酸结合蛋白(鼠抗人单克隆抗体)偶联物中的 FBP 结合，形成一种带负电荷的聚阴离子 FBP 复合物。将此复合物移至纤维杯中，纤维杯表面带正电荷的玻璃纤维静电捕获带负电荷的 FBP 复合物，再于纤维杯中加入蝶酸-碱性磷酸酶共轭体与复合物中未被占据的 FBP 位点结合，洗涤后加入底物 4-甲基伞花基磷酸钠，底物被碱性磷酸酶水解掉磷酸基而发出荧光，通过光学装置检测该荧光产物，进而检测叶酸的含量。

2.参考范围

血清叶酸:5.3～14.4 $\mu g/L$。红细胞叶酸:192.1～577.1 $\mu g/L$ (化学发光免疫分析法)。

3.临床意义

叶酸减少有助于诊断由叶酸缺乏引起的巨幼细胞贫血，可源于叶酸摄入不足(如营养不良、婴

儿未添加辅食、酗酒等)、叶酸利用增加(如溶血性贫血、骨髓增殖性肿瘤等)、叶酸吸收障碍(如慢性肠炎、空肠手术、乳糜泻等)和叶酸丢失过多(如血液透析、肝脏疾病)等。红细胞叶酸的水平是血清叶酸的 40 倍以上,红细胞叶酸不受当时叶酸摄入情况的影响,能反映机体叶酸的总体水平及组织的叶酸水平。在体内组织叶酸缺乏尚未发生巨幼细胞贫血时,红细胞叶酸测定对判断叶酸缺乏更有价值。

(二)组氨酸负荷试验

1. 实验原理

叶酸缺乏时,组氨酸转变为谷氨酸的过程受阻,代谢中间产物亚胺甲基谷氨酸(formiminoglutamic acid,FIGlu)的产生增加,并大量从尿液中排出,尿液中其含量增高。受检者口服组氨酸 20 g,测定 24 h 尿中 FIGlu 的含量,可间接反映叶酸缺乏的情况。

2. 参考范围

尿液中 FIGlu 的含量约为 9 mg/24 h。

3. 临床意义

叶酸缺乏所致巨幼细胞贫血患者尿液中有大量 FIGlu 排出,常大于 1000 mg/24 h。

(三)血清维生素 B_{12} 的测定

1. 实验原理

待测血清中的维生素 B_{12} 与内因子包被的微粒相结合,形成维生素 B_{12}-IF-微粒复合物。当复合物被转移到纤维杯上时,复合物中的微粒可结合到纤维杯表面的玻璃纤维上,并与再加入的维生素 B_{12}-碱性磷酸酶共轭体结合,形成维生素 B_{12}-IF-微粒-共轭体复合物。洗去未结合的游离物质,加入发光底物 4-甲基伞花基磷酸钠,底物被碱性磷酸酶水解,脱去磷酸基而发出荧光,通过 MEIA 光学装置检测该荧光产物,进而检测维生素 B_{12} 的含量。

2. 参考范围

$187 \sim 1059$ ng/L,小于 157 ng/L 时为维生素 B_{12} 缺乏。

3. 临床意义

血清维生素 B_{12} 含量减低:常见于巨幼细胞贫血,还可见于脊髓侧束变性及髓鞘障碍症等。维生素 B_{12} 与叶酸在代谢上关系密切,临床上进行病因分析时常需同时测定维生素 B_{12} 和叶酸。血清维生素 B_{12} 含量增高:可见于白血病、真性红细胞增多症、某些恶性肿瘤和肝细胞损伤等。

(四)维生素 B_{12} 吸收试验

1. 实验原理

维生素 B_{12} 吸收试验(schilling test)的原理是给受检者口服放射性核素^{57}Co 标记的维生素 B_{12} 0.5 μg,2 h 后肌内注射未标记的维生素 B_{12} 1 mg,收集 24 h 尿,测定^{57}Co 的排出量。

2. 参考范围

24 h 尿^{57}Co 排出量＞7%。

3. 临床意义

本试验主要是对维生素 B_{12} 缺乏的病因诊断,而不是诊断是否存在维生素 B_{12} 缺乏。如内因子缺乏,加入内因子可使结果正常,为恶性贫血确诊试验。巨幼细胞贫血时＜7%,恶性贫血时＜5%。

(五)血清内因子阻断抗体测定

1. 实验原理

血清内因子阻断抗体测定常用的方法是放射免疫法。维生素 B_{12} 只有与胃壁细胞分泌的内因子(IF)形成复合物后才能被吸收。内因子阻断抗体(intrinsic factor blocking antibody,IFBA)能阻断维生素 B_{12} 与内因子的结合,而影响维生素 B_{12} 的吸收。用^{57}Co 标记的维生素 B_{12} 与血清中的内因子结合,形成^{57}Co 维生素 B_{12}-IF 复合物;当存在内因子抗体时,形成的复合物量减少。检测其放射活性,与阳性对照管进行比较,可得知内因子抗体的存在。

2.参考范围

健康人为阴性,比值在 0.9～1.1 之间;比值大于阳性对照血清为内因子阻断抗体阳性。

3.临床意义

多见于由维生素 B_{12} 缺乏引起的巨幼细胞贫血、恶性贫血等。本试验有助于查找维生素 B_{12} 缺乏的原因。内因子阻断抗体在恶性贫血患者血清中的检出率为 50% 以上,可作为恶性贫血的筛查方法之一。

(六)尿甲基丙二酸排泄试验

1.实验原理

甲基丙二酸是缬氨酸、苏氨酸、异亮氨酸以及蛋氨酸等氨基酸的代谢产物。甲基丙二酰辅酶 A 转变为琥珀酸辅酶 A 的异构化过程中需要维生素 B_{12} 参与。口服缬氨酸 10 g,收集 24 h 尿测定甲基丙二酸盐的排出量,可间接反应体内维生素 B_{12} 的量。

2.参考范围

小于 3.4 mg/24 h。

3.临床意义

本试验可用于维生素 B_{12} 缺乏的早期诊断。维生素 B_{12} 缺乏早期,骨髓出现巨幼变之前,本试验可呈阳性,甲基丙二酸盐的排出量增高可达 300 mg/24 h。

第二节 巨幼细胞贫血

一、概述

巨幼细胞贫血(megaloblastic anemia,MgA)是由叶酸和/或维生素 B_{12} 缺乏,或其他原因所致细胞 DNA 合成障碍,引起细胞核发育受阻,而 RNA 合成继续,导致部分骨髓细胞核质发育不平衡及无效造血所致的营养性大细胞性贫血,也称脱氧核苷酸合成障碍性贫血。以患者骨髓中红系、粒系和巨核系三系细胞出现巨幼变为其特征,外周血表现为营养性大细胞性贫血,并可出现中性粒细胞的核右移。

(一)病因

巨幼细胞贫血的发病原因主要是叶酸和/或维生素 B_{12} 缺乏,缺乏的常见原因详见表 6-2-1。在我国以缺乏叶酸所致的营养性巨幼细胞贫血多见,维生素 B_{12} 缺乏所致的巨幼细胞贫血少见,原因不明的胃黏膜萎缩导致内因子分泌障碍的恶性贫血(pernicious anemia)在我国极为罕见。

表 6-2-1 巨幼细胞贫血的病因分类

分类	常见缺乏原因或疾病
叶酸缺乏	
1.摄入不足	营养不良、酗酒、婴儿未加辅食等
2.需求量增加	妊娠及哺乳、婴幼儿生长及青少年发育期、溶血性疾病、甲状腺功能亢进、恶性肿瘤、脱落性皮肤病(皮肤癌、银屑病)
3.吸收利用障碍	慢性肠炎、空肠手术、乳糜泻、服用某些药物(叶酸拮抗剂、抗惊厥药、抗结核药、抗疟药)、某些先天性酶缺陷(缺乏 5,10-甲酰基四氢叶酸还原酶等)
4.丢失过多或排泄量增加	血液透析、肝脏疾病等

续表

分类	常见缺乏原因或疾病
维生素 B$_{12}$ 缺乏	
1.摄入不足	营养不良(肉类食品缺乏、素食者)
2.吸收利用障碍	胃酸缺乏(萎缩性胃炎和胃切除术后)、内因子缺乏(全胃切除、胃黏膜损伤和萎缩、存在内因子抗体的恶性贫血)、慢性胰腺疾病、小肠细菌过度生长、回肠疾病(炎症、手术切除、肿瘤等)
3.酶缺陷	先天性钴胺素传递蛋白 II 缺乏
药物抑制 DNA 合成	
1.嘌呤合成抑制药	应用甲氨蝶呤、硫鸟嘌呤、巯嘌呤等药物
2.嘧啶合成抑制药	应用甲氨蝶呤、6-氮杂尿苷等药物
3.胸腺嘧啶合成抑制药	应用甲氨蝶呤、氟尿嘧啶等药物
4.DNA 合成抑制药	应用阿糖胞苷、羟基脲等药物
其他原因	
1.先天性缺陷	Lesch-Nyhan 综合征、遗传性乳清酸尿症
2.未能解释的疾病	对 B 族维生素反应性的巨幼细胞贫血、MDS

(二)发病机制

叶酸和/或维生素 B$_{12}$ 缺乏时,dUMP 转为 dTMP 的生化反应受阻,使 DNA 合成的必需物质脱氧胸腺嘧啶核苷三磷酸(dTTP)减少,参加正常 DNA 合成的 dTTP 被 dUTP 代替,合成异常的DNA。机体为修复这些异常的 DNA,又合成新的 DNA,仍由 dUTP 代替 dTTP 进入新的 DNA。新的异常 DNA 被识别后,机体再次修复。如此反复,造成 DNA 复制的起点多,新合成的小片段不能连接成为长的子链,存在多处单链。在重新螺旋化时,易受机械损伤及酶的破坏,使 DNA 呈片段状,DNA 复制减慢,核分裂时间延长(S 期和 G$_1$ 期延长),故细胞核比正常大,核染色质呈疏松网状,缺乏浓集现象。而胞质内 RNA 及蛋白质合成并无明显障碍,随着核分裂延迟和合成量增多,胞体巨大、核质发育不同步、核染色质疏松,呈现"幼核老质"改变的巨型血细胞。巨型改变以幼红细胞最显著,具有特征性,称巨幼红细胞。该巨幼红细胞易在骨髓内被破坏,出现无效造血,最终导致红细胞数量不足,表现贫血症状。细胞形态的巨型改变也见于粒系、巨核系,甚至某些增殖性体细胞(如胃肠、口腔和阴道的黏膜细胞)。

(三)临床表现

巨幼细胞贫血起病比较缓慢,为慢性进行性贫血。除贫血的一般临床表现外,尚有以下特征:①面色常呈柠檬色,可有轻度黄疸;②常有食欲不振、恶心、腹胀、腹泻及便秘等消化系统症状;③常有反复发作的舌炎,舌有灼痛感,舌乳头萎缩,舌面光滑,光滑面呈绛红色,即所谓的"牛肉样舌"和"镜面舌";④维生素 B$_{12}$ 缺乏时,常伴有神经系统症状,表现为手足对称性麻木、感觉障碍、步态不稳、双下肢无力,甚至瘫痪,体格检查可出现肌张力、腱反射异常,也可出现抑郁、烦躁、嗜睡及精神错乱等精神症状。

二、实验室检查

(一)血象

大细胞正色素性贫血,红细胞平均体积、红细胞平均血红蛋白含量增高,红细胞平均血红蛋白浓度基本正常。红细胞数量与血红蛋白含量的下降常不平行,红细胞数量减少更明显。血涂片中红细胞形态明显大小不等(RDW 增高),以大细胞为主,并可有一定数量的巨红细胞。红细胞含有

NOTE

足量的血红蛋白,中心淡染区不明显甚至消失。椭圆形大红细胞、嗜多色性及嗜碱性点彩红细胞增多,并可见有核红细胞及 Howell-Jolly 小体,偶见卡波环,见图 6-2-1。网织红细胞常减少,亦有正常或稍增多。白细胞计数正常或减低,中性粒细胞胞体较大,可见核右移现象,核分叶过多。分叶过多的中性粒细胞与大红细胞同时存在可作为巨幼细胞贫血的筛选试验。血小板计数正常或减低,可见巨大血小板,部分患者可同时有三系减少。

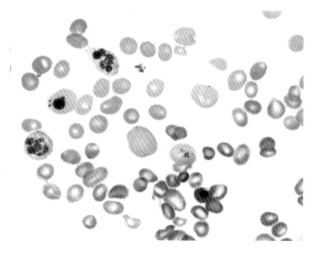

图 6-2-1　巨幼细胞贫血血象(瑞特染色,×1000)

(二)骨髓象

骨髓形态学检查对巨幼细胞贫血的诊断有重要价值。骨髓增生活跃或明显活跃。粒系、红系、巨核系三系细胞均可出现巨幼变,红系的巨幼变尤为突出,见图 6-2-2。

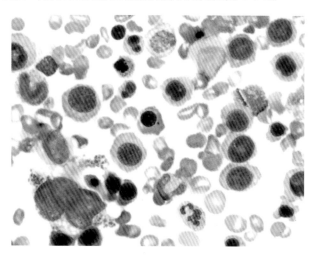

图 6-2-2　巨幼细胞贫血的骨髓象(瑞特染色,×1000)

1. 红系

红系明显增生,伴显著巨幼变,粒红比值降低或倒置。正常形态的幼红细胞减少或不见,可见各阶段巨幼红细胞,其比例常大于 10%。由于发育成熟受阻,原始和早幼阶段细胞比例增高,有些病例巨幼红细胞比例可高达 50%,可见核畸形、核碎裂和多核巨幼红细胞。核分裂象和 Howell-Jolly 小体易见。巨幼红细胞的形态特征如下:①胞体大于同阶段的幼红细胞,胞质丰富;②胞核大,染色质较同阶段的细胞细致、疏松和淡染,排列呈点网状或疏松网状;③核质发育不平衡,胞质较核成熟早,即"幼核老质"现象。胞核的形态和"幼核老质"的改变是识别细胞巨幼变的两大要点。

2. 粒系

粒系略有增生或正常,粒系细胞比例相对降低。中性粒细胞自中幼阶段以后可见巨幼变,以巨晚幼粒和巨杆状核细胞多见。巨幼变的细胞胞体大,胞质颗粒较少,可见空泡;胞核肿胀,染色质疏松,分叶核细胞分叶过多,可见巨多叶核中性粒细胞。粒系巨幼变早于红系,为巨幼细胞贫血的早期表现。调整饮食或治疗后,红系巨幼变 48 h 可恢复,粒系巨幼变要 1~2 周才逐渐恢复。巨幼细胞贫血合并缺铁性贫血时,红系巨幼变可被掩盖,但粒系巨幼变不被掩盖。有少数巨幼细胞贫血病例骨髓象中红系和巨核系减少,可见大量的巨幼变粒系细胞,根据粒系细胞的形态特征,仍可做出诊断。

3.巨核系

巨核细胞数量可正常或减少,可见巨核细胞胞体过大、分叶过多的现象,胞质内颗粒减少,此种巨核细胞血小板生成障碍。

(三)细胞化学染色

骨髓铁染色显示细胞内铁和细胞外铁均增多;糖原染色幼红细胞呈阴性,偶见弱阳性。

(四)生化检查

1.血清和红细胞叶酸测定

一般认为血清叶酸浓度<6.91 nmol/L,红细胞叶酸浓度<227 nmol/L 为叶酸缺乏。因红细胞叶酸不受当时叶酸摄入情况的影响,诊断价值更大。

2.组氨酸负荷试验

叶酸缺乏时,口服组氨酸 24 h 后测尿液中亚胺甲基谷氨酸含量>1 g/24 h(正常平均每天排出 9 mg)。该方法灵敏度较高,阴性结果对排除诊断很有价值。

3.维生素 B_{12} 缺乏的检验

(1)血清维生素 B_{12} 测定:测定值<74 pmol/L 为维生素 B_{12} 缺乏。该实验测定的影响因素多,应结合临床及其他检查结果综合分析判断。

(2)维生素 B_{12} 吸收试验:尿液中排出量减少,小于 7%。

(3)甲基丙二酸测定:维生素 B_{12} 缺乏患者血清和尿液中甲基丙二酸水平升高。

(4)其他:内因子阻断抗体、血清高同型半胱氨酸测定等可见阳性反应。

(五)诊断性治疗试验

巨幼细胞贫血对治疗药物的反应很敏感,用药 48 h 左右网织红细胞即开始增多,于 5~10 天达高峰。该试验简便易行,准确性较高,对无条件进行叶酸和维生素 B_{12} 测定的单位,可用以判断叶酸缺乏还是维生素 B_{12} 缺乏。具体方法是给患者小剂量叶酸(每天 0.1~0.2 mg)或维生素 B_{12}(每天肌注 1~5 μg,7~10 天;或一次性肌注 100 μg)。若 4~6 天后网织红细胞计数上升,应考虑相应的物质缺乏。

三、诊断与鉴别诊断

(一)诊断标准

根据患者的病史、体征、血象和骨髓象检验及其他相关的实验室检查结果加以综合分析。

1.临床表现

①一般贫血症状;②消化道症状;③神经系统症状。

2.实验室检查

①大细胞性贫血;②白细胞和血小板可减少,中性分叶核粒细胞核分叶过多;③骨髓呈巨幼细胞贫血的改变;④血清叶酸和红细胞叶酸水平降低;⑤血清维生素 B_{12} 浓度<187 ng/L(化学发光酶免疫分析法)。

具备上述临床表现①和②加上实验室检查①和③或②和④者诊断为叶酸缺乏的巨幼细胞贫血;具备上述临床表现①、②和/或③,加上实验室检查①和③或②和⑤项诊断为维生素 B_{12} 缺乏的巨幼细胞贫血。血清内因子阻断抗体测定和放射性核素标记维生素 B_{12} 吸收试验有助于恶性贫血的诊断。

NOTE

127

(二)鉴别诊断

巨幼细胞贫血需与下列外周血可能出现营养性大细胞性贫血进行鉴别,步骤见图6-2-3。

1. 全血细胞减少性疾病

部分巨幼细胞贫血患者外周血三系减少,易与再生障碍性贫血混淆。但再生障碍性贫血多为正细胞性贫血,且有非造血细胞增多的骨髓象,叶酸和维生素 B_{12} 治疗无效。

2. 纯红白血病

骨髓中红系极度增生,并有明显的病态造血(如类巨幼样变等),同时还会有白细胞的异常增生。该病血细胞 PAS 染色幼红细胞呈阳性或强阳性,叶酸和维生素 B_{12} 治疗无效。

3. 骨髓增生异常综合征

部分骨髓增生异常综合征(myelodysplastic syndromes,MDS)病例可有红系细胞的显著增生,有明显的病态造血,三系有巨幼变。该病骨髓铁染色异常(环形铁粒幼红细胞比例常大于15%),血细胞 PAS 染色幼红细胞可呈阳性。另外,还可通过染色体检查及骨髓活检鉴别。

4. 其他大细胞性贫血

某些急性失血和某些溶血性贫血的网织红细胞计数增高,肝病、甲状腺功能减退和酒精中毒等无巨幼细胞改变。

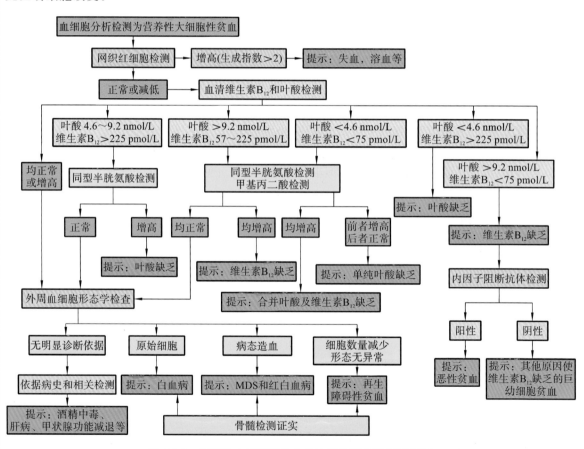

图6-2-3 营养性大细胞性贫血的实验室鉴别诊断路径图

知识链接

NOTE

本章小结

叶酸和维生素 B_{12} 均为DNA合成过程中的辅酶。维生素 B_{12} 与体内四氢叶酸的循环使用有关,叶酸和维生素 B_{12} 缺乏时,dUMP转变成为dTMP受阻,进而使DNA合成的原料dTTP缺乏,导致细胞核发育停滞,而细胞质仍继续发育成熟,形成巨幼细胞。当维生素 B_{12} 缺乏时,甲基丙酰辅酶A大量积聚而形成非生理性的单链脂肪酸,神经髓鞘磷脂形成障碍,出现各种神经系统的症状。实验室有关叶酸和维生素 B_{12} 的检验项目主要有血清及红细胞叶酸的测定、组氨酸负荷试验、血清维生素 B_{12} 的测定、维生素 B_{12} 吸收试验、血清内因子阻断抗体测定、尿甲基丙二酸排泄试验。巨幼细胞贫血主要是由于叶酸和/或维生素 B_{12} 缺乏导致 DNA 合成障碍，而 RNA 继续合成，所致的大细胞性贫血。临床表现为贫血症状、消化道症状及舌炎，维生素 B_{12} 缺乏时还可有神经系统症状。

实验室检查：①血象：以营养性大细胞性贫血为特征，伴网织红细胞减少；白细胞和血小板常可减少，中性粒细胞常见核右移。②骨髓象：骨髓增生明显活跃，红系增生显著，巨幼红细胞比例＞10％；粒细胞和巨核细胞可有巨幼变和核分叶过多及血小板生成障碍。③特殊检查。血清叶酸和红细胞叶酸水平降低；血清维生素 B_{12} 浓度（放射免疫分析）＜75 pmol/L，血清甲基丙二酸水平增高；诊断性治疗有效。

思 考 题

1.何为巨幼细胞贫血？其实验室检查特征有哪些？
2.如何鉴别巨幼细胞贫血、骨髓增生异常综合征和纯红白血病？

（郝艳梅）

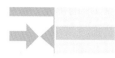

第七章 造血功能障碍性贫血及其检验

案例导入

患者，男，35 岁。半年前无诱因出现头晕、乏力，伴间断双下肢皮肤出血点，刷牙时牙龈出血，无鼻出血，黑便。患病以来，精神差，饮食可，睡眠尚可，大小便均正常，体重无明显变化。既往体健，无放射线和毒物接触史，无药敏史。无发热，脉搏、呼吸、血压正常。贫血貌，双下肢散在出血点，浅表淋巴结及肝脾未触及肿大，巩膜无黄染，胸骨无压痛。血象示：WBC $3.0\times10^9/L$，RBC $1.5\times10^{12}/L$，Hb 45 g/L，PLT $35\times10^9/L$，RET 0.1%。WBC 分类：中性粒细胞 30%，淋巴细胞 65%，单核细胞 5%。中性粒细胞碱性磷酸酶染色阳性率 80%，积分 200 分。血清铁蛋白 210 $\mu g/L$，血清铁 170 $\mu g/dL$，总铁结合力 65 $\mu mol/L$。尿常规（－），尿 Rous 试验（－）。

该患者最有可能诊断为哪种疾病？有哪些依据？为了确诊，还需要进一步做哪些检测与哪些疾病进行鉴别？

造血功能障碍性贫血（hematopoietic dysfunction anemia）是由某些原因引起的造血干细胞增殖、分化障碍和/或骨髓造血微环境发生异常或被破坏，导致外周血中一系、两系或全血细胞减少，以贫血为主要临床表现的一组疾病。造血功能障碍性贫血包括再生障碍性贫血、单纯红细胞再生障碍性贫血、急性造血功能停滞等，临床上最常见的是再生障碍性贫血。

第一节 再生障碍性贫血

一、概述

再生障碍性贫血（aplastic anemia，AA）是由多种病因所致的骨髓造血组织减少，造血功能衰竭，红骨髓被脂肪替代，而引起外周血全血细胞减少的一组造血干细胞疾病。再生障碍性贫血以骨髓造血细胞增生减低和外周血全血细胞减少为特征，临床以贫血、出血和感染为主要表现。再生障碍性贫血的年发病率在我国约为 0.74/10 万，发病年龄呈现 10～25 岁和 60 岁及以上两个发病高峰，男女发病率无明显差异。

1. 病因

临床上根据病因分为先天性和获得性两大类，一般所指的再生障碍性贫血为获得性再生障碍性贫血。先天性再生障碍性贫血罕见，主要为范科尼贫血（Fanconi anemia，FA）、先天性角化不良（dyskeratosis congenita，DKC）、先天性纯红再生障碍性贫血（Diamond-Blackfan anemia，DBA）、

Shwachmann-Diamond 综合征(SDS)等,为染色体遗传性疾病。获得性再生障碍性贫血又分为无明确病因的原发性再生障碍性贫血和有病因可寻的继发性再生障碍性贫血,两者约各占一半。继发性再生障碍性贫血的主要病因有以下几种。

(1)化学因素:包括药物和化学毒物。其中与再生障碍性贫血发病高度相关的是苯及其衍生物、抗肿瘤药物、氯霉素等。化学因素对骨髓的影响与剂量和个体的易感性相关。

(2)物理因素:X 线、γ 线或中子可穿过或进入细胞直接损害造血干细胞和骨髓微环境。长期超允许量放射线照射(如放射源事故)可致再生障碍性贫血。

(3)生物因素:流行病学资料显示,再生障碍性贫血的发生可能与多种病毒相关。其中以肝炎病毒最多见,多发于乙肝或丙肝的恢复期,预后较差。其他可疑相关病毒包括 EB 病毒、微小病毒和 HIV 病毒等。

(4)免疫因素:再生障碍性贫血可继发于胸腺瘤、系统性红斑狼疮和类风湿性关节炎等,患者血清中可检测到抑制造血干细胞的抗体。

(5)其他因素:如阵发性睡眠性血红蛋白尿症(paroxysmal nocturnal hemoglobinuria,PNH)、脑垂体功能减退症、妊娠等可并发再生障碍性贫血。

2. 发病机制

该病呈明显的异质性,发病机制至今尚不完全清楚,可能的机制如下。

(1)造血干细胞缺陷:体外细胞培养技术显示再生障碍性贫血患者的造血干/祖细胞数量减少,同时有质的异常。

(2)骨髓造血微环境缺陷:动物模型的研究显示干细胞因子缺乏的小鼠出现再生障碍性贫血;还发现再生障碍性贫血患者骨髓基质细胞分泌的多种细胞因子出现紊乱,影响造血干细胞的增殖与分化;部分再生障碍性贫血患者的造血干细胞在体外培养体系中,给以适合的生长条件,能生成正常的集落;临床上有输入同基因骨髓而不能恢复造血功能的患者。这些均说明,部分再生障碍性贫血患者的发病与骨髓造血微环境缺陷有关。

(3)免疫功能紊乱:①约半数患者 T 细胞亚群异常,辅助性 T 细胞与抑制性 T 细胞的比值倒置;部分 AA 患者 Treg 数量减少,Th1/Th2 亚群失衡(Th1 增多);②部分患者造血负调控因子异常,如细胞毒性 T 细胞产生过多干扰素-γ、肿瘤坏死因子-α 及 Fas 配体等;③部分患者免疫抑制剂治疗有效。

(4)遗传:新近研究显示遗传背景在再生障碍性贫血的发病及疾病进展过程中也可能发挥作用,如端粒酶基因突变,也有部分病例发现有体细胞突变。

3. 临床表现

再生障碍性贫血的临床表现以全血细胞减少引起的进行性贫血、出血、感染为主要特点。出血和感染是死亡的重要原因。通常无肝、脾、淋巴结肿大,一般抗贫血治疗无效。临床表现的程度与全血细胞减少的程度有关。血红蛋白降低的程度决定了贫血的程度;粒细胞减少的程度与感染的严重程度相关;血小板减少导致出血倾向,出血的严重程度与其减少的程度相关,严重者可颅内出血,是再生障碍性贫血主要的死亡原因之一。国内临床上根据疾病的病程、临床表现、血象及骨髓象特征将再生障碍性贫血分为非重型再生障碍性贫血(慢性再生障碍性贫血)、重型再生障碍性贫血Ⅰ型和重型再生障碍性贫血Ⅱ型。

(1)非重型再生障碍性贫血:起病缓慢,常以贫血为首发症状;贫血进展慢,患者能耐受;感染少见,较轻;出血部位少,程度轻,多局限于体表。

(2)重型再生障碍性贫血Ⅰ型:起病急,常以感染、出血为首发症状。贫血进展快,患者不能耐受;感染多见,较重,常合并败血症;出血部位较多,程度重,可伴有内脏出血。

(3)非重型再生障碍性贫血病程中如果病情恶化,临床表现、血象、骨髓象与重型再生障碍性贫血相同,称为重型再生障碍性贫血Ⅱ型。

NOTE

二、实验室检查

1.血象

全血细胞减少,网织红细胞(reticulocyte,RET)绝对计数减少。正细胞性贫血,少数为轻、中度营养性大细胞性贫血;白细胞减少,中性粒细胞减少更明显,淋巴细胞比例相对增高;血小板不仅数量少,且体积小、颗粒少。

(1)非重型再生障碍性贫血:多为中度贫血,RET 比例>1‰,绝对计数>15×10⁹/L;中性粒细胞绝对计数>0.5×10⁹/L;血小板计数>20×10⁹/L。外周血涂片红细胞形态大致正常,血小板轻度减少,可见淋巴细胞和中性粒细胞。

(2)重型再生障碍性贫血:多为重度、极重度贫血,RET 比例<1‰,绝对计数<15×10⁹/L;中性粒细胞绝对计数<0.5×10⁹/L;血小板计数<20×10⁹/L。外周血涂片红细胞形态大致正常,血小板和白细胞明显减少,淋巴细胞相对多见,中性粒细胞少见,见图 7-1-1。

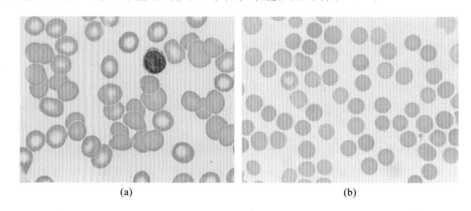

(a)   (b)

图 7-1-1　重型再生障碍性贫血血象

(a)瑞特染色,×1000;(b)煌焦油蓝活体染色,×1000

2.骨髓涂片

(1)非重型再生障碍性贫血:不同的穿刺部位,如髂骨、胸骨的骨髓象表现可能不一样,但巨核细胞数量均减少。①骨髓有核细胞增生程度不一,多数增生减低。②细胞构成:三系或两系减少,巨核细胞减少明显。非造血细胞比例相对增高,以脂肪细胞较多见。③增生减低的部位,骨髓象变化与重型再生障碍性贫血相似或较轻。骨髓涂片外观也有较多油滴。若遇增生灶,骨髓可表现为增生活跃;红系代偿性增生,以"炭核"样晚幼红细胞多见;粒系减少,主要为晚期及成熟粒细胞。

(2)重型再生障碍性贫血:①外观:脂肪滴增多,骨髓小粒减少,若有骨髓小粒,显微镜下大多呈空网架结构,易出现"干抽"。②骨髓有核细胞增生程度:多部位穿刺结果均显示有核细胞增生减低或极度减低。③细胞构成:非造血细胞相对增多,造血细胞明显减少,早期幼稚细胞减少或不见,巨核细胞减少或缺如,无明显的病态造血。淋巴细胞相对增多,比例高达80%以上,非造血细胞(包括纤维细胞、组织嗜碱细胞、网状细胞和脂肪细胞等)增多,可以成团出现,又称为"再生障碍性贫血团"。如有骨髓小粒,染色后镜下为蜂窝状空架、空网状结构或为一团纵横交错的纤维网,其中造血细胞极少,大多为非造血细胞,见图 7-1-2 至图 7-1-4。

3.骨髓活检

骨髓增生减低,造血组织/脂肪组织容积比<0.34;造血细胞减少(尤其是巨核细胞),非造血细胞相对增多;可见间质水肿、出血甚至液性脂肪坏死,见图 7-1-5。再生障碍性贫血患者骨髓活检有利于保持造血组织的天然结构,可判断红骨髓与脂肪组织的比例,便于了解有核细胞密度及其布局,避免外周血稀释而影响诊断结果,故骨髓活检对再生障碍性贫血的诊断比骨髓涂片更有价值。

4.T 细胞亚群及大颗粒淋巴细胞白血病检测

该检测有助于明确病因及制订合理的治疗方案。再生障碍性贫血多数结果显示外周血中 CD4⁺T 细胞比例降低,CD8⁺ T 细胞比例升高,CD4/CD8 值降低;部分结果显示调节性 T 细

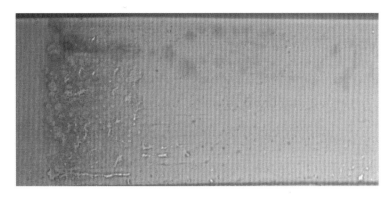

图 7-1-2　未染色骨髓涂片(脂肪滴增加,未见骨髓小粒)

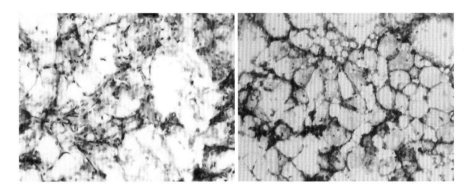

图 7-1-3　重型再生障碍性贫血的骨髓小粒(瑞特染色,×100)

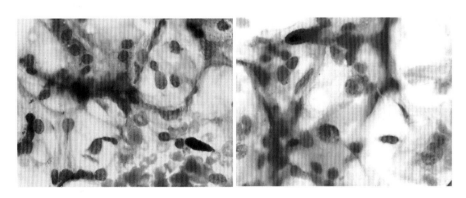

图 7-1-4　重型再生障碍性贫血的骨髓小粒(瑞特染色,×1000)

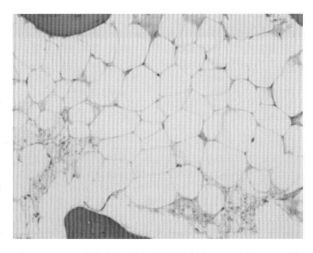

图 7-1-5　再生障碍性贫血的骨髓活检(HE 染色,×100)

NOTE

(Treg)（CD4$^+$CD25$^+$FOXP3^{3+}）比例下降、Treg 表面 CTLA-4 表达下降；树突状细胞（DC）表面 CD86 和 CD80 表达水平升高；自然杀伤（NK）细胞比例下降，其中调节性 NK 细胞（TCR$^-$NK1.1$^+$CD27$^+$CD11b$^+$）比例下降，功能性 NK 细胞（TCR$^-$NK1.1$^+$CD27$^-$CD11b$^+$）比例上升。AA 患者 NK 细胞数量减少和调节性 NK 细胞比例降低与疾病严重程度存在一定相关性。大颗粒淋巴细胞白血病是一种以 T 细胞和 NK 细胞克隆性增殖为特点的淋巴细胞增殖性疾病。临床上罕见，常有脾大，有部分患者可伴有自身免疫性疾病和纯红细胞再生障碍性贫血。大颗粒淋巴细胞白血病典型的免疫表型为表达 CD3、CD8 和 T 细胞受体（TCR）αβ、CD57、CD16，常伴有 CD5 和 CD7 的缺失表达；较少见的变异型包括 CD4 阳性、TCRαβ 阳性和 TCRγδ 阳性；TCRγδ 阳性病例中约 60％表达 CD8，其余病例为 CD4/CD8 双阴性。

5. 其他检验

主要用于不典型病例的诊断。

（1）体外造血祖细胞培养出现细胞集落明显减少或缺如。

（2）中性粒细胞碱性磷酸酶积分增高。

（3）血清促红细胞生成素水平增加。

（4）铁染色细胞内、外铁均增多。

（5）骨髓核素扫描判断整体造血功能等。

三、诊断和鉴别诊断

1. 诊断

国内再生障碍性贫血诊断标准（《再生障碍性贫血诊断与治疗中国专家共识（2017 年版）》）。

（1）血象检查：全血细胞（包括网织红细胞）减少，淋巴细胞比例增高。至少符合以下三项中两项：HGB<100 g/L；PLT<50×10^9/L；中性粒细胞绝对值（ANC）<1.5×10^9/L。

（2）骨髓穿刺：多部位（不同平面）骨髓增生减低或重度减低；骨髓小粒空虚，非造血细胞（淋巴细胞、网状细胞、浆细胞、肥大细胞等）比例增高；巨核细胞明显减少或缺如；红系、粒系细胞均明显减少。

（3）骨髓活检（髂骨）：全切片增生减低，造血组织减少，脂肪组织和/或非造血细胞增多，网硬蛋白不增加，无异常细胞。

（4）排除检查：必须排除其他引起全血细胞减少的疾病。

依据上述诊断标准诊断为再生障碍性贫血后，再进一步分为重型或非重型再生障碍性贫血（表 7-1-1）。

表 7-1-1　重型再生障碍性贫血与非重型再生障碍性贫血的鉴别

项目	重型再生障碍性贫血	非重型再生障碍性贫血
起病	多急骤，常以感染、出血为首发症状或就诊原因	缓慢，常以贫血为首发症状就诊
贫血	进展快，患者不能耐受	进展慢，患者能耐受
感染	多见，较重，常合并败血症	少见，且较轻
出血	部位多，程度重，可见内脏出血	部位少，程度轻，多局限于体表
血象	血红蛋白下降快；网织红细胞比例小于 1.0％；中性粒细胞绝对值<0.5×10^9/L；血小板计数<20×10^9/L	全血细胞减少较轻，血红蛋白下降较慢，网织红细胞、中性粒细胞及血小板减少，但达不到重型再生障碍性贫血的程度
骨髓象	多部位增生减低，三系造血细胞明显减少，非造血细胞相对增多	多部位穿刺，至少一个部位增生不良，巨核细胞明显减少；骨髓小粒中非造血细胞相对增多

（1）重型再生障碍性贫血：①临床表现符合重型再生障碍性贫血。②血象：血红蛋白下降速度快并伴有以下两条：网织红细胞比例小于 1.0％；中性粒细胞绝对值<0.5×10^9/L；血小板计数<

$20 \times 10^9/L$。③骨髓象:多部位增生减低,增生程度小于25%,若不小于25%但小于50%,则残存的造血细胞比例应小于30%。三系减少,骨髓小粒空网架结构,非造血细胞相对增多。

(2)非重型再生障碍性贫血:①临床表现符合非重型再生障碍性贫血。②血象:血红蛋白下降速度慢,网织红细胞、中性粒细胞、血小板减少但达不到重型再生障碍性贫血的程度。③骨髓象:三系或两系减少,至少一个部位增生不良,若增生活跃,则淋巴细胞相对增多,巨核细胞明显减少;骨髓小粒中非造血细胞增多。

2. 鉴别诊断

再生障碍性贫血与其他引起全血细胞减少的疾病的鉴别要点见表7-1-2。

表 7-1-2　再生障碍性贫血与其他引起全血细胞减少的疾病的鉴别要点

疾病或临床表现	鉴别要点
PNH 相关	PNH 酸溶血试验(Ham 试验)阳性、中性粒细胞碱性磷酸酶积分不增高、流式细胞术检出 CD55 和 CD59 的表达缺陷
低增生性 MDS/AML	低增生性 MDS/AML 具备如下特点:粒系、巨核系增生减低,外周血、骨髓涂片和骨髓活检中存在幼稚细胞。若存在前体细胞异常定位(ALIP)则更加提示 MDS。红系病态造血在再生障碍性贫血中也可见,不能完全据此鉴别 MDS 和再生障碍性贫血
自身抗体介导的全血细胞减少	可检测到外周成熟血细胞的自身抗体或骨髓未成熟血细胞的自身抗体;患者可有全血细胞减少并骨髓增生减低,但外周血网织红细胞或中性粒细胞比例往往不低,甚至偏高,骨髓红细胞比例不低且易见"红系造血岛"
淋巴瘤	可表现为全血细胞减少、骨髓增生减低,骨髓涂片可见局部淋巴瘤细胞浸润。再生障碍性贫血患者淋巴细胞显著增多,但为正常淋巴细胞,可通过免疫分型和基因重排检测与淋巴瘤细胞进行区分。其他如脾大等特征也可作为鉴别再生障碍性贫血与淋巴瘤的依据
原发性骨髓纤维化	原发性骨髓纤维化常伴随出现泪滴样异常红细胞、幼红细胞、脾大
其他疾病如恶性组织细胞病、骨髓转移癌、巨幼细胞贫血、脾功能亢进等	都可有外周血的三系减少,但患者体征中可有脾大、淋巴结肿大、骨压痛,外周血可出现幼红细胞和幼白细胞,骨髓象可见肿瘤细胞、白血病细胞和巨幼红细胞,这些特征与再生障碍性贫血明显不同

第二节　单纯红细胞再生障碍性贫血

一、概述

单纯红细胞再生障碍性贫血(pure red cell aplasia,PRCA)简称纯红再生障碍性贫血,是以骨髓单纯红系造血障碍为特征的一组异质性综合征。

1. 病因

临床上按其病因分为先天性和获得性两大类,后者又分原发性和继发性两种。①先天性纯红再生障碍性贫血:又称 Diamond-Blackfan 综合征,可合并染色体的畸变。②获得性纯红再生障碍性贫血:自身免疫性或原因不明的原发性纯红再生障碍性贫血;胸腺瘤、免疫异常的结缔组织疾病、某些溶血性贫血、感染、药物、恶性肿瘤或化学物质均可引起继发性纯红再生障碍性贫血。

2. 发病机制

纯红再生障碍性贫血的发病机制不清楚,多数与免疫因素有关,目前认为的发病机制:①体液免疫异常:部分患者血浆 IgG 对红系具有选择性的抑制活性。②细胞免疫异常:部分患者 $CD4^+/CD8^+$ 值下降或倒置,存在 T 细胞介导的红系免疫损伤。③某些药物对红系祖细胞具有直接毒性作用。④病毒诱发所致,如 B₁₉ 微小病毒感染可以诱导红系祖细胞发生凋亡而发病。

3. 临床表现

纯红再生障碍性贫血的贫血程度呈逐渐发展的缓慢过程,有贫血的一般症状和体征,一般无出血、发热和肝脾大等症状,获得性纯红再生障碍性贫血者常有原发病的症状。

二、实验室检查

1. 血象

外周血红细胞、血红蛋白显著减少,为正细胞正色素性贫血,MCV、MCH、MCHC 均在正常范围内,网织红细胞显著减少(<1%)或缺如。白细胞和血小板计数一般正常或呈原发病变化。

2. 骨髓象

骨髓象检查为诊断纯红再生障碍性贫血最重要的实验室检查。骨髓有核细胞多数增生活跃,少数增生减低,粒红比值明显增高。红系增生减低,各阶段幼红细胞显著减少(<5%)或缺如,巨大原始红细胞未见。粒系、巨核系增生一般正常,但因为有核红细胞明显减少,所以粒系比例相对增高,少数患者巨核细胞数可增加。红系、粒系及巨核系的形态基本正常,无病态造血。

3. 其他检验

骨髓造血祖细胞培养 BFU-E 及 CFU-E 减少;Ham 试验和 Coombs 试验呈阴性;血清总铁结合力和铁蛋白增加;血液及尿液中红细胞生成素增多。

三、诊断与鉴别诊断

1. 诊断

纯红再生障碍性贫血的诊断主要依据临床表现、血象和骨髓象特征。临床表现有一般贫血的症状,无出血、发热及肝脾大。细胞形态学特征为单纯红系的减少,网织红细胞显著减少,而粒系和巨核系正常,无病态造血和髓外造血;有关溶血性贫血的实验室检查均为阴性。

2. 鉴别诊断

诊断纯红再生障碍性贫血应注意与骨髓增生异常综合征(有病态造血)、急性造血功能停滞(有巨大原始红细胞)及骨髓取材不佳引起的红系明显减少加以鉴别。纯红再生障碍性贫血诊断不难,但诊断确立后应分型,并积极寻找原发病及诱因以确定是否为继发性。注意发病年龄及有无先天畸形等,以考虑是否为先天性因素所致。

第三节　范科尼贫血

一、概述

范科尼贫血(Fanconi anemia)是一种罕见的常染色体隐性遗传性血液病,属于先天性再生障碍性贫血。这类患者除有典型再生障碍性贫血表现外,还伴有多发性的畸形(皮肤棕色色素沉着,骨骼畸形、性发育不全等)。

1. 病因

可能是染色体的异常,使细胞不能修复 DNA 损伤,因为修复能力的缺乏,范科尼贫血患者是很多癌症的高危人群,尤其是白血病以及头部和颈部癌症。其经常与其他疾病伴发,多于儿童期发病。男孩以 4~7 岁、女孩以 6~10 岁发病者较多。10%~30% 的父母为近亲结婚。

2. 发病机制

已发现了多种范科尼贫血相关基因,包括 *BRIP1* 和 *FANCA*、*B*、*C*、*D1*、*D2*、*E*、*F*、*G*,对各基因编码的相应范科尼蛋白质的功能正在深入研究中。已发现患者对氧自由基的清除发生障碍,DNA

的修复途径有缺陷,染色体易于断裂,从而造成造血干细胞的损伤以及恶性肿瘤的易发倾向。

3.临床表现

贫血的一般表现,出血倾向及易感染。多见皮肤色素沉着,或片状棕色斑;有先天畸形,如体格矮小、骨骼畸形、小头畸形、智力低下等。无肝、脾、淋巴结肿大。家族中可有同样患者。

二、实验室检查

1.血象

典型表现为全血细胞减少,多先有血小板减少,逐渐发展为全血细胞减少。少数病例可仅一系或两系细胞减少。贫血可呈大细胞性,网织红细胞减少,粒细胞可见中毒性颗粒。

2.骨髓象

与再生障碍性贫血相同。可有灶性增生,可出现巨幼样幼红细胞。骨髓体外干细胞培养示粒系、红系细胞集落减少。

3.生化改变

约半数患儿出现氨基酸尿(多为脯氨酸尿),胎儿血红蛋白增多(5%～15%)。

4.染色体异常

外周血淋巴细胞培养做染色体分析可见断裂、单体交换、环形染色体等畸变。姐妹染色体交换减少更具诊断意义。

三、诊断与鉴别诊断

1.诊断

发生的进行性骨髓衰竭和变化多端的先天性畸形是本病的两大重要特征。对儿童再生障碍性贫血应仔细询问有无家族史,对伴有先天性发育异常和肢体畸形者应考虑本病的可能,并进一步做染色体断裂试验(诊断依据)及其他有关检查。

2.鉴别诊断

范科尼贫血须与下列疾病进行鉴别:获得性再生障碍性贫血和骨髓增生异常综合征不伴有多发性先天畸形。先天性纯红再生障碍性贫血多在出生时或不久即表现为贫血,以单纯贫血为主。Shwachman-Diamond 综合征(SDS)多在新生儿期即可出现症状,以白细胞减少、胰腺功能不全、干骺端发育障碍为主要表现。骨髓-胰腺综合征(Pearson 综合征)常在出生不久即出现贫血,表现为严重输血依赖性,伴有不同程度的中性粒细胞减少和血小板减少,还有胰腺外分泌功能不全,骨髓中出现环形铁粒幼红细胞增多,可与范科尼贫血相鉴别。血小板减少伴桡骨缺失综合征(thrombocytopenia with absent radii syndrome,TAR 综合征)多在婴儿期有严重的无巨核细胞性血小板减少,伴明显的骨骼畸形,主要是桡骨缺失,范科尼贫血多于 5～10 岁发病,出生时少见,表现为多发性先天畸形,无桡骨缺失。

第四节 急性造血功能停滞

一、概述

急性造血功能停滞(acute arrest of hemopoiesis,AAH)又称再生障碍危象(aplastic crisis),简称再生障碍性贫血危象,是由于某些原因所致的自限性、可逆的骨髓造血功能急性停滞,血中红细胞及网织红细胞减少或全血细胞减少。

1.病因和发病机制

患者在原有疾病如慢性溶血性贫血、非溶血性血液病、非血液系统疾病的基础上,又患感染(如

NOTE

上呼吸道感染或胃肠炎）、多种营养素缺乏和免疫调节紊乱，出现急性造血功能停滞。常在溶血性贫血或正常骨髓伴有感染、发热的患者中发生。目前认为病毒感染是本病最主要的诱因，现已证实人微小病毒 B_{19}、传染性肝炎病毒、EB 病毒是致病的原因。此外，也可因患者服用某些药物，如氯霉素、苯妥英钠、磺胺类药物、秋水仙碱等影响 DNA 的合成而致发病。

2. 临床表现

急性造血功能停滞临床表现不一。除原发病的症状外，当只有红系造血停滞时，患者可突然出现贫血或原有贫血突然加重；当有粒系造血停滞和血小板减少时，可伴有高热（或原有发热加重）和出血倾向。治疗目的在于帮助患者度过危象期，及时正确地做出诊断很重要。本病预后良好，一旦去除诱因，危象即可解除，多数患者在支持治疗下 2～6 周内自然恢复。

二、实验室检查

1. 血象

贫血比原有贫血严重，多为重度贫血，血红蛋白浓度常低至 30 g/L，红细胞形态由原发病决定。网织红细胞水平急剧下降或缺如，恢复期可见上升。白细胞计数可正常，当伴有粒细胞减少时，淋巴细胞比例相对增高；中性粒细胞胞质内可见中毒性颗粒和空泡变性，有的患者可见异型淋巴细胞。血小板一般正常，当伴有巨核细胞造血停滞时，血小板明显减少。诱因去除后，以上血象可逐渐恢复，先是网织红细胞和粒细胞水平上升，血红蛋白恢复较慢。

2. 骨髓象

多数增生活跃，有的增生减低或极度减低。当只有红系造血停滞时，幼红细胞严重减少或消失，以出现巨大原始红细胞（giant proerythroblast）为其突出特征，胞体呈圆形或椭圆形，30～50 μm，有少量灰蓝色胞质，可含蓝色颗粒，可出现空泡，周边有钝伪足，染色质细致网点状，核仁 1～2 个，隐显不一。由于骨髓涂片全片中巨大原始红细胞较少，所以要注意观察，尤其要注意在低倍镜下查找，以防误诊为纯红再生障碍性贫血。粒系大致正常，粒系由于幼红细胞严重减少，而呈相对性增多。当伴有粒系造血停滞时，粒系明显减少，可见核左移、中毒性颗粒和空泡变性，可见巨大早幼粒细胞。巨核系大致正常，当伴血小板减少时，可见巨核细胞数量减少，多为颗粒型巨核细胞，有退行性变。有的患者三系均造血停滞，骨髓增生极度减低，粒系、红系和巨核系细胞均明显减少，非造血细胞比例增高，要注意与急性再生障碍性贫血鉴别。

3. 其他检验

血清铁、血清转铁蛋白饱和度、红细胞生成素增高，当造血功能恢复时这些指标可恢复正常。

三、诊断与鉴别诊断

1. 诊断

本病诊断需结合病史、用药史、血象检查、网织红细胞计数及骨髓检查进行综合分析，通常可明确诊断。

2. 鉴别诊断

要注意与纯红再生障碍性贫血、急性再生障碍性贫血鉴别。本病骨髓象中能见到特征性的巨大原始红细胞和巨大早幼粒细胞、反应性异型淋巴细胞和组织细胞增多。本病只要消除病因，积极对症和支持治疗，短时间内骨髓常可恢复正常。

本章小结

1. 再生障碍性贫血是因物理、化学、生物及某些不明原因使骨髓造血组织减少而导致骨髓造血功能衰竭，引起外周血全血细胞减少的一组造血干细胞疾病。临床表现以贫血、感染、出血及无肝脾大为特征，一般抗贫血药物治疗无效。血象特点为全血细胞计数减少，网织红细胞计数减少；多数为正细胞性贫血,中性粒细胞减少更明显,淋巴细胞比例相对增高;血小板不仅数量少,且体积小、颗粒少。骨髓象特点:多部位取材结果示至少一个部位增生减低或极度减低,非造血细胞增多;如增生活跃,须有巨核细胞明显减少。中性粒细胞碱性磷酸酶积分增高,细胞内、外铁均增多。

2.单纯红细胞再生障碍性贫血是以骨髓单纯红系造血障碍为特征的一组异质性综合征。诊断主要根据其血象和骨髓象中单纯的红系减少,网织红细胞显著减少,以及无病态造血和髓外造血。

3.范科尼贫血是常染色体隐性遗传性血液病,DNA 的修复途径有缺陷,染色体易于断裂,造成造血干细胞的损伤以及恶性肿瘤的易发倾向。有再生障碍性贫血表现,伴有多发性的畸形,多于儿童期发病。

4.急性造血功能停滞是在原有疾病的基础上,由于多种原因所致的骨髓造血功能暂时性急性停滞。患者可突然贫血或原有贫血突然加重,多数在 2～6 周内恢复。实验室检查提示血红蛋白常低至 20～30 g/L,以网织红细胞计数急剧下降为特点。骨髓象多数增生活跃,正常幼红细胞难见,可见巨大原始红细胞,粒系受累时可见巨大的早幼粒细胞。

思 考 题

1.哪些临床表现和实验室检查可以支持再生障碍性贫血的诊断?

2.如何鉴别重型再生障碍性贫血与非重型再生障碍性贫血? 如何鉴别再生障碍性贫血与其他全血细胞减少的疾病?

3.患者,女,46 岁,有慢性贫血史,1 周前患感冒,近日贫血加重。检验:骨髓增生活跃,正常幼红细胞难见,粒红比值明显增高,见巨大原始红细胞是其突出特点。该细胞圆形或椭圆形,直径 30～50 μm,形态与正常原始红细胞相似,粒系可见巨大的早幼粒细胞,巨核系大致正常。此患者最有可能诊断为何种疾病?

(郝艳梅)

知识链接

第八章 溶血性贫血及其检验

案例导入

患者,男,15 岁,面色苍白半年,无自觉症状。查体:T 36.5 ℃,P 88 次/分,R 22 次/分,BP 110/80 mmHg,神志清,精神差,营养适中,体形偏瘦。贫血貌,巩膜轻度黄染,全身皮肤无黄染及出血点,未见皮疹、溃疡,浅表淋巴结无肿大,胸骨无压痛,心肺未见异常,腹平软,无压痛,肝脏未触及,脾于左锁骨中线季肋下 4 cm 可触及,质地中等,边缘锐。既往体健,无放射线和毒物接触史,无药敏史。实验室检查:RBC $2.5×10^{12}$/L,Hb 88 g/L,RET 12%,WBC $6.0×10^9$/L,PLT $185×10^9$/L;外周血涂片示靶形红细胞较多,血清铁 1200 μg/L,Coombs 试验阴性;红细胞渗透脆性试验中开始溶血为 5.8 g/L NaCl 溶液,完全溶血为 4.6 g/L NaCl 溶液。该患者最有可能诊断为哪种疾病? 诊断依据是什么? 需要与哪些疾病进行鉴别?

溶血性贫血(hemolytic anemia,HA)是由于各种原因导致红细胞寿命缩短,破坏加速,超过骨髓造血代偿能力而引起的一类贫血。溶血性贫血分类方法有多种,其实验室诊断一般分三个步骤,首先确定溶血是否存在;其次确定溶血部位;最后查找溶血的病因,对不同类型的溶血性贫血进行病因确诊。

第一节 溶血性贫血概述

正常红细胞寿命为 120 天,由于红细胞内在缺陷或外在异常导致红细胞寿命缩短,破坏加速,超过骨髓的造血代偿能力,就会引起溶血性贫血。因为骨髓有相当于正常造血能力 6~8 倍的代偿潜能,如果发生溶血而骨髓造血能够代偿时,则不出现贫血,称为溶血性疾病。当红细胞破坏过多,超过了骨髓造血的代偿能力,导致贫血发生时,即为溶血性贫血。

一、溶血性贫血的分类

溶血性贫血分类方法有多种,可根据病因、发病机制、溶血发生的场所等进行分类。

(1)按遗传学特征分为遗传性溶血性贫血和获得性溶血性贫血。

(2)按发病机制分为红细胞内在缺陷引起的溶血性贫血和红细胞外在异常引起的溶血性贫血。红细胞内在缺陷由红细胞内在因素异常导致,多为红细胞在骨髓内生成时本身即有缺陷,导致其易被破坏,分为遗传性和获得性两种缺陷。遗传性缺陷包括红细胞膜缺陷、酶缺陷和血红蛋白合成异常等,获得性缺陷主要为阵发性睡眠性血红蛋白尿症。红细胞外在异常是由于红细胞外在因素作用于正常红细胞,导致其破坏加速。此类贫血一般为获得性缺陷所致,如免疫因素、理化因素和生物因素等导致。

（3）按溶血发生的场所分为血管外溶血性贫血和血管内溶血性贫血。前者是红细胞被单核-巨噬系统细胞识别并破坏，此类溶血性贫血多为遗传性，也有非遗传原因，如免疫因素，常表现为慢性过程，伴有脾大；后者是红细胞在循环血液中被破坏，以获得性多见，常表现为急性发作，无明显脾大。临床上有些疾病两种溶血兼有。

各种分类方法各有其优缺点，为了使鉴别诊断更加简易，常先根据病史和临床表现分为遗传性和获得性两大类，再按发病机制分类，见表8-1-1。

表 8-1-1 溶血性贫血分类

病　　因	主要疾病
遗传性	
红细胞膜缺陷	遗传性球形红细胞增多症
	遗传性椭圆形红细胞增多症
	遗传性口形红细胞增多症
	棘形红细胞增多症
红细胞酶缺陷	磷酸戊糖旁路途径的酶缺陷：葡萄糖-6-磷酸脱氢酶缺陷症
	无氧酵解途径的酶缺陷：丙酮酸激酶缺陷症
	核苷酸代谢的酶缺陷：嘧啶-5′-核苷酸酶缺陷症
珠蛋白合成异常	珠蛋白生成障碍性贫血
	血红蛋白病：镰状细胞贫血、不稳定血红蛋白
获得性	
免疫因素	温抗体型自身免疫性溶血性贫血
	冷抗体型自身免疫性溶血性贫血
	药物诱发的免疫性溶血性贫血
	新生儿同种免疫性溶血性贫血
	溶血性输血反应
红细胞膜缺陷	阵发性睡眠性血红蛋白尿症
机械损伤	微血管病性溶血性贫血
	创伤性心源性溶血性贫血
	行军性血红蛋白尿症
化学因素	磺胺类、呋喃妥因、芳香族类化合物等
物理因素	高温及放射线
生物因素	生物毒素，如蛇毒、蜘蛛毒等
其他	脾功能亢进

二、溶血性贫血的临床特征

溶血性贫血的临床特征常与溶血的急缓程度有关，虽然病因不同而有所差异，但也有其共性。

1.急性溶血

急性溶血多为血管内溶血，起病急，症状较重。大量血红蛋白释放入血，引起机体全身性反应和多脏器损伤，患者表现为寒战、高热、呕吐、头痛、腰背酸痛、气促、烦躁等。血红蛋白浓度迅速下降，可出现血红蛋白尿，12 h后出现黄疸，严重者可出现休克、急性肾功能衰竭、心功能不全等。

2.慢性溶血

慢性溶血多为血管外溶血，起病缓慢，症状较轻。由红细胞在单核-巨噬系持续少量破坏引起，患者通常表现为贫血、黄疸、脾大三大特征,部分患者可并发胆石症及下肢皮肤溃疡。在慢性溶血过程中,可因感染、药物等因素诱发溶血加重,甚至表现为急性溶血的发作,称为溶血危象;也可表现为一过性急性骨髓造血功能衰竭,病情加重,全血细胞减少,网织红细胞减少,骨髓增生减低,称为再生障碍性贫血危象。

三、溶血性贫血的实验室诊断

溶血性贫血是一类极其复杂的综合征,其病因和发病机制各异,病种繁多,一般诊断溶血性贫血较容易,但查找溶血的病因较为困难。

溶血性贫血的实验室诊断一般分三个步骤,即先确定溶血是否存在,再确定溶血部位,最后查找溶血的病因。

(1)确定溶血是否存在:需要有显示红细胞破坏增加和红细胞代偿增生两方面的实验室检查依据。红细胞破坏增加的检查:红细胞寿命测定、红细胞形态检查、血浆游离血红蛋白、血清结合珠蛋白、血清高铁血红素白蛋白、尿血红蛋白测定等检查项目,对确定溶血存在和提示溶血部位有重要作用。红细胞代偿增生的表现:外周血出现有核红细胞、嗜碱性点彩红细胞、嗜多色性红细胞和红细胞碎片,可见卡波环和 Howell-Jolly 小体,网织红细胞明显增多。骨髓红系增生明显活跃,粒红比值下降或倒置。

(2)确定溶血部位:明确存在溶血后,需再进一步确定主要的溶血部位,即血管内溶血或血管外溶血。血管内溶血时,红细胞破坏速度快、量大,常表现为急性溶血,临床症状较为明显。而血管外溶血时,红细胞在单核-巨噬系中被吞噬破坏,红细胞破坏速度慢、量少,常表现为慢性溶血,临床症状一般较轻。临床上常通过溶血的筛查试验,结合临床特征加以确定。血管内溶血和血管外溶血的鉴别见表 8-1-2。

表 8-1-2　血管内溶血和血管外溶血的鉴别

鉴别要点	血管内溶血	血管外溶血
溶血场所	血液循环中	单核-巨噬系
病因和机制	多见于获得性的,红细胞外在缺陷	多见于遗传性的,红细胞内在缺陷
病程	急性多见	慢性多见,可急性加重
临床症状	严重,全身症状、贫血、黄疸多较明显	较轻,以慢性贫血为主,可发生溶血危象
肝脾大	不明显	多显著
红细胞形态	多正常,DIC 时可异常	多见异形红细胞
血红蛋白血症	较重	无或较轻
血浆高铁血红素白蛋白	增多	正常
血红蛋白尿症	有	一般无
血清结合珠蛋白	明显减少	轻度减少或正常
尿含铁血黄素	慢性可见	一般阴性
骨髓再生障碍性贫血危象	少见	急性溶血加重时可见
LDH	增高	轻度增高

(3)查找溶血的病因:依据病史、用药史、家族史、红细胞形态检查、相应实验室的筛查及确诊试验查找溶血的原因,对不同类型的溶血性贫血进行确诊。但是,对于少数病因和发病机制尚不清楚的病例,利用现有的实验室检查仍不能明确诊断,还有待深入研究探讨。

(一)确定溶血存在的实验室检查

溶血存在的共同特征表现在红细胞寿命缩短、破坏增多、骨髓代偿性增生亢进同时并存,故实验室常从这些方面查找溶血的证据。

1. 红细胞寿命(RBCS)测定

(1)实验原理:RBCS 测定是将标记了放射性核素^{51}Cr 的患者红细胞,再次注入其血液循环,逐日观察标记红细胞的放射性消失率,记录成活曲线,以其在血液循环中消失 1/2 所需要的时间(半衰期,$T_{1/2}$)表示 RBCS。

(2)参考范围:红细胞^{51}Cr $T_{1/2}$ 为 25～32 天。

(3)临床意义:①溶血性贫血患者 RBCS 缩短,$T_{1/2}$ 约为 14 天;②再生障碍性贫血和脾功能亢进患者 RBCS 缩短,$T_{1/2}$ 为 15～29 天;③真性红细胞增多症,RBCS 明显延长;④缺铁性贫血患者,RBCS 多数正常,少数缩短。

(4)应用评价:本试验能反映红细胞平均消亡状态,是反映红细胞破坏直接、可靠的方法之一。但因核素的半衰期与 RBCS 之间没有线性关系,还存在核素标记红细胞方面的技术问题,限制了本试验的准确度和临床应用。

2. 内源性 CO 呼气试验

(1)实验原理:人体呼气内源性 CO 中,约 70% 来自红细胞降解。在排除外源干扰的前提下,根据肺的 CO 排泄率可推算出红细胞的破坏速度,以此速率推算总血红蛋白全部分解所需的时间,便是此刻红细胞所能达到的寿命预计值,简化计算公式如下:红细胞寿命(天)=血红蛋白浓度(单位:g/L)×1.38/呼气内源性 CO 浓度($1×10^{-6}$)。

(2)参考范围:RBCS 约为 120 天,参考范围为 75～177 天。

(3)临床意义:①监测新生儿高胆红素血症;②临床诊断、鉴别和监测:a.溶血的诊断及鉴别诊断;b.慢性疾病监测与鉴别;c.完善贫血发病机制的研究;d.溶血性疾病疗效判断及早期预测复发。

(4)应用评价:内源性 CO 呼气试验测定 RBCS 具有准确度高、耗时短(约为标记法的 1/30)、无创等优势,为 RBCS 测定带来了新的突破,是唯一可以临床常规开展的 RBCS 测定项目,可迅速反映患者病情,对于疾病生理、病理的研究和临床诊断具有重要的临床意义。内源性 CO 呼气试验被《红细胞寿命测定在血液系统疾病中的临床应用中国专家共识》推荐为临床 RBCS 的测定方法。

3. 血浆游离血红蛋白测定

(1)实验原理:血红蛋白中亚铁血红素具有类过氧化物酶活性,在过氧化氢(H_2O_2)参与下,可催化无色的邻联甲苯胺脱氢而显蓝色,吸收峰为 630 nm,加入强酸(pH 1.5)后呈黄色,吸收峰为 435 nm。根据颜色深浅,与同时测定的标准血红蛋白液对照,可测出血浆游离血红蛋白(plasma free hemoglobin)的含量。

(2)参考范围:小于 40 mg/L。

(3)临床意义:血浆中仅含微量游离血红蛋白,且大部分与结合珠蛋白(haptoglobin,Hp)结合。①血浆游离血红蛋白含量增高是判断血管内溶血最直接的证据,严重的血管内溶血血浆游离血红蛋白含量常为 60～650 mg/L;②体外循环心脏手术、血液透析、心脏瓣膜置换术后等所致的溶血,血浆游离血红蛋白含量可有不同程度增高;③血管外溶血时,血浆游离血红蛋白含量一般正常。

(4)应用评价:本试验可有效判断红细胞的破坏程度,是确定有无溶血以及判断血管内溶血的常用筛检方法。当血管内溶血轻微时,血浆中的游离血红蛋白可与 Hp 结合而被肝脏单核-巨噬系清除,只有当血浆中游离血红蛋白量超过 Hp 的结合能力时,血浆游离血红蛋白含量才增高。因此,本试验不如血清 Hp 测定灵敏。此外,动物实验表明急性血管内溶血发生 2 h 后,血浆游离血红蛋白含量可降低一半。因此,本试验应该在溶血后立即取样,且注意取样及分离血浆过程中避免发生溶血。

4. 血清结合珠蛋白测定

(1)实验原理:血清结合珠蛋白(Hp)可与血清中的血红蛋白结合形成 Hp-Hb 复合物。在待检血清中加入足量已知含量的血红蛋白液,经温育后,血清中的 Hp 即与血红蛋白形成 Hp-Hb 复合物。通过电泳法将 Hp-Hb 复合物与游离血红蛋白分开,洗脱后用比色法测定 Hp-Hb 复合物中血红蛋白的含量,从而计算出血清中结合珠蛋白的量。

(2)参考范围：0.5～1.5 g/L Hb。

(3)临床意义：①血清 Hp 是反映溶血的较敏感的指标,各种溶血性贫血(包括血管内和血管外溶血),其含量均可降低甚至消失,其降低程度常与病情的严重程度一致;②严重血管内溶血时,Hp消失,电泳时在其相应位置前面可出现一条区带,为高铁血红素白蛋白区带,此为血管内溶血所特有;③严重肝病、先天性无珠蛋白血症、传染性单个核细胞增多症等血清 Hp 含量也明显减低,此时不能根据该指标判断有无溶血;④血清 Hp 测定还可作为肝细胞性黄疸及阻塞性黄疸的鉴别指标之一,前者血清 Hp 含量降低,而后者常正常或增高;⑤血清 Hp 含量在感染、创伤、恶性肿瘤、类固醇治疗、妊娠等情况下可增高,此时 Hp 正常也不能排除合并溶血的可能。

(4)应用评价：本试验是评价溶血存在与否的敏感指标,有助于区分血管内溶血和血管外溶血。严重血管内溶血时,血清 Hp 消失,电泳时在其前面可出现一条高铁血红素白蛋白区带;而血管外溶血时,则无此带。

5.血浆高铁血红素白蛋白检测

(1)实验原理：血液中白蛋白与特异性的血红素结合蛋白(hemopexin,Hx)均能结合血红素,但血红素与 Hx 的亲和力远高于其与白蛋白的亲和力。溶血发生时,游离血红蛋白先与 Hp 结合。当Hp 耗尽后,游离血红蛋白可被氧化成高铁血红蛋白,再分解为珠蛋白和高铁血红素,与血中 Hx 结合。当 Hx 也消耗完后,高铁血红素与白蛋白结合形成高铁血红素白蛋白。体外检测时血液中的高铁血红素白蛋白与饱和硫化铵混合,形成铵血色原,用分光光度计测定,在 558 nm 波长处有一最佳吸收区带。

(2)参考范围：阴性。

(3)临床意义：可用于判断溶血严重程度,阳性提示严重血管内溶血。血管内溶血时,血浆中游离血红蛋白水平明显增高,可检测出高铁血红素白蛋白。

(4)应用评价：只有在严重的血管内溶血时,血清中 Hp 和 Hx 均耗尽后,高铁血红素才与白蛋白结合形成高铁血红素白蛋白,故本试验阳性是提示严重血管内溶血的指标,但本试验阴性不能排除血管内溶血。

6.尿含铁血黄素试验

(1)实验原理：尿含铁血黄素试验(urine hemosiderin test)又称尿 Rous 试验。血管内溶血时,血液中游离血红蛋白增多,可通过肾小球过滤从尿中排出,形成血红蛋白尿,此过程中部分或全部血红蛋白被肾小管上皮细胞吸收分解,以含铁血黄素的形式沉积于细胞内,随细胞脱落从尿中排出。尿中含铁血黄素是不稳定的铁蛋白聚合体,其中的 Fe^{3+} 在酸性环境下与亚铁氰化钾作用,产生蓝色的亚铁氰化铁沉淀。本试验亦称为普鲁士蓝反应。

(2)参考范围：阴性。

(3)临床意义：本试验阳性提示有慢性血管内溶血,尿中有铁元素排出。临床上常见于诊断PNH,阳性可持续数周。但在溶血初期,虽然有血红蛋白尿,但肾小管上皮细胞尚未脱落,或上皮细胞内尚未形成可检出的含铁血黄素颗粒,本试验可呈阴性。

(4)应用评价：Rous 试验简便、快速,对判断溶血部位,特别是对诊断慢性血管内溶血有重要意义。但阴性不能排除血管内溶血。此外,由于尿中铁元素的排泄在溶血过程结束后仍然会延续一段时间,因此,该试验不能完全反映患者当前的临床状况。

7.显示溶血的其他相关检查

临床上还有其他确定溶血存在的相关实验室检查：①骨髓代偿增生亢进,最突出的表现是外周血中网织红细胞增多(常达 5%～25%,多者可达 70% 以上,可导致 MCV 轻度增高),甚至可以见到晚幼红细胞;骨髓象为增生性贫血的表现,幼红细胞增生显著,粒红比值降低;②血涂片中可见到红细胞碎裂现象,以及出现球形红细胞、靶形红细胞、椭圆形红细胞等异形红细胞;③其他如胆红素代谢异常、血清乳酸脱氢酶(lactate dehydrogenase,LDH)活性增高、红细胞肌酸增高等。

(二)红细胞膜缺陷的实验室检查

1. 红细胞渗透脆性试验

(1)实验原理:红细胞渗透脆性试验(erythrocyte osmotic fragility test)是检测红细胞对不同浓度低渗溶液抵抗力的试验。红细胞在低渗盐水中,水通过细胞膜内渗,使细胞膜膨胀破坏而溶血。实验室常使用开始溶血和完全溶血的盐水浓度衡量红细胞脆性,其脆性大小主要取决于红细胞表面积与体积的比值,比值越低,红细胞对低渗溶液的抵抗力越小(渗透脆性增加);反之,抵抗力越高(渗透脆性降低)。

(2)参考范围。

简易半定量法:①开始溶血:3.8~4.6 g/L NaCl 溶液。

②完全溶血:2.8~3.2 g/L NaCl 溶液。

(3)临床意义。

①增高:主要见于遗传性球形红细胞增多症和遗传性椭圆形红细胞增多症,亦见于自身免疫性溶血性贫血伴球形红细胞增多患者。这类患者开始溶血常在 5.0 g/L NaCl 溶液以上,甚至可达到 7.2 g/L NaCl 溶液以上。此外,还见于遗传性口形红细胞增多症及 2 型糖尿病等。②降低:主要见于珠蛋白生成障碍性贫血、血红蛋白病等,脾切除术后及其他一些疾病状态下(如肝脏疾病)、某些中药(如当归)使用也可降低红细胞渗透脆性。

(4)应用评价。

①本试验简便实用,但灵敏度较差,对溶血性贫血的病因诊断有参考价值,但需结合其他检验结果进行综合分析;②红细胞膜异常改变较轻微的病例,应采用更灵敏的试验,如红细胞孵育渗透脆性试验。将红细胞先于 37 ℃孵育 24 h,使红细胞葡萄糖消耗,ATP 储备减少,红细胞膜对阳离子的主动转运受阻,阳离子细胞内蓄积,细胞膨胀,脆性增加后,再进行相应的渗透脆性试验(以 50%溶血率的盐水浓度表示);此法也可用于丙酮酸激酶缺陷症(pyruvate kinase deficiency,PKD)等红细胞酶缺陷性溶血的诊断。

2. 自身溶血试验及其纠正试验

(1)实验原理:自身溶血试验(autohemolysis test)是测定患者血液在 37 ℃孵育 48 h 后,自发产生溶血的程度。红细胞在孵育期间,由于膜异常引起 Na^+ 内流明显增加,ATP 消耗过多,或由于糖酵解途径酶缺陷所引起 ATP 生成不足等原因,ATP 储备量减少,钠泵功能减弱,Na^+ 和水在细胞内蓄积,红细胞膨胀、破裂溶血。在孵育时,加入葡萄糖或 ATP 作为纠正物,观察溶血能否被纠正,为自身溶血试验的纠正试验(autohemolysis correcting test)。

(2)参考范围:健康人血液在无菌条件下孵育 48 h 后,不加纠正物的溶血率一般小于 4.0%;加葡萄糖的溶血率小于 0.6%,加 ATP 的溶血率小于 0.8%。

(3)临床意义。

①健康人红细胞孵育 48 h 后,无溶血或仅轻度溶血;②遗传性球形红细胞增多症自身溶血加快,多为正常的 5~10 倍,加葡萄糖或 ATP 可以明显纠正;③遗传性非球形红细胞溶血性贫血自身溶血增加,其中Ⅰ型患者是由于葡萄糖-6-磷酸脱氢酶(G-6-PD)活性降低引起,加葡萄糖可以明显纠正,但其中的Ⅱ型患者是由于 PK 活性降低引起,溶血不能被葡萄糖纠正,但能被 ATP 纠正;④获得性溶血性贫血如 PNH、自身免疫性溶血性贫血及药物性溶血等加葡萄糖后效果不定,但是加 ATP 可明显纠正。

(4)应用评价:本试验灵敏度和特异性不高,仅对遗传性球形红细胞增多症有一定诊断价值。若结合其他试验,对其他原因导致溶血性贫血的鉴别诊断有参考价值。

3. 酸化甘油溶血试验

(1)实验原理:甘油存在于低渗磷酸盐缓冲液中可阻止水进入红细胞内,减慢溶血过程。但甘油与膜脂质又有亲和性,可使膜脂质减少,促进红细胞溶血。当红细胞膜蛋白或膜脂质有缺陷时,其在 pH 6.85 的甘油缓冲液中较正常红细胞溶解速度快,红细胞悬液的吸光度减至 50%所需的时间（AGLT$_{50}$）明显缩短。酸化甘油溶血试验（acidified glycerin hemolysis test，AGLT）通常测定AGLT$_{50}$，用以反映红细胞膜是否有缺陷。

（2）参考范围：AGLT$_{50}$>290 s。

（3）临床意义。

①遗传性球形红细胞增多症时 AGLT$_{50}$可明显缩短（25~150 s），自身免疫性溶血性贫血、肾功能衰竭、妊娠等 AGLT$_{50}$也可缩短；②血红蛋白 H（HbH）病红细胞溶解明显减少，可作为初筛试验。

（4）应用评价：本试验主要用于遗传性球形红细胞增多症诊断，其灵敏度和特异性较高，是进行家系调查的较理想方法。

4. 红细胞膜蛋白十二烷基硫酸钠聚丙烯酰胺凝胶电泳

（1）实验原理：红细胞膜蛋白十二烷基硫酸钠聚丙烯酰胺凝胶电泳（sodium dodecyl sulfate polyacrylamide gel electrophoresis，SDS-PAGE）是在 4 ℃条件下，用低渗方法破坏红细胞，制备无细胞内容物的红细胞膜样品。SDS 与红细胞膜蛋白混合加热至 100 ℃时，肽链之间的连接完全解离，肽链与 SDS 结合形成 SDS 多肽复合物。以 PAGE 为载体，在电场作用下，膜蛋白按分子量大小不同分离出不同区带。通过 SDS-PAGE 图谱比对膜蛋白区带的电泳迁移率，扫描并计算各组分相对百分含量，从而对红细胞膜蛋白进行定性、定量分析。

（2）参考范围：各实验室应建立自己的参考范围，因红细胞各种膜蛋白组分百分比变化较大，应与正常红细胞膜蛋白电泳图谱做比较。亦可以带 3 蛋白为基准，其余各组分含量用其与带 3 蛋白的比例表示。

（3）临床意义：许多先天性或后天性的溶血性贫血伴有红细胞膜蛋白异常。遗传性球形红细胞增多症常见带 4.1 蛋白缺陷；PNH 患者红细胞膜蛋白的糖蛋白部分有缺损；蚕豆病患者膜蛋白带 1、2、3、4.1、4.2 及带 5 均减少；肝病也可有红细胞膜蛋白异常。

（4）应用评价：本试验可直接反映红细胞膜蛋白的缺陷，有助于溶血性贫血病因分析。

5. 酸化血清溶血试验

（1）实验原理：酸化血清溶血试验（acidified-serum hemolysis test）也称 Ham 试验。在 pH 6.4~6.5 的酸化血清中，补体容易被激活。PNH 患者的红细胞由于膜有缺陷，对补体敏感性增强，容易产生溶血，而正常红细胞不被破坏。如将血清经 56 ℃加热 30 min，使补体灭活，患者红细胞即不被溶解。

（2）参考范围：阴性。

（3）临床意义。

①本试验阳性主要见于 PNH 患者，对 PNH 的诊断有特异性；②自身免疫性溶血性贫血患者溶血严重时偶可呈阳性。此时，如果将血清加热破坏补体后，试验结果由阳性转变为阴性，则更支持 PNH 的诊断；③球形红细胞在酸化血清内可呈假阳性反应，可用加热灭活补体后的血清再做试验，其结果仍呈阳性，借此排除遗传性球形红细胞增多症；④多次输血的 PNH 患者血中所含补体敏感红细胞相对减少，试验可呈弱阳性或阴性反应，可延长温育时间 4~6 h，再观察是否有溶血现象。

（4）应用评价：本试验操作简便，特异性强，绝大多数 PNH 呈阳性反应，假阳性极少见，是PNH 的确诊试验。但其灵敏度较差，30%以上的患者可呈阴性反应，因此，本试验阴性时不能排除PNH。Ham 试验阴性且溶血原因不明者，应多次重复本试验，并结合其他检查方法综合判断。

6. 蔗糖溶血试验

（1）实验原理：蔗糖溶血试验（sucrose hemolysis test）中等渗低离子强度的蔗糖溶液可增强补体成分与红细胞膜结合，使补体敏感的红细胞膜受补体攻击形成缺损，导致蔗糖溶液进入红细胞内，引起渗透性溶血，而正常红细胞则不发生溶血。

（2）参考范围。

定性试验：无溶血。

定量试验：溶血率<5%。

（3）临床意义。

①阴性可排除 PNH；②阳性见于 PNH，AA-PNH 综合征患者亦可见阳性反应；③轻度阳性或溶血率为 1%～5%，可见于巨幼细胞贫血、再生障碍性贫血、自身免疫性溶血性贫血、遗传性球形细胞增多症等。

（4）应用评价：本试验灵敏度高，可作为 PNH 的筛选试验，阴性可排除 PNH。但其特异性不强，易出现假阳性，故阳性者应再做 Ham 试验证实。

7. 蛇毒因子溶血试验

（1）实验原理：从蛇毒中提取的蛇毒因子（CoF）可与备解素系统中的 B 因子结合，形成 C3 转化酶，直接激活血清中的补体 C3，使 PNH 患者对补体敏感的红细胞破坏，造成溶血。

（2）参考范围：溶血率<5% 为阴性，溶血率>10% 为阳性。

（3）临床意义：本试验的阳性率与 Ham 试验近似，在一定程度上反映 PNH Ⅲ 型红细胞的溶血状况。

（4）应用评价：本试验对 PNH 也有较强的特异性，灵敏度比 Ham 试验高，尤其是 PNH Ⅲ 型红细胞对本试验最敏感，PNH Ⅱ 型红细胞次之，PNH Ⅰ 型红细胞不敏感。本试验的溶血度高低可大致说明 PNH Ⅲ 型红细胞所占的比例。

8. 血细胞表型 CD55 和 CD59 检测

（1）实验原理：PNH 的发病机制是血细胞膜表面糖化磷脂酰丝氨酸锚蛋白，如 CD55（C3 转化酶衰变加速因子）和 CD59（反应性溶血膜抑制物）等的缺失，在骨髓及外周血产生了病态造血细胞系，致使血细胞对补体异常敏感，出现以血管内溶血为特征的一系列症状。因此，可通过检测 CD55 和 CD59 这两种常见的血细胞表面锚蛋白相关抗原的表达情况，辅助诊断 PNH。检测方法是根据免疫学原理，用 CD55 或 CD59 荧光标记的抗体，经流式细胞仪检测表达 CD55 和 CD59 的红细胞和/或粒细胞的细胞数，计算其百分率。

（2）参考范围：健康人红细胞及粒细胞的 CD55、CD59 均表现为单一阳性峰，以 CD59（或 CD55）阴性的红细胞大于 5% 和 CD59（或 CD55）阴性的中性粒细胞大于 10% 作为 PNH 诊断的临界值，非 PNH 患者和健康人均小于 5%；PNH 患者 CD59（或 CD55）阴性的红细胞均大于 9%，多数患者大于 20%；CD59（或 CD55）阴性的中性粒细胞均大于 16%。

（3）临床意义：患者 CD55、CD59 低表达的异常细胞群增多，支持 PNH 诊断。先天性 CD55 缺乏者极少见，缺乏者所有红细胞膜上完全无 CD55，但不缺失 CD59，不同于 PNH 部分红细胞缺失 CD55、CD59。先天性 CD59 缺乏者类同。

（4）应用评价：本试验是目前诊断 PNH 较直接、特异、灵敏且可定量的方法，但试验成本也较高。本试验主要用于诊断 PNH、AA-PNH 综合征。

9. 气单胞菌溶素变异体（Flaer）检测

（1）实验原理：阵发性睡眠性血红蛋白尿症是由于造血干细胞基因突变，导致糖化磷脂酰肌醇（glycosyl phosphatidylinositol，GPI）合成障碍，造成血细胞表面锚连蛋白的缺失，红细胞因表面缺乏补体调节蛋白而对补体敏感。气单胞菌溶素（aerolysin）直接连接于 GPI 锚连蛋白，GPI 阴性的 PNH 细胞对气单胞菌溶素抵抗，利用这一特性，采用荧光素（如 Alexa-488）标记气单胞菌溶素变异体（Flaer），通过流式细胞术可以区分 GPI 阳性或阴性细胞。

（2）参考范围：健康人及非 PNH 贫血患者因锚连蛋白是正常的，故 Flaer 呈 100% 阳性。而 PNH 细胞因缺乏锚连蛋白，Flaer 无法与之结合，故呈阴性。

（3）临床意义：目前国际上多采用 Flaer 联合 CD59 来检测 PNH 克隆，诊断 PNH。对一些临床上高度怀疑，而 CD55、CD59 检查不能确诊的 PNH 病例，应结合 Flaer 检查，获得明确诊断。用该方法在 PNH 患者不同细胞亚群的测定中，对中性粒细胞的测定最为清晰、准确，PNH 细胞比例>20% 的患者中性粒细胞、淋巴细胞和单核细胞 Flaer 的表达与 CD55、CD59 相似。

（4）应用评价：与传统的 CD55、CD39 比较，Flaer 对 PNH 患者中性粒细胞的测定更为清晰、准

NOTE

确。在检测 PNH 克隆细胞上，Flaer 的灵敏度很高，它还可以与其他单克隆试剂共同使用。检测 PNH 克隆细胞的 GPI 相关锚蛋白和非 GPI 相关锚蛋白。对 PNH 患者来说，白细胞尤其是中性粒细胞 GPI 锚定蛋白的表达对疾病的诊断更有意义，这是因为溶血造成红细胞破裂，导致 PNH 克隆减少，而中性粒细胞或骨髓的造血干/祖细胞则反映了患者的实际情况，对检测微小克隆比 CD55、CD39 更灵敏、清晰、直观。粒细胞分析时，不能简单使用 FSC/SSC 或 CD45/SSC，易造成假阴性。因此，粒细胞检测需用系列特异性抗体设门，如粒细胞使用 CD15，单核细胞使用 CD33、CD64。一般检测少量克隆细胞或恶化程度较高的患者，更需要注意使用多参数设门以保证检测细胞均为目标细胞。

10. 伊红-5-马来酰亚胺结合试验

(1) 实验原理：荧光染料伊红-5-马来酰亚胺(eosin-5-maleimide，EMA)可以与红细胞膜带 3 蛋白第一个细胞外环上的 Lys430 形成共价键，在 519 nm 波长处吸收光，540 nm 波长处发射荧光。带 3 蛋白结合了 EMA 后，其阴离子交换特性被部分抑制从而引起结构的改变。用 EMA 标记红细胞，采用流式细胞术可测定其平均通道荧光强度(mean channel fluorescence，MCF)。

(2) 参考范围：由于不同实验室报道的 MCF 参考范围存在显著差异，故每个实验室应确定自己的参考范围。往往一份待测标本需与六份正常标本进行比对(流式细胞术)。

(3) 临床意义：EMA 结合试验可作为遗传性红细胞膜缺陷性疾病的筛查方法，可以将遗传性球形红细胞增多症、遗传性椭圆形红细胞增多症与其他溶血性疾病进行鉴别(如 G-6-PD 缺乏症、血红蛋白病及自身免疫性溶血性贫血)，前者 MCF 明显低于健康人(健康人的 65% 左右)及其他溶血性疾病。

(4) 应用评价：该法目前被认为是快速筛查遗传性红细胞膜缺陷性溶血性贫血尤其是遗传性球形红细胞增多症的方法，但该法特异性不强，且因存放可能影响试验结果，因此需快速处理。

11. 红细胞膜蛋白基因检测

(1) 实验原理：采用限制性片段长度多态性(restricted fragment length polymorphism，RFLP)或串联重复序列分析可确定遗传性红细胞膜缺陷和某个基因的相关性，用单链构象多态性分析、聚合酶链反应(polymerase chain reaction，PCR)结合核苷酸测序等可以测定出膜蛋白基因的突变位点。

(2) 临床意义：遗传性球形红细胞增多症患者大多属显性遗传，少部分为隐性遗传，可归属于基因突变，突变的位置多在 CpG 二核苷酸，造成该部位小的缺失或插入。HE 患者膜蛋白基因突变主要包括膜收缩蛋白、带 4.1 蛋白、带 3 蛋白等，突变多为单碱基置换，少数为其他突变或缺失。

(3) 应用评价：该方法可用于诊断遗传性球形红细胞增多症。

(三) 红细胞酶缺陷的实验室检查

1. 高铁血红蛋白还原试验

(1) 实验原理：高铁血红蛋白还原试验(methemoglobin reduction test，MHb-RT)是在血液中加入亚硝酸盐，使红细胞中的亚铁血红蛋白变成高铁血红蛋白(MHb)。当红细胞内的 G-6-PD 正常时，可催化磷酸戊糖旁路代谢，生成足够的还原型辅酶Ⅱ(NADPH)，其脱下的氢通过递氢体亚甲蓝和 MHb 还原酶的作用，使 MHb 还原成亚铁血红蛋白。当红细胞 G-6-PD 缺乏时，NADPH 生成减少或缺乏，MHb 不被还原或还原速度显著减慢。MHb 呈褐色，在 635 nm 波长处有吸收峰，通过比色法计算 MHb 还原率，可间接反映红细胞内 G-6-PD 的活性。

(2) 参考范围：健康人外周血 MHb 还原率≥75%(脐带血≥77%)；中间缺乏(杂合子)为 31%～74%(脐带血为 41%～77%)；严重缺乏(纯合子或半合子)为 30% 以下(脐带血为 40% 以下)。

(3) 临床意义：G-6-PD 缺乏时，MHb 还原率下降，主要见于蚕豆病、服用某些药物(如伯氨喹、磺胺药、抗疟药等氧化型药物)后引起的药物性溶血性贫血、感染性溶血性贫血等。

(4) 应用评价：本试验简便易行，是目前国内常用的 G-6-PD 活性检测的过筛试验，但部分病例易出现假阳性。

2. 变性珠蛋白小体生成试验

(1)实验原理:由于 G-6-PD 缺乏导致 NADPH 和还原型谷胱甘肽(GSH)生成减少,当 G-6-PD 缺乏的红细胞接触氧化性物质后,血红蛋白所含巯基被氧化,生成变性血红蛋白或硫化血红蛋白,形成不溶性团块,附着于细胞膜上,亦称血红蛋白包涵体。在待检血样中加入乙酰苯肼,37 ℃ 孵育 2～4 h,血红蛋白被乙酰苯肼氧化为 MHb,经解离成高铁血红素和变性珠蛋白,后者聚合形成变性珠蛋白小体,附着于红细胞膜上。用煌焦油蓝染色,油镜下观察并计算红细胞中含 5 个及以上珠蛋白小体的红细胞比例。

(2)参考范围:健康人含 5 个及以上珠蛋白小体的红细胞比例<30%。

(3)临床意义:变性珠蛋白小体生成试验是诊断 G-6-PD 缺乏症的筛检试验之一。①G-6-PD 缺乏症患者阳性细胞比例常大于 45%,随病情好转,阳性细胞减少,甚至消失;②不稳定血红蛋白病患者阳性细胞比例常大于 30%,还原型谷胱甘肽缺乏症患者阳性细胞比例也增高;③阳性细胞比例增高也可见于接触苯肼、硝基苯、苯胺等化学物质者。

(4)应用评价:本试验特异性较差,仅是 G-6-PD 缺乏的筛检试验,对 G-6-PD 缺乏症的诊断还应进一步做确诊试验。本试验阳性细胞增多可作为不稳定血红蛋白存在的证据。

3. G-6-PD 荧光斑点试验和活性测定

(1)实验原理。

红细胞中 G-6-PD 可催化下列反应:

$$葡萄糖\text{-}6\text{-}磷酸 + NADP^+ \xrightarrow{\quad G\text{-}6\text{-}PD \quad} 6\text{-}磷酸葡萄糖酸 + NADPH$$

荧光斑点试验:NADPH 在长波紫外光(260～365 nm)照射时发出绿色荧光,而 NADP$^+$ 无荧光。

Zinkham 法(改良的 WHO 推荐法):NADPH 在波长 340 nm 处有吸收峰,可直接测定 340 nm 处的吸光度来计算单位时间生成 NADPH 的量,以对 G-6-PD 活性进行定量测定。

(2)参考范围:①荧光斑点试验:健康人可见明亮荧光,G-6-PD 严重缺乏者无荧光,杂合子或半合子介于两者之间(弱荧光)。②Zinkham 法:(12.1±2.09)U/g Hb。

(3)临床意义:G-6-PD 缺乏见于蚕豆病、服用某些药物(伯氨喹、磺胺药、抗疟药等氧化性药物)后的药物性溶血性贫血、感染性溶血性贫血等。利用此试验可对高发区域人群或疑诊的新生儿进行筛查。

(4)应用评价。

①荧光斑点试验具有特异性高,操作简单,标本用量少,检查时间短等优点,是较好的筛查试验,可用于筛查高发区域人群或疑诊的新生儿;②Zinkham 法对 G-6-PD 缺乏症诊断的特异性和灵敏度均较高,但在溶血高峰期及恢复期,酶活性可以接近正常,故应离心去除衰老红细胞,再进行测定,并于 2～4 个月后复查。在溶血发作期,接受红细胞输注也会影响酶活性测定结果。新生儿红细胞和网织红细胞内 G-6-PD 活性较高,应注意鉴别。

4. 丙酮酸激酶荧光斑点试验和活性测定

(1)实验原理。

①荧光斑点试验:丙酮酸激酶(pyruvate kinase,PK)在二磷酸腺苷(ADP)存在的条件下,可催化磷酸烯醇式丙酮酸(PEP)转化成丙酮酸,在乳酸脱氢酶(LDH)催化下丙酮酸转化为乳酸,同时使反应体系中 NADH 氧化成 NAD$^+$,在长波紫外光下 NADH 有荧光,而 NAD$^+$ 无荧光,故可通过在长波紫外线照射下,检测以上过程荧光消失的时间来间接反映 PK 的活性。

②活性测定:在上述酶的反应过程中,因 NADH 在波长 340 nm 处有吸收峰,而 NAD$^+$ 没有,在此波长下,检测 NADH 减少的速率,从而推算 PK 活性。

(2)参考范围。

①荧光斑点试验:健康人荧光在 25 min 内消失,中度缺乏(杂合子)时,荧光在 25～60 min 消失,严重缺乏(纯合子)时,荧光 60 min 不消失。

②活性定量:健康人为(15.0±1.99)U/g Hb。

(3)临床意义。

①荧光斑点不消失或时间延长提示 PK 缺乏,是 PK 缺乏症的筛检试验。如阳性可疑,应做活性定量测定;②先天性 PK 缺乏症,PK 活性降低或消失,严重缺乏(纯合子)时,PK 活性为正常的25%以下;中间缺乏(杂合子)时,为正常的 25%～50%;③PK 活性下降还可见于继发性 PK 缺乏症,如再生障碍性贫血、白血病、骨髓增生异常综合征等。

(4)应用评价:PK 活性荧光斑点试验是 PK 缺乏症的筛检试验,必要时需做活性定量加以确认。PK 活性测定的定量试验特异性高,是诊断 PK 缺乏症直接和可靠的指标。

5. G-6-PD 基因检测

(1)实验原理:目前已将 G-6-PD 的 cDNA 成功克隆,可进行核苷酸序列分析,利用限制性内切酶可研究 *G-6-PD* 基因片段长度多态性,利用 PCR 可确诊基因的酶缺陷型,找出突变位点。

(2)临床意义:世界范围内发现的 *G-6-PD* 基因变异型已超过 160 种,大多为编码区单个或多个碱基置换的错义突变,少数为缺失型。中国人群中共发现 28 种基因变异型,G1388A、G1376T 和A95G 为国人最常见的突变型。

(3)应用评价:该分析方法是一种确诊试验。

(四)珠蛋白合成异常的实验室检查

1. 血红蛋白毛细管电泳

(1)实验原理:毛细管电泳是一类以毛细管为分离通道,以高压直流电场为驱动力,以样品中各组分的淌度(单位电场强度下的迁移速度)和分配行为的差异为根据的液相微分离分析技术,包含电泳、色谱及其交叉内容。按分离模式可分为毛细管区带电泳、毛细管凝胶电泳、毛细管等速电泳、毛细管等电聚焦、胶束电动毛细管色谱和毛细管电色谱等类型。毛细管电泳又可以按操作方式分为手动、半自动及全自动型毛细管电泳。

(2)临床意义:毛细管电泳技术可分离 HbA₂、HbS、HbF 和 HbA;也可将各类正常血红蛋白和一些常见的异常血红蛋白,包括 HbS、D-Punjab、C-Arab、E-Arab、O-Arab 和 G-Philadelphia 成功地分离。

(3)应用评价:该类方法具有快速、高效、灵敏、自动化等优点,适合于微量标本的检测。其中以毛细管区带电泳应用最广,胶束电动毛细管色谱近年来发展较快,其他分离技术应用还较少,此方法不能将 HbE 和 HbA₂、HbF 和 HbA 完全分离,在某些 HbF 水平增高的珠蛋白生成障碍性贫血突变类型筛查时有一定缺陷。

2. 抗碱血红蛋白测定

(1)实验原理:此试验也称碱变性试验(alkali denaturation test)。胎儿血红蛋白(HbF)具有比HbA 更强的抗碱作用,向待检的血红蛋白溶液中加入定量的碱液后,HbA 即发生变性沉淀,HbF抗碱能力强,没有变性而存在于上清液中。离心后取上清液于 540 nm 波长处测定吸光度,可计算抗碱血红蛋白的含量。

(2)参考范围:正常成人抗碱血红蛋白 1.0%～3.1%,新生儿 55%～85%,2～4 个月后逐渐下降,1 岁左右接近成人水平。

(3)临床意义。

①HbF 绝对增多:β-珠蛋白生成障碍性贫血时 HbF 增多,重型者达 30%～90%,中间型者常为 5%～30%,轻型者小于 5%。遗传性胎儿血红蛋白持续综合征患者,HbF 可高达 100%;②HbF相对增多:见于急性白血病、淋巴瘤、再生障碍性贫血、PNH 等;③孕妇及新生儿 HbF 多为生理性增多。

(4)应用评价:本试验重复性较好。因检测的是抗碱血红蛋白,除了 HbF 以外,HbBarts 和部分 HbH 也具有抗碱能力,需通过电泳鉴别。

3. HbF 酸洗脱法检测

(1)实验原理:HbF 除了抗碱能力强以外,其抗酸能力也比 HbA 强,将固定后的待检血涂片置于 pH 3.3 的酸性缓冲液中,于 37 ℃孵育一定时间,含 HbF 的红细胞不被酸洗脱,可被伊红染成鲜红色,而含 HbA 的红细胞均被酸洗脱,不被伊红着色。油镜下计数 1000 个红细胞,计算出着色红细胞的含量。

(2)参考范围:正常成人着色的红细胞不超过 1%。脐带血几乎所有的红细胞均被着色;新生儿可占 55%～85%,1 个月后的婴儿为 67%,4～6 个月后偶见。孕妇可轻度增加。

(3)临床意义:轻型 β-珠蛋白生成障碍性贫血患者可见少数染成红色的细胞,重型患者大多数红细胞染成红色。遗传性胎儿血红蛋白持续综合征患者全部红细胞均染为红色,但比胎儿脐血红细胞着色弱。再生障碍性贫血和其他溶血性贫血可出现少量着色的红细胞。

(4)应用评价:本试验简单易行,适用于基层医院对 HbF 增高的疾病的筛检,进一步确诊应进行血红蛋白电泳分析和基因检测。

4. 红细胞包涵体试验

(1)实验原理:不稳定血红蛋白易变性沉淀。将氧化还原染料煌焦油蓝溶液与新鲜血液于 37 ℃孵育一定时间后,不稳定血红蛋白可被氧化变性形成包涵体,呈蓝色球形小体,均匀分布在红细胞内。油镜下观察并计算 1000 个红细胞,计算含包涵体红细胞的比例。

(2)参考范围:健康人含包涵体红细胞 0～1%。

(3)临床意义。

①HbH 病患者孵育 1 h 就可出现包涵体,也称 HbH 包涵体,其阳性红细胞占比可达 50% 以上;轻型 α-珠蛋白生成障碍性贫血时,偶见 HbH 包涵体;②红细胞包涵体还见于不稳定血红蛋白病,不同型的不稳定血红蛋白需要的温育时间以及形成包涵体的形态、数量等各不相同,但孵育 3 h 后多数红细胞内可出现变性珠蛋白肽链沉淀形成的包涵体;③G-6-PD 缺乏或细胞还原酶缺乏及化学物质中毒等,红细胞中也可出现包涵体。

(4)应用评价:本试验为不稳定血红蛋白病和 HbH 病的过筛试验。

5. 异丙醇沉淀试验

(1)实验原理:异丙醇为非极性溶剂,能使血红蛋白分子内部氢键减弱,血红蛋白稳定性降低。不稳定血红蛋白较正常血红蛋白更容易裂解。在待检血红蛋白液中加入异丙醇,于 37 ℃下作用一定时间,通过观察血红蛋白在异丙醇中出现混浊或沉淀现象,对不稳定血红蛋白进行筛检。

(2)参考范围:健康人 30 min 内不出现沉淀,为阴性。脐血为阳性,新生儿出生 1 个月后逐渐转阴,6 个月后为阴性。

(3)临床意义:不稳定血红蛋白存在时,常于 5 min 时出现混浊,20 min 开始出现绒毛状沉淀。阳性结果提示血液中含有较多不稳定血红蛋白,HbF、HbH、HbE 时也可呈阳性。

(4)应用评价:本试验特异性较差,易出现假阳性,阳性结果只能说明存在不稳定血红蛋白,只能作为不稳定血红蛋白的过筛试验。

6. 热变性试验

(1)实验原理:不稳定血红蛋白比正常血红蛋白更容易遇热变性,故热变性试验(heat instability test)亦称热不稳定试验。将待检血红蛋白液置于 50 ℃下作用 2 h,观察待检血红蛋白液是否出现沉淀,进行不稳定血红蛋白的筛检;或离心后取上清液进行血红蛋白测定,计算出热沉淀血红蛋白的含量。

(2)参考范围:健康人 2 h 不会或仅有微量沉淀,结果为阴性;热沉淀血红蛋白含量小于 5%。

(3)临床意义。

①热沉淀血红蛋白增多,说明不稳定血红蛋白的存在;②HbF、HbH、HbE 含量增高,G-6-PD 缺乏症和 α-珠蛋白生成障碍性贫血者结果均偏高。

(4)应用评价:此试验简便易行,可作为不稳定血红蛋白的筛检试验。

7. 血红蛋白聚丙烯酰胺凝胶电泳(SDS-PAGE)分析

(1)实验原理:在血红蛋白液中加入尿素或对氯汞苯甲酸后,血红蛋白分子的空间结构被破坏,裂解为多条肽链亚单位。通过 SDS-PAGE 的电荷效应和分子筛效应可将各种肽链分离成不同区带，并对各区带进行定性或定量分析。亦可与正常血红蛋白电泳结果进行比较，从而检测出各种血红蛋白的比例和珠蛋白氨基酸结构的异常。

（2）参考范围：正常血红蛋白 HbA 裂解后可见 β、HbA、HbA$_2$ 和 α 四条肽链。若出现正常区带以外的其他区带，则提示有异常血红蛋白的存在。

（3）临床意义。

①通过各区带的含量及区带间的相互比值（如 α 链/β 链，正常比值为 1.0），评价各珠蛋白肽链基因表达信息及比例失衡程度；②可识别醋酸纤维膜电泳中与 HbA$_2$ 电荷近似、泳动速度相近的异常血红蛋白区带，尤其是不稳定血红蛋白区带；③可检测出大多数 α-珠蛋白生成障碍性贫血，并可明确区分 β^0 和 β$^+$-珠蛋白生成障碍性贫血。

（4）应用评价：该方法分辨率高，简便易行，可做定性和相对定量分析，无需特别的仪器和试剂。

近年来研发的珠蛋白异常性贫血的基因诊断试剂盒和基因芯片技术也逐渐应用于临床的实验室诊断中。主要方法：Southern 印迹杂交、Northern 印迹杂交、基因探针、DNA 微阵列、限制性内切酶图谱分析、聚合酶链反应（PCR）、多重突变引物延伸扩增技术、反向斑点杂交、特异性寡核苷酸杂交等，这些技术和方法可在分子水平上对各种血红蛋白病进行诊断和研究，能明确基因型及基因的缺陷部位，对明确病因、产前诊断和优生咨询等都有重要意义。

8. 血红蛋白基因检测

（1）实验原理：应用基因探针、DNA 微阵列、限制性内切酶图谱分析、聚合酶链反应技术、扩增不应突变系统技术、多重突变引物延伸扩增技术、反向斑点杂交、特异性寡核苷酸杂交等一系列分子生物学技术，均可检测出异常血红蛋白基因的存在，并可明确基因型及基因的缺陷部位等。

（2）临床意义：通过对血红蛋白异常基因的检测，可在分子水平上进行血红蛋白病的诊断和研究，对重型珠蛋白生成障碍性贫血或胎儿水肿的产前诊断具有重要的临床价值。

（3）应用评价：该方法特异性强，灵敏度高，可对血红蛋白病进行基因分析，确定基因突变类型并作为确诊依据。可采用跨越断裂点 PCR（gap-PCR）法对缺失型 α-珠蛋白生成障碍性贫血（——^{SEA}、－α$^{3.7}$、－α$^{4.2}$）进行筛查；采用反向点杂交对非缺失型 α-珠蛋白生成障碍性贫血的 Hb 基因进行检测，我国常见的三种基因突变包括 α$^{Constant\ spring}$α（α^{CS}α）、α$^{Quong\ Sze}$α（α^{QS}α）、α^{Westmead}α（α^{WS}α）；我国 β-珠蛋白生成障碍性贫血常见的突变位点是 CD41-42、IVS-Ⅱ-654、-28、CD71-72 等。

（五）免疫性溶血性贫血的实验室检查

1. 抗球蛋白试验

（1）实验原理：抗球蛋白试验（antiglobulin test，AGT）又称为 Coombs 试验，是检测不完全抗体的一种常用方法。自身免疫性溶血性贫血（autoimmune hemolytic anemia，AIHA）患者体内产生抗自身红细胞的抗体（IgG，不完全抗体），能与表面有相应抗原的红细胞结合，使红细胞致敏，但不凝集。本试验分为检测红细胞表面有无不完全抗体的直接抗球蛋白试验（direct antiglobulin test，DAGT）和检测血清中有无不完全抗体的间接抗球蛋白试验（indirect antiglobulin test，IAGT）。直接试验应用抗球蛋白试剂（抗 IgG、IgM、IgA 和/或抗 C3）与红细胞表面的 IgG 分子结合，出现凝集反应，即为直接抗球蛋白试验阳性。间接试验应用 Rh（D）阳性 O 型红细胞与受检血清混合孵育，若血清中存在不完全抗体，可使红细胞致敏，再加入抗球蛋白血清，可出现凝集反应，即为间接抗球蛋白试验阳性。其试验原理见图 8-1-1。

（2）参考范围：直接和间接抗球蛋白试验均为阴性。

（3）临床意义。

①抗球蛋白试验是诊断 AIAH 的重要指标，阳性还可见于药物性溶血反应、系统性红斑狼疮、新生儿同种免疫性溶血、类风湿性关节炎、淋巴细胞增殖性疾病等；②AIHA 多数属于温抗体（即 37 ℃下作用最强，主要为 IgG 型自身抗体），但有少部分属于冷抗体（4 ℃下作用最强，主要为 IgM 型自身抗体），故必要时应在 4 ℃下进行试验，以排除假阴性；③AIHA 以 IgG 型抗体为主，也存在

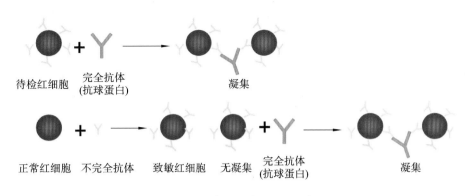

待检红细胞 完全抗体 凝集
(抗球蛋白)

正常红细胞 不完全抗体 致敏红细胞 无凝集 完全抗体 凝集
(抗球蛋白)

图 8-1-1 抗球蛋白试验原理示意图

IgG＋C3 型、C3 型、IgG 亚型(极少数)、IgA 和 IgM 型,临床一般使用广谱的抗球蛋白血清进行试验;④间接试验主要用于母子血型不合妊娠、免疫性新生儿溶血病的母体血清中不完全抗体的检测。

(4)应用评价。

①本试验是确诊 AIHA 的经典方法,DAGT 使用最为广泛,也更有诊断价值,它能敏感地测定吸附在红细胞膜上的不完全抗体和补体。IAGT 主要用于检测 Rh 或 ABO 妊娠免疫性新生儿溶血病母体血清中游离不完全抗体或补体,对诊断药物诱发的免疫性溶血性贫血和同种抗体引起的溶血也有作用;②若红细胞上吸附的抗体太少,Coombs 试验可呈假阴性,故 Coombs 试验阴性不能完全排除 AIHA;③DAGT 阳性不一定有溶血性贫血,15% 可为假阳性,其可能原因如下:血块微粒、用硅胶管盛血、高球蛋白血症等。

2.冷凝集素试验

(1)实验原理:冷凝集素综合征(cold agglutinin syndrome,CAS)患者的血清中存在冷凝集素,为 IgM 型完全抗体,在低温时可使自身红细胞、O 型红细胞或与受检者同型的红细胞发生凝集。凝集反应的高峰在 0～4 ℃,当温度回升到 37 ℃时,凝集消失。

(2)参考范围:血清中抗红细胞抗原的 IgM 冷凝集素效价<1∶16。

(3)临床意义。

①阳性主要见于 CAS,效价>1∶1000。支原体肺炎、传染性单个核细胞增多症、淋巴瘤、疟疾、多发性骨髓瘤患者等可有冷凝集素效价继发性增高,但多数效价不超过 1∶1000,抗体几乎均为IgM,但也有报道 IgG 或 IgA 增高,因此广谱 DAGT 可呈阳性;②部分低效价高温幅的 CAS,其冷凝集素效价不太高(不大于 1∶256),但活性强,作用温度幅度大,在 37 ℃下虽 1∶16 仍有活性,患者可有明显溶血及红细胞自凝集现象,一般溶血较持久;③也有冷凝集素效价高达 1∶5120,无严重溶血,但贫血严重,网织红细胞减少,可能因冷凝集素抑制红系生成,红系无效造血导致。

(4)应用评价:本试验方法简便,易于开展,是诊断冷凝集素综合征的重要依据。

3.冷热溶血试验

(1)实验原理:阵发性冷性血红蛋白尿症(paroxysmal cold hemoglobinuria,PCH)患者血清中存在一种特殊的冷反应抗体,即 Donath-Landsteiner 抗体(D-L 抗体)。此抗体在 20 ℃以下(常为0～4 ℃)时与红细胞结合,同时吸附补体,但不溶血。当温度升至 37 ℃时,补体激活,红细胞膜破坏而发生急性血管内溶血,故本试验又称为冷热溶血试验(Donath-Landsteiner test)。

(2)参考范围:阴性。

(3)临床意义:阳性主要见于 PCH 患者。某些病毒感染如麻疹、流行性腮腺炎、水痘、传染性单个核细胞增多症也可呈阳性反应。

(4)应用评价:本试验是检测冷溶血抗体简易的过筛试验,对阵发性冷性血红蛋白尿症诊断有一定价值,患者 D-L 抗体效价可高于 1∶40。但若患者近期正处于溶血发作,由于补体已被消耗,可出现假阴性结果。

NOTE

（六）溶血性疾病诊断及鉴别诊断流程

溶血性疾病诊断及鉴别诊断流程见图8-1-2。

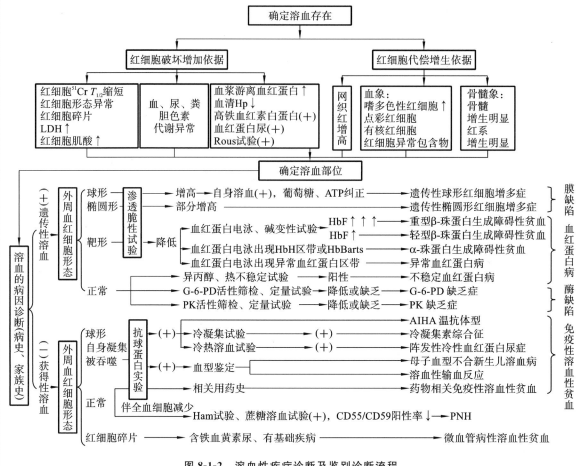

图8-1-2　溶血性疾病诊断及鉴别诊断流程

（赵　臣）

第二节　红细胞膜缺陷性溶血性贫血

红细胞膜与一般的生物膜基本相同，有着十分复杂的生理结构。由脂质双层构成膜的支架，内外脂质呈不对称分布，蛋白质镶嵌在脂质双层中或衬于其内侧面，表现出不对称分布。细胞膜脂质和蛋白质大约各占一半。膜蛋白和脂质在脂质双层内部可自由侧向扩散。红细胞膜结构见图8-2-1。

膜脂质的不对称分布与膜的结构和功能密切相关，是维持红细胞正常形态的基础，脂质双层任一层的变化，都会使红细胞形态发生变化。如将溶血磷脂酰胆碱插入脂质双层的外层，红细胞形态则变成棘状；若插入内侧，红细胞则变成口形。膜内层脂质外翻可使红细胞膜抗原性发生变化，从而促进单核-巨噬系对红细胞的吞噬，也可激活补体，导致红细胞破坏。此外氧化损伤也可破坏膜脂质的不对称分布，导致溶血发生。

膜蛋白主要包括糖蛋白、骨架蛋白和酶，其在脂质双层两侧分布的不对称性是绝对的，保证了膜方向性功能。镶嵌于脂质双层中的蛋白质多为膜的离子通道，其中糖蛋白的多糖链伸向膜外，为蛋白质的抗原决定簇，也可起到保护膜的作用。位于膜脂质双层内侧的多种蛋白质组成膜的骨架网络，用SDS-PAGE可将各种膜蛋白分开，如膜收缩蛋白（含α亚基和β亚基）、肌动蛋白、锚蛋白（带2.1蛋白）、带4.1和带4.2蛋白、带3蛋白等。它们按一定规律组装成网络状结构，并与脂质

NOTE

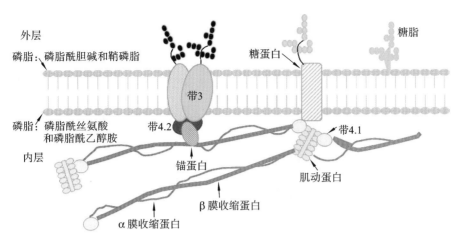

图 8-2-1 红细胞膜结构示意图

双层密切联系,起支持和稳定脂质双层的作用,维持红细胞正常形态、变形性、稳定性和膜脂质的流动性。此外,上述蛋白还与其他膜蛋白一起在维持红细胞内外离子梯度和水平衡中起作用。红细胞膜上某种蛋白的量或结构一旦发生变化,红细胞的形态和功能即可出现异常,甚至导致红细胞寿命缩短或死亡。红细胞膜缺陷所致的溶血性疾病有遗传性球形红细胞增多症、遗传性椭圆形红细胞增多症、遗传性口形红细胞增多症以及获得性膜缺陷的阵发性睡眠性血红蛋白尿症等。

一、遗传性球形红细胞增多症

1.概述

遗传性球形红细胞增多症(hereditary spherocytosis,HS)是一种家族遗传性溶血性疾病,是遗传性红细胞膜缺陷症中最多见者。其临床特点为不同程度的溶血性贫血和脾大,外周血中可见较多的小球形红细胞,红细胞渗透脆性增高,脾切除能显著改善症状。

(1)病因与发病机制:HS多为常染色体显性遗传,少数是常染色体隐性遗传,后者临床症状一般较重。约1/4的HS缺乏明显的家族史,可能与基因突变有关,其后代约50%将患HS。目前已发现 *SPTA1* 基因、*SPTB* 基因、*ANK1* 基因、*SLC4A1* 基因和*EPB42* 基因5种主要的HS相关致病基因,分别编码红细胞膜上的 α 膜收缩蛋白、β 膜收缩蛋白、锚蛋白、带 3 蛋白和带 4.2 蛋白。其中锚蛋白缺乏最多见,其特点是同时有膜收缩蛋白缺乏,两者缺乏程度大致相同,此类 HS 锚蛋白缺乏是原发性的,而膜收缩蛋白缺乏是继发性的。显性遗传的 HS 两种蛋白为轻度缺乏,隐性遗传的 HS 两种蛋白为重度缺乏,带 3 蛋白缺乏仅见于显性遗传,其他几种蛋白缺乏少见。

膜骨架蛋白缺陷导致其与细胞膜之间的垂直连接缺陷,脂质双层不稳定,以出芽形式形成囊泡丢失,红细胞表面积减小,与体积的比值降低,红细胞球形化。骨架蛋白缺陷还可以引起红细胞膜蛋白磷酸化及钙代谢缺陷,钠、水进入细胞增多,红细胞呈球形变。球形红细胞需要消耗更多的ATP以加速过量钠的排出,细胞内 ATP 相对缺乏,同时钙-ATP 酶受抑制,钙易沉积于膜上,使膜的柔韧性降低。球形变、变形性和柔韧性减低的红细胞,在通过脾脏时易被截留并在单核-巨噬系内被破坏。当这种破坏不能被机体代偿时即出现溶血性贫血。

(2)临床表现:HS任何年龄均可发病,临床表现轻重不一。多数 HS 在儿童期发病,轻型患者常到成年才被诊断,多数病例有阳性家族史。贫血、黄疸和脾大是 HS 常见的临床表现,三者可同时存在,也可单独发生。感染或持久的重体力活动可诱发溶血加重,甚至发生再生障碍性贫血危象或溶血危象。

2.实验室检查

(1)血象:血红蛋白和红细胞正常或轻度降低,白细胞和血小板正常。血涂片中可见胞体小、圆形、深染、中央淡染区消失的球形红细胞,平均直径为 $6.4~\mu m$(正常为 $7.2~\mu m$),平均厚度为 $2.6~\mu m$(正常为 $2.13~\mu m$)。球形红细胞增多是 HS 典型的形态学特征,见图 8-2-2。HS 患者外周血网织

NOTE

红细胞增多。50%以上的 HS 患者 MCHC 增高,可能与红细胞处于轻度脱水状态有关。血涂片和阳性家族史有决定性诊断价值,但仍有 20%～25%的患者较少见到典型的小球形红细胞,诊断有一定困难,需结合其他实验室检查综合分析诊断。

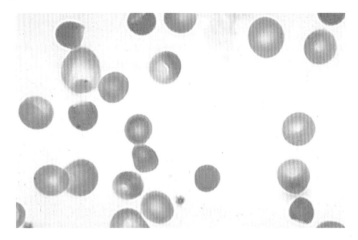

图 8-2-2　遗传性球形红细胞增多症外周血涂片(瑞特染色,×1000)

(2)红细胞渗透脆性试验:HS 红细胞渗透脆性增高,常于 5.2～7.2 g/L 的低渗盐水开始溶解,4.0 g/L 完全溶解。对约 25%缺乏典型球形红细胞的 HS 患者,可选择灵敏度更高的孵育后渗透脆性试验,孵育后脆性增高即可做出诊断。

(3)自身溶血试验:溶血率＞5%,温育前加入葡萄糖或 ATP 可明显纠正。

(4)红细胞膜电泳分析:SDS-PAGE 可得到红细胞膜蛋白各组分的百分比,约 80%的 HS 患者可发现异常,多数为一种或多种膜蛋白缺乏。

(5)分子生物学技术:分子生物学技术可检出膜蛋白基因的缺陷。

3.诊断和鉴别诊断

HS 临床表现和实验室检查均无特异性,诊断时应结合病史、临床表现和实验室检查综合分析。①血涂片中小球形细胞比例大于 10%,红细胞渗透脆性增加,有阳性的家族史,无论有无症状,本病的诊断可成立;②若外周血有较多小球形红细胞,红细胞渗透脆性增加,但家族史阴性,应排除自身免疫性溶血性贫血、不稳定血红蛋白病等原因所致的球形细胞增多,方可诊断。自身免疫性溶血性贫血患者可有 Coombs 试验阳性,HS 患者 Coombs 试验阴性;不稳定血红蛋白病有血红蛋白异常,HS 则无;③若有阳性家族史,但外周血小球形红细胞不多(＜10%),需做渗透脆性试验、自身溶血试验、酸化甘油溶血试验等加以证实;④若外周血小球形红细胞不多,无阳性家族史,则诊断 HS 需借助较多试验,包括红细胞膜蛋白组分分析、基因分析等,并排除先天性非球形红细胞溶血性贫血等方可确诊。先天性非球形红细胞溶血性贫血有 G-6-PD 活性降低或缺乏,而 HS 患者 G-6-PD 活性正常。

二、遗传性椭圆形红细胞增多症

1.概述

遗传性椭圆形红细胞增多症(hereditary elliptocytosis,HE)是一组由于红细胞膜蛋白分子异常引起的异质性、遗传性溶血病,其特点是外周血存在大量的椭圆形成熟红细胞。HE 大多为常染色体显性遗传,极少数为常染色体隐性遗传,多数为杂合子,仅少数为纯合子。

(1)发病机制:本病的主要机制为膜收缩蛋白结构缺陷,HE 患者的细胞膜中,膜收缩蛋白含量大多正常,但结构异常,影响了收缩蛋白二聚体自我连接形成四聚体的能力,使膜骨架稳定性降低。其幼红细胞和网织红细胞形态正常,只有在骨髓释放入血液循环后才能变成椭圆形。可能由于患者红细胞在通过微循环时因切变力的作用变成椭圆形后不能恢复正常;同时,红细胞由于膜骨架缺陷导致其膜稳定性降低,使红细胞容易被破坏。

NOTE

（2）临床表现：遗传性椭圆形红细胞增多症的临床表现差异很大，贫血程度轻重不一，常见肝、脾大。隐匿型无明显症状，无贫血和溶血表现；溶血代偿型有慢性溶血，但骨髓可代偿，无贫血，有轻度的黄疸和脾大；溶血性贫血型，主要为纯合子，贫血、黄疸和脾大较为显著，在慢性溶血过程中可发生胆石症、再生障碍性贫血危象或溶血危象。

2. 实验室检查

（1）血象：呈轻重不等的溶血性贫血的血象改变。外周血成熟红细胞呈椭圆形、卵圆形、棒状或腊肠形，细胞横径与纵径之比小于 0.78。椭圆形红细胞占 25％以上（常在 50％以上）。椭圆形红细胞硬度增加，中心淡染区消失，可伴有少数异形或球形红细胞，见图 8-2-3。

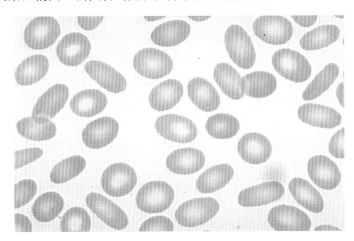

图 8-2-3 遗传性椭圆形红细胞增多症外周血涂片（瑞特染色，×1000）

（2）骨髓象：表现为增生性贫血的骨髓象。

（3）红细胞渗透脆性试验：大多正常，少数兼有球形红细胞增多患者的红细胞渗透脆性试验和自身溶血试验结果增高，且增高程度与球形细胞及异形细胞比例相关。

（4）红细胞膜蛋白分析：有助于膜分子病变的确定。

（5）分子生物学方法：检测相关膜蛋白基因突变如 *SPTA1*、*SPTB*、*EL11*、*GYPA*、*GYPC* 等。

3. 诊断和鉴别诊断

依据临床表现、红细胞形态（椭圆形红细胞比例＞25％）、家族调查，多数病例可明确诊断。无阳性家族史时，若椭圆形红细胞比例大于 50％也可明确诊断。椭圆形红细胞增多也可见于其他血液病，如缺铁性贫血、巨幼细胞贫血、骨髓纤维化、骨髓病性贫血、骨髓增生异常综合征、珠蛋白生成障碍性贫血等。上述疾病除了有少数椭圆形红细胞以外，常伴有其他异形红细胞和特殊的临床表现，不能仅根据椭圆形红细胞数量进行鉴别，阳性家族史是最有力的依据。

三、阵发性睡眠性血红蛋白尿症

1. 概述

阵发性睡眠性血红蛋白尿症（paroxysmal nocturnal hemoglobinuria，PNH）是一种获得性造血干细胞基因突变引起红细胞膜良性克隆缺陷所致的溶血性疾病。其血细胞（红细胞、粒细胞及血小板）膜对补体异常敏感而被破坏，导致慢性持续性血管内溶血，时有急性阵发性、睡眠后血红蛋白尿发生，部分患者全血细胞减少。

（1）发病机制：本病主要由于造血干细胞 X 染色体上的磷脂酰肌醇聚糖 A 类（phosphatidylinositol glycan-class A，PIG-A）基因突变，引起细胞膜上 GPI 合成障碍，使 GPI 锚连接蛋白减少或缺失。这些蛋白包括许多补体调节蛋白，如反应性溶血膜抑制因子（CD59）、衰变加速因子（CD55）等。CD59 是一种补体抑制蛋白，可抑制膜攻击复合物的形成，PNH 患者发病的重要因素之一是缺乏此抑制物。CD55 可以阻止补体系统中 C3 转化酶及 C5 转化酶的组装，保护细胞免受自身补体的攻击。PNH 患者细胞膜上缺乏此因子，可加速细胞与 C3 转化酶的结合，加速细

NOTE

胞破坏。PNH根据患者体内红细胞对补体的敏感程度分三型:①Ⅰ型细胞对补体的敏感性正常；②Ⅱ型细胞对补体中度敏感(正常红细胞的3～5倍)；③Ⅲ型细胞对补体高度敏感(正常红细胞的15～25倍)。补体敏感细胞(主要是PNHⅢ型细胞)的多少决定了其临床表现严重程度及血红蛋白尿发作的频率。

(2)临床表现:PNH患者一般起病缓慢,为慢性血管内溶血,多数以贫血为首发症状。血红蛋白尿频繁发作的病例,起病较急,其主要临床表现为血红蛋白尿。典型的血红蛋白尿是在睡眠后首次尿呈酱油色或浓茶色,一般持续2～3天,可自行消退,重者可持续1～2周。但并非所有患者都有血红蛋白尿,也不是所有患者血红蛋白尿必然在睡眠后出现,血红蛋白尿可频繁发作或偶然发作。部分患者尿色可正常,但尿液隐血试验可持续呈阳性。部分患者(约1/3的病例)可有皮肤出血、齿龈出血、发热等症状,可能与血小板减少有关。少部分可反复并发静脉血栓。约20%的PNH患者可与再生障碍性贫血相互转化,绝大部分为再生障碍性贫血过程中或痊愈后经一定时间转化为PNH,少部分为PNH转化为再生障碍性贫血,或同时具有PNH和再生障碍性贫血的特点,以上情况统称为再生障碍性贫血-PNH综合征。

2.实验室检查

(1)血象:PNH患者大多有不同程度的贫血,呈正细胞或小细胞低色素性贫血(尿中铁丢失过多时),网织红细胞计数不同程度增高,血红蛋白尿频发者网织红细胞绝对值较正常者高约4倍,偶发者约为正常者的2倍,也有少数网织红细胞计数正常或低于正常。约有半数的病例白细胞计数及中性粒细胞减少,淋巴细胞相对增多,少数患者白细胞计数高于正常。大多数病例血小板计数低于正常,少数正常。约50%病例表现为全血细胞减少。

(2)骨髓象:大部分病例骨髓增生活跃或明显活跃,红系增生活跃,约10%的病例增生减低或重度减低。增生程度随病情变化和穿刺部位不同可有明显差异,故增生减低者应注意穿刺部位,必要时做病理活检。

(3)溶血相关检查。

①溶血存在的依据:血红蛋白尿发作期,尿液隐血试验阳性;尿含铁血黄素试验常持续阳性,对诊断PNH有重要价值。②补体敏感的红细胞存在的依据:酸化血清溶血试验中多数患者为阳性,特异性高,是诊断的重要依据,但灵敏度差;蔗糖溶血试验阳性,较酸化血清溶血试验灵敏,但特异性较差,是PNH的筛选试验。流式细胞仪检测可发现CD55或CD59低表达的异常细胞群,气单胞菌溶素变异体检测PNH患者细胞因缺乏锚连蛋白,Flaer无法与之结合,故呈阴性,是诊断PNH最特异、敏感和准确的方法。

3.诊断和鉴别诊断

1)诊断标准

(1)临床表现符合PNH。

(2)实验室检查结果。

①Ham试验、蔗糖溶血试验、蛇毒因子溶血试验、尿含铁血黄素(或尿液隐血)试验等试验中凡符合下列任一情况即可诊断:a.两项以上阳性;b.一项阳性时,必须具备下列条件:两次以上阳性,或一次阳性,但操作正规、有阴性对照、结果可靠,即时重复仍阳性者;有溶血的其他直接或间接证据,或有肯定的血红蛋白尿出现;能排除其他溶血,特别是遗传性球形红细胞增多症、自身免疫性溶血性贫血、G-6-PD缺乏症和阵发性冷性血红蛋白尿症等;②流式细胞仪检查发现CD59或CD55阴性的中性粒细胞或红细胞比例>10%(5%～10%为可疑)或气单胞菌溶素变异体检测阴性。

临床表现符合,实验室检查结果具备①项或②项均可诊断。

2)鉴别诊断　①部分PNH患者表现为全血细胞减少,易与再生障碍性贫血混淆,鉴别主要依靠骨髓增生程度及PNH溶血的证据、细胞对补体敏感的证据;②遗传性球形红细胞增多症有球形红细胞增多,红细胞渗透脆性增加,细胞补体敏感相关试验为阴性,虽然某些诱因可诱导血管内溶血,但与睡眠无关,而PNH患者一般无球形红细胞增多,脆性不增加,补体敏感试验阳性;③自身免疫性溶血性贫血患者直接抗球蛋白试验阳性,个别 PNH 患者可暂时阳性,但复查后可转为阴性;④阵发性冷性血红蛋白尿症患者血红蛋白尿发作常见的诱因是寒冷,持续时间短,冷热溶血试验阳性。

(赵 臣)

第三节 红细胞酶缺陷性溶血性贫血

红细胞胞质中含丰富的代谢酶,主要参与糖代谢(糖酵解途径、磷酸戊糖旁路代谢)和核苷酸代谢。糖酵解途径是红细胞获取能量的唯一途径,约 95% 的葡萄糖经此途径代谢,以维持红细胞的正常生理功能。磷酸戊糖旁路途径能产生还原型辅酶Ⅱ和谷胱甘肽,以维持过氧化氢酶活性、清除机体代谢过程所产生的氧化产物,防止血红蛋白及红细胞膜蛋白中的巯基被氧化。各种代谢途径中酶的缺乏均会引起溶血,目前已知有 19 种红细胞酶缺乏症,其中葡萄糖-6-磷酸脱氢酶缺乏症占 95% 以上,故最为重要。红细胞代谢途径中可引起溶血发生的酶见表 8-3-1。

表 8-3-1 红细胞代谢途径中引起溶血发生的酶

代谢途径	引起溶血的酶
糖酵解	己糖激酶、葡萄糖酸异构酶、磷酸果糖激酶、磷酸果糖醛缩酶、丙糖磷酸异构酶、甘油醛-3-磷酸脱氢酶、磷酸甘油酸激酶、烯醇化酶、丙酮酸激酶、二磷酸甘油酸变位酶
磷酸戊糖旁路	葡萄糖-6-磷酸脱氢酶、6-磷酸葡萄糖酸脱氢酶、谷胱甘肽还原酶、谷胱甘肽过氧化物酶、谷胱甘肽合成酶、γ-谷氨酰半胱氨酸合成酶、谷胱甘肽-S-转移酶
核苷酸代谢	嘧啶-5'-核苷酸酶、腺苷酸激酶

红细胞酶缺陷多为遗传因素所致,由于酶活性或性质改变,红细胞代谢障碍。酶缺陷者常有程度不等的溶血,多表现为慢性非球形红细胞溶血性贫血。部分类型对多种氧化性物质敏感,可出现急性溶血过程。

一、葡萄糖-6-磷酸脱氢酶缺乏症

(一)概述

葡萄糖-6-磷酸脱氢酶(glucose-6-phosphate dehydrogenase,G-6-PD)是 X 染色体上管家基因编码的一种细胞内酶,是红细胞磷酸戊糖旁路中第一个关键酶。G-6-PD 缺乏症即是由于 *G-6-PD* 基因突变导致该酶活性降低和/或性质改变,而引起以溶血为主要临床表现的一类疾病。本病是最常见的红细胞酶缺陷性疾病,目前全球 G-6-PD 缺乏症患者人数已超过 4 亿,男女发病比为 7:1。其分布有明显的地域和种族性,非洲、地中海沿岸、中东、印度以及东南亚等地区发病率高;在我国主要见于南方各省,如广东、广西、海南、云南、四川、福建、台湾等。这些地区的新生儿高胆红素血症和胆红素脑病主要是由 G-6-PD 缺乏所引起。

1.病因和发病机制

G-6-PD 缺乏症是一种 X 染色体连锁隐性或不完全显性遗传性疾病,男性半合子和女性纯合子 G-6-PD活性严重缺乏,可出现临床症状;女性杂合子为隐性表现,G-6-PD 活性可轻度减低,多无明显临床表现。

在正常红细胞磷酸戊糖旁路途径中,G-6-PD 可催化葡萄糖-6-磷酸氧化脱氢,同时将辅酶Ⅱ由氧化型($NADP^+$)还原为还原型(NADPH)。生成的 NADPH 是体内重要的还原物质,可促使还原型谷胱甘肽(GSH)再生,并能维持过氧化氢酶活性。GSH 能清除氧自由基、抗氧化,保护红细胞膜、酶蛋白及血红蛋白免受氧化剂的损害;过氧化氢酶则更能有效清除过氧化物。当红细胞 G-6-

NOTE

159

PD 缺乏时,NADPH 生成减少,细胞内 GSH 水平下降、过氧化氢酶活性降低,代谢产生的活性氧可将血红蛋白巯基(—SH)氧化,导致血红蛋白变性,形成的变性珠蛋白小体(Heinz 小体)附着于红细胞膜上,引起膜的损伤;膜蛋白的巯基也可因氧化而减少,导致红细胞膜脂质过氧化损伤,红细胞膜的变形能力降低,与此同时改变了红细胞膜表面的抗原性,使红细胞易被单核-巨噬细胞识别而吞噬,引起溶血。

2.临床表现

G-6-PD 缺乏症因溶血的诱因不同,可分为以下几种临床类型。

(1)蚕豆病(favism):G-6-PD 缺乏者食用蚕豆、蚕豆制品或接触蚕豆花粉后发生的急性溶血性贫血。蚕豆中的蚕豆嘧啶葡糖苷和异戊氨基巴比妥酸葡糖苷等具有强氧化作用,可导致 G-6-PD 缺乏的红细胞被破坏。本病多发于 10 岁以下男孩,在南方地区 3—5 月蚕豆成熟季节易发。患者进食后数小时至 1～2 天内发生急性血管内溶血,出现寒战、惊厥、血红蛋白尿、黄疸、贫血,甚至全身衰竭、昏迷等症状。该病是遗传性 G-6P-D 缺乏症的常见类型。

(2)药物性溶血:G-6-PD 缺乏者服用具有氧化性的药物后可引起急性溶血。已知伯氨喹等抗疟药、磺胺类药、解热镇痛药、呋喃类药、水溶性维生素 K 等可诱发该病。患者服药后 1～3 天出现急性血管内溶血,临床症状与蚕豆病相似。

(3)感染性溶血:某些细菌感染(如伤寒、细菌性肺炎)和病毒感染(如病毒性肝炎、流感、病毒性咽峡炎、腮腺炎等)可引起 G-6-PD 缺乏者发生急性溶血,一般在感染后数日出现,临床表现与蚕豆病相似。

(4)新生儿高胆红素血症(neonatal hyperbilirubinemia):因 G-6-PD 缺乏所致的新生儿黄疸占 40% 以上,可在无任何诱因,或在有感染、窒息、缺氧等情况时出现。黄疸多于出生后 1 周内出现,并进行性加重。

(5)遗传性非球形红细胞溶血性贫血(congenital nonspherocytic hemolytic anemia,CNSHA):一组红细胞酶缺陷所致的慢性自发性血管外溶血性贫血,以 G-6-PD 缺乏最为常见。患者有不同程度的慢性血管外溶血,表现为贫血、黄疸、脾大,感染或药物可加重溶血。

(二)实验室检查

除遗传性非球形红细胞溶血性贫血具有慢性血管外溶血的实验室特征外,其他各型患者平时都无明显症状,但在诱因的作用下出现急性溶血时,可表现出与血管内溶血共同的实验室特征。

1.血象

红细胞计数和血红蛋白浓度降低,网织红细胞计数明显增高,外周血涂片红细胞形态无明显异常,白细胞和血小板多正常。

2.骨髓象

增生性贫血骨髓象,以红系增生为主,细胞形态无明显改变。

3.溶血的检查

血清胆红素水平增高,以间接胆红素水平增高为主,尿胆原水平增高。急性溶血时血清游离血红蛋白水平增高,高铁血红素白蛋白水平增高,结合珠蛋白水平降低,并可出现血红蛋白尿或含铁血黄素尿。

4.特殊检查

根据临床需要分为筛查试验和确诊试验。

(1)G-6-PD 缺乏症的筛查试验:WHO 推荐以下三种方法:高铁血红蛋白还原试验、荧光斑点试验和硝基四氮唑蓝纸片法,其中荧光斑点试验具有较好的灵敏度和特异性,是国际血液学标准化委员会(International Council for Standardization in Haematology,ICSH)推荐的 G-6-PD 缺乏筛查方法。这三种方法可用于男性半合子和女性纯合子的大样本筛查及诊断,但对女性杂合子不易检出。

(2)G-6-PD 缺乏症的确诊试验:定量检测 G-6-PD 活性,使用的方法有改良的 WHO 推荐方法、四唑氮蓝定量法、快速分光光度法、G-6-PD/6-P-GD 比值法等。ICSH 推荐 Beulter 确立的速率法。由于某些 *G-6-PD* 基因缺陷患者酶活性无明显降低,故酶活性测定为诊断金标准。

5.分子生物学检验

采用限制性内切酶可检测 *G-6-PD* 基因片段长度多态性,采用 PCR 确定基因的酶缺陷型,可找出已知基因突变位点和进行产前诊断。

（三）诊断和鉴别诊断

G-6-PD 缺乏症的诊断主要依靠实验室对红细胞 G-6-PD 活性的检查,其实验室诊断标准:①1 项筛查试验结果表明 G-6-PD 活性为严重缺乏;② G-6-PD 活性定量测定较正常平均水平降低40％以上;③2 项筛查试验结果表明 G-6-PD 活性均为中间缺乏;④1 项筛查试验结果表明 G-6-PD 活性属中间缺乏,加上变性珠蛋白小体试验阳性(40％以上的红细胞内至少含 5 个 Heinz 小体),并排除其他溶血病因;⑤1 项筛查试验结果表明 G-6-PD 活性属中间缺乏,伴有明确的家族史。符合上述任何一项均可诊断为 G-6-PD 缺乏症。结合病史、诱因、临床表现和溶血的证据,可确定临床类型。本病临床上主要与先天性红细胞膜异常和血红蛋白异常性疾病进行鉴别,通过实验室对红细胞 G-6-PD 活性的测定,不难做出鉴别。

二、丙酮酸激酶缺陷症

（一）概述

红细胞丙酮酸激酶缺陷症（pyruvate kinase deficiency，PKD）是控制丙酮酸激酶（pyruvate kinase，PK）的基因先天性缺陷,导致 PK 活性降低或性质改变而引起的溶血性贫血。PKD 为常染色体隐性遗传,纯合子和双重杂合子表现为溶血性贫血,单纯杂合子无临床表现或症状极轻。PKD 分布广泛,世界各地均有发病,多见于日本和北欧,我国也有报道。其发病率在遗传性红细胞酶缺陷疾病中仅次于 G-6-PD 缺乏症,是红细胞无氧糖酵解途径中最常见的红细胞酶缺陷。

1.发病机制

PK 是红细胞糖酵解途径中三个关键酶之一,其作用是将磷酸烯醇式丙酮酸的高能磷酸键转移给 ADP,产生 ATP。PK 缺乏时,ATP 产生减少,细胞膜 Na^+-K^+ 泵及依赖 ATP 的 Ca^{2+} 泵功能异常,引起胞内 Ca^{2+} 和 K^+ 浓度增高,胞内水丢失,细胞皱缩成棘形,变形性降低,通过脾时易被破坏而发生溶血;同时糖酵解途径的各种中间产物堆积,红细胞的代谢异常、功能障碍,红细胞表面抗原性发生改变,也易被单核-巨噬细胞吞噬而引起血管外溶血。

2.临床表现

PKD 常表现为慢性遗传性非球形红细胞溶血性贫血,患者间临床表现差异悬殊。部分患者可出现新生儿高胆红素血症,因较严重的黄疸及贫血需长期输血维持;也有患者成年时才有明显的慢性溶血症状,且症状较轻,主要表现为贫血、黄疸、脾大。少数病例可因感染出现溶血加重,甚至急性造血停滞。患者溶血程度与 PK 活性无关,许多患者 PK 活性降低不明显,有些正常甚至增加。

（二）实验室检查

PKD 呈慢性溶血过程,具有增生性贫血和血管外溶血的实验室特征,但本病血液学特征常不显著,诊断最终需要依靠酶活性的测定和分子生物学检验。

1.血象

红细胞计数和血红蛋白浓度中度至重度减低;网织红细胞计数增高明显,常在 2.5％～15％之间;外周血涂片大红细胞增多,可见皱缩红细胞、棘形红细胞;白细胞和血小板正常。

2.骨髓象

增生性骨髓象,以红系增生为主。

3.溶血的检查

血清总胆红素水平增高,以间接胆红素水平增高为主,尿胆原水平增高。

4.特殊检查

①PK 荧光斑点试验:特异性不高,PKD、白血病、MDS 都可出现异常结果,只能用于筛查试验。②自身溶血及纠正试验:其溶血不被葡萄糖纠正。可被 ATP 纠正。③糖酵解的中间代谢产物 2,3-DPG:其含量是否增高可反映 PK 的活性。④PK 活性定量检测:PKD 的确诊试验。

5.分子生物学检验

许多患者 PK 活性并不降低,因此酶活性检测并不能准确诊断 PKD。近年出现的 PKD 分子诊断技术为该病提供了更为准确、直观的诊断依据。

(三)诊断和鉴别诊断

丙酮酸激酶缺陷症在实验室主要通过红细胞 PK 活性的测定进行诊断。诊断标准:①PK 荧光斑点试验结果为严重缺乏;②PK 荧光斑点试验结果为中间缺乏,但伴有明显家族史和/或有中间代谢产物的增高;③PK 活性定量测定属纯合子范围;④PK 活性定量测定属杂合子范围,但伴有明显家族史和/或有中间代谢产物水平的增高。符合上述四项中任何一项即可确定实验室诊断。结合临床表现和溶血的存在不难做出诊断。

本病在临床上主要需与先天性红细胞膜异常和血红蛋白异常性疾病进行鉴别,可通过对红细胞 PK 活性的测定加以鉴别。

(吴 洁)

第四节 血红蛋白病

血红蛋白(hemoglobin,Hb)是红细胞的主要组成成分,其结构为两对与血红素结合的珠蛋白肽链所组成的四聚体(tetramer),具有运输氧的功能。

血红蛋白病(hemoglobinopathy)作为全球常见的具有严重症状的单基因遗传性疾病之一,其发病是由于珠蛋白基因缺陷导致肽链合成速率和/或结构异常,引起血红蛋白功能异常所致的以溶血性贫血为主要表现的一组疾病。本病根据受累基因和缺失类型可分为以下几种:①珠蛋白生成障碍性贫血,因珠蛋白基因缺陷导致某种或多种珠蛋白肽链合成不足,主要包括 α-珠蛋白生成障碍性贫血和 β-珠蛋白生成障碍性贫血;②异常血红蛋白病,是因控制珠蛋白合成的遗传基因发生突变,致使珠蛋白肽链的一级氨基酸结构异常。中国人以珠蛋白生成障碍性贫血常见,而异常血红蛋白病少见。

一、珠蛋白生成障碍性贫血

(一)概述

合成人体珠蛋白肽链的基因有两组:位于 16 号染色体的 α-珠蛋白基因簇,含 1 个胚胎期基因 ζ 和 2 个成人期基因 α;位于 11 号染色体的 β-珠蛋白基因簇,含 1 个胚胎期基因 ε,2 个胎儿期基因 Gγ、Aγ 和 2 个成人期基因 β、δ。人体在不同时期因合成的珠蛋白肽链不同,红细胞中所含的血红蛋白也相应不同:胚胎期为 Hb-Gower 1($\zeta_2\epsilon_2$)、Hb-Portland($\zeta_2\gamma_2$)、Hb-Gower 2($\alpha_2\epsilon_2$);胎儿期为 HbF($\alpha_2\gamma_2$);出生时约一半的血红蛋白仍旧为 HbF,6 个月后主要为 HbA($\alpha_2\beta_2$),占 95% 以上,另有少量 HbA_2($\alpha_2\delta_2$)和 HbF。

珠蛋白生成障碍性贫血是由珠蛋白基因缺陷引起至少一种珠蛋白肽链合成减少或缺乏,从而引起的贫血及其他病理状态,也称为地中海贫血(thalassemia)或海洋性贫血。由于缺陷的珠蛋白基因不同,本病可表现出多种类型,最常见为 α 链缺陷的 α-珠蛋白生成障碍性贫血和 β 链缺陷的 β-珠蛋白生成障碍性贫血。部分患者可有多条珠蛋白肽链缺陷如 δβ-珠蛋白生成障碍性贫血和 αβ-珠蛋白生成障碍性贫血,亦有患者同时合并其他的血红蛋白病,如血红蛋白 S、C 和 E 病。根据珠蛋白肽链减少的程度,珠蛋白生成障碍性贫血又可分为肽链部分合成的 α^+、β^+-珠蛋白生成障碍性贫血和肽链完全缺失的 α⁰-、β⁰-珠蛋白生成障碍性贫血。

珠蛋白生成障碍性贫血是一组常染色体不完全显性遗传性疾病,全球有 1%~5% 的人口带有珠蛋白生成障碍性贫血缺陷基因,非洲、地中海、中东、印度、东亚及东南亚等地区珠蛋白生成障碍性贫血高发,我国主要分布在长江以南地区,如广东、广西、海南等省发病率较高。

1. α-珠蛋白生成障碍性贫血

(1)病因与发病机制:α-珠蛋白生成障碍性贫血是由于 α-珠蛋白基因的缺失或突变,导致 α-珠蛋白肽链合成减少或缺如所致。在以 HbF 为主的胎儿期,由于 α 链的缺失,过剩的 γ 链聚合形成 $γ_4$,合成 HbBart's。HbBart's 不能携氧,常导致胎儿宫内窒息死亡。未死亡的胎儿也因长期缺氧,生长发育受到严重影响,出生后可因胎儿水肿综合征在围产期死亡。出生后,γ 链合成减少,β 链取而代之,过剩的 β 链聚合成 $β_4$ 即 HbH。HbH 与氧的亲和力极强,不利于氧的释放。但由于 HbH 含量一般在 30% 以下,不足以危及婴儿生命,婴儿出生后仍能存活和成长。与此同时,HbH 是一种不稳定的血红蛋白,在红细胞内易变性形成包涵体,沉积在红细胞膜上使其僵硬易破坏,致使红细胞的寿命明显缩短及无效造血,且易滞留在脾内而发生溶血,患者常表现为脾大及贫血。

组织缺氧、无效造血和慢性溶血性贫血刺激骨髓代偿增生,引起骨髓扩张和骨骼代谢紊乱,使患者骨骼变形、呈现特殊面容,并易发生骨折;髓外组织器官如肝、脾的活化和代偿造血导致相应器官肿大;同时胃肠道铁的吸收和网状内皮系统铁释放亦增多,如需输血治疗,会进一步加重铁负荷,导致器官功能的衰竭。

α-珠蛋白生成障碍性贫血大多由大片段的 α-珠蛋白基因缺失所致,少数由突变引起。控制 α-珠蛋白链合成的基因位点有四个,每条染色体上各两个。患者因 α-珠蛋白基因缺失程度不同,以致珠蛋白肽链的合成受抑程度存在差异,可表现出轻重不等的临床症状,根据基因缺失情况和临床特征分为以下几种:①Hb Bart's 胎儿水肿综合征;②HbH 病;③轻型 α-珠蛋白生成障碍性贫血;④静止型 α-珠蛋白生成障碍性贫血。各表型与基因型之间的关系见表 8-4-1。

表 8-4-1　α-珠蛋白生成障碍性贫血基因型与表型(或疾病)的关系

表型/疾病	基因型
HbBart's 胎儿水肿综合征(重型 α-珠蛋白生成障碍性贫血)	纯合子　$α^0/α^0$　(－－/－－)
HbH 病(中间型 α-珠蛋白生成障碍性贫血)	双重杂合子　$α^0/α^+$　(－－/－α)
轻型 α-珠蛋白生成障碍性贫血	杂合子　$α^0/α$　(－－/αα)
	纯合子　$α^+/α^+$　(－α/－α)
静止型 α-珠蛋白生成障碍性贫血	杂合子　$α^+/α$　(－α/αα)

(2)临床表现:缺失基因数量不同会引起轻重不等的症状:①HbBart's 胎儿水肿综合征,胎儿常于 30~40 周时流产、死胎或娩出后数小时内死亡,胎儿全身水肿,肝脾大,重度贫血,轻度黄疸,胎盘巨大且质脆;②HbH 病,患儿出生时无明显症状,婴儿期以后逐渐出现贫血、疲乏无力、肝脾大、轻至中度黄疸。由于骨髓代偿性增生导致骨骼变大,颅骨改变尤为明显,表现为头颅变大、额部隆起、颧高、鼻梁塌陷、两眼距离增宽,形成"地中海贫血特殊面容";③轻型 α-珠蛋白生成障碍性贫血,患者无症状或仅有轻度贫血;④静止型 α-珠蛋白生成障碍性贫血,患者一般无症状。

2. β-珠蛋白生成障碍性贫血

(1)病因与发病机制:β-珠蛋白生成障碍性贫血是由于 β-珠蛋白基因缺陷,β-珠蛋白肽链合成减少或缺如所引起。其发病机制与 α-珠蛋白生成障碍性贫血类似。患者 α 链合成速率超过 β 链数倍,导致多余的 α 链自行聚合成不稳定的四聚体,而 δ、γ 链代偿性增多,多余的 α 链可与 δ、γ 链聚合形成较多的 HbA_2 和 HbF。

与 α-珠蛋白生成障碍性贫血不同,β-珠蛋白生成障碍性贫血常见基因缺陷形式为点突变,目前已发现 200 多种 β-珠蛋白生成障碍性贫血基因缺陷类型,常见的有 20 种。这些突变基因可分为以下三类:静止型突变,β-珠蛋白肽链部分合成的轻型突变($β^+$)和 β-珠蛋白肽链合成完全缺失的重型

NOTE

突变(β⁰)。

(2)临床表现:同 α-珠蛋白生成障碍性贫血一样,不同基因缺陷类型引起轻重不等的症状:①重型 β-珠蛋白生成障碍性贫血,又称 Cooley 贫血。患儿出生时无症状,3～6 个月开始出现症状,呈慢性进行性贫血,如面色苍白、肝脾大、发育不良,常有轻度黄疸。上述症状随年龄增长而日益明显,需靠频繁的输血维持生命,常于未成年时夭折。年龄较大的患儿可呈地中海贫血特殊面容。继发性铁过载时,因过多的铁沉着于心肌和其他脏器而引起相应脏器损害,其中最严重的是心力衰竭,它是贫血和铁沉着造成心肌损害的结果,也是导致患儿死亡的重要原因之一。②中间型 β-珠蛋白生成障碍性贫血,多于 2 岁后开始出现症状,生长发育正常或稍迟缓。常有轻至中度贫血,少部分为重度贫血;大部分患者肝脾大,但骨骼改变较轻,无典型地中海贫血特殊面容;部分患者也可发生继发性铁过载。③轻型 β-珠蛋白生成障碍性贫血,本型不易被发现,患者无症状或有轻度贫血,脾不肿大或轻度肿大;④静止型 β-珠蛋白生成障碍性贫血,无症状。

(二)实验室检查

1. 血象

患者可有轻重不等的贫血,血红蛋白水平正常或降低,多数患者 MCV、MCH、MCHC 水平降低,网织红细胞正常或增多。白细胞一般正常,血小板常增多,但在脾功能亢进时两者均减少。红细胞大小不均,常呈小细胞低色素性改变,可见靶形红细胞及其他异形红细胞。

2. 骨髓象

静止型和轻型骨髓象无明显改变,其他类型为增生性贫血骨髓象,红系增生显著,以中、晚幼红细胞为主,成熟红细胞形态与外周血相似。

3. 溶血的检查

表现为血管外溶血的实验室特征,血清总胆红素水平增高,以间接胆红素水平增高为主,尿胆原水平增高。

4. 红细胞渗透脆性试验

除静止型和轻型可正常外,患者红细胞渗透脆性常降低。

5. Hb 分析

部分 α-珠蛋白生成障碍性贫血患者 HbA₂ 水平降低,中间型和重型可检测出 HbH 和 HbBart's,其中 HbH 病患者 HbH 占 5%～40%,出生时 HbBart's 占比可达 15% 以上,肽链分析提示 ζ 链阳性;β-珠蛋白生成障碍性贫血患者 HbF 和 HbA₂ 水平常增高,HbA₂ 多大于 4%,HbF 占 3.5%～50%,且随着病情加重,HbF 水平增高越明显,见图 8-4-1。

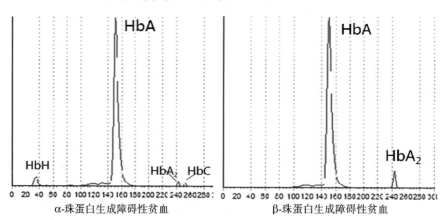

图 8-4-1　珠蛋白生成障碍性贫血毛细管电泳图

注:α-珠蛋白生成障碍性贫血 HbA 和 HbA₂ 水平降低,可见 HbH;β-珠蛋白生成障碍性贫血 HbA 水平降低,HbA₂ 水平升高。

6. 基因检测

目前对于已知的珠蛋白生成障碍性贫血常见大片段基因缺失及点突变,临床分别采用跨越缺失基因断裂点序列的 gap PCR 和反向点杂交(reverse dot blotting,RDB)法检测,而对于少见及未知突变则可进行基因测序。

血象检查、红细胞渗透脆性试验、Hb 分析等因经济、快速、简便常作为珠蛋白生成障碍性贫血的初步筛查试验,而基因检测除了可进一步确诊和明确珠蛋白生成障碍性贫血患者基因缺陷类型之外,还常用于产前诊断,防止重症珠蛋白生成障碍性贫血患儿出生。

(三)诊断和鉴别诊断

珠蛋白生成障碍性贫血的诊断和临床分型主要依据临床表现、血液学改变、遗传学检查和基因检测。家族史和籍贯对诊断有重要意义,疑似病例需做基因检测以确诊。

珠蛋白生成障碍性贫血常表现为小细胞低色素性贫血,应注意与缺铁性贫血的鉴别,当脾功能亢进导致外周血三系减少时,应注意与再生障碍性贫血鉴别,另外还需与新生儿黄疸、黄疸型肝炎等相鉴别。

二、异常血红蛋白病

异常血红蛋白病是一组由于珠蛋白肽链基因突变,引起组成肽链的氨基酸发生替换、缺失、延长或融合,形成结构、功能异常的血红蛋白,而表现出轻重不一临床症状的贫血病。根据临床表现和异常血红蛋白特性的不同,可分为以下几种类型:①携带血红蛋白异常基因:无任何临床表现,多在人群普查中被发现。②血红蛋白凝集性异常:在某些条件下,血红蛋白可凝聚成棒状结晶体,导致红细胞形态改变,如 HbS 和 HbC。③氧亲和异常:由于珠蛋白肽链结构改变,血红蛋白与氧的亲和力改变,如 HbM。④不稳定血红蛋白病:由于维持血红蛋白分子稳定性的某些氨基酸被替换,血红蛋白稳定性下降,并在红细胞内沉淀,引起慢性溶血过程。⑤伴高铁血红蛋白:由于某种氨基酸的替换,抑制了 Fe^{3+} 被还原为 Fe^{2+},血红蛋白携氧能力降低而表现出发绀。

(一)镰状细胞病

1.概述

镰状细胞病(sickle cell disease,SCD)是最常见的异常血红蛋白病,主要见于非洲裔人群。本病是由于 β 基因第 6 个密码子中的腺嘌呤被胸腺嘧啶所替换,导致血红蛋白 β 链第 6 位的谷氨酸被缬氨酸替换,生成异常血红蛋白 S,故又称为 HbS 病。在低氧或低 pH 的条件下,HbS 溶解度降低,沉淀聚合形成纤维状多聚体,与细胞膜平行排列,并紧密接触。当多聚体量达一定程度时(HbS 超过 50%),红细胞即发生镰形变。镰形变的红细胞失去正常的可塑性和变形能力,易在血管内外被破坏而溶血。严重溶血引起慢性贫血,有时可出现黄疸,并刺激骨髓红系细胞代偿性增生。镰形变的红细胞还可使血液的黏度增加,血流缓慢,引起血管栓塞,进一步加重了组织缺氧和酸中毒,导致更多的红细胞镰形变,由此引起多器官损伤。

镰状细胞病属于常染色体显性遗传性疾病。本病根据基因型可分为三种类型:①纯合子型(HbSS),即镰状细胞贫血。患者具有典型临床特征,一般在半岁以后逐渐发病,出现贫血、黄疸、肝脾大,并有生长发育滞后、四肢细长、性成熟延迟等表现。当有感染、酸中毒、缺氧等状况发生时,可诱发溶血危象,引起脾、肺、心、肾等多器官受损,出现相应器官功能衰竭症状,甚至死亡。②杂合子型(HbAS),即镰状细胞特征。患者一般无明显症状。③混合杂合子型,是 HbS 与其他血红蛋白病的混合杂合子形式,又称为镰状细胞贫血的变异型,如 HbSC 病、HbSE、HbSD、HbS/地中海贫血等。其临床表现可与镰状细胞贫血相似。非洲裔人群中最常见的基因型为 HbSS,占 65%~70%,其次是 HbSC(约 30%)及 HbSβ 地中海贫血。

2.实验室检查

镰状细胞贫血患者 Hb 浓度降低(50~100 g/L),红细胞大小不均,异形明显,可见靶形红细胞、有核红细胞及嗜碱性点彩红细胞,严重时可见镰状红细胞。网织红细胞常增多。红细胞渗透脆性明显降低,红细胞镰变试验呈阳性;血红蛋白电泳可见 HbS 区带,纯合子 HbS>90%,HbF 可轻度增高,HbA 缺乏;杂合子 HbS 占 35%~40%,HbA 一般超过 50%。有条件的可进一步做基因分析或 DNA 碱基序列分析,以及肽链分析或蛋白质化学结构分析。

3.诊断

镰状细胞贫血诊断的主要依据:①阳性家族史;②Hb 分析主要为 HbS,无 HbA 和其他异常 Hb;③镰变试验阳性;④外周血涂片可见镰状红细胞。镰状细胞特征者一般无症状,主要依赖于实验室检查,如镰变试验可阳性,HbS 增多但一般不超过 40%。

(二)血红蛋白 E 病

1.概述

血红蛋白 E(hemoglobin E,HbE)是由于 β 链第 26 位谷氨酸被赖氨酸取代而形成的异常血红蛋白。HbE 病是一种常染色体不完全显性遗传性疾病,也是第二种常见的异常血红蛋白病,主要见于东南亚,也是我国最常见的异常血红蛋白病。本病可表现为三种类型:纯合子(HbEE),即 HbE 病;杂合子(HbAE),即 HbE 特征;HbE/地中海贫血双重杂合子。

患者临床症状轻重不一。纯合子患者可无症状或表现出轻度的溶血性贫血症状,脾不肿大或轻度肿大;杂合子患者基本无症状;HbE/地中海贫血双重杂合子患者常有中度类似于地中海贫血的表现。

2.实验室检查

患者外周血小红细胞常增多,以 HbE 病更为显著。此外 HbE 病患者常可见较多的靶形红细胞,红细胞渗透脆性减低。Hb 分析出现 HbE,纯合子 HbE 75%～92%,余为 HbF;杂合子 HbE 20%～35%,余为 HbA;双重杂合子 HbE 40%～60%,余为 HbF。有条件可做基因检测和肽链结构分析。

3.诊断

本病诊断主要依据阳性家族史和检出 HbE。

(三)血红蛋白 C 病

血红蛋白 C(hemoglobin C,HbC)是由于 β 链第 6 位谷氨酸被赖氨酸取代后产生的异常血红蛋白。HbC 病是血红蛋白 C 基因的纯合子状态,发病机制类似于 HbS。在西非黑人中发病率可达 17%～28%,我国较少。患者可出现慢性溶血性贫血的症状,轻至中度贫血,并可有黄疸、脾大及间歇性腹痛。

HbC 病呈低色素性贫血,外周血中可见大量靶形红细胞(90% 以上);红细胞寿命缩短,网织红细胞计数增高,红细胞渗透脆性减低,电泳可见 HbC>97%;杂合子无症状,外周血中靶形红细胞多见,HbC 30%～40%。临床诊断主要依赖血红蛋白分析确定 HbC 的存在及含量,阳性家族史也很重要。

(四)不稳定血红蛋白病

不稳定血红蛋白病(unstable hemoglobinopathy)是由于珠蛋白肽链基因突变,导致维持血红蛋白稳定性的氨基酸被替换或缺失,生成的血红蛋白易发生变性和沉淀,而引起溶血的一类疾病。部分患者为常染色体显性遗传,另一部分患者未发现阳性家族史,可能是由自发性基因突变引起。不稳定血红蛋白病的基因型均是杂合子,偶见双重杂合子。目前发现的不稳定血红蛋白超过 200 种,但引起不稳定血红蛋白病的少见。不稳定血红蛋白可自发或在氧化性物质诱导下变性沉淀,形成变性珠蛋白小体,附着于红细胞膜上,使红细胞变形性降低,易被破坏引起溶血。本病患者临床表现轻重不等,可无症状或出现严重慢性血管外溶血,当感染或服用氧化性药物时还可诱发急性溶血。多数病例可因骨髓的代偿性造血而无贫血,主要表现有间歇性黄疸、肝脾大、发绀、发育不良等,还可并发胆石症。

外周血红细胞大小不等,可见异形红细胞和红细胞碎片,网织红细胞计数增高。热变性试验、异丙醇沉淀试验和变性珠蛋白小体检查可明确是否有不稳定血红蛋白的存在;血红蛋白电泳有异常区带时可明确诊断,但仅有部分病例出现异常区带;珠蛋白肽链氨基酸组成分析可确定是否有异常血红蛋白及其部位。阳性家族史对诊断很有意义。

(吴 洁)

第五节 免疫性溶血性贫血

免疫性溶血性贫血(immune hemolytic anemia)是由各种原因引起红细胞表面抗原与相应抗体发生特异性结合,或在补体参与下,导致红细胞破坏速度加快而出现的溶血性疾病。本病为红细胞外在因素所致,为较常见的一组获得性溶血性贫血。

(一)病因

引起免疫性溶血的因素多种多样,可以是病原微生物感染、药物作用等因素诱发,也可以继发于其他免疫系统疾病或同种免疫性溶血。溶血可发生在血管外,也可发生在血管内。临床症状依病因的不同而有差异。

(二)分类

根据溶血原因可将免疫性溶血性贫血分为三类:自身免疫性溶血性贫血、同种免疫性溶血性贫血和药物诱发性免疫性溶血性贫血,见表 8-5-1。

表 8-5-1 免疫性溶血性贫血分类

分 类	分 型
自身免疫性溶血性贫血	温抗体型自身免疫性溶血性贫血
	冷抗体型自身免疫性溶血性贫血
	冷凝集素综合征
同种免疫性溶血性贫血	阵发性冷性血红蛋白尿症
	新生儿溶血病
	溶血性输血反应
药物诱发性免疫性溶血性贫血	半抗原型
	自身免疫型
	免疫复合型

一、自身免疫性溶血性贫血

(一)概述

自身免疫性溶血性贫血(autoimmune hemolytic anemia,AIHA)是由于机体产生了抗自身红细胞的抗体,并与自身红细胞膜上相应抗原结合而导致的溶血性贫血。根据抗体作用于红细胞的最适温度,自身免疫性溶血性贫血可分为温抗体型和冷抗体型两种,见表 8-5-2。IgG 是引起温抗体型自身免疫性溶血性贫血的主要抗体,与红细胞的最适反应温度为 37 ℃,其抗体成分主要为 IgG,主要通过致敏红细胞产生溶血作用。这类抗体所致贫血称为温抗体型自身免疫性溶血性贫血(warm autoimmune hemolytic anemia,WAIHA),占自身免疫性溶血的大多数。冷抗体型自身免疫性溶血性贫血,其抗体成分主要为 IgM,抗原、抗体在 20 ℃ 以下发生作用活跃,主要通过激活补体而导致溶血。其中,冷凝集素性 IgM 多见于冷凝集素综合征(CAS),冷热抗体(D-L 抗体)见于阵发性冷性血红蛋白尿症(PCH)。

NOTE

表 8-5-2 温性抗体和冷性抗体的比较

项目	温性抗体	冷性抗体
抗体成分	IgG,不完全抗体	IgM,完全抗体
最佳温度	37 ℃	20 ℃以下
溶血机制	致敏红细胞	激活补体
作用效果	血管外溶血	血管内溶血
相关疾病	温抗体型自身免疫性溶血性贫血	冷凝集素综合征
		阵发性冷性血红蛋白尿症

1. 病因

自身免疫性溶血性贫血分原发性和继发性两类。原发性自身免疫性溶血性贫血发病人群多为女性,且发病原因不明。继发性自身免疫性溶血性贫血的病因很多,主要有以下几方面:①淋巴系统恶性增生性疾病:恶性淋巴瘤、淋巴系统白血病、多发性骨髓瘤、原发性巨球蛋白血症等。②病原微生物感染性疾病:巨细胞病毒感染、EB 病毒感染、病毒性肝炎、肺炎支原体感染等。③其他自身免疫性疾病:系统性红斑狼疮、类风湿性关节炎、干燥综合征、溃疡性结肠炎等。④免疫缺陷性疾病:低丙种球蛋白血症、异常球蛋白血症、免疫缺陷综合征等。

自身免疫性抗体的产生原因尚未明了,可能与以下几方面因素有关:①红细胞抗原性改变:病毒感染或化学物质作用于红细胞表面,导致细胞膜的抗原性发生改变。②机体免疫机制异常:免疫系统疾病、血液系统肿瘤以及免疫缺陷性疾病,致使免疫系统功能紊乱或功能异常,产生抗自身红细胞的抗体。③T 细胞平衡失调:抑制性 T 细胞减少或功能障碍,辅助性 T 细胞有特定亚群活化,相应 B 细胞过度反应,产生抗自身红细胞的抗体。

2. 发病机制

自身免疫性溶血性贫血的溶血机制可能是单核-巨噬系介导的血管外溶血,也可能是补体介导的血管内溶血。

(1)单核-巨噬系介导的血管外溶血:红细胞吸附不完全抗体(温性抗体)或补体而被致敏,单核-巨噬系可识别并吞噬与自身抗体结合的红细胞,而出现溶血。温抗体型自身免疫性溶血性贫血和冷凝集素综合征患者可表现为血管外溶血。

(2)补体介导的血管内溶血:冷抗体型自身抗体在低温环境中可附着于红细胞表面,并激活补体,促使红细胞肿胀、溶解。在温度升高时,抗体可从红细胞表面脱离,故其为冷性抗体。阵发性冷性血红蛋白尿症患者血清中的 D-L 抗体,在低温环境下(20 ℃以下)能与红细胞表面抗原结合,同时吸附补体,但不发生溶血。当温度上升至 37 ℃时,激活补体,破坏红细胞,而发生急性血管内溶血。冷凝集素综合征少见血管内溶血,温抗体型自身免疫性溶血性贫血血管内溶血更为罕见。

3. 临床表现

自身免疫性溶血性贫血的临床表现多样,发病的速度、溶血的程度及病程的差异都很大,主要依抗体类型的不同而有所不同。

(1)温抗体型自身免疫性溶血性贫血:可见于各年龄段,临床表现轻重不等,轻者可无症状,多数病例表现为慢性溶血,少数病例为急性溶血。主要表现除有贫血症状外,半数左右的病例可出现黄疸、肝脾大。继发性患者除有溶血的表现外,还具有原发病的症状。慢性型病例可有淋巴结肿大、出血和血小板减少性紫癜(称为 Evans 综合征)。

(2)冷凝集素综合征:常见于寒冷季节,中老年患者多见。其原发病因不明,多继发于支原体肺炎、传染性单个核细胞增多症、淋巴组织增生性疾病等。除贫血和黄疸外,患者在冷环境下因红细胞大量凝集致微循环障碍,出现手足发绀,复温后可消失。冷凝集素综合征以血管外溶血为主,少数患者可有血红蛋白尿和含铁血黄素尿等血管内溶血表现。

(3)阵发性冷性血红蛋白尿症:原发性少见,主要继发于某些病毒感染。遇冷后突然发病,出现寒战、发热、腰背酸痛、血红蛋白尿等急性血管内溶血的表现。

(二)实验室检查

1. 一般溶血检查

具有溶血性贫血共同的实验室检查特征。血象主要表现为红细胞数量减少、血红蛋白水平降低,网织红细胞比例增高,外周血涂片上可见红细胞大小不等,常见球形红细胞和有核红细胞。冷抗体型可见红细胞凝集现象。骨髓象呈增生性贫血的表现,血清总胆红素和间接胆红素水平增高,血清结合珠蛋白水平降低,溶血危象时可见血红蛋白尿等。

2. 特殊检查

抗球蛋白试验是诊断自身免疫性溶血性贫血的重要实验依据。

(1)抗球蛋白试验(Coombs 试验):用于检查致敏红细胞上的自身抗体或 C3。温抗体型自身免疫性溶血性贫血患者多数直接试验阳性,少数患者有间接试验阳性。约 10% 的自身免疫性溶血性贫血患者 Coombs 试验结果为阴性。

(2)冷凝集素试验:冷抗体型自身免疫性溶血性贫血患者试验结果为阳性,4 ℃时其抗体效价常超过 1:1000。健康人不超过 1:32,且抗体与红细胞结合的温度仅限于 10~20 ℃。

(3)冷热溶血试验:阵发性冷性血红蛋白尿症患者试验结果为阳性,其效价一般较低。

(三)诊断与鉴别诊断

自身免疫性溶血性贫血多为继发性的,因此,应首先考虑是否有原发病的存在,再结合溶血的临床表现、实验室检查,特别是抗球蛋白试验进行诊断。

1. 温抗体型自身免疫性溶血性贫血

直接抗球蛋白试验阳性,近期无输血和特殊药物史,临床表现符合,可考虑本病的诊断。如抗球蛋白试验阴性,临床表现相符,肾上腺皮质激素治疗有效,切脾有效,同时能排除其他溶血性贫血者也可诊断。

2. 冷凝集素综合征

冷凝集素试验阳性,抗体效价>1:40,直接抗球蛋白试验中 C3 阳性,结合临床表现和其他实验室检查可诊断本病。

3. 阵发性冷性血红蛋白尿症

具有典型的临床表现,冷热溶血试验阳性是诊断的重要依据。应注意与阵发性睡眠性血红蛋白尿症、行军性血红蛋白尿症及肌红蛋白尿症相鉴别。

二、新生儿溶血病

(一)概述

新生儿溶血病(hemolytic disease of newborn,HDN)是由于母婴之间血型不合所致的溶血性疾病。

1. 病因及发病机制

胎儿由父亲遗传获得了母亲所不具有的血型抗原,当胎儿的血型抗原或外界的血型抗原因某种原因进入母体时,可免疫母体产生相应的 IgG 型抗体,再经胎盘进入胎儿体内,与胎儿红细胞结合(致敏),被单核-巨噬细胞吞噬破坏,引起胎儿的血管外溶血。其中以 ABO 血型不合最为常见,可达 80% 以上;其次为 Rh 血型(D 较常见,E、C 或 e 次之)不合,约占 15%;其他血型系统少见。ABO 型溶血病多发生在 O 型血型的母亲,胎儿为 A 型或 B 型。母亲之前因某种原因受到 A、B 血型物质的刺激,其血清中产生抗 A、抗 B 的 IgG 型抗体,导致新生儿溶血病的发生。

2. 临床表现

胎儿出生时,由于胆红素极易通过胎盘迁移入母体,因此,黄疸一般不十分明显,出生后逐渐明显。在出生后 24 h 内发生的明显黄疸几乎都提示溶血性贫血的存在。症状轻重与溶血程度基本

NOTE

一致。ABO 血型不合导致的溶血病症状多较轻,除表现为黄疸外,可无其他明显异常;而 Rh 血型不合导致的溶血病症状严重,胎儿在子宫内就可发生严重溶血和胎儿水肿。若延缓治疗,未结合胆红素可通过血脑屏障引起胆红素中毒性脑病(核黄疸),患儿出现嗜睡、拒食、张力减退和吸吮反射消失,继而肌肉僵硬、角弓反张或全身痉挛、颅内出血等表现。

(二)实验室检查

1.产前检查

检查夫妻双方血型是否具备产生新生儿溶血病的条件。ABO 型溶血病的母亲多为 O 型,父亲和胎儿为 A 型或 B 型;Rh 型溶血病母亲为 Rh 阴性,父亲和胎儿为 Rh 阳性。受孕第 16 周后每月检测孕妇血清免疫性抗体,如进行性增高有诊断意义。脐血抗球蛋白试验、羊水光密度检测都有助于新生儿溶血病的诊断。

2.产后检查

(1)确定溶血的存在:血象呈不同程度的贫血,网织红细胞增多,外周血幼红细胞多见。脐血及患儿血清总胆红素和未结合胆红素水平明显增高。ABO 型新生儿溶血病时,血涂片可见小球形红细胞,应注意与遗传性球形红细胞增多症鉴别。

(2)血清学检查特异抗体:ABO 型溶血病患儿出生前直接抗球蛋白试验常为阳性,出生后间接抗球蛋白试验也呈阳性;Rh 型溶血病患儿出生前后直接和间接抗球蛋白试验均为阳性。

(三)诊断和鉴别诊断

新生儿溶血病的主要诊断依据为血清特异性免疫抗体的检测,并结合既往有无不明原因的流产、死胎、输血或新生儿重症黄疸史,再参考婴儿的临床表现即可做出判断。

(1)与遗传性红细胞 G-6-PD 缺乏症引起的新生儿溶血病和重型遗传性球形红细胞增多症鉴别:前者有 G-6-PD 活性降低,后者有红细胞渗透脆性增强,二者抗球蛋白试验都呈阴性,据此可鉴别。

(2)与生理性黄疸鉴别:新生儿溶血病轻症患者应注意与生理性黄疸鉴别,生理性黄疸抗球蛋白试验呈阴性。

(吴心语)

第六节　其他原因所致的溶血性贫血

其他原因所致的溶血性贫血主要指由非免疫因素引起的获得性红细胞膜受损所致的溶血性贫血。这类溶血与红细胞自身无关,主要由于红细胞外界环境因素异常,不利于红细胞正常生存,使红细胞发生某种改变而破坏。常见的因素包括物理因素,如机械损伤、烧伤;化学因素,如铅中毒、砷中毒以及一些药物的毒性作用;生物因素,如毒蛇、毒蜘蛛咬伤以及一些病原微生物感染。

一、机械性损伤所致的溶血性贫血

机械性损伤所致的溶血性贫血是指红细胞在血液循环中受各种外力作用而发生损伤、破坏,引起红细胞寿命缩短而出现的血管内溶血。机械性溶血主要分为以下三种类型:①心源性损伤性溶血性贫血:心脏瓣膜狭窄、心脏瓣膜成形术、人工瓣膜置换术及大血管手术后的患者,由于心脏瓣膜和大血管异常导致血流动力学改变,红细胞受到机械性损伤、破坏而发生溶血性贫血。②微血管病性溶血性贫血:由于微血管内血栓形成或血管壁有病变而使微血管管腔变狭窄,或有纤维蛋白网形成,红细胞通过时受到过度挤压或撕裂而发生血管内溶血。常见于溶血尿毒症综合征、血栓性血小板减少性紫癜、弥散性血管内凝血和恶性肿瘤等。③行军性血红蛋白尿症:直立姿势的剧烈运动,特别是长途行军、马拉松赛跑等时,足底浅表毛细血管内红细胞受撞击损伤,出现一过性血红蛋白尿。溶血程度因病因的差异而不同。溶血程度轻者可完全被代偿而不表现出贫血,这部分患者往往不易被发现;溶血程度重者常伴明显的血红蛋白尿,患者贫血症状明显。部分患者可因长期血红蛋白丢失而合并铁元素缺乏,从而使贫血更为严重。机械性溶血的主要诊断依据来自原发病的证据,实验室检查可明确有血管内溶血的存在,特别是外周血涂片中出现红细胞碎片是诊断此类溶血性贫血的重要依据。

二、热损伤引起的溶血性贫血

当血液受热超过 47 ℃时,红细胞的形态和功能将会发生不可逆的损伤。热损伤引起的溶血性贫血主要见于烧伤,其主要改变是出现球形红细胞和红细胞破裂,红细胞渗透脆性和机械脆性增加,这可能与红细胞膜骨架蛋白热变性和血浆脂质的变化有关。大面积Ⅱ度及Ⅲ度烧伤患者 24～48 h 内可发生急性血管内溶血。溶血程度与烧伤面积、程度以及暴露时间有关。严重者可出现血红蛋白血症和血红蛋白尿症。实验室检查可表现为血管内溶血指标的改变,外周血短期内可出现球形红细胞、棘形红细胞及破碎红细胞。

三、化学物质所致的溶血性贫血

许多有毒化学物质和药物可直接或间接引起红细胞破坏而导致溶血性贫血,主要有三种情况:①本身有遗传缺陷者,因某些药物诱发急性溶血,如 G-6-PD 缺乏症患者服用伯氨喹、不稳定血红蛋白病患者服用磺胺。②药物相关的免疫性溶血性贫血,在免疫性溶血性贫血中已有部分介绍,如青霉素、奎宁、甲基多巴等药物通过免疫机制对红细胞产生免疫性损伤诱发溶血。③铅、砷、铜以及苯类有机物等引起红细胞的破坏。铅、砷、铜中毒往往是接触大剂量毒物时产生严重的应激反应,使正常红细胞的保护性机制受损,引起红细胞破坏加速。临床诊断主要依据毒物接触史及临床表现,实验室检查主要证实毒物在体内的存在,可以检测铅、砷在血液和尿液中的含量,以及对机体代谢的影响;确定溶血的存在及贫血的有无和程度等。

四、生物因素所致的溶血性贫血

多种病原微生物感染、毒蛇、毒蜘蛛和蝎子咬伤均可引起溶血,进而导致贫血。溶血可以是感染的病原微生物直接入侵红细胞所引起,如疟疾;可以是溶血毒素作用,如梭状芽孢杆菌;也可以是通过改变红细胞抗原性而产生自身抗体,如多种病毒感染诱发的自身免疫性溶血性贫血。这些生物因素多有直接溶血作用,许多感染合并脾大,也可加速红细胞破坏。常见的细菌感染有产气荚膜杆菌、溶血性链球菌等感染,病毒感染有柯萨奇病毒、巨细胞病毒、EB 病毒等感染;原虫感染常有疟原虫、弓形虫等感染。实验室诊断主要依据微生物学和免疫学检验结果。血液学检查显示溶血相关试验的改变。蛇毒所致溶血的主要成分是磷脂酶 A,通过作用于细胞膜上的磷脂酰胆碱转变成溶血磷脂酰胆碱而发生溶血。蜘蛛毒素可通过补体介导,分解红细胞膜上的血型糖蛋白产生血管内溶血。二者的实验室检查一般无特异性,只是表现为急性血管内溶血指标的改变。

本章小结

溶血性贫血是由于各种原因导致红细胞寿命缩短,破坏加速,超过骨髓造血代偿能力而引起的一类贫血。其临床表现主要取决于溶血的缓急和溶血的主要场所(血管内或血管外)。溶血性贫血的实验室诊断一般分三个步骤,首先确定溶血是否存在,需要有红细胞破坏增加和红细胞代偿增生两方面的实验室检查依据;其次确定溶血部位,即确定血管内溶血或血管外溶血的实验室检查依据;最后查找溶血的病因,依据病史、用药史、家族史、红细胞形态检查、相应实验室的筛查及确诊试验查找溶血的原因,对不同类型的溶血性贫血进行病因确诊。

本章主要介绍了红细胞膜缺陷性溶血性贫血、红细胞酶缺陷性溶血性贫血、血红蛋白病以及免

知识链接

NOTE

171

疫性溶血性贫血。学生需通过学习明确溶血病因的实验室检查:①红细胞膜缺陷:红细胞渗透脆性试验、自身溶血试验及纠正试验、酸化甘油溶血试验等;阵发性睡眠性血红蛋白尿症则常用酸化血清溶血试验、蔗糖溶血试验、蛇毒因子溶血试验等。②红细胞酶缺陷:高铁血红蛋白还原试验、自身溶血试验及其纠正试验、变性珠蛋白小体生成试验及针对糖代谢不同途径酶活性检测相关试验等。③珠蛋白合成异常:血红蛋白电泳、碱变性试验、红细胞包涵体生成试验、异丙醇沉淀试验等。④免疫性溶血性贫血相关实验室检查:抗球蛋白试验、冷凝集素试验、冷热溶血试验等。

思 考 题

1. 什么是溶血性贫血? 实验室如何确定溶血性贫血的存在? 简述溶血性贫血的实验室诊断步骤。

2. 实验室如何鉴别血管内溶血和血管外溶血?

3. 临床常见的红细胞膜缺陷性溶血性贫血有哪些? 各自实验室检查特征是什么?

4. 红细胞酶缺陷性溶血性贫血最常见的是哪种? 简述其实验室检查特征。

5. 何谓珠蛋白生成障碍性贫血? 如何对本病进行筛查和诊断?

6. 叙述阵发性睡眠性血红蛋白尿症的主要临床特点及实验室检查特征。

7. 请阐述新生儿溶血症发生的原因,为明确诊断可做哪些相关检查?

8. 病例分析:请仔细阅读下列检验报告单,指出异常结果,分析可能的疾病。为进一步明确诊断,还可考虑做哪些检查?

地贫筛选+铁代谢分析+RBC指数　　　×××**妇幼保健院遗传检验报告单**

姓名:×××	性别:女	年龄:24y	收样时间:2011-04-18 08:33	标　本:血清+全血
科别:妇保科	床号:	住院号:	申请医生:×××	标本状态:
诊断:		门诊号:182690	验单号:00182690	试验号:00005

项目名称	结　果	单　位	参考范围	备注
地中海贫血筛选	.....			
RBC孵育渗透脆性试验	23.43	%	60-100	L
Hb电泳	未见异常带			
HbA2	4.80	%	1.3-3.5	H
抗碱Hb	<2	%	<2.0	
铁代谢分析	.....			
血清铁蛋白(FERRITIN)	154.8	ng/ml	>16	
血清铁(Fe)	12.43	umol/L	7.0-30.0	
转铁蛋白(TFR)	2.2	g/L	1.9-3.8	
RBC指数测定				
红细胞(RBC)	5.21	10E12/L	3.5-5.5	
血红蛋白(HGB)	107	g/L	110-160	L
红细胞压积(HCT)	0.35		0.35-0.50	
红细胞平均体积(MCV)	66.3	fl	82-95	L
红细胞平均血红蛋白(MCH)	20.4	pg	27-31	L
平均血红蛋白浓度(MCHC)	308.0	g/L	320-360	L
红细胞分布宽度变异数(RDW)	14.8		10-14.9	

临床实验室检验报告单

(吴心语)

第九章　继发性红细胞疾病及其检验

学习目标

1. 掌握：继发性贫血的常见病因。
2. 熟悉：不同类型继发性贫血的实验室检查。
3. 了解：不同类型继发性贫血的诊断和鉴别诊断特点。

案例导入

患者，男，65 岁，面色姜黄，眼结膜苍白，唇甲苍白、无光泽。4 年前诊断为慢性肾功能衰竭，随着肾功能恶化而到医院就诊。血象：WBC 8.25×10^9/L，Hb 110 g/L，MCV 87 fL，MCH 32 pg，MCHC 345 g/L，PLT 276×10^9/L。

患者为什么会出现贫血？最可能的诊断是什么？

继发性贫血(secondary anemia)也称症状性贫血，常继发于某些慢性疾病。常见的原发病有慢性肝脏疾病、慢性肾脏疾病、内分泌疾病、慢性感染以及慢性骨髓病性贫血等。其发病机制、临床表现、贫血类型及程度都因原发病而异。

第一节　慢性系统性疾病贫血

慢性系统性疾病贫血的病因主要包括慢性肝脏疾病、慢性肾脏疾病和内分泌疾病。因各种疾病发病机制不同，其贫血的类型及临床表现不同，因此在疾病诊断时，需注意进行鉴别。

一、慢性肝脏疾病所致贫血

40%～50%的慢性肝脏疾病患者伴有贫血症状，慢性肝炎、营养不良和酒精中毒引起的肝硬化均可发生贫血。贫血产生的原因如下：①代谢障碍所致的造血物质缺乏，如叶酸、维生素 B_{12} 缺乏；②门静脉高压、凝血因子合成减少引起的失血；③脾功能亢进及脂肪代谢异常引起的溶血；④因促红细胞生成素合成减少及免疫功能异常所致的红细胞生成障碍；⑤肝硬化患者血浆容量增加，血液稀释。

临床表现以肝脏疾病为主，贫血多为轻至中度，因发病机制不同，贫血的类型如下：①造血物质缺乏所致的大细胞性贫血：细胞体积增大，异形红细胞增多；②慢性失血所致的小细胞性贫血：细胞大小不均，着色浅，有异形红细胞；③溶血所致的正细胞性贫血：靶形红细胞增多，棘形、口形红细胞易见。

二、慢性肾脏疾病所致贫血

慢性肾功能不全患者常伴有贫血的发生，又称肾性贫血，多发生于肌酐清除率低于 40 mL/min 的情况下，贫血多随肾功能的恶化而加重。主要原因是肾小球旁器促红细胞生成素(EPO)分泌减少，导致骨髓红系细胞的增殖、分化、成熟减缓，最终红细胞生成减少；另外，尿毒症时红细胞寿命缩短也是贫血产生的原因。临床表现主要是慢性肾功能不全的症状和体征。贫血程度随病情进展表现不一,多为正细胞正色素性贫血,也可见单纯小细胞性贫血。白细胞计数可因酸中毒或感染而升高,血小板计数晚期可降低。

三、内分泌疾病所致贫血

内分泌疾病种类繁多,伴有贫血表现的主要有甲状腺、肾上腺、垂体和性腺功能减退等内分泌疾病。由于内分泌功能紊乱,体内调节造血活动的激素分泌不足,骨髓造血功能受影响,红细胞分化增殖障碍,而出现贫血。大多为正细胞正色素性贫血,少部分呈营养性大细胞性贫血。甲状腺功能减退所致的贫血有1/3是营养性大细胞性贫血,部分甲状腺功能亢进患者也有贫血,往往随病情加重而迁延。甲状旁腺激素可抑制红系造血,因此,甲状旁腺功能亢进患者可出现正细胞正色素性贫血。肾上腺功能减退、雄激素缺乏、垂体功能减退患者都可有贫血表现。临床表现主要以内分泌疾病本身的症状和体征为主。

第二节　慢性病性贫血

一、概述

大多数慢性疾病,包括慢性感染、慢性炎症或肿瘤性疾病患者都可伴有贫血,以结核、类风湿性关节炎、克罗恩病、骨髓炎、肾盂肾炎、亚急性细菌性心内膜炎、败血症、各类肿瘤多见。慢性病性贫血以红细胞寿命轻度缩短、铁代谢紊乱和促红细胞生成素对红细胞生成的影响力下降为特征。

(一)发病机制

主要发病机制是细胞因子对红系造血的影响。由于感染、炎症和恶性肿瘤引起的细胞损害,大量细胞因子释放。这些细胞因子可抑制促红细胞生成素的分泌,并降低促红细胞生成素对骨髓造血的促进作用;同时还能引起巨噬细胞对铁的吞噬增强和释放减弱,增加骨髓铁储存,降低红系前体细胞对铁的利用而影响铁代谢。此外,某些外在因素可导致脾脏对红细胞的破坏增加。

(二)临床表现

慢性病性贫血多为轻至中度贫血,临床表现以原发病症状为主。

二、实验室检查

1. 血象

2/3的患者是正细胞性贫血,1/3的患者表现为小细胞性贫血,甚至有低色素性改变,要注意与缺铁性贫血鉴别。网织红细胞多正常,白细胞及血小板数量依基础疾病而定。

2. 骨髓象

一般无明显改变,肿瘤骨转移时,肿瘤细胞浸润到骨髓,使骨髓造血系统受损,可辅助诊断。骨髓铁染色细胞外铁明显增多,可与缺铁性贫血鉴别。

3. 生化检查

血清铁水平低于正常,这与缺铁性贫血一致。但其总铁结合力低于正常,血清铁蛋白水平高于正常,转铁蛋白饱和度正常或轻度降低,借此可与缺铁性贫血相鉴别。

血象和骨髓象的变化没有特异性,铁的生化指标和骨髓铁染色有助于与缺铁性贫血鉴别。可口服铁剂进行试验性治疗,补充铁剂对单纯的慢性病性贫血无效。

第三节 骨髓病性贫血

一、概述

骨髓病性贫血(myelopathic anemia)是由于骨髓被异常细胞或组织浸润后所致的贫血。造血系统原发性肿瘤、转移癌、骨髓纤维化、类脂质沉积病以及炎症、肉芽肿等都可导致骨髓浸润。

(一)发病机制

产生贫血的原因可能与下列因素有关:抑制性和破坏性因子的释放;造血物质被掠夺或利用障碍;造血组织受到排挤,组织结构被破坏等。异常组织的广泛浸润干扰了正常的造血过程,导致血细胞数量减少和形态改变,幼稚细胞提前释放入血。慢性骨髓浸润患者的异常造血可能与代偿性髓外造血有关。

(二)临床表现

与其原发病有关,伴不同程度的贫血症状,受累骨骼有明显疼痛和局部压痛,可出现病理性骨折。

二、实验室检查

1.血象

贫血程度不一,网织红细胞计数正常或稍高。血涂片中红细胞大小不等,异形红细胞(梨形、泪滴形、裂细胞)明显增多,有核红细胞、嗜多色红细胞和嗜碱性点彩红细胞易见。白细胞数量不定,可出现中、晚幼粒细胞。血小板计数通常减低,可见畸形、巨大的血小板。骨髓严重受侵时三系细胞均可减少。幼红细胞和幼粒细胞的共同出现所构成的幼红、幼粒白细胞血症是骨髓浸润的特征性改变。

2.骨髓检查

骨髓穿刺具有诊断价值,怀疑骨髓转移癌或其他骨髓浸润都应做骨髓检查。骨髓象特征与浸润组织或细胞成分相关。对于骨髓出现干抽或涂片检查未见明显异常而临床高度怀疑骨髓浸润者,应考虑做骨髓活检。骨髓活检阳性率高于骨髓穿刺,是诊断骨髓浸润性疾病最可靠的方法。

3.其他检查

血钙和血清碱性磷酸酶测定结果常可增高。

本章小结

本章介绍了继发性贫血,其发病机制、临床表现、贫血类型及程度都因原发病而异。继发性贫血按照其发病机制分为慢性系统性疾病贫血、慢性病性贫血、骨髓病性贫血。本章还对相应的概念、病因及发病机制、实验室检查特点、诊断及鉴别诊断进行了阐述。

思考题

1.慢性肾脏疾病导致贫血的病因是什么?
2.骨髓病性贫血的实验室检查特征有哪些?

知识链接

(吴心语)

NOTE

第四篇

白细胞和造血组织相关疾病及其检验

第十章 白细胞和造血组织相关疾病类型

第一节 白细胞和造血组织相关疾病概述

一、概述

白细胞和造血组织相关疾病是血液病中种类最多且较常见的一组疾病，临床上可分为两大类，即恶性或赘生型（malignant or neoplastic type），以及良性或反应型（benign or reactive type）。由异常白细胞克隆性自主增殖引起者为恶性白细胞和造血组织相关疾病，即造血与淋巴组织肿瘤；良性疾病则是指机体的非恶性疾病的一种反应改变，以可逆性、可恢复为特征。

二、实验室检查

1. 细胞形态学检验

对白细胞形态学的检验是诊断白细胞和造血组织相关疾病、观察疗效及病情的重要手段之一。外周血涂片白细胞分类、计数及形态观察是白细胞和造血组织相关疾病诊断最基本的检查，同时，骨髓象的检查也是必不可少的。骨髓象检查包括骨髓涂片、骨髓切片和骨髓印片。骨髓涂片检查简单、方便，经染色后涂片上的细胞结构清晰易于辨认，是诊断血液病的重要方法。细胞化学染色弥补了单凭细胞形态学对细胞辨认的不足，对恶性白细胞和造血组织相关疾病诊断，尤其对急性淋巴细胞白血病和急性髓细胞白血病的鉴别有重要作用。

2. 细胞免疫学表型分析

白细胞分化抗原（leukocyte differentiation antigen）是指血细胞在分化成为不同谱系、分化的不同阶段及细胞活化过程中，出现或消失的细胞表面标志分子；在白细胞、红系和巨核系/血小板以及非造血细胞都有表达。不同分化阶段的淋巴细胞、髓系细胞以及造血干/祖细胞具有特异的分化簇或分化群（cluster of differentiation），即CD抗原表面标志。

白血病是白细胞在分化到某一阶段受阻后呈克隆性异常增殖的结果，往往停滞在细胞分化过程中某一抗原表达阶段。利用白细胞分化不同阶段出现的细胞表面标志可以对白血病进行免疫学分型。白血病及恶性淋巴瘤细胞膜或胞质内分化抗原的检测结合细胞形态学、细胞化学，大大提高了对白血病分型诊断的准确性。免疫学分型不仅客观、准确、重复性好，还可鉴别白血病细胞的起源、分化阶段及基因克隆，提高了白血病的诊断水平，有助于鉴别形态学较难区分的白血病。

3. 细胞遗传学及分子生物学检验

恶性白细胞和造血组织相关疾病为多基因肿瘤，特异性染色体异常是恶性血液病发生过程中的重要环节，染色体易位是染色体重排最常见的原因，染色体重排在分子水平上形成融合基因，更代表疾病的生物学本质。因此,染色体易位、融合基因已作为疾病的特异性标志被列入恶性血液病的分型标准,使恶性白细胞和造血组织相关疾病的诊断从细胞水平上升到分子水平。

目前,基于细胞免疫学表型、细胞遗传学特征及特殊基因表达的分型方法,已被用于治疗前的全面诊断、制订最佳治疗方案、评估药物疗效及检测微量残留病。

第二节　白细胞和造血组织相关疾病分类

一、造血和淋巴组织肿瘤的分类

造血和淋巴组织肿瘤是造血干细胞水平的一组恶性克隆性疾病。克隆化的造血与淋巴组织肿瘤干细胞具有多向分化能力、高度自我更新能力,同时细胞失去进一步分化成熟的能力,而被阻滞在细胞发育的不同阶段。此类细胞在造血及淋巴组织中大量增生和积聚,广泛浸润其他组织及器官,因此造血与淋巴组织肿瘤可以发生在多个系统。

1976 年由法国、美国、英国三国血液学专家组成的 FAB 协作组(French-American-British Group)根据白血病细胞的形态、原始细胞数量及细胞化学染色特征将急性白血病分为急性髓细胞(髓系)白血病和急性淋巴细胞(淋系)白血病两大类以及若干亚型,之后进行了多次完善、补充。1999 年,世界卫生组织(World Health Organization,WHO)在"欧-美淋巴组织肿瘤分类方案修订版"(Revised European-American Classification of Lymphoid Neoplasms,REAL)的基础上,将造血和淋巴组织肿瘤分为髓系肿瘤、淋巴系肿瘤、肥大细胞疾病、组织细胞和树突状细胞肿瘤四大类。此后 WHO 组织学者不断总结造血和淋巴组织肿瘤的大宗病例,将造血和淋巴组织肿瘤的临床特点与形态学(morphology)、免疫学(immunology)、细胞遗传学(cytogenetics)和分子生物学(molecular biology)结合起来,形成 MICM 分型,不仅可以用于分型、诊断,还可以评估预后,指导治疗。2008 年 WHO 发布的造血和淋巴组织肿瘤分类及 2016 年的修订版方案中,造血和淋巴组织肿瘤被分为四个大框架,以往单独归类的肥大细胞疾病归入骨髓增殖性肿瘤,见图10-2-1。

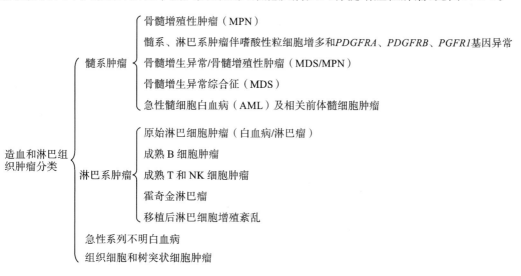

图 10-2-1　造血和淋巴组织肿瘤 WHO 分类框架(2016 年)

(一)髓系肿瘤的分型与分类

1. FAB 分型与分类

经过几次修订和补充,鉴于当时对血液肿瘤的认识和实验诊断条件,FAB 提出了以形态学为主的急性髓细胞白血病(acute myeloid leukemia,AML)、骨髓增生异常综合征(myelodysplastic syndrome,MDS)和慢性髓细胞白血病等髓系肿瘤分型方法。FAB 分型目前已不再使用。

NOTE

2. WHO 分型与分类

FAB 分型方案存在一定的主观性和证据学的局限性,WHO 提出了更为全面的 MICM 分型方案。随着新一代测序技术的发展,人们对血液肿瘤的发病机制、诊断、危险度分层等有了更深入的认识,2016 年 WHO 对 2008 年的造血和淋巴组织肿瘤分类进行了修订,将髓系肿瘤分为 7 组:骨髓增殖性肿瘤(MPN)、肥大细胞增多症(mastocytosis)、伴嗜酸性粒细胞增多和 *PDGFRA/PDGFRB/FGFR1* 重排或伴 *PCM1-JAK2* 的髓系和淋巴系肿瘤、骨髓增生异常/骨髓增殖性肿瘤(MDS/MPN)、骨髓增生异常综合征(MDS)、伴胚系易感性髓系肿瘤、急性髓细胞白血病(AML)及相关肿瘤,其具体分类如下。

2016 年版 WHO 髓系肿瘤分类

骨髓增殖性肿瘤(MPN)

　　慢性髓细胞白血病(CML),*BCR-ABL1* 阳性

　　慢性中性粒细胞白血病(CNL)

　　真性红细胞增多症(PV)

　　原发性骨髓纤维化(PMF)

　　　　PMF,纤维化前期/早期

　　　　PMF,明显的纤维化期

　　原发性血小板增多症(ET)

　　慢性嗜酸性粒细胞白血病-非特指型(CEL-NOS)

　　MPN,无法分类(MPN-U)

肥大细胞增多症

　　皮肤肥大细胞增多症(CM)

　　系统性肥大细胞增多症(SM)

　　　　惰性系统性肥大细胞增多症(ISM)

　　　　冒烟型系统性肥大细胞增多症(SSM)

　　　　系统性肥大细胞增多症伴相关血液肿瘤(SM-AHN)

　　　　侵袭性系统性肥大细胞增多症(ASM)

　　　　肥大细胞白血病(MCL)

　　　　肥大细胞肉瘤(MCS)

伴嗜酸性粒细胞增多和 *PDGFRA/PDGFRB/FGFR1* 重排,或伴 *PCM1-JAK2* 的髓系或淋巴系肿瘤

　　髓系/淋巴系肿瘤伴 *PDGFRA* 重排

　　髓系/淋巴系肿瘤伴 *PDGFRB* 重排

　　髓系/淋巴系肿瘤伴 *FGFR1* 重排

　　髓系/淋巴系肿瘤伴 *PCM1-JAK2*

骨髓增生异常/骨髓增殖性肿瘤(MDS/MPN)

　　慢性粒-单核细胞白血病(CMML)

　　不典型慢性髓细胞白血病(aCML),*BCR-ABL1* 阴性

　　幼年型粒-单核细胞白血病(JMML)

　　MDS/MPN 伴环形铁粒幼红细胞和血小板增多(MDS/MPN-RS-T)

　　MDS/MPN,无法分类(MDS/MPN-U)

骨髓增生异常综合征(MDS)

　　MDS 伴单系病态造血(MDS-SLD)

　　MDS 伴多系病态造血(MDS-MLD)

MDS 伴环形铁粒幼红细胞(MDS-RS)

MDS-RS 伴单系病态造血(MDS-RS-SLD)

MDS-RS 伴多系病态造血(MDS-RS-MLD)

MDS 伴原始细胞增多

MDS 伴原始细胞增多 1 型(MDS-EB-1)

MDS 伴原始细胞增多 2 型(MDS-EB-2)

MDS 伴孤立 del(5q)

MDS,无法分类(MDS-U)

儿童 MDS

儿童难治性血细胞减少症(RCC)

伴胚系易感性髓系肿瘤

无既往病史或器官功能障碍的伴胚系易感性髓系肿瘤

AML 伴胚系 *CEBPA* 突变

髓系肿瘤伴胚系 *DDX41* 突变

既往有血小板疾病的伴胚系易感性髓系肿瘤

髓系肿瘤伴胚系 *RUNX1* 突变

髓系肿瘤伴胚系 *ANKRD26* 突变

髓系肿瘤伴胚系 *ETV6* 突变

有其他器官功能异常的伴胚系易感性髓系肿瘤

髓系肿瘤伴胚系 *GATA2* 突变

与遗传性骨髓衰竭综合征和端粒生物学紊乱相关的髓系肿瘤

急性髓细胞白血病(AML)及相关肿瘤

伴重现性遗传学异常的 AML:以特殊细胞遗传学和/或分子生物学为依据优先分型

AML 伴 t(8;21)(q22;q22.1);*RUNX1-RUNX1T1*

AML 伴 inv(16)(p13.1;q22)或 t(16;16)(p13.1;q22);*CBFβ-MYH11*

APL 伴 *PML-RARα*

AML 伴 t(9;11)(p21.3;q23.3);*KMT2A-MLLT3*

AML 伴 t(6;9)(p23;q34.1);*DEK-NUP214*

AML 伴 inv(3)(q21.3;q26.2)或 t(3;3)(q21.3;q26.2);*GATA2*,*MECOM*

AML(原始巨核细胞型)伴 t(1;22)(p13.3;q13.1);*RBM15-MKL1*

暂定类型:AML 伴 *BCR-ABL1*

AML 伴 *NPM1* 突变

AML 伴 *CEBPA* 双等位基因突变

暂定类型:AML 伴 *RUNX1* 突变

AML 伴骨髓发育异常相关改变(AML-MRC)

治疗相关性髓系肿瘤(t-MNs)

AML 非特指型(AML-NOS):无重现性遗传学异常,以细胞类型和发育阶段为分型依据

AML 微小分化型(AML-M0)

AML 不伴成熟型(AML-M1)

AML 伴成熟型(AML-M2)

急性粒-单核细胞白血病(AML-M4)

急性原始单核细胞/单核细胞白血病(AML-M5)

纯红白血病(PEL)

急性原始巨核细胞白血病(AML-M7)

NOTE

急性全髓增殖伴骨髓纤维化

髓系肉瘤(MS)

唐氏综合征相关的髓系增生

(二)淋巴系肿瘤的分型与分类

1. FAB 分型与分类

FAB 对急性淋巴细胞白血病(acute lymphoblastic leukemia，ALL)提出了以形态学为主的 FAB 分型，但由于其与临床治疗和预后关联性不大，目前已不再使用。

2. WHO 分型与分类

WHO 对淋巴系肿瘤的分类主要是根据细胞的源性(B 或 T)和细胞发育的阶段(前驱细胞或成熟细胞)来进行的，淋巴瘤和淋巴细胞白血病是同一细胞肿瘤的不同表现形式，因此将淋巴细胞白血病和淋巴瘤归为一类。

前驱型淋巴细胞肿瘤包括急性淋巴细胞白血病(ALL)和淋巴母细胞淋巴瘤(LBL)，若以外周血或骨髓浸润为主，称为 ALL；若原发髓外且外周血及骨髓无或很少累及，则为 LBL。

2016 年版 WHO 的急性淋巴细胞白血病/淋巴母细胞淋巴瘤分型

急性 B 淋巴细胞白血病/淋巴母细胞淋巴瘤(B-ALL/B-LBL)-非特指型：无重现性遗传学异常

伴重现性遗传学异常的急性 B 淋巴细胞白血病/淋巴母细胞淋巴瘤：以特殊细胞遗传学和/或分子遗传学为依据优先分型

伴 t(9;22)(q34.1;q11.2)/*BCR-ABL1* 的 B-ALL/LBL

伴 t(v;11q23.3)/*KMT2A* 重排的 B-ALL/LBL

伴 t(12;21)(p13.2;q22.1)/*ETV6-RUNX1* 的 B-ALL/LBL

伴超二倍体的 B-ALL/LBL

伴亚二倍体的 B-ALL/LBL

伴 t(5;14)(q31.1;q32.3)/*IL3-IGH* 的 B-ALL/LBL

伴 t(1;19)(q23;p13.3)/*TCF3-PBX1* 的 B-ALL/LBL

BCR-ABL1 样 B-ALL/LBL(暂定亚型)

伴 *iAMP21* 的 B-ALL/LBL(暂定亚型)

急性 T 淋巴细胞白血病/淋巴母细胞淋巴瘤(根据抗原表达可以划分为不同的阶段：早期前体 T、前体 T、皮质 T、髓质 T)

早期前体 T 淋巴母细胞白血病(early T-cell precursor lymphoblastic leukemia，ETP-ALL)

急性 NK 淋巴细胞白血病/淋巴母细胞淋巴瘤/(暂定亚型)

2016 年版 WHO 的成熟 B、T、NK 细胞肿瘤分型

成熟 B 细胞肿瘤

慢性淋巴细胞白血病/小淋巴细胞淋巴瘤

单克隆 B 细胞增多症

B 幼淋巴细胞白血病

脾边缘区淋巴瘤

毛细胞白血病

脾 B 细胞淋巴瘤/白血病，不能归类

脾弥漫性红髓小 B 细胞淋巴瘤

毛细胞白血病-变异型

淋巴浆细胞淋巴瘤

Waldenström 巨球蛋白血症

意义未明的单克隆免疫球蛋白血症(MGUS)-IgM 型

重链病

μ 重链病

γ 重链病

α 重链病

浆细胞肿瘤

意义未明的单克隆免疫球蛋白血症(MGUS),非 IgM 型

浆细胞骨髓瘤

浆细胞骨髓瘤-变异型

冒烟型(无症状)浆细胞骨髓瘤

不分泌型骨髓瘤

浆细胞白血病

浆细胞瘤

骨孤立性浆细胞瘤

骨外浆细胞瘤

单克隆免疫球蛋白沉积病

原发淀粉样变性

轻链和重链沉积病

浆细胞肿瘤伴副肿瘤综合征

POEMS 综合征

TEMPI 综合征

黏膜相关淋巴组织结外边缘区淋巴瘤(MALT 淋巴瘤)

结内边缘区淋巴瘤

儿童结内边缘区淋巴瘤

滤泡性淋巴瘤

原位滤泡性肿瘤

十二指肠型滤泡性淋巴瘤

儿童型滤泡性淋巴瘤

伴 *IRF4* 重排大 B 细胞淋巴瘤

原发皮肤滤泡中心淋巴瘤

套细胞淋巴瘤

原位套细胞肿瘤

弥漫大 B 细胞淋巴瘤-非特指型(DLBCL-NOS)

生发中心 B 细胞型

活化 B 细胞型

富于 T 细胞/组织细胞的大 B 细胞淋巴瘤

原发中枢神经系统弥漫大 B 细胞淋巴瘤

原发皮肤弥漫大 B 细胞淋巴瘤-腿型

EBV 阳性弥漫大 B 细胞淋巴瘤-非特指型

EBV 阳性黏膜皮肤溃疡

慢性炎症相关弥漫大 B 细胞淋巴瘤

淋巴瘤样肉芽肿

原发纵隔(胸腺)大 B 细胞淋巴瘤

血管内大 B 细胞淋巴瘤

ALK 阳性大 B 细胞淋巴瘤

浆母细胞淋巴瘤

NOTE

原发渗出性淋巴瘤

HHV-8 阳性弥漫大 B 细胞淋巴瘤-非特指型

伯基特淋巴瘤

伴 11q 异常的伯基特样淋巴瘤

高级别 B 细胞淋巴瘤,伴 MYC 和 BCL2 和/或 BCL6 重排

高级别 B 细胞淋巴瘤-非特指型

介于弥漫大 B 细胞淋巴瘤和经典型霍奇金淋巴瘤之间不能分类的 B 细胞淋巴瘤

成熟 T 和 NK 细胞淋巴瘤

T 幼淋巴细胞白血病

T 大颗粒淋巴细胞白血病

慢性 NK 细胞淋巴组织增殖性疾病

侵袭性 NK 细胞白血病

儿童 EBV 阳性 T/NK 细胞淋巴组织增殖性疾病

儿童系统性 EBV 阳性 T 细胞淋巴瘤

T/NK 细胞型慢性活动性 EBV 感染,系统性

种痘样水疱病样淋巴组织增殖性疾病

严重蚊虫叮咬超敏反应

成人 T 细胞白血病/淋巴瘤

结外 NK/T 细胞淋巴瘤-鼻型

肠道 T 细胞淋巴瘤

肠病相关 T 细胞淋巴瘤

单形性嗜上皮性肠道 T 细胞淋巴瘤

肠道 T 细胞淋巴瘤-非特指型

胃肠道惰性 T 细胞淋巴组织增殖性疾病

肝脾 T 细胞淋巴瘤

皮下脂膜炎样 T 细胞淋巴瘤

蕈样肉芽肿

Sézary 综合征

原发皮肤 CD30 阳性 T 淋巴组织增殖性疾病

淋巴瘤样丘疹病

原发皮肤间变性大细胞淋巴瘤

原发皮肤 γδ T 细胞淋巴瘤

原发皮肤 CD8 阳性侵袭性嗜表皮细胞毒性 T 细胞淋巴瘤

原发皮肤肢端 CD8 阳性 T 细胞淋巴瘤

原发皮肤 CD4 阳性小/中 T 细胞淋巴组织增殖性疾病

外周 T 细胞淋巴瘤-非特指型

血管免疫母细胞性 T 细胞淋巴瘤和其他结内滤泡辅助性 T 细胞(TFH)来源的淋巴瘤

血管免疫母细胞性 T 细胞淋巴瘤

滤泡性 T 细胞淋巴瘤

结内伴有 TFH 表型的 PTCL

间变性大细胞淋巴瘤,ALK 阳性

间变性大细胞淋巴瘤,ALK 阴性

乳腺植入物相关间变性大细胞淋巴瘤

注:下划线标记的疾病为暂定类型

（三）急性系列不明白血病（ALAL）

急性未分化细胞白血病（AUL）

混合表型急性白血病伴 t(9;22)(q34.1;q11.2);*BCR-ABL1*

混合表型急性白血病伴 t(v;11q23.3);*KMT2A* 重排

混合表型急性白血病,B/髓系-非特指型

混合表型急性白血病,T/髓系-非特指型

混合表型急性白血病-非特指型,罕见类型

急性系列模糊白血病-非特指型（MPAL-NOS）

二、非肿瘤性白细胞和造血组织相关疾病的分类

非肿瘤性白细胞和造血组织相关疾病包括中性粒细胞疾病、单核-巨噬系统细胞疾病和淋巴细胞疾病、类白血病反应。

（一）中性粒细胞疾病的分类

中性粒细胞疾病根据中性粒细胞数量和质量的异常可分为两大类,见表 10-2-1。根据中性粒细胞数量的变化,中性粒细胞疾病可以分为缺乏或减少和过度增生或增多。中性粒细胞缺乏或减少的患者易发生感染甚至会出现较严重的后果;中性粒细胞过度增生或增多往往是潜在的感染疾病或肿瘤的表现。

表 10-2-1　中性粒细胞疾病的分类

中性粒细胞数量异常疾病	中性粒细胞质量异常疾病
1)中性粒细胞减少	(1)中性粒细胞黏附功能缺陷
(1)中性粒细胞生成减少	(2)中性粒细胞运动和趋化功能缺陷
(2)中性粒细胞破坏增加	(3)中性粒细胞吞噬功能缺陷
(3)中性粒细胞分布异常	(4)中性粒细胞杀死微生物功能缺陷
2)中性粒细胞增多	(5)多种或混合疾病
(1)中性粒细胞生成增加	(6)中性粒细胞细胞器或细胞核结构异常
(2)循环池中性粒细胞迁出减少	
(3)中性粒细胞分布异常	

（二）单核-巨噬系统细胞疾病的分类

单核-巨噬系统细胞疾病的分类比较困难,主要是很少有单独导致单核细胞或巨噬细胞障碍的疾病。实际工作中在得出结论认为单核细胞含量异常时,重点要看外周血中单核细胞的绝对值。

巨噬细胞增多所导致的疾病可能是由代谢、炎症及肿瘤性发病机制引起的(这里不再对组织细胞肿瘤进行阐述)。巨噬细胞良性增生相关性疾病可分为两类:炎症性疾病和贮积性疾病。炎症性疾病主要有三种:第一种是家族性噬血细胞性组织细胞增多症,常见于婴幼儿;第二种是感染性噬血细胞性组织细胞增多症,主要是机体对病毒、细菌、真菌或原虫感染的严重反应;第三种是严重淋巴结病伴窦性组织细胞增生症,患者常表现为无痛性淋巴结肿大。

（三）淋巴细胞疾病的分类

非恶性淋巴细胞疾病可分为两大类:第一类是淋巴细胞内部缺陷所导致的淋巴细胞疾病;第二类是淋巴细胞外在因素异常所导致的淋巴细胞疾病,见表 10-2-2。非恶性淋巴细胞疾病最常见的是良性淋巴细胞增多症,即反应性淋巴细胞增多症,即与淋巴细胞绝对值升高有关的疾病,如机体对感染、病毒、细胞因子的生理或病理性反应。常见的有传染性单个核细胞增多症、传染性淋巴细胞增多症、应激性淋巴细胞增多症等。

NOTE

185

表 10-2-2 淋巴细胞疾病的分类

原发性疾病	继发性疾病
（1）B 细胞发育缺陷或功能障碍	（1）获得性免疫缺陷综合征
（2）T 细胞发育缺陷或功能障碍	（2）反应性淋巴细胞增多症或浆细胞增多症
（3）T、B 细胞联合缺陷或功能障碍	（3）系统性疾病相关的 T 细胞功能障碍

（四）类白血病反应

类白血病反应(leukemoid reaction)是指机体在某些情况下外周血白细胞计数显著升高和/或存在未成熟白细胞，出现类似白血病表现的血象反应。类白血病反应是正常骨髓对某些刺激信号做出的一种反应，一般继发于其他疾病。

本章小结

白细胞和造血组织相关疾病是血液病中种类最多且较常见的一组疾病，临床上白细胞和造血组织相关疾病可分为两大块，即肿瘤性和良性非肿瘤性。

1.白细胞和造血组织相关疾病的实验室检查方法

（1）细胞形态学检验：诊断白细胞和造血组织相关疾病、观察疗效及病情的重要手段之一。

（2）细胞免疫学表型分析：利用白细胞分化不同阶段出现的细胞表面标志可以对白血病进行免疫学分型。

（3）细胞遗传学及分子生物学检验：染色体易位、融合基因已作为疾病的特异性标志被列入恶性血液病的分型标准。

2.白细胞和造血组织相关疾病的分类

（1）造血和淋巴组织肿瘤：WHO 将造血和淋巴组织肿瘤的临床特点与形态学、免疫学、细胞遗传学和分子生物学结合起来，形成 MICM 分型，不仅可以分型诊断，还可以评估预后，指导治疗。

（2）非肿瘤性白细胞和造血组织相关疾病：中性粒细胞疾病、单核-巨噬系统细胞疾病、淋巴细胞疾病和类白血病反应。

思 考 题

1.白细胞和造血组织相关疾病的分类有哪些？

2.非肿瘤性白细胞和造血组织相关疾病的分类有哪些？

3.造血和淋巴组织肿瘤分为四大框架，分别是什么？

（王　丽）

第十一章 急性白血病及其检验

学习目标

1. 掌握：常见急性白血病的血象、骨髓象特点及诊断要点。
2. 熟悉：急性白血病临床表现、临床分型、诊断及鉴别诊断。
3. 了解：急性白血病的病因和发病机制。

第一节 急性白血病概述

白血病(leukemia)是一组造血干/祖细胞的恶性克隆性疾病,具有高度异质性。具有增殖和生存优势的白血病细胞在体内无限增殖、分化阻滞和/或凋亡受阻,在骨髓和其他造血组织中大量积聚,并逐渐取代了正常造血。

我国白血病的发病率为(3~4)/10万,在全国各年龄段恶性肿瘤死亡率中白血病占第6位(男性)和第8位(女性),在儿童和35岁以下的人群中占第1位。

根据白血病细胞的成熟程度和自然病程,白血病分为急性白血病和慢性白血病。慢性白血病(chronic leukemia,CL),白血病细胞分化停滞在接近成熟的某个阶段,病程发展慢,自然病程多大于1年。急性白血病(acute leukemia,AL),白血病细胞分化停滞在发育的较早期阶段,增殖不受调控,多为原始和偏早期的幼稚细胞(白血病细胞),病情发展快,自然病程一般少于6个月。

急性白血病起病急,进展快,又细分为多个类型和亚型,其中的临床特征、细胞学形态、免疫学表型、细胞遗传学、分子生物学特征、临床预后和治疗等方面存在较大不同,及时、准确地诊断并分型是AL规范、有效治疗的基础。

一、病因

目前AL的病因与发病机制还未完全清楚,可能与下列因素有关:①病毒感染:病毒感染宿主后,激活宿主癌基因或相关基因,从而导致白血病的发生,如人类嗜T细胞病毒Ⅰ型(human T-cell lymphotropic virus 1,HTLV-1)可引起成人T细胞白血病/淋巴瘤(adult T-cell leukemia/lymphoma,ATLL)。②物理与化学因素:电离辐射、核辐射及细胞毒药物、苯及其衍生物、氯霉素等化学物质可激活体内的某些白血病致病相关基因,或抑制机体的免疫功能而导致白血病。③遗传因素:研究证明患有其他遗传性疾病或严重免疫缺陷病的患儿,白血病的发病率明显高于一般儿童;白血病患儿家族中可有多发性恶性肿瘤现象;同卵双生中一个儿童发生白血病,另一个儿童患白血病的可能性为20%。

二、发病机制

(1)白血病干细胞(leukemic stem cells,LSCs):白血病的起始和维持细胞。多数的LSCs处于不分裂的静止期,也是白血病耐药的重要机制之一,体内残留的LSCs是白血病复发的根源。

(2)细胞遗传学水平异常导致白血病的发生:一方面,各种原因导致的造血细胞内一些基因发生决定性突变,如*RAS*、*MYC*等基因突变,激活某种信号通路,导致克隆性异常的造血细胞生成,

NOTE

并获得增殖和/或生存优势,使凋亡受阻;另一方面,一些遗传学改变,如 *TEL-AML1*、*PML-RARα*、*AML1-ETO* 等融合基因和 *MLL* 重组的形成,导致造血分化阻滞或分化紊乱,最终导致白血病的发生。

(3)表观遗传学异常与白血病的发生:表观遗传学指基因的 DNA 序列没有变化而在表达水平进行调控的机制,包括 DNA 甲基化、组蛋白共价修饰(乙酰化、甲基化和磷酸化)、核小体重塑、microRNA 调控靶基因的表达。DNA 甲基化能引起染色质结构、DNA 构象、DNA 稳定性发生改变,从而影响基因的转录和翻译。异常的 DNA 甲基化可以使抑癌基因沉默而起到促进细胞癌变的作用。与表观遗传学改变相关的基因突变包括 *DNMT3A*、*TET2*、*IDH1/IDH2* 等突变。

(4)基因多态性与白血病发生的关系:参与重要物质代谢和损伤修复机制的酶或蛋白质的基因多态性使机体存在内在因素差异化,这种差异化导致不同个体对同样的致白血病因素具有不同的敏感性。

(5)特定病毒基因:整合至人特定宿主细胞,如 HTLV-1 致成人 T 细胞白血病/淋巴瘤。

(6)胚系易感性存在:胚系突变是个体出生时就携带的突变,伴胚系易感性髓系肿瘤可有特定的异常临床表型。例如髓系肿瘤伴胚系 *CEBPA*、*DDX4I*、*RUNX1* 突变;淋巴系肿瘤伴胚系 *DDX4I*、*RUNX1*、*ETV6* 突变等。

三、临床表现

AL 主要表现为不同程度的贫血、感染、出血及肝、脾和淋巴结肿大等。症状和体征如下:①贫血:可为首发症状,表现为苍白、乏力、虚弱、心悸和劳力性呼吸困难。②出血:主要表现为皮肤淤点、淤斑、鼻出血、牙龈出血,严重时可表现为消化道、泌尿系统和呼吸系统甚至颅内出血。③发热:AL 最常见的症状。白血病本身可引起发热,但高热通常继发于各种感染。④浸润:大量增殖的白血病细胞使骨髓腔内压力增高,窦样隙屏障结构被破坏,造成白血病细胞及不成熟的血细胞进入外周血液,并可离开血管,侵袭其他器官和组织,称髓外白血病细胞浸润,临床表现为不同程度的胸骨压痛、肝脾和淋巴结肿大、皮肤和黏膜病变、中枢神经系统白血病、睾丸白血病、髓系肉瘤(如绿色瘤)等。

四、实验室检查

实验室检查是急性白血病诊断与分型的重要手段和依据,主要是对外周血和骨髓进行形态学、免疫学、细胞遗传学和分子生物学检查。

(一)血象

白细胞可增多、正常或减少。当白细胞计数超过 $100×10^9/L$ 时,称为高细胞性白血病,更高者可增至 $(300\sim500)×10^9/L$ 或以上。有些病例白细胞计数可正常或减少,称为白细胞不增多性白血病。外周血涂片分类检查可见数量不等的原始和/或幼稚细胞。

AL 病例均有不同程度的贫血,实验室检查表现为红细胞和血红蛋白减少,严重的贫血病例血红蛋白浓度可低于 30 g/L,贫血多为正细胞正色素性,血涂片中也可见红细胞大小不等。多数 AL 患者血小板呈不同程度的减少,晚期患者血小板极度减少,引起严重出血症状。

(二)骨髓象和细胞化学染色

骨髓细胞形态学检查是诊断 AL 的重要依据,细胞化学染色有助于 AL 各亚型的鉴别。大多数 AL 骨髓象显示有核细胞增生明显活跃或极度活跃,以发育阶段早期的原始、幼稚白血病细胞为主,残存的正常造血细胞减少,可出现“白血病裂孔”现象。也有少数患者骨髓增生减低。因各类白血病细胞中的化学组分、含量和分布存在差异性,所以细胞化学染色可以在保持细胞形态的基础上,通过对细胞内的化学成分进行染色,来鉴别不同类型的白血病。

(三)免疫学检查

细胞形态学检查并不能鉴别出所有白血病细胞的系列及分化阶段,需要通过检测这些细胞胞膜和/或胞内免疫抗原表达情况进行鉴别。免疫学表型的检测方法包括免疫组化染色和流式细胞术。细胞分化抗原又称分化簇(CD),表达于特定系列的不同发育阶段的细胞上,检测这些 CD 分子,有助于对 AL 的诊断与鉴别。急性白血病常用的免疫诊断标志见表 11-1-1。

表 11-1-1 急性白血病常用免疫诊断标志

系列细胞	一线单抗	二线单抗
B 系	CD22*,CD19,CD10,CD20,CD79a*	CD38,CD9,Cyu,SmIg
T 系	CD3,CD7,CD2	CD1a,CD4,CD5,CD8,CD99
髓系	CD13,CD33,CD117,Anti-MPO*	CD33、CD14、CD15、CD11b、CD11c、CD16、CD36、CD64、CD41、CD61、CD71、血型糖蛋白 A(CD235a)
非系列特异性	TdT**,HLA-DR,CD34	CD38

注:*胞质表达;**胞核表达。

2016 年 WHO 发布的造血和淋巴组织肿瘤分类的修订版对系列确认的标准如下。

髓系:MPO 阳性(经流式细胞术、免疫组化或细胞化学染色确认)或显示单核系分化(非特异性酯酶、CD11c、CD14、CD64 和溶菌酶等至少 2 项阳性)。

T 系:CyCD3 阳性(流式细胞术采用抗 ε 链的单克隆抗体;免疫组化染色使用的多克隆抗体可与 CD3 的 ζ 链结合,非 T 细胞特异的)或膜 CD3 阳性(很少表达)。

B 系:存在 2 种情况,即 CD19 高强度表达时,CD79a、CyCD22 和 CD10 至少 1 项强阳性;当 CD19 弱强度表达时,CD79a、CyCD22 和 CD10 至少 2 项强阳性。

1. ALL 的免疫学分型

淋巴细胞表面抗原检测对 ALL 免疫学分型诊断具有很重要的作用,用一线标志抗体,再结合二线标志抗体可将 T 系和 B 系 ALL 区分为不同的亚型,见表 11-1-2、表 11-1-3。

表 11-1-2 B 系 ALL 免疫学分型

类别	HLA-DR	TdT	CD34	CD19	CD22	CD10	CD20	cCD79a	CyIg(μ)	sIg
Pro-B-ALL	+	+	+	+	+	-	-	+	-	-
Com-B-AL	+	+	+	+	+	+	+/-	+	-	-
Pre-B-ALL	+	+	+/-	+	+	+	+	+	+/-	-
B-ALL	+	-	-	+	+	+/-	+	+	-	+

注:+/-表示可能阳性;c 表示胞内;s 表示膜表面。

表 11-1-3 T 系 ALL 免疫学分型

类别	HLA-DR	TdT	CD34	CD2	CD1a	CD3	CD7	CD8	CD4	CD10
Pro-T-ALL	+/-	+/-	+/-	-	-	+(c)	+	-	-	+/-
Pre-T-ALL	+/-	+/-	+/-	+	-	+(c)	+	-	-	+/-
皮质 T-ALL	+/-	+/-	+/-	+	+	+(c)	+	+	+	+/-
髓质 T-ALL	+/-	+/-	-	+	-	+(c)	+	+*/-	+*/-	-

注:+/-表示可能阳性;c 表示胞内;*表示 CD4 或 CD8 其中一个阳性。

2. AML 的免疫学分型

髓系相关抗原的表达反映了细胞的起源,但常不能严格代表细胞的成熟阶段。免疫标志有助于各亚型的诊断,可确定形态学不能或很难区分的白血病类型,如 M0、M7、混合细胞白血病,见表 11-1-4。

表 11-1-4　急性髓细胞白血病各亚型与免疫标志表达

亚型	HLA-DR	CD34	CD13	CD33	CD15	CD11b	CD14	CD71 CD235a	CD41, CD42, CD61	MPO	其他可能阳性标志
M0	+	+	+	常+	−	常−	常−	−	−	+	CD7−/+, TdT−/+
M1		常+	常+	+	部分+	+/−	常−			+	
M2	+	常−	+	+	+	+/−	常−			+	CD19
M4	+		+	+	+	+	+			+	CD11c,CD64, CD4,CD36
M5	+	常−	+/−	+	+	+	+			可部分+	同上
M6	+/−	+	+/−	+				+		可部分+	
M7	常+	+	−	+	+/−				+	−	

　　免疫学分型客观、准确、重复性好,避免了主观臆断性,还可鉴别白血病细胞的起源、分化阶段,但不能取代细胞形态学。

　　由于白血病细胞具有"异质性"和"非同步性",且常伴有抗原表达紊乱现象,有时免疫学分型的分化抗原在单抗表达上会出现一些差异,故免疫标志诊断需要综合分析。

（四）急性白血病的细胞遗传学和分子生物学检查

　　多数急性白血病存在染色体数量和/或结构等细胞遗传学异常及分子生物学异常。急性白血病患者最常见的染色体结构异常是染色体易位,造成基因重排及形成各种融合基因等。除染色体异常外,急性白血病患者还具有复杂的基因突变,涉及剪接体、转录因子、表观遗传修饰、抑癌蛋白及信号通路转导等多种机制相关的基因异常。

　　AML 伴重现性遗传学异常中的急性早幼粒细胞白血病(acute promyelocytic leukemia,APL),90% 以上可见到 t(15;17)(q22;q12)染色体异常,使 17q 上的维甲酸 α 受体(retinoic acid alpha receptor,RARα)基因和 15q 上的早幼粒细胞白血病(promyelocytic leukemia,PML)基因发生互相易位,形成 *PML-RARα* 融合基因,是 APL 的特异性分子标志。AML 伴 t(8;21)(q22;q22.1)易位,使 21q 的急性粒细胞白血病基因(*AML1*)重排和 8q 上的 *MTG8*(*ETO*)基因相互易位,形成 *AML1-ETO*(*RUNX1-RUNX1T1*)融合基因。AML 的分子生物学异常除了特定染色体易位形成的融合基因以外,还有与细胞增殖、分化或调控相关的基因突变及基因异常表达,如与疾病诊断相关的突变基因包括 *CEBPA*、*RUNX1*、*NPM1* 等,与预后判断相关的突变基因包括 *FLT3*、*TP53*、*KIT*、*SRSF2* 等,与指导治疗相关的突变基因包括 *FLT3*、*NPM1*、*IDH1*/*IDH2* 等。

　　ALL 也常伴染色体数量及结构的异常,可将 ALL 分为伴有重现性遗传学异常的亚型和其他亚型。常见的重现性遗传学异常包括 *BCR-ABL1*、*MLL* 重排等。几乎所有 B-ALL 细胞都具有克隆性的 *IgH* 重排,但部分病例也会出现 *TCR* 重排。基因重排在一定程度上有助于反应性增生的 B 祖细胞鉴别。ALL 也常出现基因突变,常见的有 *Notch1*、*IKZF1*、*CRLF2*、*IL-7R*、*JAK* 等突变。AML 和 B-ALL/LBL 的细胞遗传学及分子生物学异常与形态学的关系见表 11-1-5、表 11-1-6。

表 11-1-5　AML 的细胞遗传学及分子生物学异常与形态学的关系

核型	融合基因
t(8;21)(q22;q22.1)	*AML1-ETO*(*RUNX1-RUNX1T1*)
t(15;17)(q22;q12)	*PML-RARα*
inv(16)(p13.1;q22)或 t(16;16)(p13.1;q22)	*CBFβ-MYH11*
t(v;11q23)	*MLL* 重排(有 50 多种伴侣基因)

核型	融合基因
t(6;9)(p23;q34.1)	*DEK-NUP214*
inv(3)(q21.3;q26.2)或 t(3;3)(q21.3;q26.2)	*RPN1-EVI1*
t(8;16)(p11;p13)	*MOZ-CBP*
t/del(12)(p11-13)	

表 11-1-6 B-ALL/LBL 的细胞遗传学及分子生物学异常与形态学的关系

核型	融合基因
B-ALL/LBL 伴 t(9;22)(q34.1;q11.2)	*BCR-ABL1*
B-ALL/LBL 伴 t(v;11q23.3)	*MLL* 重排
B-ALL/LBL 伴 t(12;21)(p13.2;q22.1)	*TEL-AML1（ETV6-RUNX1)*
B-ALL/LBL 伴 t(5;14)(q31.1;q32.3)	*IL3-IGH*
B-ALL/LBL 伴 t(1;19)(q23;p13.3)	*TCF3-PBX1（E2A-PBX1)*
B-ALL/LBL 伴超二倍体	
B-ALL/LBL 伴亚二倍体	

(五)急性白血病 WHO 分型

WHO 在原来修订的欧洲、美国淋巴组织肿瘤分类(REAL)的基础上经过几次修订,于 2016 年发布了修订版造血和淋巴组织肿瘤分类,对急性白血病的分型是结合形态学、免疫学表型、细胞遗传学、分子生物学和临床特征分为不同病种。

对 FAB 分型最显著的修订是将 AML 的诊断标准中外周血或骨髓中原始细胞比例由不小于 30% 改为不小于 20%,但当患者被证实有克隆性重现性遗传学异常,即 t(8;21)(q22;q22.1)/*AML1-ETO(RUNX1-RUNX1T1)*、t(15;17)(q22;q12)/*PML-RARα* 及其变异型、t(16;16)(p13.1;q22)或 inv(16)(p13q22)/*CBFβ-MYH11* 时,即使外周血和骨髓中的原始细胞比例小于 20%,也应诊断 AML。

WHO 分型对 AL 中原始细胞定义和如何使用进行了明确界定。原始细胞(blast)指原始粒细胞、原始单核细胞、原始巨核细胞(不包括发育异常的小巨核细胞)、原始淋巴细胞。APL 中的异常早幼粒细胞、急性单核细胞白血病中的幼单核细胞和 ALL 中的幼淋巴细胞作为"原始细胞等同细胞"对待。纯红白血病中,原始红细胞也归为原始细胞。AML 诊断标准中的外周血或骨髓中原始细胞比例不小于 20%,指骨髓所有有核细胞(all nucleated cells,ANCs)中原始细胞的比例(包括纯红白血病)。

WHO 分型对 ALL 和淋巴母细胞淋巴瘤(lymphoblastic lymphoma,LBL)的关系进行了进一步的明确,认为 ALL 与 LBL 的病理形态、细胞免疫学表型和细胞遗传学特征一致,其病理本质相同,是同一疾病的两种不同表现形式。WHO 将它们归为前驱型淋巴细胞肿瘤,即急性淋巴细胞白血病/淋巴母细胞淋巴瘤(acute lymphoblastic leukemia/lymphoblastic lymphoma,ALL/LBL)。

WHO 分型中对少数 AL 经细胞形态学、细胞化学和免疫学表型分析仍难以明确细胞系列归属的病例,称为"系列模糊的 AL",包括急性未分化型白血病(acute undifferentiated leukemia,AUL)和混合表型 AL(mixed phenotype acute leukemia,MPAL)。AUL 的白血病细胞通常表达 CD34、HLA-DR 和/或 CD38,有时表达 TdT、CD7,但缺乏髓系、T 系或 B 系的系列特异性抗原。MPAL 的白血病细胞表达两个或两个以上系列的特异性抗原。

(岳保红 魏园玉)

NOTE

第二节　急性髓细胞白血病

一、急性髓细胞白血病伴重现性遗传学异常

(1)AML 伴 t(8;21)(q22;q22.1);*RUNX1-RUNX1T1*。

(2)APL 伴 *PML-RARα*。

(3)AML 伴 inv(16)(p13.1;q22)或 t(16;16)(p13.1;q22);*CBFβ-MYH11*。

以上染色体结构重排后会产生一个融合基因,编码产物为融合蛋白,这种融合蛋白与相应的髓细胞白血病的发生相关,如果患者存在这种"重现性遗传学异常"证据,即使外周血和骨髓中原始细胞小于 20%,仍应诊断为相应的 AML,因此血象、骨髓象合并叙述。

(一)AML 伴 t(8;21)(q22;q22.1);*RUNX-RUNX1T1* 融合基因

1.概述

AML 伴 t(8;21)(q22;q22.1)是一种有中性粒细胞成熟迹象的 AML,约见于 5% 的 AML。粒细胞肉瘤(如绿色瘤)可以为首发表现,该型对化疗反应较好。

2.实验室检查

1)血象、骨髓象　原始细胞胞体较大,胞质丰富,嗜碱性强,胞质中常有细小、密集的嗜天青颗粒,见图 11-2-1,少数原始细胞含有粗大颗粒(假性 Chédiak-Higashi 颗粒),偶见小原始细胞。Auer 小体常见,可见正在向中性粒细胞发育、成熟过程中的细胞,如早幼粒细胞、中性中幼粒和晚幼粒细胞。中性粒细胞有形态学异常,表现为细胞核分叶不良(假性 Pelger-Huët 畸形)和/或胞质染色异常(中性粒细胞胞质呈嗜酸性的均质性粉红色)。幼嗜酸性粒细胞、嗜碱性粒细胞或肥大细胞可增多,单核细胞减少或缺如。红系和巨核系细胞形态正常。

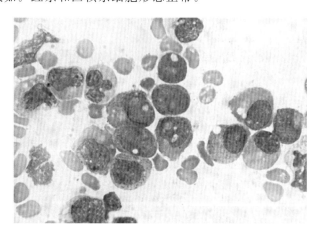

图 11-2-1　急性髓细胞白血病伴 t(8;21)(q22;q22.1);*RUNX1-RUNX1T1* 的骨髓象

(瑞特染色,×1000)

2)细胞化学染色　MPO 及 SBB 染色呈阳性或强阳性;氯乙酸 AS-D 萘酚酯酶染色呈阳性;NAP 染色活性明显减低。

3)细胞免疫学表型分析　部分原始细胞 CD34、HLA-DR、MPO 和 CD13 高表达,而 CD33 表达相对较弱。有时原始细胞表达成熟阶段分化抗原,如可见 CD34 和 CD15 共表达。常跨系表达 CD19、CyCD79a 等淋巴细胞标志,TdT 也可呈弱阳性。部分病例表达 CD56,提示预后不佳。

4)细胞遗传学和分子生物学检验　t(8;21)(q22;q22.1)易位使染色体 8q22 上的 *RUNX1*(又称 *AML1*)与 21q22.1 的 *RUNX1T1*(又称 *ETO*)发生交互重排,形成 *RUNX1-RUNX1T1* 融合基因。*RUNX1-RUNX1T1* 是诊断本病的分子标志。70% 的患者有附加染色体异常,如—Y、del(9)

（q22）；20％～25％的病例会发生 *c-KIT* 突变，预后较差；30％的儿童患者伴有 *RAS* 突变。

3.诊断和鉴别诊断

具有特征性的 t(8;21)(q22;q22.1)；*RUNX1-RUNX1T1*。细胞形态学上由于存在核质发育失衡或有部分偏成熟的粒细胞，注意与 CML 的细胞鉴别，后者有 Ph 染色体及相关融合基因。

（二）APL 伴 *PML-RARα*

1.概述

APL 伴 *PML-RARα* 是一种以异常早幼粒细胞增生为主的 AML，形态上可分为粗颗粒型和细颗粒型 APL。细颗粒型 APL 外周血白细胞计数常很高，数量增多迅速，与粗颗粒不同。本病特征之一为出血，原因主要是 APL 易并发弥散性血管内凝血，也可发生原发性纤溶亢进。全反式维甲酸能诱导绝大多数病例的白血病细胞分化、成熟，因此已成为 APL 的主要治疗手段和措施。

2.实验室检查

1)血象、骨髓象　其形态学特征常表现为全血细胞减少，血涂片镜检时尤其要仔细观察尾部区域。

粗颗粒型 APL 的异常早幼粒细胞大小不一，外形常呈椭圆形或不规则形。胞核常偏于一侧，大小和形状不规则，变化多样，易见肾形或双叶形，核染色质疏松，可见核仁 1～3 个。胞质丰富，嗜天青颗粒密集、粗大，呈紫红色；有的病例颗粒分布于胞质内侧的核周围，胞质外缘无颗粒或颗粒稀少，出现双层质或内外质结构，即胞质分为内、外两层，见图 11-2-2。APL 的胞质易见 Auer 小体，呈束状交叉排列，酷似柴捆样，几条至数十条不等，称"柴捆细胞"(faggot cell)。

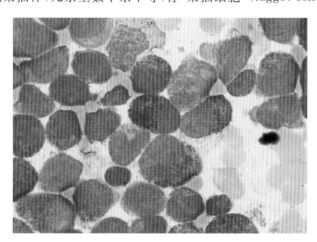

图 11-2-2　急性早幼粒细胞白血病伴 *t*(15;17)(q22;q12)；*PML-RARα* 的骨髓象
(瑞特染色，×1000)

细颗粒型 APL 胞质内颗粒少或无颗粒，有的呈粉尘状颗粒。核多呈分叶形，胞质内嗜天青颗粒微小，光镜下常不易见到，易与急性单核细胞白血病相混淆。

2)细胞化学染色　MPO 染色呈强阳性。

3)细胞免疫学表型分析　典型的免疫学表型特征是白血病细胞不表达 HLA-DR，不表达或低表达 CD34、CD11a、CD11b，均一性高表达 CD33，CD13 表达不均一。部分病例 CD117 呈弱阳性，成熟的粒细胞标志 CD15 和 CD65 呈阴性或弱阳性，CD64 常呈阳性。约 20％的 APL 表达 CD56，提示预后较差。CD34 和 CD2 呈阳性的病例白血病细胞颗粒少而细小，白细胞计数常比较高，预后差。

4)细胞遗传学和分子生物学检验　APL 具有特征性的染色体易位 t(15;17)(q22;q12)，15q22 上的 *PML* 与 17q12 上的 *RARα* 发生交互重排，形成 *PML-RARα* 融合基因。约 40％的患者有附加染色体异常，以＋8(占 10％～15％)最多见。FLT3 突变见于 34％～45％的 APL，患者的白细胞计数高，常为细颗粒型，预后差。

细胞形态学与分子生物学密切相关，融合基因有三种异构体：L 型(长型)、S 型(短型)及变异型,粗颗粒型以 L 型为主,细颗粒型以 S 型多见,S 型比 L 型预后差。

APL 存在 *RARa* 基因的变异易位,其伴侣基因:位于 11q23 的早幼粒白血病锌指蛋白(promyelocytic leukemia zinc finger,*PLZF*)基因、11q13 的核基质有丝分裂器(nuclear matrix mitoticapparatus,*NuMA*)基因、5q35 的核磷酸蛋白(nucleophosmin,*NPM*)基因和 17q11 的信号换能器和转录激活物 5B(signal transducer and activator of transcription 5B,*STAT5B*)基因。

(1)伴 t(11;17)(q23;q21);*PLZF-RARa* 的 APL 患者,其大多数白血病细胞核形较规则,通常无 Auer 小体,Pelger-Huët 样中性粒细胞增多,对全反式维甲酸治疗无效。

(2)伴 t(5;17)(q35;q21);*NPM-RARa* 的 APL 以粗颗粒型早幼粒细胞为主,也有少数细颗粒型早幼粒细胞,无 Auer 小体,对全反式维甲酸治疗敏感。

(3)t(11;17)(q13;q21);*NuMA-RARa* 与 t(17;17)(q11;q21);*STAT5B-RARa* 的 APL 患者对全反式维甲酸治疗敏感。

3.诊断和鉴别诊断

APL 具有特征性的染色体易位 t(15;17)(q22;q12)或变异易位。细颗粒型 APL 细胞形态易与急性单核细胞白血病相混淆,前者 MPO 染色呈强阳性,后者呈弱阳性或阴性;前者氯乙酸 AS-D 萘酚酯酶染色呈阳性或强阳性,后者呈阴性。

(三)AML 伴 inv(16)(p13.1;q22)或 t(16;16)(p13.1;q22);*CBFβ-MYH11*

1.概述

AML 伴 inv(16)(p13.1;q22)或 t(16;16)(p13.1;q22)是一种有单核系和粒系分化迹象的 AML,骨髓中有特征性的异常形态嗜酸性粒细胞。其占全部 AML 的 5%~8%,各年龄组均可发病,年轻人多见。初诊或复发时可伴有髓细胞肉瘤(绿色瘤)。

2.实验室检查

1)血象、骨髓象 除具有急性粒-单核细胞白血病(acute myelomonocytic leukemia,AMML)的原始细胞(原始粒细胞、原始单核细胞、幼单核细胞)增高特征外,伴有异常的嗜酸性粒细胞增多,也有少数患者无嗜酸性粒细胞增多。也可见到仅有粒细胞或单核细胞一种成分增殖优势的病例。

骨髓中若有嗜酸性粒细胞,各阶段细胞均可出现,比例一般大于 5%,形态有异常,显著特点是不成熟嗜酸性粒细胞颗粒异常,嗜酸性颗粒大而圆,呈深紫红色,在部分细胞中非常密集,遮盖了细胞结构,而成熟阶段的细胞这种异常多不明显,见图 11-2-3。成熟嗜酸性粒细胞偶见核分叶不良,多为圆形和单核样。

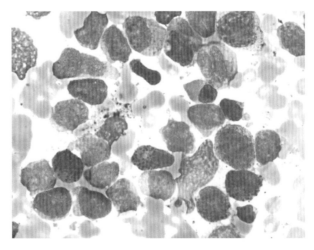

图 11-2-3　急性髓细胞白血病伴 inv(16)(p13.1;q22)或 t(16;16)(p13.1;q22);*CBFβ-MYH11* 的骨髓象
(瑞特染色,×1000)

2)细胞化学染色 原始细胞 MPO 和 SBB 染色呈阳性;α-醋酸萘酚酯酶染色,原始和幼稚细胞呈阳性,其中粒系细胞不被 NaF 抑制,单核系细胞可被 NaF 抑制;氯乙酸 AS-D 萘酚酯酶染色,粒细胞呈阳性,单核细胞呈阴性。

3)细胞免疫学表型分析 原始细胞高表达 CD34 和 CD117;同时具有粒系(CD13、CD33、CD15、CD65 和 MPO)和单核系(CD14、CD4、CD11b、CD11c、CD64、CD36 和溶菌酶呈阳性)分化特征的白血病细胞群。

4)细胞遗传学和分子生物学检验 白血病细胞具有 inv(16)(p13.1;q22)或 t(16;16)(p13.1;q22),以前者为多见。上述两种染色体结构异常均使 16q22 上的 *CBFβ* 基因与 16p13.1 的 *MYH11* 基因发生交互重排,形成 *CBFβ-MYH11* 融合基因。近 40% 的病例伴有其他遗传学异常,如＋22、＋8(各占 10%～15%)、del(7q)或＋21(约 5%),＋22 在具有其他遗传学异常的 AML 中罕见,对本型 AML 的诊断相对较特异,且疗效可能较好。CML 加速期或急变期病例偶见 inv(16)(p13.1;q22)。*c-Kit* 突变发生率约为 30%,其生存期较短,容易复发,预后差。

3. 诊断和鉴别诊断

具有特征性的 inv(16)(p13.1;q22)或 t(16;16)(p13.1;q22);*CBFβ-MYH11*。采用 R 显带技术时,难以发现 inv(16)/t(16;16)结构异常,需用 FISH 或 PCR 方法检测 *CBFβ-MYH11* 融合基因。

细胞形态学上由于存在嗜酸性粒细胞增多,需与 CML 或其急变阶段区分,CML 存在 Ph 染色体及相关融合基因。

(四)AML 伴 t(9;11)(p21.3;q23.3);*KMT2A-MLLT3*

1. 概述

AML 伴染色体 11q23 异常涉及 11q23 上 *KMT2A* 基因的断裂重组,见于 5%～6% 的 AML 患者,通常表现为单核细胞特征。t(9;11)(p21.3;q23.3)是 AML 最常见的涉及 11q23 的异常,见于 9%～12% 的儿童 AML 和 2% 的成人 AML,儿童病例最常见于婴儿。*KMT2A* 基因位于 11q23 上,KMT2A 蛋白在造血细胞中广泛表达,包括干、祖细胞,通过与启动子序列直接结合来调节目的基因(如 *HOX* 基因)的表达。t(9;11)使得位于 11q23 染色体的 *KMT2A* 基因与 9p21.3 上的 *MLLT3* 基因形成融合基因 *KMT2A-MLLT3*。其他大多数涉及 *KMT2A* 基因易位的 AML 预后不良,但是,此类 AML 为中等预后。因此,将伴 11q23 易位的成人 AML 分为伴 t(9;11)与非 t(9;11)两类。检出 t(9;11),尤其是检出 *KMT2A-MLLT3* 融合基因是诊断该型 AML 最特异、最敏感的方法。

2. 实验室检查

1)血象 急性白血病常见的血象表现,如贫血、血小板减少。原始细胞多为单核细胞类型。

2)骨髓象 骨髓增生活跃、明显活跃或极度活跃,原始细胞增多,常为单核细胞类型。

3)细胞免疫学表型分析 发生于儿童的病例常表现为白血病细胞强表达 CD33、CD65、CD4 和 HLA-DR,而 CD13、CD14 和 CD34 通常表达较弱。多数具有 11q23.3 的成人病例,白血病细胞表达单核系分化抗原 CD14、CD4、CD11b、CD11c、CD64、CD36 和溶菌酶,也可不同程度地表达 CD34、CD117 和 CD56。

4)细胞遗传学检验 t(9;11)是一种较微小的结构异常,传统细胞遗传学方法容易漏诊。因此,当 AML 表现为单核细胞的形态特征、染色体分析为正常核型或单纯＋8 时,要仔细观察 9p 和 11q 末端,以防漏诊。约有 20% 的该型 AML 患者伴有＋8,相当一部分患者伴有＋6、＋19 或＋21。

5)分子生物学检验 *KMT2A-MLLT3* 融合基因是该类型 AML 的确诊指标,可用 DCDF 探针 FISH 与 RQ-PCR 检测。

(五)AML 伴 *NPM1* 突变

1. 概述

核仁磷酸蛋白(*NPM1*)基因定位于 5q35,NPM1 蛋白主要位于核仁颗粒区,穿梭于胞核和胞质之间,可以促进核糖体合成、控制中心体复制、调节肿瘤抑制因子等。*NPM1* 基因突变在 AML 发生中起着重要的起始作用。AML 伴 *NPM1* 突变具有一些独特的临床、细胞遗传学、免疫学表型

NOTE

和基因表达谱等特性,2008年WHO造血和淋巴组织肿瘤分类中将此类AML暂时作为一个独立的分型,WHO 2016版正式将其单独分型。*NPM1*基因突变通常只有一个等位基因突变,另一个为野生型。此型AML形态学通常表现粒-单核细胞型或单核细胞型。患者可有髓外组织器官受累,常见的受累部位为牙龈、淋巴结和皮肤,也可见中枢神经系统累及。

2.实验室检查

1)血象 患者贫血、血小板减少常见,与其他类型AML相比,白细胞计数升高和血小板计数升高更为常见。外周血涂片原始细胞增多,约25%伴*NPM1*突变的AML病例可见典型的杯口状原始细胞(cup-like blast,CLB)。杯口状原始细胞(CLB)的形态特征:胞体中等大小;胞核边缘凹陷呈杯口样外观,当凹陷位于胞核中央时似浅染的大核仁,核的凹陷程度应不小于细胞核直径的25%;胞质量少、含少量嗜天青颗粒,Auer小体不常见。AML伴*NPM1*突变的血涂片原始细胞中有杯口状改变的比例(0～63%)不等。

2)骨髓象 AML伴*NPM1*突变的白血病细胞类型可以是粒细胞型、单核细胞型或两系细胞均有粒-单核细胞型,80%～90%为单核细胞型白血病,骨髓涂片可见CLB,杯口状细胞占原始细胞的比例为0～51%不等。约1/4的原发AML伴*NPM1*突变病例,可见与AML伴骨髓发育异常相关改变(AML with myelodysplasia-related change,AML-MRC)相似的多系病态造血。

3)细胞化学染色 MPO染色呈均匀点状阳性,可与细颗粒型APL细胞(MPO染色呈粗针样强阳性反应)相鉴别。

4)细胞免疫学表型分析 最显著的免疫学表型特征是CD33强表达、CD13表达不定(常为弱表达);CD117、CD123和CD110表达常见;CD34、HLA-DR通常呈阴性,也有少部分病例CD34呈阳性,并与预后不良相关。AML伴*NPM1*突变的白血病细胞常分为两个亚群:一群表达粒细胞标志,另一群表达单核细胞标志(CD36$^+$、CD64$^+$、CD14$^+$)。大部分病例中,可存在极少量的具有白血病干细胞免疫学表型(CD34$^+$、CD38$^-$、CD123$^+$)的细胞群。CD34$^+$/CD25$^+$/CD123$^+$/CD99$^+$的细胞群,与*FLT3-ITD*突变有关。

5)细胞遗传学 *NPM1*突变更易见于AML核型正常的患者;也可见于异常核型的AML患者,但核型异常并不是伴*NPM1*突变的AML的预后不良因素。

6)分子生物学 基因测序检测*NPM1*基因第12外显子突变。

3.诊断和鉴别诊断

外周血涂片中检出高比例的杯口状原始细胞(CLB)是AML伴*NPM1*突变的重要形态学线索;基因测序检出*NPM1*基因第12外显子突变方可确诊。AML伴*NPM1*突变也会出现多系病态造型,虽然与AML-MRC的病态造血表现相似,但仍需通过遗传学及病史等信息进行鉴别。

(六)AML伴*BCR-ABL1*

AML伴*BCR-ABL1*发病率较低(0.9%～3%),以中老年男性为主,形态学可以是AML-M1、M2、M4,其外周血白细胞计数常增高,通常存在髓外浸润,免疫学表型常伴有淋巴系抗原的表达,预后较差。

AML伴*BCR-ABL1*化疗诱导缓解率低、传统化疗方案效果较差,复发率较高和耐药率较高,缓解期和生存期短,预后极差。酪氨酸激酶抑制剂的治疗有一定的效果。

AML伴*BCR-ABL1*与慢性髓细胞白血病急变期(CML-BP)难以进行鉴别诊断。如患者髓系原始细胞(blast)比例大于20%,既往无血液学异常病史,或者既往有骨髓增生异常的迹象,外周血嗜碱性粒细胞比例小于2%,细胞遗传学和分子生物学检查,如*BCR-ABL1*(p190)呈阳性,往往要考虑为AML伴*BCR-ABL1*,该类患者通常脾不大,骨髓和外周血嗜碱性粒细胞比例较低。

二、急性髓细胞白血病伴MDS相关改变

1.概述

急性髓细胞白血病伴MDS相关改变(AML-MRC)占AML患者的24%～35%。表现为外周

血或骨髓中原始细胞比例不小于20%,伴有多系病态造血或此前有 MDS 或 MDS/MPN 病史,或伴有 MDS 相关的细胞遗传学异常。此外,患者无细胞毒药物治疗和放疗史,不存在 AML 特异性的重现性细胞遗传学异常。

2. 病因与发病机制

有三种可能的原因将 AML 归入 AML-MRC:① AML 由 MDS 或 MDS/MPN 发展而来;②AML 伴 MDS 相关的细胞遗传学异常;③AML 伴多系病态造血。

3. 临床表现

AML-MRC 患者主要表现为重度全血细胞减少所致的症状和体征,预后不良,且不依赖于年龄或细胞遗传学。总生存期(OS)、无进展生存期(PFS)、完全缓解率(CR)等均低于 AML-NOS 患者。

4. 实验室检查

1)血象、骨髓象 多数患者表现为重度全血细胞减少,少数患者仅有大细胞性贫血。外周血可见原始细胞,部分病例仅偶见原始细胞(<1%);可见少量中、晚幼粒细胞,中性粒细胞可见胞质颗粒减少、核分叶少(假性 Pelger-Huët 异常)、异常核分叶等发育异常;部分病例可见有核红细胞,有核红细胞中可见巨幼样变、畸形核等发育异常。有时,外周血涂片中粒系病态造血比骨髓中更为明显。

骨髓原始细胞比例不小于20%,两系或两系以上的髓系细胞存在病态造血,病态造血细胞占本系细胞比例不小于50%。粒系、红系、巨核系三系病态造血判定标准与 MDS 中病态造血判定要求相同。粒系病态造血表现为胞质颗粒减少或缺失,细胞核分叶减少(假性 Pelger-Huët 异常)等。红系病态造血包括巨幼样变、畸形核、核碎裂、多核等,还包括胞质空泡、环形铁粒幼红细胞及 PAS 染色阳性。巨核系病态造血包括小巨核细胞、单圆核巨核细胞、多圆核巨核细胞等;通过骨髓组织切片观察巨核细胞病态造血较骨髓涂片更容易。

2)细胞化学染色 有核红细胞 PAS 染色呈阳性;铁染色出现环形铁粒幼红细胞。

3)细胞免疫学表型分析 原始细胞一般表达 CD34 和髓系标志(CD13 和 CD33);常有 CD56 和/或淋巴系相关抗原 CD7 的异常表达;多药耐药糖蛋白表达增高。不同遗传学异常患者之间的免疫学表型存在差异,但是,CD14 高表达通常预后差。高风险与单倍体核型的患者较多表达 CD11b。HLA-DR、KIT(CD117)、FLT3(CD135)与 CD38 表达降低以及乳铁蛋白表达增强与多系病态造血相关。

4)细胞遗传学和分子生物学检验 ①AML-MRC 不存在 AML 特异性的重现性遗传学异常。②AML-MRC 可伴有 MDS 相关的细胞遗传学异常;但是,del(9q)例外,因为研究发现该异常与 *NPM1* 或 *CEBPA* 双等位基因突变有关,而这样的遗传学异常对 AML-MRC 缺乏预后价值。③AML-MRC 相关的细胞遗传学异常见表 11-2-1,依据 t(11;16)与 t(3;21)诊断 AML-MRC 时,要先排除治疗因素所致。④尽管+8 和 del(20q)较常见于 MDS,但不是疾病特异性的,所以,仅凭此不能诊断为 AML-MRC。

如果存在多系病态造血,同时也存在 *NPM1* 突变或 *CEBPA* 双等位基因突变,此时患者预后仍然良好,不能归为 AML-MRC。AML-MRC 常伴有 MDS 相关的基因突变,如 *U2AF1*、*ASXL1* 以及 *TP53* 等基因突变;其中 *TP53* 基因突变通常和复杂核型伴随出现,提示预后更差。

5. 诊断与鉴别诊断

病史、细胞形态学、细胞遗传学和基因突变检测是诊断 AML-MRC 的主要依据。诊断 AML-MRC 必须具备以下条件。

(1)外周血或骨髓中原始细胞比例不小于20%。

(2)伴有以下三者之一:①多系病态造血,即骨髓中两系或两系以上的髓系细胞存在病态造血,病态造血细胞占本系细胞的比例不小于50%;②有 MDS 或 MDS/MPN 病史;③具有 MDS 相关的细胞遗传学异常,del(9q)除外,且不伴 *NPM1* 突变或 *CEBPA* 双等位基因突变,见表 11-2-1。

(3)不存在 AML 特异性的重现性遗传学异常。

（4）此前必须没有因为其他无关疾病而接受细胞毒药物治疗和放疗史。

表 11-2-1　AML-MRC 相关的细胞遗传学异常

异常类型	具体情况
复杂核型	≥3 种异常核型
不平衡异常	$-7/del(7q)$
	$del(5q)/t(5q)$
	$i(17q)/t(17q)$
	$-13/del(13q)$
	$del(11q)$
	$del(12p)/t(12p)$
	$idic(X)(q13)$
平衡异常	$t(11;16)(q23.3;p13.3)$
	$t(3;21)(q26.2;q22.1)$
	$t(1;3)(p36.3;q21.2)$
	$t(2;11)(p21;q23.3)$
	$t(5;12)(q32;p13.2)$
	$t(5;7)(q32;q11.2)$
	$t(5;17)(q32;p13.2)$
	$t(5;10)(q32;q21)$
	$t(3;5)(q25.3;q35.1)$

AML-MRC 的诊断主要基于临床病史、细胞形态学及细胞遗传学检查，分子生物学、FCM 及病理活检对辅助诊断、鉴别诊断及预后判断有帮助。临床病史需明确，必须没有因为其他无关疾病进行的细胞毒药物治疗或放疗史。当 AML 患者存在 MDS 或 MDS/MPN 病史且超过 6 个月时，诊断 AML-MRC 并不困难。

细胞形态学检查是诊断 AML-MRC 的一个基本检测项目，FCM 有助于判断原始细胞类型。细胞形态学检查主要是确定骨髓和外周血髓系原始细胞数量及粒、红、巨核三系细胞的发育情况。准确判断病态造血的前提是外周血涂片与骨髓涂片的染色质量高。部分病例外周血涂片中粒系病态造血比骨髓涂片中更为明显。骨髓组织切片观察巨核细胞变态造血较骨髓涂片更容易，而且可以观察是否伴有骨髓纤维化。因此，需综合判断血细胞是否存在病态造血。部分病例缺乏足够数量的非原始细胞的骨髓细胞成分来判断多系病态造血，部分病例虽然有足够数量的非原始细胞，但没法达到诊断 AML 伴多系病态造血的形态学标准。如果这些病例检出 AML-MRC 相关的细胞遗传学异常，或者存在 MDS 或 MDS/MPN 的病史，就可以诊断为 AML-MRC。

细胞遗传学检验是诊断 AML-MRC 的另一个基本检测项目。诊断 AML-MRC 首先要排除存在 AML 特异性的重现性遗传学异常，主要是通过细胞遗传学及分子生物学方法实现。采用分子生物学检测伴重现性遗传学异常 AML 相关的融合基因及突变，具有省时省力的优势，但无法了解是否存在 AML-MRC 相关的细胞遗传学异常。细胞遗传学检验虽可以较全面地分析全部染色体，但耗时长，且存在灵敏度低等问题。

AML-MRC 常伴有基因突变。当 AML 伴有 *NPM1* 或 *CEBPA* 双等位基因突变时，如仅仅只是同时存在多系病态造血，患者预后仍然良好，不能归为 AML-MRC，依然诊断为伴重现性遗传学异常类型；如有 MDS 或 MDS/MPN 病史和/或 AML-MRC 相关的细胞遗传学异常，则诊断为 AML-MRC。AML-MRC 伴 *TP53* 基因突变时，通常和复杂核型伴随出现，预后差。

三、急性髓细胞白血病非特指型(AML-NOS)

(一)急性髓细胞白血病微小分化型

1.概述

急性髓细胞白血病微小分化型(AML with minimal differentiation)通过形态学或常规细胞化学(光学显微镜下观察)检查没有髓系分化特征,通过细胞免疫学表型和/或超微结构细胞化学能证实为髓系原始细胞(blast),但没有髓系内的进一步分化发育的证据(如 MPO 阴性)。髓系原始细胞形态学特征不典型,常规细胞化学染色阴性,胞质无颗粒、无 Auer 小体,普通细胞形态学不能确定原始细胞的系列类型,必须进行细胞免疫学表型分析以与急性淋巴细胞白血病区别。该类型在 AML-NOS 范围内也称 AML-M0 型。发病率在 AML 中小于 5%,任何年龄均可发病。

2.实验室检查

1)血象 白细胞计数可高可低,可不高于 $3.0 \times 10^9/L$,甚至低于 $1.0 \times 10^9/L$,高者可达 $100 \times 10^9/L$ 以上,外周血可见原始细胞。血小板计数可较低或正常,伴正细胞正色素性贫血。

2)骨髓象 骨髓有核细胞增生活跃或明显活跃,原始细胞比例不小于 20%,可达 90% 以上。白血病细胞形态规则,圆形或类圆形,嗜碱性胞质,量较少,无颗粒,无 Auer 小体;核圆形,染色质致密,核仁明显。该类型白血病细胞形态与原始淋巴细胞相似,易误诊为急性淋巴细胞白血病。红系、巨核系有不同程度的抑制,见图 11-2-4。

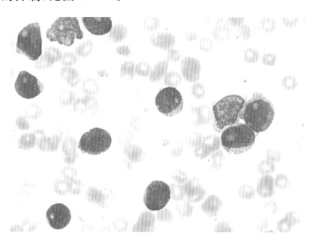

图 11-2-4 急性髓细胞白血病微小分化型骨髓象(瑞特染色,×1000)

3)细胞化学染色 MPO 及 SBB 染色呈阴性或阳性率小于 3%,特异性酯酶染色呈阴性,PAS 染色呈阴性或弱阳性。

4)超微结构细胞化学检查 胞质髓过氧化物酶(myeloperoxidase,MPO)阳性,也有内质网和核膜 MPO 阳性,血小板过氧化物酶(platelet-peroxidase,PPO)阴性。

5)细胞免疫学表型分析 原始细胞的免疫学表型是诊断 AML-M0 的重要证据。原始细胞通常表达非系列早期造血细胞相关抗原,如 CD34、CD38、HLA-DR、TdT;髓系分化抗原 CD13、CD33、CD117 至少有一种阳性,一般不表达髓系相对成熟的相关抗原,如 CD14、CD15、CD11b、CD64 和 CD65。不表达 B 系特异性抗原(CyCD79a、CyCD22、CD10、CD19、CD24、CD22)和 T 系特异性抗原(CyCD3、CD2、CD3、CD5)。部分病例会表达 CD7,此时原始细胞的 CD7 与 T 细胞无关。巨核细胞标志呈阴性。流式细胞术测定原始细胞内 MPO 呈阳性。

6)细胞遗传学和分子生物学检验 无特异的染色体异常,以往报道的复杂核型及 $-5/5q-$、$-7/7q-$、$+8$、del(11q)等不平衡的染色体异常,现归为"AML 伴 MDS 相关改变"。分别有 27% 和 16%~22% 的病例有 RUNX1(AML1)和 FLT3 基因突变。

3.诊断和鉴别诊断

1)诊断 ①符合急性白血病的诊断标准;②异常增生细胞在形态学上呈原始细胞特征:胞质大

NOTE

多透亮或中度嗜碱,无嗜天青颗粒及Auer小体,核仁明显。③细胞化学染色:MPO或SBB染色阳性率小于3%。④细胞免疫学表型和超微结构MPO能证实为髓系细胞。

2)鉴别诊断　细胞免疫学表型和/或超微结构MPO阳性对诊断AML-M0具有重要的诊断价值。由于细胞化学染色均呈阴性,细胞形态学也无明显特征,需与ALL、AUL(急性未分化型白血病,细胞化学染色均呈阴性,表达CD34,不表达髓系及淋巴系特异性抗原)、AML-未成熟型、急性原始巨核细胞白血病、MPAL(急性混合细胞白血病)鉴别,确诊需细胞免疫学表型分析或超微结构MPO检查。

(二)急性髓细胞白血病不伴成熟型

1.概述

急性髓细胞白血病不伴成熟型(AML without maturation)为髓系原始细胞(blast)无限增殖、分化、发育停滞而增多,有一定量MPO阳性细胞,但没有向中性粒细胞成熟的进一步证据。其占AML的5%~10%,可发生于任何年龄。

2.实验室检查

1)血象　贫血,白细胞总数常升高,血涂片中可见较多髓系原始细胞(MPO染色呈阳性),少数患者白细胞减少,可没有或仅有少量原始细胞出现。血小板中度到重度减少。血涂片可见有核红细胞。

2)骨髓象　骨髓增生明显活跃或极度活跃,少数病例可增生活跃甚至减低。骨髓中原始细胞比例达90%,形态类似原始淋巴细胞,几乎没有嗜天青颗粒;个别病例有嗜天青颗粒,具有原始粒细胞的特征。这些原始细胞通过MPO或SBB阳性(以原始细胞计≥3%)和/或Auer小体存在确定为髓系。偶有原始细胞较小的病例但仍能通过MPO、SBB、Auer小体确定其为髓系。形态明确的早幼粒细胞、中幼粒细胞及以下各阶段细胞罕见或未见。多数病例幼红细胞、巨核细胞、淋巴细胞少见,见图11-2-5。

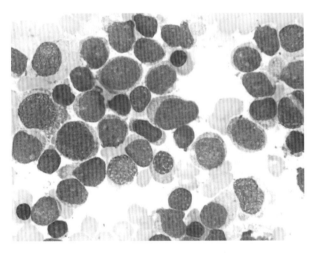

图11-2-5　急性髓细胞白血病不伴成熟型骨髓象(瑞特染色,×1000)

3)细胞化学染色　MPO染色及SBB染色至少有3%的原始粒细胞呈阳性;特异性酯酶染色呈阳性或弱阳性(阴性不能排除是髓系细胞),α-NAE染色呈弱阳性或阴性,NaF不抑制,α-NBE染色呈阴性。

4)细胞免疫学表型分析　MPO染色呈阳性是确定原始细胞为髓系的重要标志,MPO染色呈阳性同时伴一个或多个髓系相关抗原(CD13、CD33和CD117)呈阳性。约70%的病例HLA-DR和CD34呈阳性。一般不表达成熟粒系标志(CD15和CD65)以及单核系标志(CD14和CD64)。部分病例表达CD11b。不表达T和B细胞胞质内特异性标志CyCD3、CyCD79a和CyCD22。约30%的病例表达CD7,10%~20%的病例表达淋巴系相关的细胞膜抗原CD2、CD4、CD19和CD56。

5)细胞遗传学和分子生物学检验　该型无特异的遗传学特征,无IgH和TCR基因重排,均为胚系构型。

3. 诊断和鉴别诊断

1)诊断 ①符合急性白血病的诊断标准;②骨髓中原始细胞比例不小于90%,形态明确的早幼粒细胞及中幼粒细胞以下阶段未见或罕见;③MPO、SBB阳性(以原始细胞计不小于3%),Auer小体存在,细胞免疫学表型能确定原始细胞为髓系。

2)鉴别诊断 形态学上AML不伴成熟型的MPO阳性细胞比例不小于3%,有粒细胞特征的原始细胞可见嗜天青颗粒。原始细胞无颗粒或MPO阳性率低的病例应与ALL鉴别,主要依靠细胞免疫学表型特点。原始细胞MPO阳性率较高的病例需要与AML成熟型的鉴别。细胞免疫学表型不易区分AML不伴成熟型和微分化型,但把AML不伴成熟型和微分化型从ALL中区分出来很有效。

(三)急性髓细胞白血病伴成熟型

1. 概述

急性髓细胞白血病伴成熟型(AML with maturation)的特征是骨髓或外周血中原始细胞比例不小于20%,有向中性粒细胞发育的证据且比例超过10%(早幼粒细胞、中性中幼粒和晚幼粒细胞及后期细胞),骨髓中单核细胞比例小于20%。该类型在AML-NOS类中也称AML-M2,约占AML的10%,各年龄均可发病。

2. 实验室检查

1)血象 白细胞数量不等,贫血,血小板减少。白细胞分类成熟中性粒细胞减少,外周血或骨髓中原始细胞比例不小于20%。

2)骨髓象 骨髓中原始细胞比例不小于20%,其中,原始粒细胞比例小于90%,单核细胞比例小于20%,见图11-2-6。原始粒细胞胞质有或无嗜天青颗粒,Auer小体常见。骨髓中早幼粒细胞及其以下阶段的粒细胞比例不小于10%,常伴有不同程度的发育异常,中性粒细胞可有异常核分叶(如假性Pelger-Huët异常)。不成熟嗜酸性粒细胞可增多,但没有AML伴inv(16)/t(16;16)病例中所见的异常形态嗜酸性粒细胞。有时可见嗜碱性粒细胞和/或肥大细胞增多。多数病例幼红细胞及巨核细胞减少,淋巴细胞比例下降。

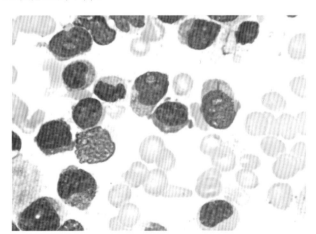

图11-2-6 急性髓细胞白血病伴成熟型骨髓象(瑞特染色,×1000)

3)细胞化学染色

(1)MPO与SBB染色:呈阳性或强阳性反应。

(2)PAS染色:多数原始细胞呈阴性反应,早幼粒细胞为弱阳性反应,呈弥散状粉红色。

(3)中性粒细胞碱性磷酸酶(NAP):活性明显降低甚至消失,合并感染时积分可一时性增高。

(4)特异性和非特异性酯酶染色:氯乙酸AS-D萘酚酯酶染色(NAS-DCE)呈阳性反应;α-NAE可呈弱阳性反应,且不被NaF抑制。

4)细胞免疫学表型分析　原始细胞表达一种或多种髓系相关抗原(CD13、CD33、CD65、CD11b和CD15)，CD34、HLA-DR和/或CD117常表达但可仅见于部分原始细胞。单核细胞标志CD14和CD64常呈阴性。20%～30%的病例可表达CD7。CD56、CD2、CD19和CD4的表达少见，大约10%的病例呈阳性。

5)细胞遗传学及分子生物学检验　无特异性细胞遗传学异常。

3.诊断和鉴别诊断

1)诊断　①符合急性白血病的诊断标准；②骨髓中原始细胞比例不小于20%，其中，原始粒细胞比例小于90%，早幼粒细胞以下阶段细胞比例大于10%，单核细胞比例小于20%；③细胞免疫学表型能确定原始细胞为髓系，无细胞遗传学异常。

2)鉴别诊断　原始细胞比例低的AML成熟型病例须与原始细胞增多的MDS鉴别；原始细胞比例高的AML成熟型病例须与AML未成熟型鉴别。若有单核细胞增多现象，须与AMMoL鉴别。具有急性髓细胞白血病成熟型形态学特征的病例均需进行细胞遗传学及分子生物学检测以区分出AML伴t(8;21)(q22;q22.1)；*RUNX1-RUNX1T1*病例。

(四)急性粒-单核细胞白血病

1.概述

急性粒-单核细胞白血病(acute myelomonocytic leukemia，AMMOL)是一种以中性粒细胞和单核细胞前体细胞共同增殖为特征的AML，相当于FAB分型的AML-M4，占AML的5%～10%，各年龄组均可发病，常见于老年人，中位发病年龄为50岁。患者的典型表现为贫血、血小板减少、发热和疲倦，白细胞计数增高且伴有原始细胞和幼单核细胞增多。

2.实验室检查

1)血象　血红蛋白和红细胞为中度到重度减少，白细胞可增多、正常或减少，外周血原始细胞(包括幼单核细胞)比例不小于20%，可见粒系及单核系两系早期细胞，单核细胞增多(通常$5×10^9/L$)。血小板呈重度减少，个别患者血小板数量正常。

2)骨髓象　骨髓中原始细胞(包括幼单核细胞)比例不小于20%，骨髓中各阶段粒细胞和各阶段单核细胞比例均不小于20%，见图11-2-7。原始单核细胞胞体大，胞核通常圆形，染色质细致，1个或多个大的核仁；胞质丰富、嗜碱性，可有伪足，散在分布细小的嗜天青颗粒，可见空泡。幼稚单核细胞胞核形状较不规则，易见扭曲折叠；胞质轻度嗜碱，颗粒明显，偶有大的嗜天青颗粒和空泡。有时可见到1～2条细而长的Auer小体。

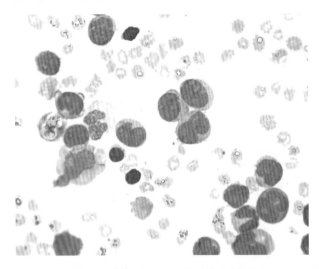

图11-2-7　急性粒-单核细胞白血病骨髓象(瑞特染色，×1000)

3)细胞化学染色

(1)MPO、SBB染色：原始细胞MPO阳性率≥3%，原始单核细胞和幼单核细胞呈阴性或弱阳性反应,阳性颗粒细小,呈弥散分布;而原始粒细胞呈阴性或较强阳性反应,阳性颗粒粗大,呈局灶性分布。

(2)非特异性酯酶染色:应用 α-醋酸萘酚为底物进行染色,原始细胞和幼稚细胞呈阳性反应,其中原始粒细胞不被 NaF 抑制,而原始、幼单核细胞可被 NaF 抑制。

(3)酯酶双染色:特异性酯酶(NAS-DCE)和非特异性酯酶(α-NAE)双染色对本病诊断最有价值,可在同一骨髓涂片中同时显示粒系和单核系白血病细胞的两种不同阳性的颜色,甚至同一白血病细胞显示双阳性反应。

4)细胞免疫学表型分析 流式细胞术检测可显示一个或两个原始细胞群,不同程度地表达髓系分化抗原 MPO、CD13、CD33、CD65 和 CD15。其中一群原始细胞表达单核细胞分化抗原,如CD14、CD4、CD11b、CD11c、CD36、CD64,巨噬细胞分化抗原 CD68、CD163 和溶菌酶。CD64 强阳性与 CD15 共同表达是单核细胞的特征性标志。也常有一个表达 CD34 和/或 CD117 的未成熟原始细胞群。大部分病例 HLA-DR 呈阳性,约 30% 的病例 CD7 呈阳性,极少表达其他淋巴细胞相关抗原。

5)细胞遗传学及分子生物学检验 大多数病例有髓系相关的非特异性细胞遗传学异常,如+8。

3. 诊断和鉴别诊断

1)诊断 ①符合急性白血病的诊断标准;②骨髓中原始细胞(包括幼单核细胞)比例不小于20%,骨髓中各阶段粒细胞和各阶段单核系细胞比例均不小于 20%。

2)鉴别诊断 由于急性粒-单核细胞白血病含两种白血病细胞,在形态学上判断有一定困难,骨髓中的成熟单核细胞和幼单核细胞不一定能明显区别开来。一般外周血单核细胞明显增多、往往比骨髓中增多更明显,形态比骨髓中的更成熟、更明显。借助细胞化学染色及细胞免疫学表型分析有助于确定有两群细胞,诊断标准严格要求单核系细胞比例不小于 20%,以便与其他 AML 类型及慢性粒-单核细胞白血病 CMMoL 区别。

(五)急性原始单核细胞白血病和急性单核细胞白血病

1. 概述

急性原始单核细胞白血病和急性单核细胞白血病(acute monoblastic/monocytic leukemia)中,80% 以上的白血病细胞是单核细胞(包括原始、幼稚和成熟单核细胞),可有少量中性粒细胞成分(<20%)。急性原始单核细胞白血病和急性单核细胞白血病的区别在于前者的病变细胞大多数是原始单核细胞(≥80%),后者是幼单核细胞。两者分别相当于 FAB 分型的 AML-M5a 和 M5b,发病率均低于 5%(占 AML 病例)。临床上突出表现为皮肤、黏膜的损伤,出现弥散性丘疹、硬性结节、肿胀、皮炎、牙龈肿胀、出血,鼻塞、嗅觉减退、中枢神经系统侵犯累及常见,也可见髓外肿块。常有出血,易并发 DIC。

2. 实验室检查

1)血象 血红蛋白和红细胞呈中度到重度减少。外周血的白血病细胞可以是原始单核细胞、幼单核细胞和成熟单核细胞,血小板减少。

2)骨髓象 骨髓增生极度活跃或明显活跃。骨髓中原始细胞比例不小于 20%,其中 80% 以上的白血病细胞是单核系细胞,骨髓中性粒细胞比例小于 20%。急性原始单核细胞白血病的原始单核细胞比例不小于 80%,急性单核细胞白血病以幼单核细胞为主,见图 11-2-8。原始单核细胞胞体较大,胞质丰富,中度或强嗜碱性,有伪足,胞质内可有空泡和散在细小嗜天青颗粒;细胞核染色质纤细,呈丝网状,有明显核仁。幼单核细胞胞质弱嗜碱性,可见明显的颗粒和空泡;细胞核较不规则,呈轻微扭曲形态。急性原始单核细胞白血病中 Auer 小体罕见,即使有也是在原始粒细胞内。可见白血病细胞噬血现象(吞噬红细胞)并伴有 t(8;16)(p11.2;p13.3)染色体易位。

3)细胞化学染色

(1)MPO 染色:典型的原始单核细胞 MPO 染色呈阴性,幼单核细胞可呈散在、稀疏颗粒状阳

NOTE

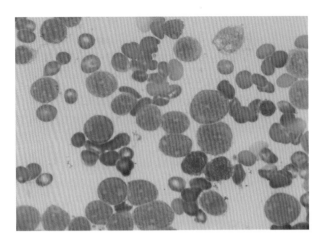

图 11-2-8　急性原始单核细胞白血病骨髓象(瑞特染色,×1000)

性分布。

(2)酯酶染色:大多数病例原始、幼单核细胞非特异性酯酶染色呈强阳性,阳性可被 NaF 抑制,以此与粒细胞白血病相鉴别。10%～20%的急性原始单核细胞白血病非特异性酯酶染色呈阴性或极弱阳性,这部分病例需要做细胞免疫学表型分析来确定。

(3)PAS 染色:原始单核细胞约半数呈阴性反应,部分呈细颗粒状或粉红色的弱阳性反应,而幼单核细胞多数为阳性反应,阳性颗粒集中于胞质边缘或伪足部分。

4)细胞免疫学表型分析　白血病细胞不同程度地表达髓系抗原 CD13、CD33、CD15 和 CD65,其中 CD13、CD33 常呈强阳性。一般至少表达 2 种单核细胞相关的分化抗原,如 CD14、CD11b、CD11c、CD64、CD68、CD36、CD4 和溶菌酶。30%的病例 CD34 呈阳性,大部分病例表达 CD117,几乎所有病例表达 HLA-DR。胞内 MPO 可表达于急性单核细胞白血病病例,不常表达于急性原始单核细胞白血病病例。25%～40%的病例异常表达 CD7 和 CD56。巨噬细胞特异的 CD68 和 CD163 通常阳性,是单核细胞分化更特异的标志。

5)细胞遗传学和分子生物学检验　可伴有 t(8;16)(p11.2;p13.3)染色体易位,8p11 断裂点上 *MOZ*(单核细胞锌指)基因与 16p13 断裂点上的 *CBP*(CREB 结合蛋白)基因融合形成 *MOZ-CBP* 融合基因。

3.诊断和鉴别诊断

1)诊断　①符合急性白血病的诊断标准,临床上有明显的浸润症状;②骨髓中原始细胞比例不小于 20%,其中 80%以上的白血病细胞是单核系细胞,骨髓中性粒细胞比例小于 20%。病变细胞以原始单核细胞为主(80%以上)为急性原始单核细胞白血病;相应病变细胞以幼单核细胞为主则为急性单核细胞白血病。

2)鉴别诊断　急性原始单核细胞白血病需与 AML 微分化型、AML 未成熟型和急性巨核细胞白血病相鉴别。偶有病例形态与淋巴母细胞白血病相类似,需结合细胞化学染色和细胞免疫学表型确认。急性单核细胞白血病需与 CMMoL、AMMoL 和细颗粒型 APL 相鉴别,这些疾病之间的区分首先要有染色良好的涂片以通过形态学做初步鉴别。与 CMMoL 鉴别的关键是正确分辨出幼单核细胞。APL 的异常早幼粒细胞的 MPO 强阳性和氯乙酸 AS-D 萘酚酯酶强阳性,另外 APL 伴有重现性的 t(15;17)(q22;q12);*PML-RARα* 遗传学改变。非特异性酯酶染色阴性的病例可通过免疫学表型分析确认单核系细胞,α-丁酸萘酚酯酶(α-NBE)染色阳性更有助于确定单核细胞。白血病细胞噬血现象有助于该病诊断,提示伴有 t(8;16)(p11.2;p13.3)染色体易位。

(六)纯红白血病

1.概述

纯红白血病(pure erythroid leukemia,PEL),代表专一定向于红系的未成熟细胞(外观像未分化的细胞或原始红细胞)的肿瘤性增生。本病罕见,可发生于任何年龄。临床特征与其他类型

NOTE

AML 相似,发病较急,大多见于中年及以下年龄,病情进展快,化疗反应极差。贫血常为首发症状,并呈进行性加重;其次为发热及出血,但出血程度较轻,多为鼻、牙龈出血,内脏出血少见;脾大较常见,肝及淋巴结肿大不明显,胸骨可有压痛;偶有皮肤浸润及溶血性贫血。

2. 实验室检查

1)血象 患者贫血明显,外周血可见各阶段有核红细胞,有核红细胞形态异常并有巨幼变。白细胞计数正常或偏低,随着病程的发展白细胞计数可增多。血小板计数常减低,可见畸形血小板。

2)骨髓象 有核红细胞呈肿瘤性增生,有核红细胞比例不小于80%,其中原始红细胞比例不小于30%,但非红系的原始粒细胞或原始、幼单核细胞缺如或少见,粒红比值倒置。原始红细胞体积偏大,核圆,染色质细致,有1个或多个核仁,胞质嗜碱性强,可见空泡。幼红细胞常有形态学异常,如巨幼变、核碎裂、多核及巨型核等,见图11-2-9。

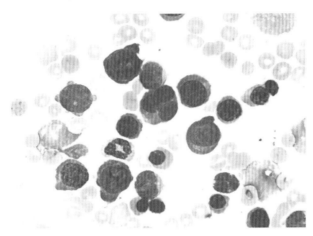

图 11-2-9 纯红白血病骨髓象(瑞特染色,×1000)

3)细胞化学染色 有核红细胞 MPO 和 SBB 染色呈阴性;PAS 染色常呈强阳性反应,多呈粗大颗粒、块状或弥漫状分布;α-醋酸萘酚酯酶和酸性磷酸酶染色呈阳性。

4)细胞免疫学表型分析 分化较好的原始(红)细胞表达 Gly-A,CD34 和 HLA-DR 呈阴性,CD117 呈阳性,其他髓系抗原呈阴性。分化差的早期红系细胞 Gly-A 呈阴性或仅弱阳性,但代表红系祖细胞阶段的 CD36 可呈阳性(CD36 在单核细胞和巨核细胞也可表达)。

5)细胞遗传学和分子生物学检验 该病例无特异性遗传学异常,但常有复杂核型伴多种结构性异常,以 -5/del(5q)、-7/del(7q)、$+8$ 最常见。如果病例符合 AML 伴骨髓增生异常相关改变的其他条件,同时有上述染色体异常的应诊断为此型白血病。

3. 诊断和鉴别诊断

1)诊断 骨髓增生明显活跃或极度活跃,红系前体细胞比例不小于80%,其中原始红细胞比例不小于30%,原始粒细胞或原始及幼单核细胞基本缺如或极少。幼红细胞有形态异常(病态造血):类巨幼变、多核、核碎裂、大小核、奇数核等。PAS 染色呈阳性,通常呈块状。铁染色出现约 1/2 环形铁粒幼红细胞,多见于较成熟阶段的有核红细胞。分化程度较好的细胞表达血型糖蛋白和血红蛋白 A,而不表达 MPO 和其他粒系标志,原始细胞 HLA-DR 和 CD34 常阴性,但 CD117 可阳性。无特殊的细胞遗传学异常。

2)鉴别诊断 应与巨幼细胞贫血鉴别,必要时可用维生素 B_{12} 或叶酸试验性治疗。纯红白血病的早期幼红细胞可能很难与其他类型 AML 相鉴别,尤其是急性巨核细胞白血病。通过细胞免疫学表型分析可将 PEL 与 ALL、淋巴瘤和急性原始巨核细胞白血病区分。

(七)急性原始巨核细胞白血病

1. 概述

急性原始巨核细胞白血病(acute megakaryoblastic leukemia)中原始细胞比例不小于20%,其中至少50%为巨核系细胞,儿童和成人均可发病,发病率在 AML 中不足5%,FAB 协作组将此型

NOTE

定为 M7 型。临床表现与其他类型急性白血病相似,病情凶险,对化疗不敏感,预后差,易伴发骨髓纤维化,肝脾大不常见。常规细胞形态学和普通细胞化学染色难以确认巨核细胞,用巨核细胞相关抗体标志和超微血小板过氧化物酶(PPO)技术可明确诊断。

2.实验室检查

1)血象 常见全血细胞减少,血红蛋白中度或重度减少,血小板多减少,也可增多。外周血原始细胞比例不小于 20%,其中 50% 以上为巨核系细胞。在血涂片中可见到类似淋巴细胞的小巨核细胞,易见到畸形和巨大血小板。

2)骨髓象 骨髓增生活跃或明显活跃。骨髓原始细胞比例不小于 20%,其中 50% 以上为巨核系细胞。可见到巨型原始巨核细胞和小巨核细胞。中等至大体积原始巨核细胞($12\sim18\ \mu m$),核圆形,轻微不规则或有凹陷,染色质呈细网状,核仁 1~3 个;胞质嗜碱性,通常无颗粒,可有明显的空泡或伪足形成,见图 11-2-10。部分病例以小原始细胞为主,核质比高,类似原始淋巴细胞。大、小原始细胞可存在于同一病例中,偶尔原始细胞呈小簇状。小巨核细胞,胞体小,1~2 个圆核,染色质密集,胞质成熟,不应被计数为原始细胞。幼巨核细胞也增多,体积较原始巨核细胞略大,胞质易脱落成大小不一的碎片。在部分病例中,由于广泛的骨髓纤维化可造成"干抽",此时需进行骨髓活检,可发现有不同程度网状纤维增多。

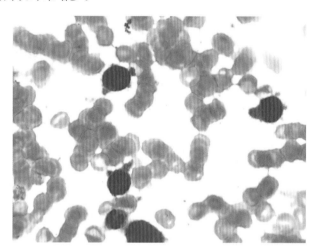

图 11-2-10 急性原始巨核细胞白血病骨髓象(瑞特染色,×1000)

3)细胞化学染色 原始巨核细胞 MPO 及 SBB 染色呈阴性,PAS 染色呈阳性,非特异性酯酶染色呈点状阳性,阳性不被 NaF 抑制。超微结构细胞化学染色可显示原始巨核细胞胞核及内质网血小板过氧化物酶(platelet-peroxidase,PPO)呈阳性。

4)细胞免疫学表型分析 巨核细胞表达髓系相关抗原 CD13 和 CD33,CD34、CD45 和 HLA-DR 常呈阴性。原始巨核细胞特异性表达血小板糖蛋白 CD41(GPⅡb/Ⅲa)和/或 CD61(GPⅢa)。CD42(GPⅠb)是更成熟的血小板相关抗原,在原始巨核细胞中较少表达,CD61 和 CD42b 的系列特异性最强。淋巴细胞相关抗原不表达。由于血小板或血细胞碎片可能黏附于原始细胞表面,所以流式细胞术易造成 CD41 和 CD61 呈假阳性。

5)细胞遗传学和分子生物学检验 无特异的染色体异常,但如 MDS 的复杂核型、inv(3)(q21;q26.2)和 t(3)(q21;q26.2);*RPN1-EVI1*,t(1;22)(p13;q13);*RBM15-MKL1* 等基因改变都可在有巨核细胞分化的 AML 中出现,此时应定为"AML 伴 MDS 相关改变"和"AML 伴重现性遗传学异常"。

3.诊断和鉴别诊断

1)诊断 急性巨核细胞白血病外周血和骨髓中原始细胞比例不小于 20%,其中 50% 以上为巨核系细胞,细胞形态学和普通细胞化学染色不能定性原始巨核细胞,需用超微细胞化学或抗体(CD41、CD61、CD42)证实原始巨核细胞存在。

2）鉴别诊断　急性原始巨核细胞白血病应与 AML 微分化型、AML 伴 MDS 相关改变、急性全髓增殖症伴骨髓纤维化、ALL、PEL、CML 急性变或 MPN 原始巨核细胞危象等相鉴别，后两种情况常有慢性病史，明显的持续性脾大，原发性骨髓纤维化外周血红细胞形态异常，CML 有特征性的遗传学异常。急性原始巨核细胞白血病与急性全骨髓增殖症伴骨髓纤维化的区别：前者原始巨核细胞增生显著，而后者以粒系、巨核系和红系三系细胞均增生。

（岳保红　魏园玉）

第三节　急性淋巴细胞白血病/淋巴母细胞淋巴瘤

急性淋巴细胞白血病/淋巴母细胞淋巴瘤（ALL/LBL）是同一种细胞类型血液肿瘤的不同生物学表现形式，统称前驱型淋巴细胞肿瘤（precursor lymphoblastic leukemia/lymphoma），主要是指起源于 B 系或 T 系的淋巴母细胞肿瘤，发生部位在中枢淋巴组织（骨髓或胸腺）。

WHO 发布的造血和淋巴组织肿瘤分类进一步明确了急性淋巴细胞白血病（acute lymphoblastic leukemia，ALL）和淋巴母细胞淋巴瘤（lymphoblastic lymphoma，LBL）的关系，ALL 与 LBL 的病理形态、免疫学表型和细胞遗传学特征一致，其病理本质相同，是两种不同表现形式。

在分化、发育早期阶段造血的淋巴细胞即前驱型淋巴细胞，在骨髓及血细胞形态学中习惯称"原始淋巴、幼淋巴细胞"，在淋巴组织病理学中习惯称"淋巴母细胞或前体淋巴细胞"，三者等同。

ALL 与髓系白血病不同，确立 ALL 诊断的淋巴母细胞比例并没有达成共识的下限。可有以下几种情况。

（1）当肿瘤细胞广泛浸润骨髓和外周血，即就诊初始时，原始、幼淋巴细胞比例不小于 20%（另一专家共识为 25%），应优先考虑和诊断有 ALL（也称淋巴母细胞白血病）可能。

（2）当骨髓或外周血原始和幼淋巴细胞比例小于 20%（或小于 25%）者，应避免武断诊断为 ALL，应首先考虑目前状态是否为 LBL 细胞侵犯，追踪淋巴组织是否存在原发淋巴瘤，后续肿瘤细胞可继续增加，此时外周血和骨髓可称为淋巴母细胞淋巴瘤的白血病状态。

（3）当淋巴组织既有明显肿瘤细胞浸润形成的肿块，又有明显骨髓、外周血浸润，难以确定原发部位及发生的先后次序，则统称为 ALL/LBL。

也有原始、幼淋巴细胞（淋巴母细胞）数量较少的 ALL，但不常见。

ALL 是儿童时期最常见的白血病类型，其中 75% 发生在 6 岁以下儿童，80%~85% 属于 B-ALL。LBL 以 T-LBL 居多，约占 90%，B-LBL 约占 10%。

WHO 在淋巴组织肿瘤分类（2008 年版）的基础上，在 2016 年版中将急性 NK 淋巴细胞白血病/淋巴母细胞淋巴瘤纳入前驱型淋巴细胞肿瘤分类中，但目前作为暂定类型。在 B-ALL/LBL 中新增了 BCR-ABL1 样 B-ALL/LBL 和 21 号染色体内部扩增（intrachromosomal amplification chromosome 21，iAMP21）的 B-ALL/LBL 两种暂定类型。在 T-ALL/LBL 中新增了早期前体 T 淋巴母细胞白血病（early T-cell precursor lymphoblastic leukemia，ETP-ALL）暂定类型。这几种类型的 ALL 普遍预后较差，强烈推荐移植治疗。

WHO 分类强调了分子遗传学异常的意义，认为其是前驱型淋巴细胞肿瘤重要的预后因素，并有助于临床分型、鉴别诊断、指导治疗及微量残留白血病的检测。影响预后的细胞及分子遗传学改变涉及的基因突变逐步被发现，WHO 标准仍将不断更新，更好地指导临床治疗方案的选择和预后判断。

一、急性 B 淋巴细胞白血病/淋巴母细胞淋巴瘤（B-ALL/LBL）

急性 B 淋巴细胞白血病/淋巴母细胞淋巴瘤（B-acute lymphoblastic leukemia/lymphoblastic lymphoma,B-ALL/LBL)是一种定向于B系的淋巴母细胞肿瘤。根据是否有重现性遗传学异常分为伴重现性遗传学异常的B-ALL/LBL和B-ALL/LBL-非特指型(NOS)。前者有特征性的细胞遗传学和分子生物学改变,后者无此特征。即使有些病例发现有细胞遗传学改变,但属随机改变,不具备重现性。

(一)急性B淋巴细胞白血病/淋巴母细胞淋巴瘤-非特指型(B-ALL/LBL-NOS)

1. 概述

B-ALL/LBL-NOS是指一类具有B细胞免疫表型特征,但不具有重现性遗传学异常的急性淋巴细胞白血病/淋巴母细胞淋巴瘤。当B系的肿瘤性淋巴母细胞广泛浸润骨髓和外周血,骨髓中原始和幼淋巴细胞比例不小于20%(25%)时,诊断为B-ALL;当骨髓、外周血原始和幼淋巴细胞比例小于20%时,要先考虑是否为B淋巴母细胞淋巴瘤侵犯骨髓,需进一步了解淋巴组织情况。

本病可发生于任何年龄,但多见于儿童及青壮年。成人白血病中,ALL发生率明显低于AML,男性多于女性。本病临床上起病急骤,患者发热、中至重度贫血、皮肤黏膜及内脏出血,轻、中度肝脾大较其他白血病为多见,50%以上病例诊断时伴有无痛性淋巴结肿大,关节疼痛及胸骨压痛较明显。在儿童中,骨关节疼痛可能是一种特征性表现。并发中枢神经系统白血病(central nervous system leukemia,CNSL)的机会较高,可出现头痛、头晕、恶心、呕吐、视力障碍甚至昏迷等中枢神经系统症状。脑脊液中可见数量不等的白血病细胞。初诊时伴CNSL的患者预后较差,需要特殊治疗。睾丸浸润多见于ALL化疗缓解后的男性幼儿或青年。

B-LBL不伴白血病时大多数只表现为局部症状,如头颈部病灶,尤其是儿童患者易见。其他易浸润的部位有皮肤、软组织、骨和淋巴结,纵隔受累少见。可有骨髓和外周血浸润,但骨髓原始和幼淋巴细胞比例不会太高,也有部分病例始终无肿瘤细胞进入骨髓或外周血。B-LBL的总体预后优于B-ALL,儿童预后要好于成人。儿童B-ALL的完全缓解率>95%,治愈率约为80%;但成人完全缓解率为60%～85%,治愈率<50%。

2. 实验室检查

1)血象 红细胞及血红蛋白水平低于正常,一般为正细胞正色素性贫血。白细胞计数常增高,可高达$100×10^9/L$,部分病例可正常或减少。原始及幼淋巴细胞增多,可高达90%。涂抹细胞(篮细胞)易见,此为ALL的形态学特征之一。若首发为B-LBL浸润到外周血中,形态同B-ALL,数量不一。血小板计数减低,晚期明显减少,可低于$30×10^9/L$。

2)骨髓象

(1)有核细胞增生活跃、明显活跃或极度活跃,少数病例呈增生减低。

(2)分类以原始淋巴细胞为主,可见幼淋巴细胞,原始和幼淋巴细胞比例不小于20%(25%),可高达90%以上。原始淋巴细胞核质比高,核圆形或不规则,可有凹陷、折叠、切迹及裂痕;胞体大小不一,小细胞的胞质稀少,核染色质致密,核仁不明显;大细胞的胞质量中等,呈浅蓝色至灰蓝色,偶见空泡,核染色质弥散,可有多个明显的核仁。10%的患者部分淋巴母细胞胞质内含有粗大的嗜天青颗粒。某些病例还可见胞质伪足样突起的淋巴母细胞,称为手镜细胞(hand mirror cells)。淋巴母细胞形态上需与正常的B祖细胞(hematogones)区分开来,后者核质比高,染色质更均一,核仁不明显。涂抹细胞(篮细胞)明显增多,这是ALL的形态学特征之一,见图11-3-1。首发为B-LBL的病例,其肿瘤细胞浸润到骨髓中时,形态同B-ALL,数量不一。

(3)粒系增生受抑制,各阶段粒细胞均减少,甚至少见。红系增生也受抑制,幼红细胞少见或不见。巨核系多数显著减少或不见,血小板明显减少。

传统的FAB形态学分型,按照ALL原始淋巴细胞大小、核质比例、核仁清楚与否及胞质嗜碱程度将ALL分为L1、L2、L3三种亚型,但这种诊断分型已经不能说明白血病的系列归属和分化阶段,且与预后无关,对治疗方案也没有明确的指导意义,已不再使用。

3)细胞化学染色 细胞化学染色在ALL/LBL的诊断价值不如其在AML中的诊断价值大。

(1)髓过氧化物酶(MPO)与苏丹黑B(SBB)染色:MPO在各阶段淋巴细胞均呈阴性,如有阳

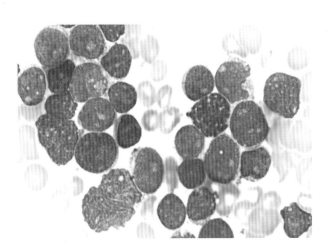

图 11-3-1 急性淋巴细胞白血病骨髓象(瑞特染色,×1000)

性,则可能为残存髓系原始细胞,阳性率应小于 3%,否则应考虑其他系列白血病或髓系-淋巴系混合白血病。如果原始、幼淋巴细胞胞质有颗粒,SBB 染色可以呈淡灰色,强度不及 AML。

(2)糖原(PAS)染色:原始、幼淋巴细胞可呈阳性反应,通常为红色粗大颗粒或粗块状排列,其胞质背景清晰不呈红色。ALL 的白血病细胞 PAS 染色阳性率高于正常骨髓的淋巴细胞,20%~80%的原始细胞 PAS 染色可呈阳性,但也有部分病例没有或仅有极少量的阳性细胞,因此 PAS 阳性结果支持 ALL 的诊断,阴性并不能排除 ALL。

(3)非特异性酯酶(NSE)染色:NSE 染色在胞质中呈多点状分布,或位于高尔基体区,NaF 抑制程度不一。

(4)中性粒细胞碱性磷酸酶(NAP)染色:中性粒细胞碱性磷酸酶活性增强,积分增高,各阶段淋巴细胞均呈阴性反应。

4)免疫学表型分析

(1)系别确定:白血病细胞几乎全部表达 CD19、CyCD79a 和 CyCD22 等 B 细胞标志,但其中单独一个阳性不能认定为 B 细胞,如果荧光强度高,则有利于 B 细胞来源的判断。CyCD79a 和 CyCD22、PAX5 是常用来确定 B 细胞分化的早期标志,但 CyCD79a 表达亦可见于部分 T-ALL,特异性欠佳。CyCD22 的特异性优于 CyCD79a,但有时呈阴性,两者同时检测最佳。PAX5 是免疫组织化学染色时最敏感、最特异的 B 系标志,但在部分 t(8;21)的 AML 和少数 AML 中可以阳性。白血病细胞不表达髓系标志性抗原 MPO 和 T 系抗原。

(2)细胞阶段确定:大多数患者的原始、幼淋巴细胞 CD10,膜 CD22、CD24 和 TdT 阳性,CD20和 CD34 表达程度不一。

(3)异常表达:正常原始淋巴细胞 CD45 呈阳性,但 B-ALL/LBL 中可呈阴性。正常 B 祖细胞中 CD10 等 B 细胞标志表达从弱到强连续分布,不同抗原之间的表达是协调的,但在 B-ALL/LBL 的原始淋巴细胞中,一些标志(如 CD10、CD45、CD38、CD58 和 TdT 等)的表达强度比较一致,过强或过弱,不同抗原之间表达不协调。有 10%~15%的儿童 ALL 和 25%~30%的成人 ALL 的白血病细胞可同时交叉表达髓系抗原,常见 CD13 或 CD33,少数病例还可能交叉表达 CD15。原始淋巴细胞不表达表面免疫球蛋白 sIg 是 B-ALL/LBL 的重要特征;如果 sIg 阳性,但其他细胞免疫学表型、形态学和遗传学特征符合,亦不能完全排除 B-ALL/LBL。

(4)根据 TdT、CD10 和是否存在胞质 μ 链(Cyμ)等主要细胞阶段性特征(分化抗原)将 B-ALL 分为三种类型:①早前 B-ALL(Pro-B-ALL 或 early precursor B-ALL),原始细胞表现为 TdT$^+$/CD10$^-$/Cyμ^-;②普通型 B-ALL(common B-ALL),原始细胞表现为 TdT$^+$/CD10$^+$/Cyμ^-;③前 B-ALL(Pre-B-ALL),原始细胞表达 Cyμ,表现为 TdT$^+$/CD10$^+$/Cyμ^+。

5)细胞遗传学及分子生物学检验 几乎所有的 B-ALL/LBL 患者都有 IgH 基因克隆性 DJ 重排,此外 70%的 B-ALL/LBL 患者 TCR 基因亦可发生单克隆性重排,因此这些重排对于区分 B 或

NOTE

T 系分化并无帮助,不能作为分型的标准,但可以作为淋巴细胞异常增殖的重要指标。大部分的 B-ALL/LBL 患者具有染色体异常,特异性染色体异常具有独特的表型和预后特点,构成独立的病种,归入伴重现性遗传学异常的 B-ALL/LBL。

非特异性的染色体异常有 del(6q),del(9p)和 del(12p),对预后无提示意义。6q－见于 4%～13% 的儿童 ALL/LBL,成人 ALL/LBL 较少见,断裂点位于 6q15 和 6q21;9p－见于 7%～12% 的 ALL/LBL,关键缺失区域为 9p11～9p12,分子生物学研究发现该异常导致 3 个与细胞周期调节有关的基因 *p14*、*p15* 和 *p16* 单个或多个缺失;12p－见于 10%～12% 的 ALL/LBL,可以是缺失或易位,最常累及 12p12。提示预后不良的有极少见的 t(17;19)(q21～22;p13.3)、*E2A-HLF* 和 21 号染色体上 *AML1* 基因扩增(*iAMP21*),后者占 ALL 的 5%。

(二)急性 B 淋巴细胞白血病/淋巴母细胞淋巴瘤伴重现性遗传学异常(B-ALL/LBL 伴重现性遗传学异常)

B-ALL/LBL 伴重现性遗传学异常是指 B 细胞性淋巴母细胞肿瘤伴有重现性、特异性的细胞遗传学和分子生物学异常。与 B-ALL/LBL-NOS 相比,两者的淋巴母细胞(原始、幼淋巴细胞)在形态学特征上没有明显差异,但是 B-ALL/LBL 伴重现性遗传学异常与患者的临床表现、病情进展、预后判断及细胞免疫学表型等特征相关。WHO 2008 年版淋巴组织肿瘤分类将伴重现性遗传学异常的 B-ALL/LBL 分为 7 个亚型。

1. B-ALL/LBL 伴 t(9;22)(q34.1;q11.2)/*BCR-ABL1*

此型约占成人 ALL 的 25%,但儿童 ALL 中仅占 2%～4%。*BCR-ABL1* 产生的融合蛋白具有酪氨酸激酶活性,促进了细胞的增殖。本病临床表现、细胞形态和细胞化学染色特点与其他 B-ALL 相同。淋巴母细胞典型的细胞免疫学表型特征为 $CD19^+$/$CD10^+$/TdT^+;常同时表达 CD13 和 CD33 等髓系抗原,但 CD117 一般呈阴性;成人患者 CD25 的表达与伴 t(9;22)的 B-ALL 高度相关,极少的病例可为 T 细胞表型。B-ALL/LBL 的 t(9;22)形成的融合基因 *BCR-ABL1*,其分子生物学的改变与慢性髓细胞白血病不同;绝大多数儿童患者的 BCR-ABL1 融合蛋白为 p190,而成人患者 p210 和 p190 各占半数。无论成人还是儿童患者,伴 t(9;22)是 B-ALL 中预后最差的类型。临床特点为白细胞计数显著增高,可达 $300×10^9$/L,化疗效果差,复发率高。

2. B-ALL/LBL 伴 t(v;11q23.3)/*KMT2A* 重排

此型为 1 岁以内儿童中最常见的白血病类型,在年龄稍大的儿童中不常见。伴 *KMT2A* 易位的白血病常与 *FLT3* 过表达有关。患者就诊时白细胞计数往往很高,常大于 $100×10^9$/L,中枢神经系统易受累。细胞形态和化学染色特点与其他类型 ALL 相同。细胞免疫学表型常表现为 Pro-B-ALL 的表型 $CD19^+$/$CD10^-$/$CD24^-$,可同时表达 CD15 和特异性表达硫酸软骨素蛋白聚糖-神经胶质抗原 2。有些病例会有原始单核细胞群出现,应归为 B 细胞/髓系白血病。位于 11q23 上的 *KMT2A* 基因有很多伴侣基因,最常见的是与 4q21 上的 *AFF1*(*AF4*)基因形成 t(4;11)(q21;q23)/*KMT2A-AFF1* 融合基因,其他的有 19q13 上的 *MLLT1*(*ENL*)基因和 9p22 上的 *MLLT3*(*AF9*)基因。伴 *KMT2A-AFF1* 融合基因的白血病提示预后差,特别是小于 6 个月的患儿预后更差。

3. B-ALL/LBL 伴 t(12;21)(p13.2;q22.1)/*EVT6-RUNX1*(*TEL-AML1*)

此型儿童常见,占 B-ALL 的 25%,但未见婴幼儿患者,发生率随着年龄的增长而逐渐降低,成人罕见。*EVT6-RUNX1* 产生的融合蛋白以显性负调控的方式干扰转录因子 RUNX1 的正常功能。此型临床表现及细胞形态、细胞化学染色特点同其他类型 ALL。淋巴母细胞 $CD19^+$/$CD10^+$,常表达 CD34,而 CD9、CD20 和 CD66c 常缺失。可表达髓系抗原,尤其是 CD13。本型预后良好,儿童的治愈率大于 90%,尤其是当患者没有其他不良预后因素(如>10 岁、高白细胞等)时,复发较其他类型晚。

4. B-ALL/LBL 伴超二倍体

此型儿童常见,占 B-ALL 的 25%,未见于婴幼儿,发生率随年龄的增长而逐渐降低,成人罕见。临床表现及细胞形态、细胞化学特征同其他类型 ALL。淋巴母细胞表达 $CD19^+$/$CD10^+$,常表达

CD34,而 CD45 呈阴性。原始细胞染色体数目为 50～66,一般没有易位和结构改变。超二倍体 B-ALL 有染色体数目增加,没有染色体结构异常。数目增加的染色体常见的是 21、X、14、4 号,其次是 1、2、3 号。本型预后良好,治愈率大于 90%,尤其是 4、10 和 17 号染色体同时为三体的患儿。

5. B-ALL/LBL 伴亚二倍体

此型原始细胞染色体数目少于 46 条,严格定义为少于 45 条,甚至少于 44 条染色体,可能更能反应本病的本质。染色体数目少于 46 条者约占全部 ALL 的 5%,少于 45 条者约占 1%。儿童和成人均可见,但近单倍体(23～29 条染色体)的患者几乎都是儿童。临床表现及细胞形态、细胞化学染色特点同其他类型 ALL。淋巴母细胞表达 CD19$^+$/CD10$^+$,无其他特殊表型。伴亚二倍体 B-ALL/LBL 患者整体预后较差,治疗效果与染色体数目相关,有 44 或 45 条染色体者预后相对较好,而近单倍体者预后最差。

6. B-ALL/LBL 伴 t(5;14)(q31.1;q32.1)/IL3-IGH

此型罕见,在 ALL 中占比不到 1%,儿童和成人患者均有。5 号染色体上的 *IL3* 基因与 14 号染色体上的 *IGH* 基因的功能性重排导致 *IL3* 基因过度表达,嗜酸性粒细胞增多与其有关。临床特征类似于其他类型的 ALL,或仅表现为无症状的嗜酸性粒细胞增多,外周血可无原始细胞。淋巴母细胞表达 CD19$^+$/D10$^+$,无其他特殊表型。即使骨髓原始细胞比例不高,依据细胞免疫学表型和遗传学特征也可诊断。

7. B-ALL/LBL 伴 t(1;19)(q23;p13.3)/TCF3-PBX1(E2A-PBX1)

此型占儿童 ALL 的 6%,成人少见。*TCF3-PBX1* 产生的融合蛋白作为转录激活物具有致癌作用,同时有干扰由正常 *TCF3* 和 *PBX1* 基因编码的转录因子的功能。临床表现及细胞形态、细胞化学染色特点同其他类型 ALL。细胞免疫学表型为前 B-ALL,即 CD19$^+$/CD10$^+$/Cyμ$^+$。即使为 Cyμ$^-$,但淋巴母细胞强表达 CD9,CD34 为阴性或仅有少数低强度的表达,也应考虑为本病。本型需要排除 t(17;19)和超二倍体时伴随的 t(1;19)。后者易位的染色体虽然与本型完全相同,但涉及的基因不是 *TCF3* 和 *PBX1*。

(三)其他类型

WHO 2016 年版 B-ALL/LBL 的分类中,在原来分类不变的基础上增加了两种暂定类型:B-ALL/LBL,*BCR-ABL1* 样和 B-ALL/LBL 伴 *iAMP21*,分别叙述如下。

1. B-ALL/LBL,BCR-ABL1 样

本病虽然 *BCR-ABL1* 阴性,但具有与 *BCR-ABL1* 阳性 ALL 患者相似的基因表达谱,且预后较差,酪氨酸激酶抑制剂(TKI)可能对部分患者有效。该类疾病通常涉及其他酪氨酸激酶的易位、*CRLF2* 易位,还包括 EPO 受体截断重排、激活等少见情况。*CRLF2* 易位患者常存在 *JAK* 基因突变,这在存在 21-三体综合征的儿童中特别常见。涉及酪氨酸激酶突变的易位可以累及 *ABL1*、*ABL2*、*PDGFRB*、*NTRK3*、*CSF1R*、*TYK2*、*JAK2* 等,形成 30 多种伴侣基因。尤其是存在 *EBF1-PDGFRB* 易位的患者接受 TKI 治疗效果很好。*CDKN2A/B* 和 *IKZF1* 缺失发生率高,但这些缺失同时常出现在其他类型 ALL 中。

2. B-ALL/LBL 伴 iAMP21

本病占儿童 B-ALL 的 2%,特别是白细胞计数低且年龄稍大的患儿,成人患者中不常见。本病的特征性改变为 21 号染色体部分扩增,即采用 RUNX1 探针、FISH 法可发现 5 个或 5 个以上的基因拷贝,或中期分裂细胞的一条染色体上有 3 个以上拷贝。本病通常具有较差的预后。

二、急性 T 淋巴细胞白血病/淋巴母细胞淋巴瘤(T-ALL/LBL)

急性 T 淋巴细胞白血病/淋巴母细胞淋巴瘤(T-acute lymphoblastic leukemia/lymphoblastic lymphoma,T-ALL/LBL)是一种定向于 T 系的淋巴母细胞肿瘤。当肿瘤细胞累及骨髓和外周血且原始和幼淋巴细胞比例≥20%(25%)时,称为 T-ALL(T-acute lymphoblastic);当肿瘤损害仅累及胸腺、淋巴结或结外组织,而骨髓和/或外周血中仅有少量原始和幼淋巴细胞(比例<20%)时,考虑

NOTE

为 T-LBL。

1. 概述

T-ALL 占儿童 ALL 的 15%，约占成人 ALL 的 25%。T-LBL 占 LBL 的 85%～90%。两者均易见于青少年男性，其他年龄组均可发病。T-ALL 患者的典型表现为白细胞计数较高，常伴有纵隔包块或其他组织包块，肝、脾和淋巴结肿大常见。与 B-ALL 相比，T-ALL 对髓系造血影响小，贫血、中性粒细胞和血小板减少者不多见。T-LBL 也常累及纵隔，形成前纵隔肿块，且生长迅速，胸腔积液常见。其他病变部位包括皮肤、淋巴结、扁桃体、肝、脾、睾丸和中枢神经系统等。化疗后微量残留白血病持续存在强烈提示预后不良。成人 T-ALL 的预后要好于 B-ALL，可能与不良遗传学改变较少有关。T-LBL 的预后则取决于年龄、疾病分期和乳酸脱氢酶水平。WHO 根据 T 细胞在胸腺内的分化发育阶段，将 T-ALL/LBL 分为四种类型：早期前体 T-ALL、前体 T-ALL、皮质 T-ALL 和髓质 T-ALL，有研究认为分类与患者生存期有关。

2. 实验室检查

（1）血象和骨髓象：同 B-ALL/LBL。细胞形态学特征：T-ALL/LBL 的淋巴母细胞形态与 B-ALL/LBL 相同，无法区分。涂片上，细胞呈中等大小，核质比高。淋巴母细胞胞体变化很大，小的染色质致密，核仁不明显；大的染色质细致、弥散，核仁明显。胞核呈圆形、不规则形或扭曲状，胞质内可见空泡。核形明显不规则是部分 T-ALL/LBL 的形态学特点之一，见图 11-3-2。

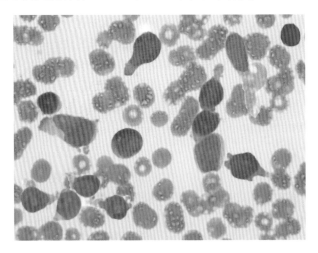

图 11-3-2　急性 T 淋巴细胞白血病骨髓象（瑞特染色，×1000）

（2）细胞化学染色：同 B-ALL/LBL。

（3）免疫学表型分析：T-ALL/LBL 的淋巴母细胞通常表达 TdT，可不同程度地表达 T 系抗原标志，如 CD1a、CD2、CyCD3、CD4、CD5、CD7 和 CD8，以 CD7 和 CyCD3 的阳性率最高，但仅 CyCD3 具有 T 系特异性。CD4 和 CD8 经常双阳性，CD10 也可能阳性，但并不具有 T-ALL 特异性，CD4 和 CD8 双阳性可见于 T-PLL（幼淋巴细胞），CD10 阳性可见于外周 T 细胞淋巴瘤如血管免疫母细胞性 T 细胞淋巴瘤。除 TdT 外，早期 T 细胞的特异性标志（CD99 和 CD1a）常在淋巴母细胞中高表达，其中 CD99 价值较大。其他早期阶段的标志 CD34 和 CD38 也有表达。10% 的患者可表达 CD79a，19%～32% 的患者可表达髓系抗原 CD13、CD33。CD117 偶见阳性，CD117 的表达通常与 *FLT3* 的激活突变相关。髓系细胞标志 CD13、CD33、CD117 的出现不能排除 T-ALL/LBL。NK 前体细胞可表达不成熟 T 细胞标志如 CD2 和 CD7，甚至 CyCD3 和 CD5，很难与 T-ALL 相鉴别。NK 细胞抗原 CD56 在 T-ALL 中也可阳性。

（4）细胞遗传学及分子生物学检验：几乎所有 T-ALL/LBL 患者均有 *TCR* 基因克隆性重排，同时有 *IgH* 基因重排的仅有 20%。50%～70% 的 T-ALL/LBL 患者有核型异常，其中染色体结构重排的断裂点常涉及 14q11.2 的 *TCRα* 和 *TCRδ*、7q35 的 *TCRβ* 和 7p14-15 的 *TCRγ*。多数是由发生

易位的基因与 *TCR* 基因调节序列并置,导致表达失控。其他的易位类型还包括 t(11;14)(p13;q11)、t(10;14)(q24;q11)、t(1;14)(p32;q11)、t(8;14)(q24;q11)和 t(11;14)(p15;q11),分别见于 25%、5%~10%、3%、2%和 1%的 T-ALL/LBL 患者中。

20%~30%的 T-ALL 有 *TAL1*(*SCL*)基因易位,但 t(1;14)(p32;q11)的检出率仅有 3%。这是由于 1p32 有一隐匿性缺失,使得 *SIL*(SCL interrupting locus)与 *TAL1* 融合,形成的 *SIL-TAL1* 再与其他染色体发生易位后,不容易检出。伴有上述易位的 T-ALL/LBL 常有白细胞计数增高,出现纵隔肿块和 CNSL,其中除 t(11;14)和 t(10;14)预后较好外,其余均凶险。其他的如 6q−、9p− 和 12p− 等细胞遗传学异常,均为非特异性。

WHO 2016 年版前驱型淋巴细胞肿瘤分类中,在 T-ALL/LBL 中新增了早期前体 T 淋巴母细胞白血病(early T-cell precursor lymphoblastic leukemia,ETP-ALL)暂定类型,该疾病的特征如下。

早期前体 T 淋巴母细胞白血病(ETP)具有独特的免疫学表型和基因表达谱,在免疫学表型和基因水平保留了一些髓系和干细胞的特征,目前认为该类疾病预后差。免疫学表型特点:CD7 阳性,CD1a 和 CD8 阴性,CD2 和 cCD3 阳性,CD4 可为阳性,CD5 通常阴性或阳性率低于 75%。髓系和干细胞抗原 CD34、HLA-DR、CD117、CD13、CD33、CD11b 或 CD65 中一个或者多个阳性。常伴髓系相关基因突变,如 *FLT3*、*DNMT3A*、*NRAS/KRAS*、*IDH1* 和 *IDH2* 等突变。T-ALL 常见的 *NOTCH1*、*CDKN1/2* 突变在本病中不常见。

三、急性 NK 淋巴细胞白血病/淋巴母细胞淋巴瘤

本病在 WHO 2008 年版中隶属于急性系列不明白血病,在 WHO 2016 年版中纳入前驱型淋巴细胞肿瘤分类中。

在分化的早期,NK 祖细胞无特异性标志,或者与 T-ALL 的标志有重叠,包括 CD7、CD2,甚至 CD5 和胞质 CD3,因此本病难以与 T-ALL 与 NK 细胞肿瘤相鉴别。目前在临床检测中一些不常用的抗原标志如 CD94、CD161 和杀伤细胞免疫球蛋白样受体(killer immunoglobulin-like receptor,KIR),对 NK 细胞及其前体细胞具有一定的特异性,有助于这类暂定类型白血病的确切划分。对有些病例在表达 CD56 的同时表达不成熟 T 细胞相关标志,如 CD2、CD5 和 CD7,甚至表达 cCD3,缺乏 B 系和髓系标志,并且 TCR 和 IgH 受体为胚系组成,排除母细胞性浆细胞样树突状细胞肿瘤(BPDCN)后,方可考虑为急性 NK 淋巴细胞白血病/淋巴母细胞淋巴瘤。

(和迎春)

第四节　急性系列不明白血病

急性系列不明白血病(acute leukemia of ambiguous lineage,ALAL)又称系列不明急性白血病,是指白血病细胞分化系列不明或由于细胞的病理系别特点无确切证据表明细胞沿某一系列分化,采用细胞形态学、细胞化学和细胞免疫学表型、细胞遗传学及分子生物学技术等仍难以明确细胞系列归属的急性白血病。

急性系列不明白血病包括两大类:一类为缺乏系列特异性抗原表达的急性未分化细胞白血病(acute undifferentiated leukemia,AUL);另一类为表达两个或两个以上造血系列抗原的混合表型急性白血病(mixed phenotype acute leukemia,MPAL)。后一类型白血病中可能同时存在两类或两类以上的原始细胞群,分别表达不同系列抗原标志(曾经命名为急性双系列型白血病);或者是一类原始细胞群同时表达两个或两个以上系列抗原标志(曾经命名为急性双表型白血病),也有可能

这两种情况同时存在。

无论是双系列型白血病,还是双表型白血病,WHO分类均采用特异的术语如B/髓系或者T/髓系来表示存在两个系列的标志,而不管是否有一类或多类原始细胞群。一些通过细胞遗传学或其他特征已经进行分类,而免疫学表型可能存在B/髓系或T/髓系标志的急性白血病不能包括在MPAL中,在诊断MPAL时应排除这些白血病。例如,AML伴t(8;21)、t(15;17)或者inv(16),AML伴t(8;21)经常表达泛B细胞标志,但不能诊断为MPAL。而且白血病伴 *FGFR1* 突变的病例不能诊断为T/髓系白血病。CML急变期、AML伴骨髓增生异常相关改变和治疗相关AML,即使存在混合表型仍然需要按原来的分类,不能诊断为MPAL。发病时诊断为MPAL的免疫学表型可在治疗过程中或复发时发生改变,甚至失去混合表型的特点。例如,双表型变为双系列型,或双系列型变为双表型,治疗后或复发时变为单纯的ALL或AML。曾经出现的术语"系列转化型"急性白血病可能反映了此现象。

急性系列不明白血病临床少见,在所有急性白血病病例中的占比低于4%。本病可发生于儿童和成人,一般在成人中常见,但某些MPAL亚型可能在儿童中更为多见。本病的诊断及分型需要综合应用细胞形态学、免疫学表型、细胞遗传学以及分子生物学等多种检测方法,以利于临床行精准的分层治疗和预后判断。

一、急性未分化细胞白血病

1.概述

急性未分化细胞白血病(acute undifferentiated leukemia,AUL)在细胞分化上,排序于急性髓细胞白血病微分化型(AML-M0)和急性淋巴细胞白血病(ALL)之前,原始细胞的形态学、细胞化学和免疫学表型都缺乏任何分化特征,没有表现出淋巴系或髓系特异性的标志物,与早期干细胞及祖细胞相似,在形态上不易分辨的急性白血病,曾被称为干细胞白血病、母细胞白血病、不能分类白血病等。典型的患者表达某个系列膜标志最多一个,不表达AML特异性标志cMPO(胞质MPO)和T-ALL特异性标志cCD3(胞质CD3),也不表达B系特异性标志cCD79a(胞质CD79a)、cCD22(胞质CD22)和CD19;经常表达CD34、HLA-DR和/或CD38,也可呈TdT阳性。在诊断AUL前,需要用抗体组合进行全面的免疫学表型分析,以排除异常系列的白血病,如来源于髓系或浆细胞样树突状细胞前体、NK细胞前体、嗜碱性粒细胞甚至非造血细胞的肿瘤。AUL非常罕见,占急性白血病的1%,临床表现与一般急性白血病相同,但治疗效果差,生存时间短,预后差。

2.实验室检查

(1)血象和骨髓象:同一般急性白血病。血象和骨髓象中原始细胞缺乏髓系或淋巴系分化的形态学特征,部分原始细胞的形态类似于原始淋巴细胞。Brito-Babapulle等认为AUL的形态学特点类似于ALL-L1的细胞学特点或表现为胞质丰富、无颗粒的大原始细胞,或者可见极少量嗜天青颗粒,部分可见空泡;胞核圆形或类圆形,有的凹陷、折叠,染色质粗颗粒状,核仁可见或不明显。见图11-4-1。

(2)细胞化学染色:髓过氧化物酶(MPO)染色、苏丹黑(SBB)染色、糖原(PAS)染色、α-乙酸萘酚酯酶(NAE)染色、氯乙酸AS-D萘酚酯酶(NAS-DCE)染色、酸性磷酸酶(ACP)染色均呈阴性反应。

(3)免疫学表型分析:原始细胞缺乏T细胞和髓系标志物,不表达B细胞标志物,也缺乏其他谱系细胞的标志特征,如巨核细胞或浆细胞样树突状细胞,系列特异性抗原如cCD79a、cCD22、cCD3和cMPO均阴性,通常也不表达或仅个别表达系列相关性抗原,但原始细胞常表达HLA-DR、CD34和CD38,也可表达TdT和CD7。

(4)细胞遗传学及分子生物学检验:可见t(9;12;14)(q34;q22;p13)易位及其 *TEL* (translocation ETS leukemia)-*STL* 和 *TEL-ABL* 融合基因的形成。

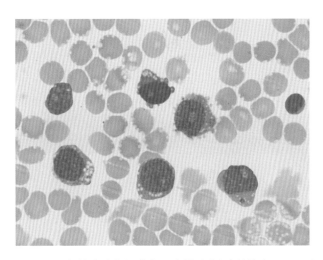

图 11-4-1 急性未分化细胞白血病骨髓象(瑞特染色,×1000)

二、混合表型急性白血病

1. 概述

混合表型急性白血病(mixed phenotype acute leukemia,MPAL)又称急性杂交性白血病(hybrid acute leukemia,HLA),是一组异质性很强的恶性血液病,也是髓系和淋巴系共同受累的具有独特临床生物学特征的一组急性白血病。此类白血病中同一种原始细胞可能同时表达髓系和淋巴系抗原标志,或者出现不同的原始细胞群,分别表达不同系列的抗原标志。WHO 以 MPAL 名称取代以前所说的"双系列型白血病"和"双表型白血病"称谓,进一步明示白血病细胞所涉及的造血系列。

MPAL 可能起源于多能干细胞,在急性白血病中占比低于 4%,成人比儿童多见,但某些 MPAL 亚型在儿童中可能更常见。大多数患者疗效差,完全缓解率低、生存期短、预后不良。

MPAL 的诊断需要依赖免疫学表型分析,证明一群原始细胞存在一个以上系列的标志。如果要证明存在两种不同的原始细胞,分别表达不同标志,可以进行免疫组化检查或细胞化学染色(如 MPO 染色),然后通过流式细胞术检测 B 细胞或 T 细胞标志,再结合细胞遗传学及分子生物学等综合分析。

2. 实验室检查

(1)血象和骨髓象:具有急性白血病的特征。血象和骨髓象中的原始细胞形态类似于原始粒细胞或原始单核细胞或原始淋巴细胞,常常表现为双重形态,注意观察白血病细胞的形态特征,如原始细胞的大小悬殊与否、有无 Auer 小体、胞质内有无颗粒、染色差异是否明显、是否有两群原始细胞同时存在等,见图 11-4-2。

(2)细胞化学染色:应用髓系标记染色(如 MPO、SBB、NAS-DCE、α-NAE 染色),同时应用淋巴系标记染色(如 PAS、TdT 染色),并采用双标记染色检测发现既有淋巴系又有髓系特征的恶性细胞。通常具有髓系特征的白血病细胞 MPO 染色呈阳性,并伴有 NAS-DCE 染色阳性;具有淋巴系特征的白血病细胞 MPO 染色阴性,SBB 染色阴性,PAS 染色阳性的细胞比例不超过 20%。具有 T 细胞特征的白血病细胞 ACP 染色和 α-NBE 染色阳性。

(3)免疫学表型分析:细胞系列特异性由以下抗原决定:①髓系抗原,MPO 或 NSE、CD11c、CD14、CD64 和溶菌酶等单核细胞分化标志;②T 系抗原,cCD3 或 CD3;③B 系抗原,CD19 及 cCD79a、cCD22 和 CD10。MPAL 免疫学表型特点:同一组群原始细胞同时表达 B 系、髓系抗原,或 T 系、髓系抗原,或 T 系、B 系、髓系抗原;两类或两类以上原始细胞组群分别表达髓系和淋巴系抗原(或 T 细胞和 B 细胞标志)。

(4)细胞遗传学及分子生物学检验:约 90% 的患者有克隆性染色体异常,其中以 t(9;22)、t(v;

NOTE

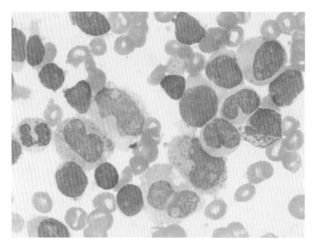

图 11-4-2　混合表型急性白血病骨髓象(瑞特染色,×1000)

11q23)、t(4;11)、t(11;17)和 t(11;19)多见,具有 t(9;22)的成人 MPAL 患者预后差,其他异常还有 6q−、t(9;12)、t(8;21)、t(6;9)等。

3. 分型

WHO 2016 年版推荐的 MPAL 的诊断与分型遵循了细胞形态学、免疫学表型分析、细胞遗传学及分子生物学相结合的原则,将 MPAL 分为伴重现性遗传学异常和非特指型两大类、四个亚型。

(1)混合表型急性白血病伴 t(9;22)(q34.1;q11.2);*BCR-ABL1*:表型符合 MPAL 的诊断标准,且伴有 t(9;22)(q34.1;q11.2);*BCR-ABL1*。如果患者有 CML 病史,即使免疫学表型符合 MPAL 的诊断标准,仍不能诊断为 MPAL。该类型是 MPAL 中最常见的伴重现性遗传学异常的类型,但这种白血病很罕见,可能在所有急性白血病中的占比低于 1%。它可发生于儿童和成人,但成人更多见。

(2)混合表型急性白血病伴 t(v;11q23.3);*KMT2A* 重排:表型符合 MPAL 的诊断标准,并且伴有 t(v;11q23.3);*KMT2A* 基因重排。本型以前称为 *MLL* 重排型混合表型急性白血病,WHO 2016 年版分类将 *MLL* 基因更名为 *KMT2A*。该类型是一种罕见的急性白血病,儿童的发病率高于成人,尤以婴幼儿多见。该病预后差,与 *KMT2A* 易位的其他急性白血病一样,高白细胞计数较常见。

(3)混合表型急性白血病,B/髓系-非特指型(NOS):符合 B/髓系 MPAL 的诊断标准,但不符合任何遗传学定义的亚型标准。这是一种罕见的急性白血病,可能占所有白血病病例的 1% 左右。儿童和成人均可发病,但成人较多见。该病没有独特的临床表现,预后差,可能与不良核型有关。

(4)混合表型急性白血病,T/髓系-非特指型(NOS):符合 T/髓系 MPAL 的诊断标准,但不符合任何遗传学定义的亚型标准。这是一种罕见的急性白血病,可能在所有白血病中的占比低于 1%。可见于儿童和成人,在儿童中可能比 B/髓系 MPAL 相对多见。该病无独特的临床表现,预后较差。

迄今为止,还没有发现 B 或 T/巨核系,或 B 或 T/红系白血病的报道。

4. 诊断标准

与 AUL 一样,MPAL 的诊断基于充分全面的免疫学表型分析,大多数建立在流式细胞术分析的基础上。但 MPAL 的原始细胞免疫学表型分化特征不同于 AUL,所表达的非特异性抗原组合明确表明其不可能是一个细胞系。

(1)双系列型指存在两类或两类以上细胞群,分别表达髓系和淋巴系标志(或 T 和 B 细胞标志)。对于双系列的 MPAL 的诊断,需满足各自系列的诊断标准(AML、B-ALL 或 T-ALL),对于其中某一类型原始细胞的比例无最低限制,只需两群原始细胞的总和占有核细胞的比例≥20%。

(2)双表型指同一类细胞同时表达髓系和淋巴系标志。WHO(2008 年版、2016 年版)血液肿瘤分型方案中关于混合表型急性白血病原始细胞系的定义见表11-4-1。

①T系定义为基于表面或胞质CD3的表达,继以正常T细胞标志的强表达以确保其特异性;②髓系则大多数定义为表达MPO,少数为MPO阴性的单核细胞分化;③B系要求CD19和至少一个其他的B细胞相关抗原的强表达,或者CD19弱阳性表达加上至少两个其他的B细胞相关抗原的强表达。

MPAL的诊断仅限用于新发的急性白血病。慢性髓细胞白血病(CML)可以急变成伴有髓系和淋巴系成分的混合的原始细胞急性白血病,这样的病例不应诊断为MPAL。此外,AML的某些遗传学亚型可以表现为类似于淋巴系和髓系混合表型的免疫学表型特征,如具有重现的AML相关易位t(8;21)、t(15;17)和inv(16)的白血病。同样,伴有 FGFR1 突变的白血病也不能归为MPAL,尽管患者骨髓内存在混合原始细胞群或一前一后出现的髓系和淋巴系细胞,还存在嗜酸性粒细胞增多。

表 11-4-1　混合表型急性白血病原始细胞系的定义(WHO 2016 年版)

髓系	髓过氧化物酶(MPO)阳性(流式细胞免疫学表型、免疫组化或细胞化学)或者有单核细胞分化特征至少有2项阳性(非特异性酯酶、CD11c、CD14、CD64、溶菌酶)
T系	胞质CD3(CD3ε链抗体)强表达或膜CD3阳性
B系	CD19强表达,CD79a,CyCD22,CD10至少一种阳性;或者CD19弱表达,CD79a,CyCD22,CD10至少有两种强阳性

本章小结

知识链接

急性白血病是起源于造血干、祖细胞的一组克隆性、高度异质性的造血系统恶性肿瘤,具有增殖和生存优势的白血病细胞在体内增殖失控、分化阻滞和凋亡受阻,致使白血病细胞在骨髓中大量增生积聚,正常的造血受抑制。临床上表现为胸骨压痛、肝脾淋巴结肿大,同时出现不同程度的贫血、出血和感染等症状。实验室检查是急性白血病诊断与分型的重要依据,主要是对外周血和骨髓进行细胞形态学、免疫学、细胞遗传学和分子生物学检查。

急性白血病分型经历了以细胞形态学为主的FAB分型方案,到2008年WHO颁布了第四版造血与淋巴组织肿瘤分类,至目前的WHO分型2016年版(第四版的修订版)。WHO分类主要依据分子生物学或细胞遗传学检查,结合细胞形态、免疫学表型及临床特征进行诊断,有利于了解白血病的生物学特征、细胞起源,能够更准确地判断患者预后,以及根据预后分层予以适当治疗,尤其对靶向治疗提供重要依据。因此,WHO分类是现在和将来恶性血液肿瘤精确诊断与治疗的方向,但它仍需要形态学分类基础。急性白血病根据细胞系列可分为急性髓细胞白血病(AML)、急性淋巴细胞白血病/淋巴母细胞淋巴瘤(ALL/LBL)和急性系列不明白血病(ALAL)。

AML是以髓系起源的白血病细胞在血液、骨髓和其他组织中克隆性增殖的白血病,部分亚型具有重现性遗传学异常和特异性融合基因。FAB诊断分型标准将AML分为八个亚型:M0、M1、M2、M3、M4、M5、M6、M7。WHO 2008年版分类标准将AML分为四类共19个亚型:①伴有重现性遗传学异常的AML;②AML伴MDS相关改变;③治疗相关的髓系肿瘤;④不另做分类的AML。WHO 2016年版分类标准的变化在于:①在伴有重现性遗传学异常的AML中新增了AML伴 BCR-ABL1 和AML伴 RUNX1 突变两个暂定类型;②取消了"红白血病"的类型,仅保留纯红白血病。原始细胞比例不再计算非红系细胞的占比,而是计算原始细胞在所有有核细胞中的占比。红系比例超过50%的情况下,若原始细胞比例低于20%,则诊断为MDS;原始细胞比例超过20%,则诊断为AML-NOS。

WHO分型方案对FAB分型最显著的修改是AML的诊断标准为外周血或骨髓中原始细胞比例由≥30%改为≥20%,在某些情况下,当患者被证实有重现性克隆性遗传学异常时,即使原始细

NOTE

胞比例<20%,也应诊断为 AML,此时原始细胞的数量可能还没有积累到足够多。

ALL/LBL 主要是指起源于 B 系或 T 系的淋巴母细胞肿瘤,发生部位在中枢淋巴组织(骨髓或胸腺),统称为前驱型淋巴细胞肿瘤。ALL 及 LBL 属同一生物学性质的淋巴细胞肿瘤的不同表现形式。当首诊时肿瘤细胞累及骨髓和外周血且淋巴母细胞比例≥20%(25%),则是 ALL;当肿瘤损害仅累及胸腺、淋巴结或结外组织,而骨髓和/或外周血中仅有少量原始、幼淋巴细胞(比例<20%)时,考虑为 LBL。前驱型淋巴细胞肿瘤包括 B-ALL/LBL、T-ALL/LBL 和 NK-ALL/LBL。B-ALL/LBL 是一种定向于 B 系的淋巴母细胞瘤,根据是否有重现性遗传学异常分为伴重现性遗传学异常的 B-ALL/LBL,B-ALL/LBL-非特指型(NOS)。T-ALL/LBL 是一种定向于 T 系的淋巴母细胞瘤,依据免疫学表型特征,T-ALL/LBL 可分为四种亚型。WHO 2016 年版分类标准的变化在于将急性 NK 淋巴细胞白血病/淋巴母细胞淋巴瘤纳入前驱型淋巴细胞肿瘤分类中,并在 B-ALL/LBL 中新增了 B-ALL/LBL,*BCR-ABL1* 样和 B-ALL/LBL 伴 *iAMP21* 两种暂定类型,在 T-ALL/LBL 中新增了早期前体 T 淋巴母细胞白血病暂定类型。

急性系列不明白血病(ALAL)是指那些没有确切证据表明细胞沿某一系列分化的急性白血病,包括缺乏系列特异性抗原表达的急性未分化细胞白血病(AUL)和表达两个或两个以上造血系列抗原的混合表型急性白血病(MPAL)。MPAL 可能存在不同的原始细胞群或一种细胞群中同一细胞表达不同系别的多种抗原标志,也可能这两种情况同时存在。WHO 以 MPAL 取代"急性双系列型白血病"和"急性双表型白血病",进一步明示白血病细胞所涉及的造血系列。细胞系列特异性由以下抗原决定:①髓系抗原:MPO 或 NSE、CD11c、CD14、CD64 和溶菌酶等单核细胞分化标志。②T 系抗原:cCD3 或 CD3。③B 系抗原:CD19 及 cCD79a、cCD22 和 CD10。

思 考 题

1. 叙述急性白血病的发病机制和临床特点。
2. 急性白血病的分型方案有哪些? WHO 分型与 FAB 分型相比较有哪些不同?
3. WHO 分型中各亚型 AML 血象和骨髓象的特征及诊断依据分别是什么?
4. 伴重现性遗传学异常的 AML 的类型有哪些? AML-非特指型的类型有哪些?
5. 淋巴组织肿瘤中的前驱型淋巴细胞肿瘤有哪些类型?
6. 伴重现性遗传学异常的 B-ALL/LBL 的类型有哪些?
7. T-ALL/LBL 的细胞免疫学表型特征如何?
8. B-ALL/LBL 和 T-ALL/LBL 按细胞分化、发育阶段分为哪几个亚型?
9. 什么是急性系列不明白血病? 有哪些类型?
10. 混合表型急性白血病各种亚型的细胞免疫学表型特点有哪些?

(和迎春)

第十二章 骨髓增生异常综合征及其检验

学习目标

1. 掌握:常见骨髓增生异常综合征(MDS)的血象、骨髓象特点及诊断要点,包括 MDS 伴单系病态造血(MDS-SLD)、MDS 伴多系病态造血(MDS-MLD)、MDS 伴环形铁粒幼红细胞(MDS-RS)、MDS 伴孤立 del(5q)、MDS 伴原始细胞增多(MDS-EB,包括 MDS-EB-1、MDS-EB-2)、MDS-不能分类型(MDS-U)。

2. 熟悉:常见骨髓增生异常综合征的病因、发病机制、临床表现、临床分型、诊断及鉴别诊断。

3. 了解:骨髓增生异常综合征的分类。

案例导入

临床资料:患者,男,68岁,以"发现全血细胞减少1天、乏力"为主诉入院。查体:面色苍白,颈部、腋窝、腹股沟、腹膜后淋巴结不肿大,肝、脾肋下未触及。近3个月体重下降5 kg。

实验室检查:

(1)血象:RBC 1.33×10^{12}/L,Hb 47 g/L;WBC 1.32×10^9/L,N 62.4%,L 32.6%,M 5.0%;PLT 23×10^9/L。外周血细胞形态检查:红细胞大小不等,可见大或巨大畸形的红细胞、有核红细胞和红细胞碎片等;粒细胞可见颗粒减少、假性 Pelger-Huët 异常等;可见大或巨大血小板。

(2)骨髓象:骨髓增生明显活跃,红系占44.5%,各阶段幼稚红细胞呈巨幼样变,核质发育失衡,可见多核、奇数核、大小核(母子核)、核出芽、核间桥、核碎裂等核畸形,成熟红细胞明显大小不一,呈椭圆形、卵圆形、泪滴形、球形及破碎状,大红细胞多见,可见巨大红细胞,可见嗜碱性点彩红细胞和 Howell-Jolly 小体;粒系占42.0%,原始粒细胞2.0%,可见双核粒细胞、巨幼样变晚幼粒细胞和杆状核粒细胞、环形杆状核粒细胞、假性 Pelger-Huët 核粒细胞和粒细胞质内颗粒缺乏;全片巨核细胞225个,可见单圆核巨核细胞、双圆核巨核细胞、多圆核巨核细胞及淋巴样小巨核细胞,可见大或巨大血小板。

(3)细胞化学染色:PAS 染色幼红细胞呈阴性,铁染色细胞外铁(+++),环形铁粒幼红细胞36%。遗传学检查未见异常核型,未见基因突变。

临床经过:采用抗人胸腺细胞球蛋白(ATG)和环孢素免疫抑制剂治疗,同时予输血、补铁、EPO 和 G-CSF 等对症支持治疗。治疗后患者精神可,病情基本稳定。

1. 该病例初步诊断为何种疾病? 诊断依据是什么?

2. 该病例确诊需要与哪些疾病相鉴别? 鉴别要点是什么?

第一节 骨髓增生异常综合征概述

骨髓增生异常综合征(myelodysplastic syndrome,MDS)是一组以无效造血合并一系或多系骨髓病态发育改变为主要特征的恶性克隆性血液病。其表现为无效造血、难治性血细胞减少,以骨髓细胞形态学异常改变、细胞遗传学异常、具有较高的转化为急性髓细胞白血病(AML)的风险为特

NOTE

征。我国 MDS 的年发病率为(10～12)/10 万人,70%～80% 的 MDS 病例发病年龄在 50 岁以上,且发病率随年龄增长呈明显上升趋势。MDS 是临床上成人较为常见的恶性血液病,且随人口老龄化和诊疗意识上升其发病率还将继续增高。

一、概述

MDS 是一组起源于造血干/祖细胞的异质性克隆性疾病,其特征为外周血细胞减少,髓系造血细胞一系或多系病态造血及无效造血,并有转化为白血病的倾向。MDS 多见于老年人,发病缓慢。绝大多数患者表现为慢性血细胞减少相关症状,以贫血最常见,病程中常易发生感染和出血。一般抗贫血药物治疗无效。

1. 病因及发病机制

多数 MDS 为原发性,也可继发于其他疾病,尤其是恶性肿瘤化疗或放疗后,后者又称为继发性或治疗相关性 MDS。目前 MDS 的病因及发病机制还不甚清楚。有研究表明,MDS 患者骨髓中的造血细胞过度增殖、凋亡增加。MDS 的发生和发展是一个多基因、多步骤的病理过程,可能与以下因素有关。

(1)有害理化作用:现已证明电离辐射、苯、氯霉素、化疗药物尤其是烷化剂、拓扑酶抑制剂、乙双吗啉等是 MDS 的发病因素。

(2)干细胞基因异常:MDS 存在原癌基因突变、抑癌基因失活及细胞周期相关调控基因失控等,导致造血干细胞的损伤或突变,免疫反应不利于祖细胞的存活,以及骨髓无效造血和分化成熟障碍。

(3)造血微环境改变:许多研究提示,一些细胞因子增加了骨髓造血细胞的过度增殖和提早凋亡,引起 MDS 的无效造血。

(4)免疫缺陷:MDS 异常造血的某种抗原刺激 T 细胞克隆性扩增,导致 T 细胞介导的自身造血抑制及全血细胞减少;B 细胞异常表现为自身抗体的产生,这些自身抗体的产生与多克隆浆细胞增殖有关,还可引起可溶性 Fas 抗原增加,继而抑制凋亡信号的产生。

2. 临床表现

MDS 好发于老年人,男性多于女性。主要表现为难治性慢性进行性血细胞(一系、二系或三系)减少,除贫血外,常易发生出血和感染。部分患者病情较稳定,表现为长期"良性病程",30% 以上的患者在数月、数年或更长时间发展为 AML。有些患者虽未发展为白血病,但可因感染、出血而死亡。

二、实验室检查

1. 形态学检查

MDS 形态学诊断的关键是血细胞的发育异常(病态造血)。病态造血不仅指造血细胞形态上的异常,也包括细胞数量上的异常。但病态造血复杂多样,又非 MDS 所特有,给诊断带来了一定的困难。

(1)血象:MDS 患者常常存在贫血,网织红细胞计数通常低下,多为大或正细胞性至轻度大细胞性贫血。贫血可能单独存在,或者与中性粒细胞减少或血小板减少并存。少数患者仅有中性粒细胞减少或血小板减少。不同患者或不同 MDS 亚型患者,血细胞减少的严重程度会有所不同。

MDS 患者外周血涂片的红系病态造血特征有红细胞大小不等、大或巨大畸形的红细胞、嗜碱性点彩红细胞、有核红细胞等,也可出现泪滴状红细胞、畸形红细胞和红细胞碎片等。粒系病态造血特征有中性粒细胞的假性 Pelger-Huët 异常、颗粒减少、分叶核粒细胞分叶过多、环状核、巨幼样变等。巨核系病态造血特征有大血小板、巨大血小板、低颗粒性血小板等,也可出现小巨核细胞。

(2)骨髓象:①大多数患者骨髓增生明显或极度活跃,少数增生活跃或减低。②红系增生过多(>60%)或过少(<5%),各阶段幼稚红细胞常伴巨幼样变,核质成熟失衡,可见多核、奇数核、大小

核(母子核)、核出芽、核间桥、核碎裂或花瓣样核;成熟红细胞可呈椭圆形、卵圆形、泪滴形、球形及破碎状,大小不一,大红细胞多见,可见巨大红细胞,胞质可见空泡,可见嗜碱性点彩红细胞和Howell-Jolly 小体,见图 12-1-1(a)、图 12-1-1(b)。③粒系多数增生活跃,原始粒细胞可增加,单核细胞多数也增加;粒细胞异常形态包括巨幼样变晚幼粒细胞和杆状核粒细胞、环形杆状核粒细胞、假性 Pelger-Huët 核粒细胞,成熟粒细胞大小不一,可见分叶核分叶增多、粒细胞胞质内颗粒增粗、缺乏和缺失,原始细胞可见 Auer 小体,见图 12-1-1(c)。④多数巨核细胞增多,巨核细胞常见异常形态包括单圆核巨核细胞、双圆核巨核细胞、多圆核巨核细胞及淋巴样小巨核细胞、核分叶过多或过少;可见大血小板、巨大血小板,血小板畸形,颗粒少或缺如,见图 12-1-1(d)。

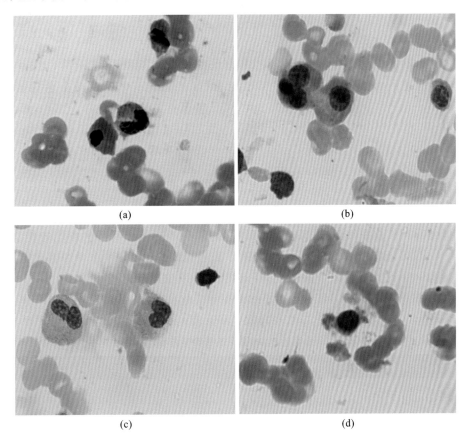

(a)　　　　　　　　　(b)

(c)　　　　　　　　　(d)

图 12-1-1　MDS 骨髓象(瑞特染色,×1000)

(3)细胞化学染色:PAS 染色红系可见前体红细胞呈阳性反应,铁染色可见细胞内外铁正常或增多,部分可见环形铁粒幼红细胞或含大或多个铁颗粒的异常铁粒幼红细胞。MPO 染色可出现MPO 缺乏现象。

(4)骨髓病理学检查:可见原始细胞分布异常,巨核细胞大小不一,微小巨核细胞多见。免疫组化染色对早期细胞定位检测意义更大,如正常粒-单核系祖细胞、原始粒细胞、早幼粒细胞一般位于血管、骨内膜表面周边。若 CD34[+]、CD117[+]细胞向骨小梁中央区聚集或形成的细胞团簇在 3 个及以上,可称为 CD34[+]祖细胞多灶性集聚或 CD34[+]、CD117[+]祖细胞的异常定位,即前体细胞异常定位(abnormal localization of immature precursor,ALIP),此现象多见于进展期 MDS;用巨核细胞的免疫标志同样能够确定巨核细胞的不典型集聚、形态学的异常与异常定位等。Gomori 银染色可观察网状和胶原纤维增多及其程度。骨髓活检是 MDS 骨髓涂片诊断的必要补充。怀疑为 MDS 的患者均应进行 Gomori 银染色和免疫组化染色,常用的检测标志包括 CD34、CD117、MPO、GPA、CD61、CD41、CD42、CD68、CD20 和 CD3 等。

2. 生化检查

主要对某些形态学诊断条件不够的 MDS 患者进行鉴别辅助诊断。

（1）铁代谢异常检查：MDS 患者血清铁浓度增高，转铁蛋白饱和度增加，红细胞寿命缩短，血浆铁消失速度减慢。

（2）叶酸和维生素 B_{12} 代谢异常检查：MDS 患者的细胞呈巨幼样变，但其血清中叶酸和维生素 B_{12} 浓度却可能高于正常，这是由于造血旺盛，DNA 合成加快，当叶酸在维生素 B_{12} 作用下进入细胞内后，对维生素 B_{12} 的需求和消耗逐渐减少导致血清中维生素 B_{12} 和叶酸增多。

（3）抗碱血红蛋白（HbF）测定：80％以上的患者抗碱血红蛋白水平明显升高，这是红细胞系统前体细胞异常增生的信号，也是红系病态造血的依据。

3.免疫学检测

60％以上的 MDS 患者可表现出细胞免疫功能下降。

4.细胞遗传学和分子生物学检验

MDS 具有重现性克隆性细胞遗传学异常、非重现性克隆性细胞遗传学异常以及多个复杂的细胞遗传学异常，应进行常规检查。40％～60％的 MDS 患者具有非随机的染色体异常，其中以 $-5/5q-$、$-7/7q-$、$+8$、20q$-$和$-Y$ 较为多见。MDS 患者常见的染色体异常中，部分异常具有特异性诊断价值，包括$-7/7q-$、$-5/5q-$、i(17q)/t(17p)、$-13/13q-$、11q$-$、12p$-$/t(12p)、9q$-$、idic(X)(q13)、t(11;16)(q23.3;p13.3)、t(3;21)(q26.2;q22.1)、t(1;3)(p36.3;q21.2)、t(2;11)(p21;q23)、inv(3)(q21.3;q26.2)和 t(6;9)(p23;q34.1)。$+8$、20q$-$和$-Y$ 亦可见于再生障碍性贫血及其他非克隆性血细胞减少疾病，部分伴有单纯$+8$、20q$-$或$-Y$ 的患者免疫抑制治疗有效，且长期随访未出现提示 MDS 的形态学依据。形态学未达到标准（一系或多系细胞发育异常比例小于10％），但同时伴有持续性血细胞减少的患者，如检出具有 MDS 诊断价值的细胞遗传学异常，应诊断为 MDS-U。MDS 患者应进行 FISH 检测，该方法可提高部分 MDS 患者细胞遗传学异常检出率。对疑似 MDS 者，尤其是骨髓干抽、无中期分裂象、分裂象质量差或可分析中期分裂象小于 20个时，应进行 FISH 检测。通常 MDS 组套 FISH 探针应包括 5q31、CEP7、7q31、CEP8、20q、CEPY和 p53。诊断时 MDS 重现性遗传学异常及其发生率见表 12-1-1。

表 12-1-1　诊断时 MDS 重现性遗传学异常及其发生率

异常	MDS	t-MDS
非平衡性		
$+8^*$	10％	—
-7 或 del(7q)	10％	50％
del(5q)	10％	40％
del(20q)*	5％～8％	—
$-Y^*$	5％	
i(17q)或 t(17p)	3％～5％	25％～30％
-13 或 t(13q)	3％	
del(11q)	3％	—
del(12p)或 t(12p)	3％	—
del(9q)	1％～2％	—
idic(X)(q13)	1％～2％	
平衡性		
t(11;16)(q23.3;p13.3)	—	3％
t(3;21)(q26.2;q22.1)	—	2％
t(1;3)(p36.3;q21.2)	1％	—
t(2;11)(p21;q23.3)	1％	—

异常	MDS	t-MDS
inv(3)(q21.3;q26.2)/t(3;3)(q21.3;q26.2)	1%	—
t(6;9)(p23;q34.1)	1%	—

注：* +8、del(20q)和－Y,这些异常作为孤立性细胞遗传学异常存在时,若形态学不符合标准,不能认为是 MDS 的确凿证据。有不明原因的持续性血细胞减少,而无肯定的形态学证据时,表中的其他细胞遗传学异常可认为是 MDS 可疑的证据。

随着基因芯片、第二代基因测序等高通量技术的广泛应用,多数 MDS 患者可检出体细胞性基因突变,常见基因突变包括 *TET2*、*RUNX1*、*ASXL1*、*DNMT3A*、*EZH2*、*NRAS*、*SF3B1* 等突变。对 MDS 常见基因突变进行检测对其诊断有潜在应用价值。MDS 常见突变基因见表 12-1-2。

表 12-1-2 MDS 常见突变基因(即在至少 5% 的病例中发现)

突变基因	突变率	对预后的影响
SF3B1	20%~30%	良好
TET2	20%~30%	—
ASXL1	15%~20%	不良
SRSF2	≤15%	不良
DNMT3A	≤10%	不良
RUNX1	≤10%	不良
U2AF1	5%~10%	不良
TP53	5%~10%	不良
EZH2	5%~10%	不良
ZRSR2	5%~10%	—
STAG2	5%~7%	不良
IDH1/IDH2	≤5%	—
CBL	≤5%	不良
NRAS	≤5%	不良
BCOR	≤5%	不良

注："—"表示是中性的预后影响,或是相互矛盾的数据。

5. 体外造血祖细胞培养

多数 MDS 患者造血细胞分化成熟障碍,具有肿瘤特性,不能有效形成细胞集落,或集落密度降低,有演变为白血病的倾向,少数病例的造血细胞生长正常,生长正常者预后好。

三、诊断和鉴别诊断

1. 诊断

由于 MDS 具有极大的异质性,MDS 的诊断没有"金标准",仍采用综合性和动态的多指标进行诊断。①临床表现为贫血和/或出血、发热;②血象有一系、二系或三系细胞减少,可有巨大红细胞、巨大血小板或有核红细胞等病态造血;③骨髓象有一系、二系或三系细胞的病态造血,可有不同程度的原始细胞增多(<20%);④骨髓活检有 CD34+、CD117+ 祖细胞异常定位、小巨核细胞增多并聚集;⑤排除其他反应性病态造血和/或血细胞减少的疾病后 MDS 诊断方可成立,需排除的疾病包括巨幼细胞贫血,骨髓增殖性肿瘤,先天性红细胞生成异常性贫血,免疫性血小板减少症,PNH,再生障碍性贫血及某些感染性疾病(结核病、HIV 感染、微小病毒 B$_{19}$ 感染等),某些自身免疫性疾病,某些恶性肿瘤,乙醇、苯及铅中毒等。

不典型病例在某种程度上仍然是排除性的,根据 MDS 国际共识工作组最新的 MDS 最低诊断

NOTE

标准(2019 年更新),诊断 MDS 需满足 2 个必要条件和 1 个确诊条件,如果不满足确诊条件,但是患者可能患有克隆性髓系疾病,进行辅助条件检测,可诊断为疑似 MDS 或可能进展为 MDS。随访期需要复查骨髓穿刺,以最终诊断 MDS。

1)必要条件(两者必须全部满足)

(1)持续 4 个月一系或多系血细胞(红细胞、粒细胞、血小板)减少(若存在原始细胞增多及 MDS 相关的细胞遗传学异常,可以直接诊断,无须 4 个月)。

(2)排除其他可以导致血细胞减少或者发育异常的血液疾病或者其他疾病。

2)确诊条件(至少满足 1 条)

(1)骨髓涂片中红系、粒系、巨核系至少一系细胞发育异常的比例在 10% 及以上。

(2)环形铁粒幼红细胞(铁染色)占比≥15% 或环形铁粒幼红细胞占比≥5%(铁染色)伴 $SF3B1$ 突变。

(3)骨髓涂片显示骨髓原始细胞占比达 5%～19% 或者外周血涂片显示原始细胞占比达 2%～19%(无急性白血病特异性基因重排存在)。

(4)常规核型分析或 FISH 检查显示典型染色体异常(MDS 中重现性的、代表性的染色体异常,如 5q−、−7 等)。

3)辅助条件(适用于满足必要条件但不满足确诊条件,或出现典型临床特征如依赖输血的大红细胞性贫血者;满足 2 个辅助条件者,可暂时诊断为 MDS)

(1)骨髓病理和/或免疫组化支持 MDS,如幼稚前体细胞异常定位(ALIP)、CD34+ 原始细胞成簇分布和发育异常的微小巨核细胞占比≥10%(免疫组化方法)。

(2)流式细胞术检出骨髓细胞异常免疫学表型,存在多个 MDS 相关免疫学表型异常,提示红系或髓系细胞出现单克隆细胞群。

(3)分子测序研究显示 MDS 相关基因突变提示克隆性造血证据,如检出 MDS 关联的多种典型突变(如 $SF3B1$ 突变),可能增加患者确诊或发展为 MDS 的可能性。

2. MDS 的分型

1976 年 FAB 协作组提出了 MDS 的概念,1982 年 FAB 统一了分型标准,并提出了基于形态学的 FAB 分型建议,将 MDS 分成 5 个类型。2001 年 WHO 公布了 MDS 新的分型和标准,改变了仅根据细胞形态学进行分类的 FAB 分型方案,2008 年 WHO 对 2001 年的分型标准进行了修正补充,2016 年 WHO 又更新了诊断分型标准,其将 MDS 分为 7 大亚型:①MDS 伴单系病态造血(myelodysplastic syndrome with single lineage dysplasia,MDS-SLD);②MDS 伴多系病态造血(myelodysplastic syndrome with multilineage dysplasia,MDS-MLD);③MDS 伴环形铁粒幼红细胞(myelodysplastic syndrome with ring sideroblasts,MDS-RS),包括 MDS-RS-SLD 和 MDS-RS-MLD;④MDS 伴孤立 del(5q);⑤MDS 伴原始细胞增多(myelodysplastic syndrome with excess blasts,MDS-EB),包括 MDS-EB-1 和 MDS-EB-2;⑥MDS-不能分类型(myelodysplastic syndrome-unclassifiable,MDS-U),包括血液中有 1% 的原始细胞型、单系病态造血并全血细胞减少型、根据定义的细胞遗传学异常型;⑦儿童难治性血细胞减少症。MDS 的分型及其外周血、骨髓和细胞遗传学情况,见表 12-1-3。

表 12-1-3　WHO 有关 MDS 的诊断及分型标准(2016 年版)

名称	病态造血系列	血细胞减少系列*	环形铁粒幼红细胞	外周血和骨髓原始细胞	细胞遗传学分析
MDS-SLD	1	1 或 2	<15% 或 <5%**	骨髓<5%,外周血<1%,无 Auer 小体	任何核型,但不符合伴孤立 del(5q)MDS 标准
MDS-MLD	2 或 3	1～3	<15% 或 <5%**	骨髓<5%,外周血<1%,无 Auer 小体	任何核型,但不符合伴孤立 del(5q)MDS 标准

续表

名称	病态造血系列	血细胞减少系列*	环形铁粒幼红细胞	外周血和骨髓原始细胞	细胞遗传学分析
MDS-RS					
MDS-RS-SLD	1	1 或 2	≥15% 或 ≥5%**	骨髓<5%,外周血<1%,无 Auer 小体	任何核型,但不符合伴孤立 del(5q)MDS 标准
MDS-RS-MLD	2 或 3	1~3	≥15% 或 ≥5%**	骨髓<5%,外周血<1%,无 Auer 小体	任何核型,但不符合伴孤立 del(5q)MDS 标准
MDS 伴孤立 del(5q)	1~3	1 或 2	任何比例	骨髓<5%,外周血<1%,无 Auer 小体	仅有 del(5q),可以伴有 1 个其他异常(−7 或 del(7q)除外)
MDS-EB					
MDS-EB-1	0~3	1~3	任何比例	骨髓 5%~9% 或外周血 2%~4%,无 Auer 小体	任何核型
MDS-EB-2	0~3	1~3	任何比例	骨髓 10%~19% 或外周血 5%~19% 或有 Auer 小体	任何核型
MDS-U					
血液中有 1% 的原始细胞	1~3	1~3	任何比例	骨髓<5%,外周血 1%***,无 Auer 小体	任何核型
单系病态造血并全血细胞减少	1	3	任何比例	骨髓<5%,外周血<1%,无 Auer 小体	任何核型
根据定义的细胞遗传学异常	0	1~3	<15%△	骨髓<5%,外周血<1%,无 Auer 小体	有定义 MDS 的核型异常
儿童难治性血细胞减少症	1~3	1~3	无	骨髓<5%,外周血<2%	任何核型

注:* 血细胞减少的定义为血红蛋白浓度小于 100 g/L,中性粒细胞绝对计数小于 $1.8×10^9$/L,血小板计数(PLT)小于 $100×10^9$/L;极少情况下,MDS 可见这些水平以上的轻度贫血或 PLT 减少,外周血单核细胞计数必须小于 $1×10^9$/L;** 存在 *SF3B1* 突变;*** 外周血原始细胞占比为 1% 必须有两次不同场合检查的记录;△ 环形铁粒幼红细胞占比≥15% 的病例有红系明显病态造血的,归为 MDS-RS-SLD。

3. 鉴别诊断

(1)与巨幼细胞贫血鉴别:全血细胞减少时,与 MDS 巨幼样细胞易于混淆,但根据营养不良病史、严重胃肠道疾病史等临床资料,血象呈大细胞性贫血,中性粒细胞分叶过多(5 叶者占 5% 以上或有 6 叶者),无 MDS 造血组织衰竭表现,应考虑巨幼细胞贫血的可能。骨髓细胞有典型的巨幼样变可确诊,必要时测定血清叶酸和维生素 B_{12} 的含量,或给予试验性治疗。

(2)与阵发性睡眠性血红蛋白尿(PNH)鉴别:PNH 后期可表现为全血细胞减少,部分患者骨髓象可见一过性病态造血,甚至原始粒细胞轻度增多或者在外周血中可见原始粒细胞,需要与 MDS 鉴别。蔗糖溶血试验阳性、血清酸化溶血试验阳性及流式细胞术检测红细胞表面 CD55、CD59 和 Flaer 表达有助于诊断 PNH。

(3)与慢性再生障碍性贫血(CAA)鉴别:低增生型 MDS 需与 CAA 鉴别。MDS 有病态造血,NAP 积分值减低,可能有核型改变及基因异常,骨髓活检可有 CD34$^+$ 祖细胞多灶性聚集和异常定位,巨核细胞可能出现异常聚集及微小巨核细胞增生等。

NOTE

第二节　骨髓增生异常综合征的亚型

一、骨髓增生异常综合征伴单系病态造血(MDS-SLD)

1.概述

MDS-SLD 是指不明原因的一系或二系血细胞减少,伴一系髓细胞病态造血≥10%的 MDS。其占 MDS 的 7%～20%,主要见于老年人,中位发病年龄 60～70 岁,无性别差异。诊断时应注意以下几点:①在诊断结论中须注明病态造血系别和血细胞减少系别;②只有红系细胞病态造血,且环形铁粒幼红细胞占比≥15 %(或存在 SF3B1 突变的前提下,环形铁粒幼红细胞占比≥5%)归类为 MDS-RS-SLD;③若 SF3B1 突变状态未知,环形铁粒幼红细胞占比达 5%～14%,且具有单系病态造血的病例归类为 MDS-SLD;④全血细胞减少,则应分类为 MDS-U;⑤外周血原始细胞罕见(分类计数应小于 1%),若连续两次外周血白细胞分类计数中原始细胞占 1%,且骨髓原始细胞占比<5%,则应诊断为 MDS-U;⑥若外周血原始细胞占 2%～4 %,尽管骨髓原始细胞占比<5%,也应考虑为 MDS-EB-1;⑦若一系血细胞减少不伴骨髓发育异常,无克隆性细胞遗传学异常,需动态观察至少 6 个月,或在观察期间获得更多明确的形态学和/或细胞遗传学证据,才能做出 MDS-SLD 的最终诊断。

2.临床表现

MDS-SLD 患者的临床症状通常与血细胞减少的系别相关。多数患者发育异常常局限于红系,表现为持续的不明原因的贫血或二系血细胞减少;部分患者表现为持续的不明原因的中性粒细胞减少或血小板减少。通常用抗贫血药物如叶酸、维生素 B_{12} 等治疗无效,生长因子治疗有反应。

3.实验室检查

1)形态学检查　通常表现为正细胞正色素性贫血或大细胞正色素性贫血。红系病态造血主要表现为细胞核的变化,包括核出芽、核间染色质桥(核间桥)、多核、核巨幼样变或核碎裂等。红系胞质发育异常的特征包括血红蛋白生成受损、胞质空泡和 PAS 染色阳性(弥漫阳性或颗粒状阳性)。伴红系病态造血的 MDS-SLD 病例,骨髓中的有核红细胞数量不定,可明显增多或明显减少。中性粒细胞病态造血表现为胞体小、核染色质浓聚、低分叶核和/或不分叶、假性 Pelger-Huët 异常和颗粒减少或缺失,也可见核分叶过多。巨核系病态造血主要表现为巨核细胞分叶少或双叶核、多个分离核和微小巨核细胞(小巨核细胞);微小巨核细胞是巨系病态造血最可靠、重现性的形态学证据。

2)免疫分型　在伴红系病态造血的 MDS-SLD 中,可发现红系前体细胞具有异常免疫学表型。也可表现为任意一系髓细胞分化成熟模式异常。

3)细胞遗传学与分子生物学检验

(1)细胞遗传学:约50%的患者可见细胞遗传学异常,但并不特异。常见的染色体异常包括 del(20q)、+8 以及 5 号和 7 号染色体异常;其中 del(20q) 见于 MDS 伴血小板减少,可与免疫相关血小板减少症相鉴别。

(2)分子生物学:60%～70%的患者中可见体细胞突变。TET2 和 ASXL1 是 MDS-SLD 中常见的突变基因,SF3B1 突变罕见。若具有 MDS-SLD 特征并出现 SF3B1 突变,且环形铁粒幼红细胞占比<5%,应诊断为 MDS-SLD;若具有 MDS-SLD 特征并出现 SF3B1 突变,且环形铁粒幼红细胞占比≥5%,应诊断为 MDS-RS-SLD。如果血细胞减少仅伴突变异常,但细胞病态造血≤10%,不能诊断为 MDS-SLD。

二、MDS 伴多系病态造血(MDS-MLD)

1.概述

MDS-MLD 是以一系或多系血细胞减少,伴二系或多系髓系细胞(红系、粒系和巨核系)病态造血的 MDS。其约占 MDS 的 30%，主要发生于老年人，中位发病年龄 67～70 岁；男性多见。诊断时应注意以下几点：①当外周血出现 1% 原始细胞(需 2 次以上的白细胞分类结果)，除此之外均满足 MDS-MLD 诊断标准的病例，应诊断为 MDS-U；②伴有多系病态造血，外周血原始细胞占 2%～4%，无 Auer 小体，且骨髓中原始细胞占比 <5% 的病例，应归类为 MDS-EB-1；③具有 MDS-MLD 特征，但外周血原始细胞占比达 5%～19% 和/或可见 Auer 小体的病例，即便骨髓原始细胞占比 <5%，也应归类为 MDS-EB-2；④伴多系病态造血，且环形铁粒幼红细胞占比 ≥15%(或在 *SF3B1* 突变存在的情况下，环形铁粒幼红细胞占比 ≥5%)的病例，应归类为 MDS-RS-MLD；⑤伴多系病态造血，而环形铁粒幼红细胞占比 ≥5% 但 <15%，同时 *SF3B1* 突变状态未知的病例，应归类为 MDS-MLD。

2. 临床表现

多数患者表现为一系或二系血细胞减少。部分患者表现为全血细胞减少。

3. 实验室检查

1)形态学检查　红细胞常为大细胞，且大小不等。骨髓常增生活跃或增生明显活跃，有核红细胞数量常增多，红系低增生的情况罕见。幼红细胞可见核间桥、分叶核、核出芽、多核和核巨幼样变等核畸形。PAS 染色可呈阳性。中性粒细胞病态造血主要表现为核染色质凝聚和分叶减少或不分叶(假性 Pelger-Huët 异常)，以及胞质少颗粒或缺失。巨核细胞病态造血包括核不分叶或低分叶、双核或多核，以及微小巨核细胞。

2)免疫分型　可出现幼稚前体细胞表型异常、粒系病态造血、单核细胞和红系病态造血等多系抗原表达模式异常。

3)细胞遗传学与分子生物学检验

(1)细胞遗传学：约 50% 的 MDS-MLD 患者可见克隆性细胞遗传学异常，包括 +8、−7、del(7q)、−5、del(5q)和 del(20q)以及复杂核型。

(2)分子生物学：约 50% 的患者出现体细胞突变，包括 *STAG2*、*ASXL1*、*SRSF2*、*RUNX1*、*CBL*、*TP53*、*TET2* 等突变。有 1%～5% 的患者有 *SF3B1* 突变，但环形铁粒幼红细胞占比在 1% 以下。

三、MDS 伴环形铁粒幼红细胞(MDS-RS)

1. 概述

MDS-RS 是指特征为血细胞减少、形态发育异常及环形铁粒幼红细胞占比 ≥15% 的一类 MDS。多数患者存在 *SF3B1* 突变，若存在此突变，环形铁粒幼红细胞占比 ≥5% 即可做出 MDS-RS 的诊断。环形铁粒幼红细胞定义为至少 5 个铁颗粒环绕核周至少 1/3 以上。根据病态造血累及系列，MDS-RS 分为两个亚型：伴环形铁粒幼红细胞和单系病态造血的 MDS(MDS-RS-SLD)和伴环形铁粒幼红细胞和多系病态造血的 MDS(MDS-RS-MLD)。

MDS-RS-SLD 占 MDS 病例的 3%～11%，患者表现为贫血、病态造血局限于红系。MDS-RS-MLD 约占 MDS 病例的 13%，患者表现为一系、二系或三系血细胞减少，并有二系或三系典型的血细胞发育异常。两类患者发病年龄相似，主要发生于老年人，中位发病年龄为 60～73 岁，无性别差异。诊断时应注意以下几点：①骨髓中髓系原始细胞占比 <5%，外周血白细胞分类中原始细胞占比 <1%，无 Auer 小体；②必须排除继发性环形铁粒幼红细胞增多症或遗传性铁粒幼红细胞增多症。

2. 临床表现

患者通常表现为难以纠正的贫血以及铁过载相关症状，少数 MDS-RS-SLD 患者可伴血小板减少或中性粒细胞减少，MDS-RS-MLD 患者二系以上减少更多见。

3. 实验室检查

1)形态学检查　常表现为大细胞正色素性贫血或正细胞正色素性贫血。外周血涂片中的成熟

NOTE

红细胞可呈现双相性,多数为正色素红细胞,少数为低色素红细胞。MDS-RS-SLD患者骨髓涂片可见幼稚红细胞增多,红系病态造血特征包括核分叶和巨幼样变,粒细胞和巨核细胞无明显病态造血(<10%)。MDS-RS-MLD患者除环形铁粒幼红细胞增加和红系病态造血外,还有一系或二系非红系细胞的显著病态造血(≥10%),除了存在环形铁粒幼红细胞之外,MDS-RS-MLD的形态特征通常与MDS-MLD相似。

2)免疫分型　MDS-RS-SLD表现为红系前体细胞发育模式异常,MDS-RS-MLD可出现包括红系在内的二系以上异常免疫学表型。

3)细胞遗传学与分子生物学检验

(1)细胞遗传学:5%～20%的MDS-RS-SLD患者伴有克隆性染色体,典型异常表现常涉及单个染色体;50%的MDS-RS-MLD患者可见细胞遗传学异常,常包括7号染色体缺失等高危异常核型。

(2)分子生物学:80%～90%的MDS-RS-SLD和30%～70%的MDS-RS-MLD患者存在 *SF3B1* 突变,并可伴 *TET2* 和 *DNMT3A* 多重突变,且在MDS-RS-MLD患者中比在MDS-RS-SLD患者中更常见。其他基因(如 *SRSF2*、*U2AF1* 和 *ZRSR2*)的突变见于少于10%的MDS-RS患者,且与 *SF3B1* 突变相互排斥。

四、MDS伴原始细胞增多

1.概述

MDS伴原始细胞增多(MDS-EB)是指特征骨髓中原始细胞占5%～19%,或外周血中原始细胞占2%～19%(但骨髓和外周血中原始细胞占比均小于20%)的一类MDS。根据生存期和AML的转化率分为两个亚类:MDS伴原始细胞增多1型(MDS-EB-1)和MDS伴原始细胞增多2型(MDS-EB-2)。MDS-EB-1定义为骨髓中原始细胞占5%～9%,或外周血中原始细胞占2%～4%(骨髓中原始细胞占比<10%,外周血中原始细胞占比<5%);MDS-EB-2定义为骨髓中原始细胞占10%～19%,或外周血中原始细胞占5%～19%。MDS-EB约占MDS的40%,主要见于50岁以上人群。诊断时应注意:无论哪个类型MDS,如果原始细胞中可见Auer小体,无论原始细胞占比为多少,均定义为MDS-EB-2。

2.临床表现

血细胞减少,包括贫血、血小板减少和中性粒细胞减少。

3.实验室检查

1)形态学检查　外周血常表现为1～3系减少伴形态异常。骨髓常增生明显活跃,病态造血可累及多系。骨髓活检可见不成熟前体细胞异常定位(ALIP)。骨髓增生减低和/或骨髓纤维化时,CD34免疫组化染色对确认原始细胞数量和异常定位十分重要。

2)免疫分型　CD34和CD117阳性细胞数量增多。原始细胞常表现为CD38$^+$、HLA-DR$^+$、CD13$^+$和/或CD33$^+$,可出现CD15、CD11b和/或CD65阳性等分化抗原不同步表达。20%的患者原始细胞表达CD7,10%的患者表达CD56,罕见表达其他淋巴系标志;CD7的表达与预后差相关。

3)细胞遗传学与分子生物学检验

(1)细胞遗传学:30%～50%的MDS-EB患者可见克隆性细胞遗传学异常,包括+8、-5、del(5q)、-7、del(7q)和del(20q)。也可见复杂核型。

(2)分子生物学:可出现剪切突变 *SRSF2*,与复杂核型、*TP53* 突变互斥。*IDH1*、*IDH2*、*ASXL1*、*CBL*、*RUNX1*、*RAS* 等基因突变比较常见。

五、MDS伴孤立del(5q)

1.概述

MDS伴孤立del(5q)又名5q−综合征,是MDS中唯一以细胞遗传学特征划分的独立亚型,以发现 del(5q)细胞遗传学异常为主要诊断依据。其常见于女性,中位发病年龄 67 岁,预后良好。诊断时应注意以下几点:①del(5q)独立存在或与一种其他类型的细胞遗传学异常并存,其他的细胞遗传学异常不包括 7 号染色体单体或 del(7q);②骨髓有核细胞计数中原始细胞占比<5%,且外周血白细胞分类计数中原始细胞占比<1%,无 Auer 小体;③只要满足其他诊断标准,环形铁粒幼红细胞可见时,不能排除 MDS 伴孤立 del(5q)的诊断;④其他方面符合 MDS 伴孤立 del(5q)的诊断标准,但若全血细胞减少(血红蛋白浓度<10 g/dL,中性粒细胞绝对计数<1.8×10⁹/L,血小板计数<100×10⁹/L),则归为 MDS-U。

2. 临床表现

主要表现为重度大细胞性贫血,30%~50%的患者可伴血小板增多。全血细胞减少罕见。

3. 实验室检查

1)形态学检查　骨髓常增生明显活跃或活跃,主要表现为不分叶和低分叶核且体积小的巨核细胞数量增多。大细胞性贫血与不分叶巨核细胞增多是该类 MDS 的特征性变化。

2)免疫分型　病态造血系列出现抗原表达模式异常。

3)细胞遗传学与分子生物学检验

(1)细胞遗传学:明确的 5 号染色体片段缺失;缺失片段长度和断裂点不定,但一定有 q31~q33 区带的缺失。可以有除 7 号染色体单体或 del(7q)以外的一项附加细胞遗传学异常,与 del(5q)为唯一细胞遗传学异常的病例具有相似的转归,也属于此类别。在伴随−7、del(7q)、两个或多个附加染色体异常及原始细胞增多时,预后差,不能归为此型。

(2)分子生物学:少数患者可伴 *JAK2* V617F 或 *MPL* W515L 突变,目前认为不改变其预后;少数患者可伴 *SF3B1* 突变;伴 *TP53* 突变与白血病转化风险升高有关,这种患者生存期短。

六、MDS-不能分类型(MDS-U)

1. 概述

MDS-U 即初诊时不满足 MDS 其他亚型诊断标准的 MDS。

2. 临床表现

患者临床表现与其他类型 MDS 相似,预后与 MDS-MLD 相似。

3. 实验室检查

MDS-U 没有特异的形态学表现。满足以下任一项,即可诊断为 MDS-U。

(1)其他检查均支持归类为 MDS-SLD、MDS-MLD、MDS-RS-SLD、MDS-RS-MLD 或 MDS 伴孤立 del(5q),但外周血白细胞分类中原始细胞占 1%(两次以上不同场合分类证实)。

(2)其他检查均支持归类为 MDS-SLD、MDS-RS-SLD 或 MDS 伴孤立 del(5q),但有全血细胞减少。需注意的是,MDS-MLD 及 MDS-RS-MLD 患者的全血细胞也可能减少。

(3)满足持续的血细胞减少,出现外周血原始细胞占比<2%及骨髓原始细胞占比<5%,并且具有 MDS 证据的细胞遗传学异常(表 12-1-1),但任意系列的明确的病态造血<10%。

对 MDS-U 患者应认真跟踪随访,留意疾病出现更特异的 MDS 亚型的证据,以判断其是否发展为其他亚型的 MDS。

七、MDS 其他分型

1. 儿童 MDS

儿童 MDS 非常少见,发病率为(1~4)/10⁶,中位发病年龄 6.8 岁,在 14 岁以下儿童造血组织肿瘤中占比小于 5%。儿童 MDS 诊断与成人 MDS 同样重要的是要排除非 MDS 的反应性疾病。与成人相比,患有儿童 MDS 者往往先有其他异常,包括行化疗或放疗,患有再生障碍性贫血和一些先天性综合征(如范科尼贫血、唐氏综合征、严重的先天性中性粒细胞减少症(Kostmann 综合征)、Shwachman-Diamond 综合征、先天性角化不良、无巨核细胞性血小板减少症、家族性 7 号染色单体

NOTE

综合征或 5q−、其他家族性 MDS 和 Bloom 综合征）。诊断时需注意：①大多数儿童 MDS 有多系增生异常，类似于 MDS-MLD 或 MDS-EB，但唐氏综合征相关病例除外；②MDS-SLD、MDS-RS、5q−综合征儿童罕见，如果考虑为儿童 MDS-RS 必须排除 Pearson 综合征；③原始细胞计数在 20%～29%范围内的患儿，其临床过程缓慢，往往类似于 MDS 而不是 AML，常以血细胞减少为主，而不是以原始细胞增生为主。

考虑到儿童 MDS 与成人 MDS 的差异性，很多儿童 MDS 不能像成人 MDS 一样分类，WHO在 2008 年版 MDS 分类中，建立了一个新的暂定类别，即儿童难治性血细胞减少症（RCC），在 2016年版的 MDS 分类中，MDS-RCC 仍作为暂定类别得到保留。此型为儿童 MDS 最常见类型，约占儿童 MDS 的 50%；各年龄组均可发病，无性别差异。主要表现为不适、出血、感染、发热，一般没有肝脾大。80%的 MDS-RCC 患者骨髓增生减低，常有明显的 1 系以上的发育异常。

2. 治疗相关 MDS

引起治疗相关 MDS 的机制尚未明了，主要是在接触导致 DNA 交联的化疗药物（烷化剂、铂类衍生物等）或暴露于电离辐射之后产生。高峰发病期出现在接受治疗后 5～6 年。最早可在治疗后 1 年左右出现临床症状，多数患者在治疗后 2 年以上发病。患者通常表现为血细胞减少和病态造血，骨髓可以表现为增生低下，常有环形铁粒幼红细胞。普通和复杂的细胞遗传学异常在治疗相关 MDS 中非常常见，特别是涉及 5 号和 7 号染色体的异常。骨髓纤维化的发生率较高。

3. 低增生性 MDS

低增生性 MDS 是指 MDS 有核细胞增生减低，在 MDS 分类中并不是特定的 MDS 亚型。多数 MDS 患者骨髓有核细胞增生活跃，但临床上有 10%～15%的成人 MDS 患者（儿童中比例更高），骨髓有核细胞增生减低，骨髓原始细胞可增多或不增多。一些研究表明，增生减低可能是 MDS 的一个独立的预后良好因素。低增生性 MDS 与再生障碍性贫血（AA）的鉴别诊断较为困难；明显的病态造血（最常见的是微小巨核细胞）、骨髓活检切片 CD34 染色阳性原始细胞增多，以及异常核型（不包括也可见于部分 AA 病例的 8 号染色体三体）有助于鉴别诊断。与 AA 相比，MDS 患者骨髓和外周血中细胞病态造血的特点往往更明显，并且血细胞减少程度与骨髓有核细胞减少程度不成比例。存在克隆性细胞遗传学异常支持 MDS 的诊断。诊断时，重要的是应排除毒素、感染或自身免疫性疾病引起的急性骨髓损伤。

4. MDS 伴骨髓纤维化

10%～15%的 MDS 患者中可见显著的骨髓纤维化，并不是特定的 MDS 亚型。多数伴有骨髓纤维化的患者有原始细胞增多和呈侵袭性临床过程。纤维化会影响骨髓穿刺取材从而导致诊断困难。这类患者的骨髓穿刺液常被外周血稀释，如果仅凭骨髓穿刺涂片做原始细胞计数可能被误认为是低度恶性 MDS。骨髓纤维化的分类标准与其他情况下的纤维化相同，在诊断名称后加上"F"（如 MDS-EB-1-F）。与骨髓增殖性肿瘤本身的原发性骨髓纤维化不同，MDS-F 患者通常没有脾大、幼红幼粒细胞增多或窦内造血，而表现为典型微小巨核细胞、其他病态造血以及原始细胞增多。纤维化的 MDS 与其他骨髓穿刺欠佳的 MDS 一样，原始细胞及微小巨核细胞的认定需要骨髓活检，CD34、CD117 和 CD61 免疫组化染色非常有价值。

本章小结

1. 骨髓增生异常综合征是一组起源于造血干/祖细胞异质性克隆性疾病，其特征为外周血细胞减少，髓系造血细胞一系或多系病态造血及无效造血，并有转化为白血病的倾向。WHO 2016 年版更新的分类将 MDS 分为 7 大亚型：①MDS 伴单系病态造血（MDS-SLD）；②MDS 伴多系病态造血（MDS-MLD）；③MDS 伴环形铁粒幼红细胞（MDS-RS），包括 MDS-RS-SLD 和 MDS-RS-MLD；④MDS 伴孤立 del（5q）；⑤MDS 伴原始细胞增多（MDS-EB），包括 MDS-EB-1 和 MDS-EB-2；⑥MDS-不能分类型（MDS-U），包括血液中有 1%的原始细胞型、单系病态造血并全血细胞减少型、

知识链接

NOTE

根据定义的细胞遗传学异常型;⑦儿童难治性血细胞减少症。

2.MDS形态学诊断的关键是血细胞的发育异常(病态造血)。但病态造血复杂多样,又非MDS所特有。病态造血不仅指造血细胞形态上的异常,也包括数量上的异常。MDS具有重复性克隆性细胞遗传学异常、非重复性克隆性细胞遗传学异常以及多个复杂的细胞遗传学异常,应进行常规检查。40%~60%的MDS患者具有非随机的染色体异常,其中以－5/5q－、－7/7q－、＋8、20q－和－Y较为多见。

思 考 题

1.WHO 2016 年版更新的 MDS 分型方案将 MDS 分为哪些类型?

2.WHO 明确的造血细胞病态造血特征有哪些表现?

3.低增生性 MDS 与 CAA 如何鉴别?

(杨再林)

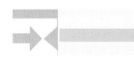

第十三章　骨髓增殖性肿瘤及其检验

学 习 目 标

1.掌握:常见骨髓增殖性肿瘤的血象、骨髓象特点及诊断要点,包括慢性髓细胞白血病、慢性中性粒细胞白血病、真性红细胞增多症、原发性血小板增多症、原发性骨髓纤维化及慢性嗜酸性粒细胞白血病-非特指型。

2.熟悉:骨髓增殖性肿瘤的病因、发病机制、临床表现、临床分型、诊断及鉴别诊断。

3.了解:骨髓增殖性肿瘤的分类。

案例导入

临床资料:患者,男,35岁,因白细胞计数增高,脾脏明显增大2个月入院。

实验室检查:

(1)血象:WBC 161.56×10^9/L;Hb 118 g/L;PLT 407×10^9/L;血涂片发现幼稚细胞。

(2)骨髓象:粒系增生明显活跃,占有核细胞总数的81%,原始粒细胞7%,早幼粒细胞11%,中性中、晚幼粒细胞43%,嗜酸性粒细胞12%、嗜碱性粒细胞8%;红系增生受抑制;骨髓全片巨核细胞408个,血小板多见。

(3)细胞化学染色:NAP阳性率5%,积分9分。

(4)细胞遗传学检查:分析25个分裂象细胞,Ph染色体阳性占19/25,阴性占6/25。

1.根据临床和实验室检查特点,该患者最有可能患有哪种疾病?诊断依据是什么?

2.试述该病的实验室检查特征。

骨髓增殖性肿瘤(myeloproliferative neoplasm,MPN)是克隆性造血干细胞疾病,以髓系中一系或多系分化相对成熟的细胞(粒系、红系、巨核系、肥大细胞)持续性异常增殖为特征。临床一般起病缓慢,肝、脾大,有血细胞质和量的异常,骨髓有核细胞增多,且可以向终末细胞成熟。随着疾病的进展,可出现无效造血、骨髓纤维化或转化为急性白血病。《造血与淋巴组织肿瘤WHO分类》(2008年版)将该类疾病命名为MPN,强调了其肿瘤特性。2016年版分类将MPN分为慢性髓细胞白血病(chronic myelocytic leukemia,CML)(*BCR-ABL1* 阳性)、慢性中性粒细胞白血病(chronic neutrophilic leukemia,CNL)、真性红细胞增多症(polycythemia vera,PV)、原发性骨髓纤维化(primary myelofibrosis,PMF)、原发性血小板增多症(essential thrombocythemia,ET)、慢性嗜酸性粒细胞白血病-非特指型(chronic eosinophilic leukemia-not otherwise specified,CEL-NOS)等。基因突变与MPN发病机制密切相关,常见的突变基因包括 *JAK2*、*CALR*、*MPL* 等,检测这些基因突变有助于诊断和鉴别不同类型的MPN。

第一节　慢性髓细胞白血病,*BCR-ABL1* 阳性

一、概述

慢性髓细胞白血病(CML)是一种造血干细胞克隆性增生性疾病。CML以髓系增生、外周血白

细胞增多和脾大为主要特征。在 CML 细胞中,可发现 Ph 染色体和/或 BCR-ABL1 融合基因。本病多见于成人,占成人白血病的 15%,全球年发病率为(1.6~2)/10 万,在我国年发病率为(0.3~0.99)/10 万。CML 在各年龄组均可发病,国内中位发病年龄为 45~50 岁,随年龄增长而发病率增高,是老年人白血病的主要病种,且男性多于女性,二者的比例为 1.4∶1。CML 发展缓慢,病程长达数年,自然病程(未经治疗)约为 3 年。大多数病例经慢性期(chronic phase,CP)、加速期(accelerated phase,AP),最后进入急变期(blast phase,BP)转化为急性白血病而死亡,因此 CML 的治疗应着重于慢性期早期,避免疾病转化。

1. 病因与发病机制

患者体内可检测到 BCR-ABL1 融合基因,90%~95% 的病例为经典型易位,即 9 号染色体 q34 上的 ABL1 基因易位至 22 号染色体 q11 的断裂点簇集区 BCR,产生 BCR-ABL1 融合基因。该染色体因在美国费城(Philadelphia)被发现,称为 Ph 染色体(易位后的 22 号染色体)。BCR-ABL1 融合基因产生的 P210 蛋白,具有很强的酪氨酸激酶活性,可致造血干细胞增殖失控,引发后续的髓系各细胞系过度增殖,导致 CML 的发生。该融合基因也可产生 P190 或 P230 蛋白。

2. 临床表现

部分患者可无任何症状,因其他疾病就诊时发现脾大和/或外周血白细胞计数增高而进一步检查诊断该疾病。但多数患者有以下两组临床表现。

(1)代谢增高综合征:患者有一系列代谢增高的表现,如乏力、多汗或盗汗、低热和体重减轻。原因是白血病细胞的代谢高于正常细胞,白细胞计数大于 $50×10^9/L$ 时上述症状更为突出。

(2)白血病细胞浸润造成的脏器肿大及相应表现:

①脾大。大多数患者因白细胞在脾内大量浸润,可增大至左肋缘下 3~4 cm,部分可平脐,少数可达脐下,伸入盆腔,可压迫周围脏器,产生左上腹不适、腹胀、食欲减退等症状。如脾脏在短期内急剧增大,可引发左上腹胀痛,并有触痛。此外,少数患者由于脾脏急剧增大,导致脾的血供受阻而发生脾梗死。

②胸骨压痛。部分患者胸骨中、下段压痛,尤其在血中白细胞计数明显升高者中更为突出。有时患者尚有自发的胸骨疼痛。胸骨压痛是由白血病细胞在胸骨内大量增殖,骨髓腔压力升高所致;白血病细胞侵犯骨膜,也是机制之一。

③其他表现包括肝大、淋巴结肿大等。部分患者可伴肝大,但程度轻。浅表淋巴结肿大在 CML 中较少见。少数患者白血病细胞浸润皮肤和皮下组织,可形成皮肤结节。如白血病细胞极度增多,多于 $100×10^9/L$,甚至更高时,可堵塞男性患者阴茎海绵体血管,造成阴茎持续勃起、疼痛,甚至因血供阻断而坏死。

自然病程下慢性期一般持续 1~4 年,随后逐渐进入加速期及急变期。此时患者表现为乏力、贫血、衰弱,往往出现出血倾向、不明原因的发热及关节痛、骨痛,原已消失或缩小的脾脏可在短期内增大。急变期患者预后极差,往往在数月内死亡。酪氨酸激酶抑制剂(TKI)的应用可使 CML 患者的 10 年总体生存率提高到 80%~90%。

二、实验室检查

1. 血象

红细胞计数和血红蛋白水平早期正常,随病情发展逐渐呈轻、中、重度降低。贫血呈正细胞正色素性,伴有骨髓纤维化时可见泪滴形红细胞,可见有核红细胞。白细胞计数显著升高,随病情进展可增高至 $(12~1000)×10^9/L$,分类可见各阶段粒细胞。慢性期以中性中、晚幼粒细胞,杆状核和分叶核粒细胞增多为主,常伴嗜酸性粒细胞和/或嗜碱性粒细胞增多,加速期嗜碱性粒细胞可多达 20% 以上。慢性期原始细胞不多,常低于 2%,随病情加速和急变逐渐增多。血小板水平通常增高,甚至高达 $1000×10^9/L$,加速期和急变期血小板可进行性减少,可见巨大血小板和畸形血小板,偶可见小巨核细胞。单核细胞的绝对值增高,但占比常小于 3%,p190 BCR-ABL1 型患者单核细胞可增多,与 CMML 相似,须与之鉴别。

2.骨髓象

CML 病程中慢性期和急变期的骨髓象有明显的差别。

(1)慢性期:有核细胞增生明显或极度活跃,G/E 值明显增高,可达 10～50,中性中、晚幼粒细胞,杆状核和分叶核粒细胞居多,嗜酸性粒细胞和/或嗜碱性粒细胞增多,原始细胞占比低于 5%,见图 13-1-1。粒细胞常有形态异常,细胞大小不一,可见 Pelger-Huët 样畸形。红系细胞早期增生活跃,急变期受抑制,伴有骨髓纤维化时,可见泪滴形红细胞。巨核细胞增多或正常,可见小于正常和多叶的小巨核细胞(dwarf megakaryocyte)。有些患者骨髓中可出现类似戈谢细胞(Gaucher cell)和海蓝细胞(sea-blue cell)的吞噬细胞。

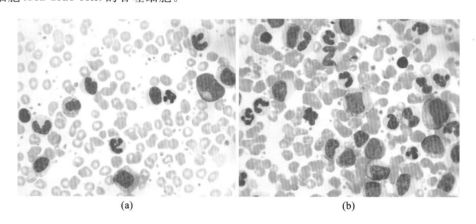

(a) (b)

图 13-1-1 慢性髓细胞白血病

(a)血象;(b)骨髓象(瑞特染色,×1000)

(2)加速期和急变期:CML 可向各种细胞类型的白血病转变,约 70% 的患者可急变为 AML,可以是粒细胞(包括嗜酸性粒细胞和嗜碱性粒细胞)、单核细胞、巨核细胞、幼红细胞变。20%～30%的患者急变为 ALL。急变的开始阶段称为加速期,原始细胞逐渐增多,并伴有嗜碱性粒细胞的进行性增多,完全急变后与相应的急性白血病骨髓象一致。

3.细胞化学染色

NAP 阳性率及积分明显减低,甚至为 0 分。若合并感染,NAP 积分可增高。治疗过程中,若 NAP 积分逐渐增高至正常,提示预后较好。

4.细胞免疫学表型分析

细胞免疫学表型分析在 CML 的急变方向预测和急变细胞类型确定中非常有价值。

5.骨髓病理学检查

慢性期骨小梁旁套状幼稚粒细胞常厚达 5～10 层(正常仅 2～3 层),成熟中性粒细胞处于骨小梁间区。30% 的患者骨髓网状纤维中度至显著增生。加速期常见小巨核细胞呈大簇状或片状分布及明显的网状纤维和胶原纤维。急变期骨髓中原始细胞灶性聚集占据骨髓很大的区域,如整个骨小梁间区,此时即使其余区域仍呈慢性期改变,仍推定为急变期。

6.细胞遗传学及分子生物学检验

(1)90%～95% 的 CML 患者可检出 Ph 染色体,即 t(9;22)(q34.1;q11),相应的融合基因为 *BCR-ABL1*。少数患者不是典型易位而是变异易位,如 22 号与非 9 号染色体之间的简单变异易位,或者是包括 9 号和 22 号染色体在内的 3 条或更多条染色体之间的复杂变异易位,又或者是 9q34.1 和 22q11.2 之间的隐秘异位,这些变异易位存在 *BCR-ABL1* 融合基因,但常规细胞遗传学分析检测不出来,需要应用 FISH 和/或 RT-PCR 进行检测。

(2)CML 进展至加速期和急变期时,会出现 Ph 染色体以外的克隆性染色体异常,如双 Ph、+8、i(17q)、+19、22q-和+21 等,通常比临床或血液学急变特征早出现 2～4 个月。

三、诊断和鉴别诊断

1. 诊断及分期

诊断 CML 时,血液学检验指标如血象、骨髓象、NAP、Ph 染色体、BCR/ABL1 有重要意义,CML 确诊后还应进行准确的分期。2016 年 WHO 造血与淋巴组织肿瘤分类中关于 CML 的临床分期及诊断标准如下所示。

在 2016 年版的分类中,CML 慢性期(CML-CP)诊断标准见表 13-1-1。CML 加速期(CML-AP)已不太常见,诊断标准包括血液学、形态学和细胞遗传学参数(表 13-1-2),通常是由遗传演变增加和 TKI 抗性出现所致。

表 13-1-1 CML-CP 诊断标准

序号	标　准
1	典型的临床表现、Ph 染色体和/或 BCR-ABL1 融合基因阳性
2	不符合加速期或急变期标准

注:诊断需要两项条件均符合。

表 13-1-2 CML-AP 诊断标准

血液学和细胞遗传学标准	对 TKI 反应的"临时"标准
①对治疗无反应的白细胞持续或逐渐增多($>10\times10^9$/L); ②对治疗无反应的脾脏持续或逐渐增大; ③对治疗无反应的血小板持续增多($>1000\times10^9$/L); ④与治疗无关的血小板持续减少($<100\times10^9$/L); ⑤外周血嗜碱性粒细胞占比≥20%; ⑥外周血和/或骨髓中原始细胞占 10%～19%*; ⑦诊断时 Ph+ 细胞中出现其他克隆性染色体异常,包括"主要路径"异常(第二条 Ph 染色体、8 号染色体三体、17q 等臂染色体、19 号染色体三体),复杂核型,或者 3q26.2 异常; ⑧治疗期间 Ph+ 细胞中出现任何新的克隆性染色体异常	①首次 TKI 治疗发生血液学抵抗(或首次 TKI 治疗未能达到完全血液学缓解**); ②连续 2 个 TKI 疗程,血液学、细胞遗传学或分子学检查中,至少有一项显示抵抗; ③TKI 治疗过程中发生两种或多种 BCR-ABL1 突变

注:诊断需要符合任何一项或一项以上的血液学和细胞遗传学标准或者对 TKI 反应的"临时"标准。

* 在血液或骨髓中发现典型的原始淋巴细胞,即使不到 10%,也应及时关注,淋巴系急变可以迅速发生,需要临床进一步关注并检查细胞遗传学。

** 完全血液学缓解:白细胞计数$<10\times10^9$/L,血小板计数$<450\times10^9$/L,分类无幼稚粒细胞,未触及脾大。

骨髓活检标本中大簇或大片小的异常巨核细胞,伴有显著的网状或胶原纤维化可以认为是加速期的证据,尽管这些通常与上面所列的一种或多种标准相关。

CML 急变期(CML-BP)的诊断仍然需要血液或骨髓中原始细胞占比≥20%,或者髓外存在原始细胞肉瘤(表 13-1-3)。但由于淋巴系急变发病可能相当突然,在血液或骨髓中发现原始淋巴细胞时,就应注意是否即将发生淋巴系急变,需要及时进行相关实验室检查以排除这种可能性。

表 13-1-3 CML-BP 诊断标准

序号	标　准
1	外周血或骨髓中,原始细胞占比≥20%
2	髓外原始细胞增殖(约见于 79% 的患者,其中 70% 为任一髓系或髓系中的混合,20%～30% 为淋巴系)
3	骨髓切片活检原始细胞呈大的局灶性或簇状增生

注:诊断需要符合任意一项。

2. 鉴别诊断

(1) CML、不典型 CML(aCML)及慢性粒-单核细胞白血病(chronic myelo-monocytic leukemia,CMML)的鉴别见表 13-1-4。

表 13-1-4　CML 与 aCML、CMML 的鉴别诊断

鉴别要点	CML	aCML	CMML
Ph/*BCR-ABL1*	＋	－	－
嗜碱性粒细胞	≥2％	<2％	<2％
单核细胞	<3％	>3％,但≤10％	>10％
幼稚粒细胞	>20％	10％～20％	≤10％
粒细胞病态造血	慢性期无,加速期/急变期有	明显	明显
骨髓原始粒细胞	<10％	<2％	<5％～20％

(2)由于血象、骨髓象有一定的相似之处,临床上 CML 还需与骨髓纤维化、类白血病反应及慢性中性粒细胞白血病(chronic neutrophilic leukemia,CNL)相鉴别,见表 13-1-5。

表 13-1-5　CML 与骨髓纤维化、类白血病反应、CNL 的鉴别诊断

鉴别要点	CML	骨髓纤维化	类白血病反应	CNL
病因	未明	未明	明确	未明
发热	常见于急变期	不常见	不定	不常见
贫血	明显	不一致	少见	明显
脾大	更明显	明显	无或轻度	明显
有核红细胞	无或少见	常见、量多	无或少见	无或少见
异形红细胞	不明显	常见泪滴状红细胞	不明显	不明显
白细胞计数	增多	正常、减少或增多	增多	增多
NAP 积分	降低或为零,急变期可增高	正常,增高或降低	增高	明显增高
骨髓涂片	中性中、晚幼粒细胞,杆状核粒细胞增生	多为干抽	中性中、晚幼粒细胞,杆状核粒细胞增生	中性粒细胞增多
骨髓病理学检查	粒系增生与脂肪组织取代一致	为纤维组织取代;有新骨髓组织形成,巨核细胞增多	粒系增生	粒系增生与脂肪组织取代一致
Ph 染色体	90％阳性	阴性	阴性	阴性
BCR/ABL1 融合基因	阳性	阴性	阴性	阴性

第二节　慢性中性粒细胞白血病

一、概述

慢性中性粒细胞白血病(CNL)是一种非常罕见的骨髓增殖性肿瘤,其特点为外周血中性分叶核粒细胞持续增多,早期阶段(早幼、中幼、晚幼)粒细胞一般少于5％。骨髓表现为显著的中性粒细胞增殖,粒红比甚至超过 20∶1,中、晚幼粒细胞和杆状核粒细胞增生,原始粒细胞和早幼粒细胞并不增加,与 CML 不同的是嗜碱性粒细胞和嗜酸性粒细胞常常缺如;幼红细胞相对减少;巨核细胞数量和形态正常,也可有轻度增多。各类型细胞均可发育至成熟阶段。

本病老年人发病率高,中位发病年龄为 66.5 岁,略多见于男性。本病预后不良,生存期较短,中位生存期约为 23.5 个月,向 AML 转化的中位时间约为 21 个月。常见的死亡原因是颅内出血、

疾病进展(或原始细胞转化)和化疗或移植相关的毒副反应。患者可有肝脾大,但无 Ph 染色体或 *BCR-ABL1* 融合基因,*CSF3R* T618I 突变是一个 CNL 高度特异而敏感的分子诊断标志,常与 *SETBP1* 或 *ASXL1* 突变同时存在。诊断时需排除反应性中性粒细胞增多、类白血病反应和其他骨髓增殖性肿瘤如 CML p230 *BCR-ABL1*$^+$。

1. 病因与发病机制

CNL 的病因目前尚不明确,*CSF3R* T618I 突变是 CNL 的特异性基因改变。*CSF3R* 基因定位于染色体 1p34.3,编码集落刺激因子 3 受体蛋白,又称粒细胞集落刺激因子受体(granulocyte colony-stimulating factor receptor,G-CSFR),是造血细胞受体超家族成员。G-CSFR 作为 G-CSF 的受体,具有促进中性粒细胞增生及分化等功能。G-CSFR 本身没有内源性酪氨酸激酶活性,但是可以通过与配体结合而改变构象从而刺激多种与细胞活动相关的酪氨酸激酶,包括 JAKs、SRC 激酶家族以及 SYK、TNK 等,重要的通道系统包括信号转导通路 STAT、磷酸肌醇 3 激酶(PI3K)-AKT 以及 RAS-MAPK 等。此外,*ASXL1* 与 *SETBP1* 基因在 CNL 患者体内也有较高的突变率。*JAK2* V617F 及 *CALR* 突变在 CNL 患者中也有报道。

2. 临床表现

CNL 起病的平均年龄在 65 岁左右,也有年轻的患者,但以中老年患者多见,发病患者中男性略多于女性。CNL 起病缓慢,患者早期常无自觉症状,可出现乏力、低热、多汗或盗汗、体重减轻等代谢亢进的表现。患者由于脾大而感左上腹坠胀及食后饱胀,约半数患者存在肝大,部分患者有胸骨中下段压痛。当白细胞水平极度增高时可发生“白细胞淤滞症”,表现为呼吸窘迫、头晕、言语不清、中枢神经系统出血、阴茎异常勃起等,慢性期一般为 1～4 年,以后逐渐进入加速期,直至急变期。

二、实验室检查

1. 血象

外周血白细胞计数≥25×10^9/L;中性分叶核和杆状核粒细胞占白细胞的比例>80%,中性粒细胞前体(包括早幼粒、中幼粒和晚幼粒细胞)占比<10%,原始粒细胞罕见;单核细胞计数<1×10^9/L,无病态造血粒细胞。

2. 骨髓象

中性粒细胞增多、比例增高,细胞成熟正常;原始粒细胞占比<5%。

3. 中性粒细胞碱性磷酸酶染色

NAP 积分一般增高,偶见正常或减低。

4. 细胞遗传学及分子生物学检验

BCR-ABL1 融合基因/蛋白检测对不典型 CNL 与 CML 的鉴别起着非常重要的作用。

三、诊断和鉴别诊断

1. 诊断要点(参考 WHO 2016 年版诊断标准)

(1)外周血白细胞计数≥25×10^9/L;中性分叶核和杆状核粒细胞占白细胞的比例>80%,中性粒细胞前体(包括早幼粒、中幼粒和晚幼粒细胞)占比<10%,原始粒细胞罕见;单核细胞计数<1×10^9/L,无病态造血粒细胞。

(2)增生性骨髓象,中性粒细胞比例和绝对值增多,为成熟中性粒细胞;原始粒细胞占比<5%。

(3)不符合 WHO *BCR-ABL*$^+$ CML、真性红细胞增多症(PV)、原发性血小板增多症(ET)和原发性骨髓纤维化(PMF)的诊断标准。

(4)无 *PDGFRA*、*PDGFRB*、*FGFR1* 重排或 *PCM1-JAK2* 融合基因。

(5)存在 *CSF3R* T618I 或其他 *CSF3R* 激活突变。无 *CSF3R* 突变时,需要符合中性粒细胞持续增多(至少 3 个月)、脾大且没有可以识别的反应性中性粒细胞增多的原因,包括浆细胞肿瘤,或

NOTE

细胞遗传学/分子学检查有髓系细胞克隆性增生的证据等条件。

2.鉴别诊断

(1)类白血病反应:类白血病反应大多数有明显的相关原因,如胰腺炎、肿瘤、结缔组织病、吸烟引起中性粒细胞增多和细菌感染等。血小板和血红蛋白大多正常,原发性疾病控制后,白细胞可恢复正常。

(2)CML:CML患者中中性粒细胞碱性磷酸酶水平明显下降,而在CNL患者中可增高或正常。另外,进行 *BCR-ABL1* 融合基因测定,可以完全将CNL与CML区分开来。CML中约半数患者有明显的血小板增多和骨髓巨核细胞增生,而CNL中多数患者没有这样的特点。

(3)骨髓纤维化、原发性血小板增多症、真性红细胞增多症等:此类疾病往往存在 *JAK2* 突变,但 *CSF3R* T618I 突变较为少见。

第三节　真性红细胞增多症

一、概述

真性红细胞增多症(PV)是一种多能造血干细胞克隆性紊乱、以红系细胞异常增殖为主的骨髓增殖性肿瘤(MPN),其特征是红细胞数量的增加,脱离了红细胞生成的正常调节机制。1892年Vaquez首先对本病进行了描述;1908年,Osler系统地总结了本病的临床特征,并将其命名为真性红细胞增多症。PV约占MPN的22%,随年龄的增长,其发病率逐渐增高,以70岁以上人群多见。

本病的发病与红细胞生成素(erythropoietin,EPO)无密切关系,患者EPO水平不仅不会增高,往往明显降低甚至缺如。对PV患者红细胞生成素受体(erythropoietin receptor,EpoR)的研究表明,大多数患者未发现任何异常,但在家族性患者中,发现有 *EpoR* 突变。几乎所有病例都有 *JAK2* 基因突变,90%～95%的患者可发现 *JAK2* V617F 突变。

JAK2属于Janus激酶(Janus Kinases,JAKs)家族,酪氨酸激酶的一种,影响基因的转录调节。*JAK2* 基因特定位点的突变将破坏正常JAK2蛋白酪氨酸激酶活性的自我抑制作用,导致造血细胞的异常增生。*JAK2* V617F 突变即位于14号外显子JH2结构域的第617位缬氨酸错义编码为苯丙氨酸,见图13-3-1。

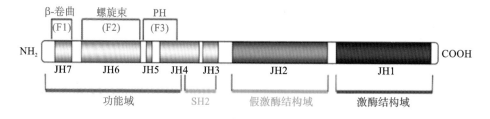

图 13-3-1　JAK2 结构图

正常情况下,无EPO时EpoR与野生型JAK2结合形成无活性二聚体,不产生信号,红系祖细胞不增生。存在EPO时,EPO与EpoR结合诱导其发生构象变化,促使JAK2和EpoR胞质处的尾部片段发生磷酸化,继而导致EpoR信号通过JAK2、STAT等组成的通路进行传导,红系祖细胞随之增生。*JAK2* V617F 突变导致JAK2活性增强,发生自我磷酸化激活,进而激活信号转导及转录激活因子等下游信号转导途径,即使无EPO时上述信号转导也能持续增强而发生PV。*JAK2* V617F 或其他功能类似的 *JAK2* 突变还可导致粒系和巨核细胞也发生增殖,即"全髓增殖"。

PV的临床特点:起病缓慢、病程长。皮肤及黏膜呈红紫色,尤以两颊、口唇、眼结膜和手掌等处显著。常见头晕、头痛、头胀、心慌、畏热、多汗、皮肤瘙痒等及血管、神经系统受累表现。随病情进展出现肝脾大,以脾大为突出表现,易发生血栓和出血。实验室以全血容量增多,红细胞数量增多伴白细胞和血小板数量增多为主要改变。

PV病程分为三个时期。

(1)前驱性多血前期:红细胞和血红蛋白指标在参考范围的高界限处。

(2)明确的多血期:红细胞容量显著增大。

(3)"消耗期"或骨髓纤维化期(post-PV MF):贫血或其他血细胞减少。

PV的自然进展也包括演化为骨髓增生异常/白血病前期和/或急性白血病,但发生率不高。

二、实验室检查

1.血象

红细胞计数明显升高,男性$>6.5\times10^{12}$/L,女性$>6.0\times10^{12}$/L;血红蛋白水平增高,男性>180 g/L,女性>170 g/L;网织红细胞计数正常;红细胞比容男性>0.54,女性>0.50;红细胞形态大致正常。疾病晚期可因骨髓纤维化而出现贫血。白细胞计数为$(11\sim30)\times10^9$/L,随病情进展白细胞计数明显增高,分类可有核左移现象。血小板计数$>300\times10^9$/L,可见巨型或畸形血小板。

2.骨髓象

PV可以使已经脂肪化的骨髓再转变为红骨髓,因此红骨髓总量增多,并有红色加深的改变。骨髓涂片增生程度多为明显活跃或极度活跃,粒系、红系、巨核系均增生,以红系增生最为显著。各系间的比例可基本维持正常。红系以中、晚幼红细胞增多为主;粒系以中性晚幼粒细胞及杆状核粒细胞多见,有时可以看到原始粒细胞计数高于正常;巨核细胞不仅数量增多,而且体积增大,胞质周围有血小板,成片或成团出现,见图13-3-2。

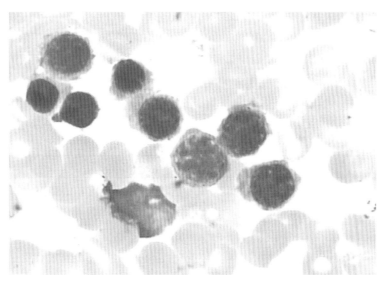

图13-3-2 真性红细胞增多症骨髓象

3.细胞化学染色

NAP积分>100分,骨髓铁染色示细胞外铁减少或消失(铁相对缺乏引起)。

4.细胞遗传学及分子生物学检验

95%以上的患者可出现 *JAK2* V617F突变,无Ph染色体或 *BCR-ABL1* 融合基因。约20%的患者初诊时可见+8、+9、del(20q)、del(13q)、del(9p)等染色体改变,有时+8、+9同时出现。

5.骨髓病理学检查

脂肪组织被造血细胞替代,有网状纤维增生和/或骨髓纤维化。巨核细胞在骨髓病理切片上成片、成团出现。

6.其他检查

全血容量、红细胞容量均增加,血液比重增加至$1.070\sim1.080$,全血黏度增加,可达正常的5~6倍。红细胞沉降率减慢,维生素B_{12}和尿酸水平增高,血清铁浓度正常或减低,总铁结合力正常或增高,铁转换率增高。

三、诊断和鉴别诊断

1. 国内诊断标准

(1)临床上有多血症表现:①皮肤、黏膜呈绛色,尤以两颊、口唇、眼结膜、手掌等处为著。②脾大。③高血压,或病程中有血栓形成。

(2)实验室检查:①血红蛋白水平及红细胞计数明显增高;未治疗前多次检查血红蛋白水平大于 180 g/L(男性),或大于 170 g/L(女性);红细胞计数$>6.5\times10^{12}$/L(男性),或红细胞计数$>6.0\times10^{12}$/L(女性);②红细胞容量绝对值增加:按 ^{51}Cr 标记红细胞法或 ^{99}Tc 标记红细胞法,红细胞容量绝对值增加,男性大于 39 mL/kg,女性大于 27 mL/kg;③红细胞比容增高:男性大于 0.54,女性大于 0.50;④无感染及其他原因引起的多次白细胞计数$>11.0\times10^9$/L;⑤多次血小板计数$>300\times10^9$/L;⑥外周血 NAP 积分>100 分;⑦骨髓象显示增生明显活跃或活跃,粒系、红系与巨核系均增生,尤以红细胞最为显著。

(3)排除继发性红细胞增多症(secondary erythrocytosis),如高原性红细胞增多症,慢性肺部疾病引起的红细胞增多,先天性心脏病,肺换气不良综合征以及异常血红蛋白病,某些肿瘤、囊肿和血管异常引起红细胞增多等。

(4)排除相对红细胞增多症(relative erythrocytosis),如因大量出汗,严重呕吐、腹泻,休克等原因引起的暂时性红细胞增多,以及慢性相对性红细胞增多。

诊断 PV 时,可使用以下两种方法,最好采用 A 法,确无条件测红细胞容量时,则采用 B 法。

A 法:具有上述(1)中任何两项,加(2)中①及②项,再加上(3)即可诊断本病。

B 法:具有(1)中第①及②项,加(2)中①项(标准改为男性多次血红蛋白水平大于 200 g/L,女性大于 190 g/L)。此外,尚需具备(2)中③项至⑦项中任何四项;再加上(3)及(4)方可诊断本病。

2. WHO 诊断标准

2016 年版 WHO 诊断标准见表 13-3-1。

表 13-3-1 真性红细胞增多症(PV)诊断标准

标准	内 容
主要标准	1. 血红蛋白水平男性大于 165 g/L,女性大于 160 g/L;或者红细胞比容男性大于 49%,女性大于 48%;或者红细胞总量增加(red cell mass,RCM)* 2. 骨髓活检显示与患者年龄不相称的细胞量增加,三系(全髓)明显增生,包括红系、粒系和巨核系**。巨核细胞的特点是细胞成熟和大小不一的多形性 3. 存在 *JAK2* V617F 或 *JAK2* 外显子 12 突变
次要标准	血清 EPO 水平低于正常

注:诊断要求符合所有 3 条主要标准,或者符合主要标准的前 2 条和次要标准;

* 红细胞总量大于平均正常预测值 25%;

** 绝对红细胞持续增多病例中:男性血红蛋白水平>185 g/L(红细胞比容 55.5%)、女性血红蛋白水平>165 g/L(红细胞比容 49.5%),如果第 3 条主要标准和次要标准都符合,第 2 标准(骨髓活检)可以不做要求。但是,最初的骨髓纤维化(高达 20%的患者)只有通过骨髓活检评判;若这一检查阳性可以预测患者可能快速进展为明显的骨髓纤维化,即真性红细胞增多症后骨髓纤维化。

本病的诊断应注意与继发性红细胞增多症和相对性红细胞增多症鉴别,见表 13-3-2。

表 13-3-2 PV 与继发性红细胞增多症和相对性红细胞增多症的鉴别

鉴别要点	PV	继发性红细胞增多症	相对性红细胞增多症
血红蛋白与红细胞计数	增加	增加	增加
红细胞比容	增加	增加	正常
白细胞计数、血小板计数	增加	正常	正常

鉴别要点	PV	继发性红细胞增多症	相对性红细胞增多症
骨髓象	三系增生	红系增生	正常
NAP 积分	增加	正常	正常
脾大	有	无	无
EPO 水平	降低或正常	增高	正常
血清维生素 B_{12} 浓度	增高	正常	正常
体外内源性红系集落	生长	不生长	不生长

第四节　原发性血小板增多症

一、概述

原发性血小板增多症(ET)是克隆性造血干细胞疾病,特征是骨髓巨核细胞过度增殖,外周血中血小板数量明显增多且伴有质量异常,是 MPN 的一种。1920 年由 Di Guglielmo 首先报道,约半数患者存在 *JAK2* V617F 突变。

本病病程缓慢,多见于 50~60 岁的中老年人,年发病率为(0.6~2.5)/10 万。临床上主要表现为自发性出血倾向和/或血栓形成,半数患者有脾大、充血,可有广泛性栓塞,少数患者有脾纤维化和脾萎缩。血小板极度增生可造成微血管血栓性损害。血栓可发生于下肢静脉、脾静脉、肠系膜静脉以及肾、肺、脑等不同部位。随着血栓的形成,相应部位可发生坏死和/或继发性萎缩性病变等。本病可有骨髓外浸润,巨核系细胞的增生不仅限于骨髓,亦可累及骨髓外组织,主要是肝、脾等组织内出现髓外以巨核系细胞为主的增生灶,肝、脾多呈轻、中度肿大。

二、实验室检查

1.血象

血小板计数明显升高,多数在(1000~3000)$\times 10^9$/L 之间,血小板形态一般正常,但也可见巨大型、小型和畸变型血小板及颗粒增多的血小板,常聚集成团。白细胞计数可正常或增高,95% 的患者在 10×10^9/L 以上,偶可达到(40~50)$\times 10^9$/L,一般不超过 50×10^9/L。白细胞分类以中性分叶核粒细胞为主,偶可见到幼稚粒细胞,部分患者可有嗜酸性、嗜碱性粒细胞增多。红细胞计数一般正常,10%~30% 的患者红细胞轻度增多,大小不均,在脾萎缩时可出现 Howell-Jolly 小体及嗜碱性点彩红细胞。若长期反复出血,可出现小细胞低色素性贫血。

2.骨髓象

骨髓穿刺可出现"干抽"现象。骨髓增生活跃或明显活跃,主要为巨核细胞增生。原始幼稚巨核细胞均可增多,颗粒型及产板型巨核细胞增生更为明显,巨核细胞胞体巨大,细胞质丰富,核分叶增多,有大量血小板聚集成团,见图 13-4-1。

3.细胞化学染色

NAP 积分增高。

4.血小板功能检测

(1)聚集功能异常:45%~72% 的患者有自发性血小板聚集性增高,60%~80% 的患者血小板缺乏对肾上腺素和 ADP 的聚集反应。

(2)膜受体异常:患者血小板膜 α-肾上腺素能受体及 PGD2 受体减少或缺如,致使 cAMP 生成减少,血小板聚集活性增强。

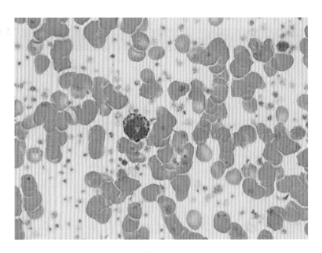

图 13-4-1 原发性血小板增多症骨髓象

（3）获得性储存池病：患者血小板致密颗粒减少，其内含物如 ADP、ATP、5-HT 的摄取和储存减少；α 颗粒中 β-TG、PF$_4$、TSP 的浓度也降低，但血浆中浓度增高。

（4）花生四烯酸代谢异常：约 40% 的患者花生四烯酸代谢异常，缺乏脂氧酶，而环氧化酶代谢途径增强，导致 TXA2 增多、cAMP 减少，易诱发血栓形成。

5.骨髓病理学检查

本病有时伴轻至中度纤维组织增多。

6.细胞遗传学及分子生物学检验

未发现特异性的细胞遗传学改变，仅有 5%～10% 的异常核型，细胞遗传学在诊断 ET 中的作用有限，以＋8、＋9、del(13q22) 多见。40%～50% 的患者有 *JAK2* V617F 突变，30% 的患者有 *CALR* 突变，3% 的患者有 *MPL* 突变；21% 的患者上述三个基因突变阴性，这部分患者中有一部分通过全基因组测序或其他敏感的分子生物学技术发现具有获得性的功能突变如 *MPL* S204P 和 *MPL* Y591N 突变。虽然这些突变对 ET 不具备特异性，在 PV、PMF 中也可出现，但在反应性血小板增多症中为阴性，可以据此鉴别。

三、诊断和鉴别诊断

出现原因不明的血小板持续增多，骨髓中巨核细胞显著增生，大量血小板聚集形成，脾大、出血或血栓形成等临床表现，可考虑 ET 的诊断。

1.国内诊断标准

《原发性血小板增多症诊断与治疗中国专家共识（2016 年版）》提出 ET 的诊断标准建议采用WHO（2016）诊断标准。

2.美国血液学会（ASH）推荐诊断标准

根据 *BCR-ABL1* 阴性 MPN 分子致病机制的最新研究进展，美国血液学会推荐了最新的 ET诊断标准，其条件包括以下几点。

A1：血小板计数＞600×10^9/L，持续至少两个月。

A2：获得性的 *JAK2* V617F 点突变。

B1：排除反应性血小板增多症，如正常的炎症指标等。

B2：无铁缺乏的证据，即骨髓中可染铁或平均红细胞容积（MCV）正常。

B3：无 PV 的证据，即铁储备正常的情况下，红细胞容积正常，红细胞比容（HCT）正常。

B4：无慢性白血病的证据，即无 Ph 染色体或 *BCR-ABL1* 融合基因。

B5：无骨髓纤维化的证据，即无胶原纤维化或≤2 级的网状纤维化（应用 0～4 级分级）。

B6：无 MDS 的证据，即无明显增生不良的现象，无 MDS 相关的细胞遗传学异常。

符合 A1、A2 和 B3～B6 为 *JAK2* V617F 阳性的 ET;符合 A1 和 B1～B6 为 *JAK2* V617F 阴性的 ET。

3. WHO(2016)诊断标准

WHO(2016)诊断标准见表 13-4-1。

表 13-4-1　ET 诊断标准(WHO 2016)

标准	内　　容
主要标准	1. 血小板计数≥450×10⁹/L 2. 骨髓活检显示以巨核细胞增生为主,主要特征是成熟巨核细胞伴有核分叶过多(高核分叶)和体积增大;中性粒细胞和有核红细胞无明显增多或无细胞成熟不佳;很少见网状纤维轻度增多(1级) 3. 不符合 *BCR-ABL1* 阳性 CML、PV、PMF、MDS 或其他髓系肿瘤的 WHO 诊断标准 4. 存在 *JAK2* V617F 或 *CALR*、*MPL* 突变
次要标准	存在克隆性标志物或无反应性血小板增多症的证据

注:诊断需要满足 4 条主要标准,或前 3 条主要标准和次要标准。

ET 应与继发性血小板增多症相鉴别,后者是继发于多种疾病的反应性血小板增生性疾病,临床上较为常见,其主要原因为感染、贫血、肿瘤、脾切除术后及骨髓增殖性肿瘤等,见表 13-4-2。

表 13-4-2　ET 与继发性血小板增多症的鉴别要点

鉴别点	ET	继发性血小板增多症
病因	不明	继发于某种病理或生理因素
病期	持续性	常为暂时性
出血和血栓形成	常见	少见
脾大	常有	常无
血小板计数	常大于 1000×10⁹/L	小于 1000×10⁹/L
血小板功能和形态	多不正常	一般正常
白细胞计数	90%增高	一般正常
巨核细胞总数	明显增多	轻度增多
平均巨核细胞容积	增大	减小
急性时相反应物(IL-6、CRP、Fg)	通常正常	常明显增高
骨髓网状纤维	可见	无
细胞遗传学异常	可有	无

第五节　原发性骨髓纤维化

一、概述

原发性骨髓纤维化(PMF)是一种以骨髓巨核细胞和粒系细胞增生为主要特征的克隆性 MPN,伴有骨髓结缔组织反应性增生和髓外造血。临床上以贫血及脾大为主要特征,血涂片中可见特征性的泪滴样红细胞、幼红/幼粒细胞及巨大血小板。

PMF 的病因及发病机制目前尚不清楚,可能与成纤维细胞的异常增生相关。本病病理早期为骨髓纤维化前期(prefibrotic stage),骨髓各系细胞均见程度不一的增生,以巨核细胞增生为主且伴少量网状纤维,进展至骨髓纤维化期(fibrotic stage)时,表现为骨髓造血细胞明显减少,以网状纤维

NOTE

或胶原纤维增生为主,常伴骨髓硬化。

本病多见于中老年人,中位发病年龄为 60 岁,起病缓慢,开始多无自觉症状,常因常规体检有脾增大、贫血或血小板减少而被发现。主要症状为疲倦、呼吸困难、体重减轻、盗汗、低热及出血。部分患者可因高尿酸血症出现痛风性关节炎和肾结石。由于髓外造血可引起相应器官的症状,几乎所有患者有脾大,约 50% 的患者就诊时脾大已达盆腔。脾大与脾血流量增加、肝内血流阻力增高及脾髓外造血有关,质多坚硬,表面光滑,无触痛。少数患者无脾大。约 30% 的患者有肝大,多为轻到中度肿大,个别患者可达脐下,质坚而不痛,表面光滑,多为肝脏髓外造血的表现。有 10%～20% 的患者合并肝硬化,可能由肝窦周围血管血栓性阻塞及肝窦内髓外造血所致。本病预后较差,尚无满意的治疗方法,部分患者最终转化为白血病。

二、实验室检查

1. 血象

外周血出现泪滴样红细胞、幼红细胞及幼粒细胞或巨大血小板是本病的特征之一。大多数患者就诊时有轻重不等的贫血,晚期可有严重贫血,红细胞形态有明显的大小不一及畸形,网织红细胞占比 2%～5%。白细胞计数高低不一,早期大部分患者增多,一般为 $(10～30)×10^9/L$,分类中以成熟中性粒细胞为主,也可见到中幼粒及晚幼粒细胞,少数可见 5% 以下的原始粒细胞和早幼粒细胞。血小板计数和功能均有异常,早期血小板可增多,个别可达 $1000×10^9/L$,血小板随病情进展逐渐减少,外周血中可见到大而畸形的血小板。见图 13-5-1。

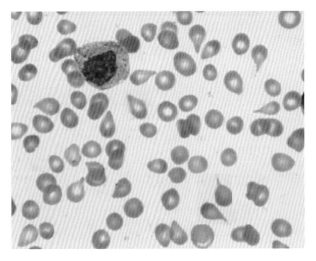

图 13-5-1　原发性骨髓纤维化血象

2. 骨髓象

骨髓穿刺出现"干抽"现象是本病的一个特点,骨髓涂片显示早期有核细胞增生活跃,中晚期出现有核细胞增生减低。

3. 细胞化学染色

70% 患者 NAP 活性异常增高。

4. 骨髓病理学检查

根据骨髓中保留的造血组织和纤维组织增生的程度不同,骨髓病理改变可分为三期:①早期(全血细胞增生期),造血细胞占 70% 以上,红系、粒系及巨核系细胞均显著增多,脂肪空泡消失,可见网状细胞增生,网状纤维增厚;②中期(骨髓萎缩和纤维化期),造血细胞约占 30%,骨髓纤维组织增生突出,可见大量网状纤维和胶原纤维增生,呈束状或网状排列,窦状腔内可见活动性造血灶;③晚期(骨髓硬化期),骨髓腔变狭窄,骨小梁增多,约占骨髓的 30%,纤维组织显著增生,除巨核细胞可见外,其他造血细胞显著减少或消失。

5. 细胞遗传学及分子生物学检验

无特异性的遗传学改变,约 60% 的患者有克隆性染色体异常,常见者为 +8、−7、del(7q)、del(11q)、del(20q) 及 del(13q),也可见到单倍体、三倍体及非整倍体,无 Ph 染色体,del(13)(q12～22) 或 der(6)t(1;6)(q21～23;p31.3) 的存在提示考虑 PMF 的可能。50%～60% 的患者有 *JAK2* V617F 突变,30% 的患者有 *CALR* 突变,8% 的患者有 *MPL* 突变;12% 的患者上述三个基因突变阴性,这部分患者中有一部分通过全基因组测序或其他敏感的分子生物学检查发现具有获得性的功能突变如 *MPL* S204P 和 *MPL* Y591N 突变。少数患者有 *MPL* W515L 突变,无 *BCR-ABL1* 融合基因。有核型异常者常预示着向白血病转化。

三、诊断和鉴别诊断

凡中年以上患者,有原因不明的巨脾,外周血出现幼粒细胞和幼红细胞、泪滴状红细胞,骨髓穿刺有干抽时,应考虑本病的可能并进行骨髓病理学检查以进一步证实,骨髓病理有明显的网状纤维和胶原纤维增多是确诊本病的依据之一。

1. 国内诊断标准

《原发性骨髓纤维化诊断与治疗中国指南(2019 年版)》提出 PMF 的诊断标准采用 WHO(2016)诊断标准。

2. WHO(2016)诊断标准

纤维化前 PMF(prePMF)和明显纤维化期 PMF(overt-PMF):prePMF 和 overt-PMF 的诊断标准分别见表 13-5-1 和表 13-5-2。表 13-5-3 所示为骨髓网状纤维和胶原纤维的纤维化分级。

表 13-5-1 prePMF/早期(early)PMF 诊断标准(WHO 2016)

标准	内 容
主要标准	1. 巨核细胞增生和细胞异形,不存在大于 1 级的网状纤维化(即≤MF-1),骨髓增生程度年龄调整后常增高,粒系增生,红系造血常减低
	2. 不符合 *BCR-ABL1* 阳性 CML、PV、ET、MDS 或其他髓系肿瘤的 WHO 诊断标准
	3. 存在 *JAK2* V617F、*CALR* 或 *MPL* 突变;或者无这些突变时,有其他克隆性标志物* 或无较轻的反应性骨髓网状纤维化**
次要标准	连续 2 次检查证实,至少存在以下内容中的一项:①非合并疾病导致的贫血;②白细胞计数≥11×10⁹/L;③可扪及的脾大;④LDH 水平高于参考区间上限

注:诊断需要满足所有 3 条主要标准和至少 1 条次要标准;* 检测到常见的伴随突变(如 *ASXL1*、*EZH2*、*TET2*、*IDH1/IDH2*、*SRSF2*、*SF3B1*)有助于确定疾病是否为克隆性质;** 较轻的骨髓网状纤维化(1 级)继发于感染、自身免疫性疾病或其他慢性炎症,毛细胞白血病或其他淋巴系肿瘤、转移性恶性肿瘤,中毒性(慢性)骨髓病变。

表 13-5-2 overt-PMF 诊断标准(WHO 2016)

标准	内 容
主要标准	1. 巨核细胞增生和细胞异形,伴网状和/或胶原纤维化 2 级或 3 级
	2. 不符合 ET、PV、*BCR-ABL1* 阳性 CML、MDS 或其他髓系肿瘤的 WHO 诊断标准
	3. 存在 *JAK2*、*CALR* 或 *MPL* 突变;或者无这些突变时,有其他克隆性标志物* 或无反应性骨髓纤维化**
次要标准	连续 2 次检查证实,至少存在以下内容中的一项:①非合并疾病导致的贫血;②白细胞计数≥11×10⁹/L;③可扪及的脾大;④LDH 水平高于参考范围上限;⑤幼红、幼粒细胞性贫血

注:诊断需要满足所有 3 条主要标准和至少 1 条次要标准;* 检测到常见的伴随突变(如 *ASXL1*、*EZH2*、*TET2*、*IDH1/IDH2*、*SRSF2*、*SF3B1*)可以帮助确定疾病的克隆性质;** 骨髓纤维化继发于感染、自身免疫性疾病或其他慢性炎症,毛细胞白血病或其他淋巴系肿瘤、转移性恶性肿瘤,中毒性(慢性)骨髓病变。

NOTE

245

表 13-5-3　骨髓纤维化分级(WHO 2016)

分级	所见特征
MF-0	无交叉分散的线型网硬蛋白,与正常骨髓一致
MF-1	许多交叉松散的网硬蛋白网,尤其在血管周围区域
MF-2	广泛交叉的弥漫而密集的网硬蛋白增多,偶见由胶原构成的灶性厚纤维束和/或局灶性骨硬化
MF-3	广泛交叉的弥漫而密集的网硬蛋白增多,以及由胶原构成粗糙的厚纤维束,通常伴有骨硬化

注:纤维密度应在造血区域进行评估,MF-2 或 MF-3 者建议加做三色染色。

确诊本病时应排除 CML、急性白血病、骨髓转移癌、多发性骨髓瘤及淋巴瘤等,尤其须注意与 CML 相鉴别,见表 13-1-5。

本章小结

1.骨髓增殖性肿瘤是克隆性造血干细胞疾病,以髓系中一系或多系分化相对成熟的细胞(粒系、红系、巨核系、肥大细胞)持续性异常增殖为特征,临床一般起病缓慢,肝、脾大,有血细胞质和量的异常。

2.慢性髓细胞白血病(CML)是起源于造血干细胞的克隆性骨髓增殖性肿瘤,90%以上的患者有恒定的、特征性的 Ph 染色体及其分子标志 *BCR-ABL1* 融合基因。最突出的体征是脾大。CML 自然病程是由慢性期进展为加速期,最后发展为急变期。血象慢性期以中性中、晚幼粒细胞、杆状核和分叶核粒细胞增多为主,常伴嗜酸性粒细胞和/或嗜碱性粒细胞增多,原始细胞不多,占比常低于 2%,随病情加速,急变速度逐渐增快。血小板通常增多,加速期和急变期血小板可进行性减少。骨髓象在慢性期与外周血象相似,原始细胞占比低于 5%,急变的开始阶段称加速期,原始细胞逐渐增多,并伴有嗜碱性粒细胞的进行性增多。CML 可向各种细胞类型的白血病转变,约 70%的患者原始细胞为髓系细胞,20%~30%的患者原始细胞为原始淋巴细胞。30%的患者骨髓网状纤维中度至显著增生,细胞免疫学表型分析在 CML 的急变方向预测和急变细胞类型确定中非常有价值。

3.慢性中性粒细胞白血病(CNL)是一种非常罕见的骨髓增殖性肿瘤,其特点为外周血中性粒细胞持续增多,骨髓表现为显著的中性粒细胞增殖,粒红比甚至超过 20∶1,中、晚幼粒细胞和杆状核粒细胞增生,原始粒细胞和早幼粒细胞并不增加,与 CML 不同的是嗜碱性粒细胞和嗜酸性粒细胞常常缺如;幼红细胞相对减少,但各阶段分化成熟正常;巨核细胞数量和形态正常,也可有轻度增多。

4.真性红细胞增多症(PV)是一种多能造血干细胞克隆性紊乱、以红系细胞异常增殖为主的慢性骨髓增殖性肿瘤,患者 EPO 水平往往明显降低甚至缺如,90%~95%的患者有 *JAK2* V617F 突变。本病的临床特点为发病缓慢、病程长、红细胞明显增多、全血容量增多,常伴白细胞总数和血小板增多,皮肤及黏膜红紫色,脾大。血象显示红细胞计数明显升高,血红蛋白水平增高,男性大于 180 g/L,女性大于 170 g/L。骨髓象粒系、红系、巨核系均增生,以红系增生最为显著。骨髓病理学检查示有网状纤维增生和/或骨髓纤维化。

5.原发性血小板增多症(ET)是克隆性造血干细胞疾病,MPN 的一种,特征是骨髓巨核细胞过度增殖,外周血中血小板数量明显增多且伴有质量异常。血象检查血小板计数明显升高,多数在 (1000~3000)×10^9/L 之间,血小板形态一般正常。骨髓穿刺可出现"干抽"现象,增生活跃或明显活跃,主要为巨核细胞增生。骨髓病理学检查有时伴轻至中度纤维组织增多,未发现有特异性的细胞遗传学改变,40%~50%的患者有 *JAK2* V617F 突变。

6.原发性骨髓纤维化(PMF)是一种以骨髓巨核细胞和粒系细胞增生为主要特征的克隆性 MPN,伴有骨髓缔结组织反应性增生和髓外造血,以贫血及脾大为主要特征。血象出现泪滴样红细胞、幼红细胞及幼粒细胞或巨大血小板是本病的特征之一。骨髓穿刺出现"干抽"现象是本病的另一个特点,骨髓涂片早期可为增生象,中、晚期出现有核细胞增生减低。70%的患者 NAP 活性异常增高。骨髓病理改变可分为三期：①早期为全血细胞增生期；②中期为骨髓萎缩和纤维化期；③晚期为骨髓硬化期。PMF 无特异性的细胞遗传学改变，50%～60%的患者有 *JAK2* V617F 突变。

思 考 题

1. 什么是骨髓增殖性肿瘤？其临床表现和病情转归有哪些共同特征？

2. 比较慢性髓细胞白血病、真性红细胞增多症、原发性血小板增多症、原发性骨髓纤维化的临床特征及实验室检查特点，明确它们的诊断标准、分期和鉴别诊断。

3. 哪些情况下会发生红细胞增多的现象？阐述其原因并列表比较。

4. 分期阐述原发性骨髓纤维化患者的骨髓病理学改变。

5. 列表比较几种骨髓增殖性肿瘤的染色体和基因改变特征，并说明特异性或非特异性的改变分别有哪些。查阅文献并阐述这些改变的产物如何影响造血过程进而导致肿瘤的发生。

(杨学农)

第十四章　骨髓增生异常/骨髓增殖性肿瘤及其检验

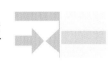

学习目标

1. **掌握：**常见骨髓增生异常/骨髓增殖性肿瘤的血象、骨髓象特点及诊断要点,包括慢性粒-单核细胞白血病、不典型慢性髓细胞白血病、幼年型粒-单核细胞白血病、骨髓增生异常/骨髓增殖性肿瘤伴环形铁粒幼红细胞和血小板增多,以及不能分型的骨髓增生异常/骨髓增殖性肿瘤。

2. **熟悉：**常见骨髓增生异常/骨髓增殖性肿瘤的病因、发病机制、临床表现、临床分型、诊断及鉴别诊断。

3. **了解：**骨髓增生异常/骨髓增殖性肿瘤的分类。

案例导入

临床资料:患者,男,62 岁,因白细胞计数增高,脾脏增大 1 个月入院。

实验室检查:

(1)血象:WBC 61.72×10⁹/L;Hb 97 g/L;PLT 108×10⁹/L;白细胞分类:原始粒细胞 1%,早幼粒细胞 2%,中性中幼粒细胞 4%,中性晚幼粒细胞 7%,中性杆状核粒细胞 9%,中性分叶核粒细胞 34%,原始单核细胞 2%,幼稚单核细胞 2%,单核细胞 33%,淋巴细胞 6%,可见不典型单核细胞。

(2)骨髓象:增生明显活跃,粒系占有核细胞总数的 54.5%,其中原始粒细胞 2.5%,早幼粒细胞 4.0%,中性中幼粒细胞 8.0%,中性晚幼粒细胞 17.5%,中性杆状核粒细胞 13.5%,中性分叶核粒细胞 9.0%;原始单核细胞 0.5%,幼稚单核细胞 1.5%,单核细胞 33.0%,可见不典型单核细胞;红系占有核细胞总数的 4.5%;淋巴细胞 6.0%;骨髓全片巨核细胞 13 个,血小板散在可见。

(3)细胞化学染色:NAP 阳性率 43%,积分 76 分。

(4)细胞遗传学和分子生物学检查:Ph 染色体阴性,*BCR-ABL1* 融合基因阴性。

1. 根据临床和实验室检查特点,该患者可能患有哪种疾病? 诊断依据是什么?

2. 该疾病的实验室检查特征有哪些?

骨髓增生异常/骨髓增殖性肿瘤(myelodysplastic/myeloproliferative neoplasm,MDS/MPN),是重叠有 MDS 的病态造血和 MPN 的过度增殖特征的克隆性髓系肿瘤,具有较强的异质性。外周血至少有一系血细胞减少和一系血细胞增多,病态造血可发生于血细胞减少的系别,也可发生于血细胞增多的系别。骨髓有核细胞增生活跃,一系或多系髓系细胞增生,有效造血和无效造血并存。有效造血的细胞系外周血细胞计数升高,伴或不伴形态和功能异常;无效造血的细胞系外周血细胞常减少,伴显著的病态造血。外周血和骨髓中原始细胞占比低于 20%。MDS 和 MPN 的相关临床表现在 MDS/MPN 中均可见到,常见肝脾大,除幼年型粒-单核细胞白血病发生于儿童之外,其余类型的 MDS/MPN 多见于老年人。

根据 2016 年版 WHO 分型标准,MDS/MPN 包括慢性粒-单核细胞白血病(chronic myelo-monocytic leukaemia,CMML)、不典型慢性髓细胞白血病(*BCR-ABL1* 阴性)(atypical chronic myeloid leukaemia,*BCR-ABL1*-negative,aCML)、幼年型粒-单核细胞白血病(juvenile myelomonocytic leukaemia,JMML)、MDS/MPN 伴环形铁粒幼红细胞和血小板增多(MDS/MPN with ring sideroblasts and thrombocytosis,MDS/MPN-RS-T),以及不能分型的 MDS/MPN (myelodysplastic/myeloproliferative neoplasm,unclassifiable,MDS/MPN-U)。

目前 MDS/MPN 的诊断仍基于形态学检查,并需排除所有的反应性病因以及满足 MPN 或 MDS 诊断标准的病例,骨髓活检较骨髓涂片能更好地反映骨髓增殖情况。遗传学异常是 MDS/MPN 诊断和鉴别诊断的重要实验室依据,诊断时需排除与其他髓系肿瘤相关的遗传学异常。流式细胞术免疫学表型分析对判定 MDS/MPN 中原始细胞系别和比例、评价病态造血及区分反应性与肿瘤性细胞增生有帮助。对于明确诊断为 MPN 的病例,自然病程进展中出现或化疗后出现病态造血和无效造血,不应诊断为 MDS/MPN。对于初诊时处于 MPN 转化期、符合 MDS/MPN 诊断标准的病例,如无法明确 MPN 病史,应诊断为 MDS/MPN-U。

第一节　慢性粒-单核细胞白血病

一、概述

慢性粒-单核细胞白血病(CMML)是兼有 MDS 和 MPN 表现的克隆性造血干细胞肿瘤,为 MDS/MPN 中较常见的类型。主要特征为外周血单核细胞持续增多至不低于 1.0×10^9/L,且比例不低于 10%,可出现不成熟粒细胞(比例低于 10%),骨髓一系或多系病态造血。发病率不详,有报道称年发病率约为 4/100000。中位发病年龄为 65~75 岁,男女发病率比为(1.5~3)∶1。CMML 具有转化为 AML 的风险,15%~30% 的患者最终进展为 AML。诊断时应注意:①具有 MDS 或 MPN 病史的患者,表现出 CMML 样临床和实验室特征,应视为其疾病发展自然病程的一部分,不应诊断为 CMML;②治疗相关 CMML 归类于治疗相关髓系肿瘤中。

二、临床表现

半数以上的 CMML 患者外周血白细胞计数升高,其余病例表现类似于 MDS,白细胞计数正常或轻度降低,伴不同程度的中性粒细胞减少。可根据外周血白细胞计数将 CMML 分为骨髓增生异常型(白细胞计数 $<13 \times 10^9$/L)和骨髓增殖型(白细胞计数 $\geqslant 13 \times 10^9$/L)两种类型。骨髓增生异常型 CMML 常见血细胞减少的相关症状,如体力劳动不耐受、反复感染、血小板减少导致的出血、输血依赖等;骨髓增殖型 CMML 多见乏力、盗汗、器官肿大、骨痛、体重减轻和恶病质等全身症状。肝大、脾大在上述两型 CMML 中均可见,但更常见于白细胞计数升高的患者(见于约 50% 的 CMML 患者)。

三、实验室检查

1. 血象

50% 以上的 CMML 患者白细胞计数升高,其余患者白细胞计数正常或降低,伴不同程度的中性粒细胞减少。常见轻度贫血,多为正细胞性贫血,也可见大细胞性贫血。血小板计数变化大,常见中度降低,也可见轻度增高。单核细胞比例升高,多为形态不典型的成熟单核细胞(即异常单核细胞)。异常单核细胞核染色质疏松,核叶和胞质颗粒异常。可见少量原始及幼稚单核细胞(<20%)。幼稚粒细胞比例通常小于 10%。多数病例可见粒系病态造血,包括中性粒细胞胞质乏颗粒、核分叶少或核叶异常。部分患者外周血可见大血小板和有核红细胞。对于少数外周血嗜酸性粒细胞计数不低于 1.5×10^9/L,同时符合 CMML 诊断标准的患者,可诊断为 CMML 伴嗜酸性粒细胞增多,但必须排除髓系肿瘤伴 *PDGFRA*、*PDGFRB* 基因异常。

2. 骨髓象

骨髓增生活跃或明显活跃,罕见增生减低的患者(<5%)。骨髓活检更能反映骨髓增生情况。

NOTE

骨髓活检切片中粒系增殖最为显著,粒红比增高。多数患者可见粒系病态造血。幼红细胞少,半数以上患者可见红系病态造血。约80%的患者可见小巨核细胞和/或巨核细胞核分叶过少。

对形态不典型的成熟单核细胞(异常单核细胞)的正确分类,是CMML形态学诊断的关键。CMML患者的外周血和骨髓中可见大量异常单核细胞,形态学特征介于成熟单核细胞与幼稚单核细胞之间,易与幼稚单核细胞及原始单核细胞混淆。与原始单核细胞和幼稚单核细胞相比,异常单核细胞核染色质更致密,核更加扭曲折叠,胞质量更丰富并略呈灰色。与正常形态的成熟单核细胞相比,异常单核细胞胞体偏小、核染色质更疏松、胞质呈中等程度嗜碱性。免疫分型对异常单核细胞的鉴别有一定帮助。形态不典型的单核细胞与病态造血的粒系细胞不易区分,细胞化学染色有助于二者鉴别。

3. 骨髓活检

约30%的患者可见轻至中度网状纤维增多,20%的患者可见成熟浆细胞样树突细胞结节。浆细胞样树突细胞肿瘤性增殖引起的全身淋巴结肿大,可以是部分CMML患者的初发表现。

4. 免疫学表型

(1)CMML患者中单核细胞异常表达的特点:CD14表达减弱,过度表达CD56,异常表达CD2;HLA-DR、CD13、CD11c、CD15、CD16、CD64和CD36表达减低。

(2)健康人外周血中CD14$^+$/CD16$^-$经典型单核细胞占全部单核细胞的比例低于85%,CMML患者CD14$^+$/CD16$^-$经典型单核细胞比例明显升高(临界值94%),反应性单核细胞增多症患者以CD14$^+$/CD16$^+$(过渡型)和CD14^{low}/CD16$^+$(非经典型)两群聚集为主。

(3)同时可存在粒系细胞表型异常,中性粒细胞有散射光异常的特征。

(4)CD34$^+$细胞比例升高(<20%)或出现新的表型异常的原始细胞群时,提示CMML向急性白血病早期转化。

5. 细胞遗传学和分子生物学

(1)20%～30%的CMML患者可检出克隆性细胞遗传学异常,均无特异性,但与CMML患者的预后分级相关。CMML常见的染色体异常是＋8、del(7)/del(7q)。

(2)CMML无Ph染色体t(9;22)(q34.1;q11.2),*BCR-ABL1*融合基因阴性,可与伴单核细胞增多的CML相鉴别,后者*BCR-ABL1*融合基因阳性,且常为p190亚型。

(3)一些具有i(17q)核型的髓系肿瘤,具有CMML的血液学特点,如无CMML特征,则应诊断为MDS/MPN-U。

(4)11q23不常见于CMML,如有检出需考虑AML。

(5)*NPM1*突变罕见于CMML患者(<5%),需与*NPM1*突变相关AML伴单核细胞分化相鉴别。明确诊断为伴*NPM1*突变的CMML患者,具有向AML转化的较高风险,需采取积极的临床干预措施。

(6)伴嗜酸性粒细胞增多的CMML患者需检测*PDGFRA*、*PDGFRB*或*FGFR1*重排和*PCM1-JAK2*融合基因。

(7)约90%的CMML患者存在基因突变,*TET2*、*SRSF2*、*ASXL1*和*RAS*通路基因突变常见。但这些突变非CMML所特有,也存在于老年人或其他肿瘤患者中。

四、诊断和鉴别诊断

1. WHO(2016)的CMML诊断标准

(1)外周血单核细胞持续增多(至少3个月),绝对值≥$1.0×10^9$/L,且白细胞分类计数中单核细胞比例≥10%。

(2)不符合*BCR-ABL1*阳性CML、PMF、PV和ET的诊断标准。

(3)伴嗜酸性粒细胞水平升高的患者,需无*PDGFRA*、*PDGFRB*或*FGFR1*基因重排,无*PCM1-JAK2*融合基因。

(4)外周血和骨髓中原始细胞比例<20%。

(5)髓系至少有一系存在病态造血;如无病态造血或病态造血轻微,应满足上述全部4条诊断标准,同时需满足以下两项中的任意一项:①造血细胞存在获得性、克隆性细胞遗传学或分子遗传学异常;②单核细胞持续增多至少3个月,且能够排除肿瘤、感染和炎症等反应性单核细胞增多。

2.鉴别诊断

(1)具有 *BCR-ABL1* 融合基因 p190 亚型的 CML:患者常伴单核细胞增多,其血液学表现与 CMML 相似。因此核型分析 t(9;22)(q34.1;q11.2)阴性的患者,需行 RT-PCR 检测 p210 和 p190,和/或 FISH 方法检测 *BCR-ABL1* 融合基因。

(2)反应性单核细胞增多:常见于病毒感染和慢性感染/炎症状态,如结核病、布鲁菌病、利什曼病、亚急性细菌性心内膜炎、肉瘤样病和结缔组织病等。病毒感染引起的单核细胞增多,诊断线索包括前驱发热症状、外周血涂片无幼稚阶段髓系细胞(原始细胞、早幼粒细胞、中幼粒细胞)、伴随包括异型淋巴细胞在内的反应性淋巴细胞增多。单核细胞增多也是骨髓抑制后恢复期的早期表现,见于感染和化疗药物等造成的骨髓抑制。长期的反应性单核细胞增多伴骨髓病态造血,易误诊为 CMML。

3.CMML 分型

CMML 原始细胞比例越高预后越差,进展为急性白血病的风险也越大。WHO(2016)诊断标准根据外周血和骨髓中原始细胞(包括原始粒细胞、原始单核细胞、幼稚单核细胞)比例,将 CMML 分为三型,即 CMML-0、CMML-1 和 CMML-2,见表 14-1-1。

表 14-1-1 CMML 诊断及分型标准(WHO 2016)

类型	血象	骨髓象
CMML-0	原始细胞比例<2%	原始细胞比例<5%
		无 Auer 小体
CMML-1	原始细胞比例 2%~4%	原始细胞比例 5%~9%
		无 Auer 小体
CMML-2	原始细胞比例 5%~19%	原始细胞比例 10%~19%
		或可见 Auer 小体

第二节 其他骨髓增生异常/骨髓增殖性肿瘤

一、不典型慢性髓细胞白血病,*BCR-ABL1* 阴性

1.概述

不典型慢性髓细胞白血病,*BCR-ABL1* 阴性(aCML)是一种初诊时既有骨髓增生异常又有骨髓增殖特征的 *BCR-ABL1* 阴性慢性髓系肿瘤,主要累及中性粒细胞系。中性粒细胞及其前体细胞增殖伴发育异常,导致外周血白细胞计数升高,同时可见多系发育。aCML 是 MDS/MPN 中较为罕见的类型,准确发病率不详,患者一般年龄较大,多见于男性,中位发病年龄 70~80 岁。诊断时应注意,治疗相关的 aCML 归类在治疗相关髓系肿瘤中,不属于 MDS/MPN。

2.临床表现

外周血中性粒细胞及不成熟粒细胞增多,血小板计数和血红蛋白水平可以降低、正常或升高,有贫血或脾大。

3.实验室检查

(1)血象:白细胞计数升高(≥13×10⁹/L),部分患者可高达 300×10⁹/L,但多在 100×10⁹/L

以下。以中性粒细胞增多为主,但原始细胞比例小于 20%,通常小于 5%。不成熟粒细胞一般占比≥10%,通常为 10%～20%。粒系有明显的病态造血现象,易见假性 Pelger-Huët 异常,或核染色质异常聚集的多分叶核、畸形分叶核、胞质颗粒减少以及多个核突起等。单核细胞绝对值可升高,但比例小于 10%。嗜碱性粒细胞不增多(<2%)。常见中度贫血,伴红细胞形态异常,易见有核红细胞等。常见血小板减少。

(2)骨髓象:骨髓增生极度活跃,粒系增生明显,红系增生常减低,通常粒红比大于 10∶1。原始细胞中度增多,但比例小于 20%。粒系病态造血明显,形态变化与血象相似。部分患者红系增生明显,幼红细胞比例大于 30%;约 40% 的患者存在红系病态造血。巨核细胞常正常或增多,有时可减少;巨核细胞常见类似于 MDS 的病态造血,核分叶少或不分叶,可见小巨核细胞。

(3)骨髓活检:粒系细胞增生伴病态造血,原始细胞增多但无片状或簇状分布。红系、巨核系均可见病态造血。纤维化可见于初诊患者,也可见于病程进展过程中,通常纤维化程度较轻。

(4)细胞遗传学:80% 以上的患者存在细胞遗传学异常,但无特异性。较常见的异常是 +8 和 del(20q)。13、14、17、19 和 12 号染色体异常也很常见。虽然大部分具有 i(17q) 的患者符合 CMML 诊断标准,i(17q) 也偶见于 aCML。

(5)分子生物学:BCR-ABL1、PCM1-JAK2 融合基因以及 PDGFRA、PDGFRB、FGFR1、JAK2 V617F、CALR、MPL、CSF3R 等基因的检测有助于鉴别诊断 aCML 与 MPN 及其他髓系肿瘤。JAK2 V617F 突变在 aCML 中罕见。如果有 MPN 的特征性 JAK2、CALR 和 MPL 突变,则倾向排除 aCML。NRAS 或 KRAS 突变见于 30%～40% 的 aCML 患者。CSF3R 突变在 aCML 患者中较少见(<10%),但可见于大部分慢性中性粒细胞白血病(CNL)患者,此突变有助于二者的鉴别。SETBP1 突变与 aCML 患者白细胞计数升高和疾病临床进展有关;TET2 突变不常见,预示预后不良。在需要与 MPN 鉴别时,如检出 SETBP1 和 ETNK1 突变则支持 aCML 诊断,此突变也可见于 CMML 和 CNL。

4.诊断和鉴别诊断

(1)诊断标准(WHO 2016)

①外周血白细胞计数≥13×10⁹/L,由成熟及幼稚阶段中性粒细胞增多所致,白细胞分类计数中幼稚阶段中性粒细胞(包括早幼粒细胞、中幼粒细胞、晚幼粒细胞)比例≥10%。

②粒系病态造血,包括异常染色质凝聚。

③无或仅轻度嗜碱性粒细胞增多,白细胞分类计数中嗜碱性粒细胞比例<2%。

④无或仅轻度单核细胞增多,白细胞分类计数中单核细胞比例<10%。

⑤以病态造血粒系细胞增殖为主的骨髓增生活跃,伴或不伴红系、巨核系病态造血。

⑥骨髓中原始细胞比例<20%。

⑦无 PDGFRA、PDGFRB 或 FGFR1 基因重排,无 PCM1-JAK2 融合基因。

⑧不符合 BCR-ABL1 阳性 CML、PMF、PV 和 ET 的 WHO 诊断标准。

(2)鉴别诊断:注意与 MPN 的鉴别,特别是处于加速期的 MPN、PV 后期或 ET 纤维化后期的患者,如果伴有中性粒细胞增多,易误诊为 aCML。

①BCR-ABL1 融合基因阴性,是 aCML 与 BCR-ABL1 阳性 CML 相鉴别的关键。

②需要与 aCML 相鉴别的 BCR-ABL1 阴性髓系肿瘤包括 CNL、PV、ET 和 PMF。支持 MPN 的诊断线索有 MPN 病史,骨髓活检示 MPN 典型特征,MPN 特征性 JAK2、CALR 和 MPL 突变。CSF3R 突变更支持 CNL 的诊断。支持 aCML 的诊断线索有以病态造血粒系细胞增殖为主的骨髓增生,伴多系病态造血;SETBP1 和/或 ETNK1 突变。

二、幼年型粒-单核细胞白血病(JMML)

1.概述

幼年型粒-单核细胞白血病(JMML)是一种发生在儿童早期的以粒系和单核系细胞增殖为主

的克隆性造血性疾病。75％的 JMML 患者为 3 岁以下的婴幼儿,占全部白血病患儿的 2％～3％,但占 14 岁以下 MDS 和 MPO 患儿的 20％～30％。涉及 RAS 通路的基因突变是其特征性的遗传学表现。异基因造血干细胞移植(HSCT)是主要治疗手段。

2.临床表现

白细胞增多、单核细胞增多和肝脾大等临床表现与 CMML 相同。多数患者有全身症状和感染表现。半数患者可见淋巴结肿大,白血病细胞浸润导致扁桃体明显增大。白血病细胞浸润肺部可引起干咳、气促等表现,浸润肠道易致腹泻和胃肠道感染。出血症状常见,约 25％的患者有皮疹。咖啡牛奶斑提示患儿有胚系突变相关疾病,如 1 型纤维瘤病(NF1)或努南综合征样疾病。JMML 患儿,特别是核型正常的患儿,血红蛋白 F 合成明显增多。其他症状还有高 γ 球蛋白血症和存在自身抗体。

3.实验室检查

(1)血象:典型表现为白细胞增多,白细胞计数中位数为$(25～30)×10^9/L$,主要为中性粒细胞增多,还包括少量幼稚粒细胞和单核细胞。极少数病例可见嗜酸性粒细胞增多和嗜碱性粒细胞增多,原始细胞(包括幼稚单核细胞)比例通常小于 5％,总是小于 20％。贫血常见,多数患儿为正细胞性贫血,部分患儿呈大细胞性贫血(易见于 7 号染色体单体患儿),小细胞性贫血见于合并缺铁或获得性地中海贫血的患儿,易见有核红细胞。成熟红细胞形态异常。血小板减少。

(2)骨髓象和骨髓活检:骨髓涂片和切片显示粒系为主的明显增殖,部分患儿红系增殖亦明显。骨髓中单核细胞增多不如外周血中明显,单核细胞通常占骨髓有核细胞的 5％～10％。原始细胞(包括幼稚单核细胞)比例小于 20％,无 Auer 小体。病态造血轻微,部分患儿可见假性 Pelger-Huët 异常、胞质中颗粒减少等粒系发育异常,亦可见巨幼样变幼红细胞。巨核细胞常减少,典型的巨核系病态造血不常见。

(3)细胞化学染色:酯酶染色有助于骨髓涂片中单核细胞的辨认。约50％的患儿中性粒细胞碱性磷酸酶(NAP)积分升高,但 NAP 染色结果对 JMML 无诊断意义。

(4)细胞遗传学:JMML 患儿中 7 号染色体单体占 25％,其他核型异常占 10％,正常核型占 65％。

(5)分子生物学:常见于成人骨髓增殖性肿瘤中的 *JAK2*、*TET2*、*RUNX1* 和 *ASXL1* 突变,在 JMML 中罕见。JMML 患儿常携带 *PTPN-11*、*KRAS*、*NRAS*、*CBL* 或 *NF1* 突变中的一种。部分患儿存在 *SETBP1*、*JAK3*、*SH2B3*、*PRC1*、*ASXL1* 的次要突变,与疾病发展有关。

(6)免疫分型:JMML 免疫学表型无特异表现,表型分析有助于确定原始细胞比例及系别。

(7)其他检查:JMML 患儿血红蛋白 F 水平通常高于同年龄组参考范围上限,特别是核型正常的患儿。JMML 患儿的白血病细胞常侵犯皮肤,粒-单核系细胞浸润真皮浅层和深层。浸润肺者,白血病细胞沿支气管周围淋巴管扩散到肺泡,粘连中隔。侵犯脾时浸润红髓,并倾向于侵犯骨小梁和中央动脉。肝受累时,白血病细胞浸润肝窦及门脉系统。

4.诊断和鉴别诊断

1)诊断标准(WHO 2016)

(1)临床和血液学条件(需满足所有 4 条):

①外周血单核细胞计数$≥1×10^9/L$。

②外周血和骨髓原始细胞比例<20％。

③脾大。

④无 Ph 染色体或 *BCR-ABL1* 融合基因。

(2)遗传学条件(符合任意一条即可):

①*PTPN11*、*KRAS* 或 *NRAS* 体细胞突变阳性。

②临床诊断为 NF1 或 *NF1* 突变阳性。

③胚系 *CBL* 突变及 *CBL* 杂合性缺失(罕见病例具有杂合子剪接位点突变)。

NOTE

(3)其他条件:不符合上述遗传学条件的病例,除需满足上述临床和血液学条件外,还必须满足以下条件,即单体7或任何其他染色体异常,或满足下述条件两条以上:①血红蛋白F水平高于同年龄组参考范围上限;②外周血检出幼稚粒细胞或有核红细胞;③髓系祖细胞培养对GM-CSF(CSF2)有高敏感性;④STAT5高磷酸化。

2)鉴别诊断　患儿如果检出 PTPN11、KRAS 或 NRAS 突变,必须考虑是否为胚系突变,确定是否为努南综合征的自限性髓系异常增殖,即暂时性骨髓增殖失调(TMD)。

三、MDS/MPN 伴环形铁粒幼红细胞和血小板增多(MDS/MPN-RS-T)

1.概述

MDS/MPN-RS-T 的特征是外周血血小板计数$\geqslant 450 \times 10^9/L$,原始细胞比例$<1\%$;同时骨髓中原始细胞比例$<5\%$,环形铁粒幼红细胞比例$\geqslant 15\%$,红系病态造血。分子生物学研究发现在此类疾病中 SF3B1 和 JAK2 V617F、MPL 或 CALR 突变同时存在,证实其为兼具 MDS 和 MPN 特征的独特病种,2016 年 WHO 因此将其确定为 MDS/MPN 的一个亚型。中位发病年龄为74岁,比MPN 的发病年龄大。女性发病率略高。中位生存期为$76 \sim 128$个月;生存期明显比 ET 短,比MDS-RS-SLD 长。

2.临床表现

约40%的患者可见脾大;也可见肝大;均可见贫血。与 MDS-RS 相比,MDS/MPN-RS-T 患者的血红蛋白水平、白细胞计数和血小板计数均较高,但二者具有相似的平均红细胞体积(MCV)。与原发性血小板增多症(ET)相比,MDS/MPN-RS-T 患者血红蛋白水平、白细胞计数和血小板计数均更低,但 MCV 更高。

3.实验室检查

(1)血象:白细胞数量和比例常正常或增高。原始细胞无或罕见($<1\%$)。大细胞正色素性贫血或正细胞正色素性贫血,红细胞大小不等,常呈双相性。血小板增多($\geqslant 450 \times 10^9/L$)是诊断标准之一。血小板大小不等,但畸形血小板和无颗粒的血小板非常罕见。

(2)骨髓象和骨髓活检:骨髓红系造血增多,伴巨幼样变和/或其他的病态造血形态特征,环形铁粒幼红细胞比例$\geqslant 15\%$。部分病例伴有多系病态造血。巨核细胞增多,形态学特征与 BCR-ABL1 阴性的 MPN 的巨核细胞相似。部分患者有骨髓纤维化。

(3)骨髓铁染色:环形铁粒幼红细胞比例$\geqslant 15\%$。

(4)细胞遗传学:约10%的患者可见细胞遗传学异常。无 Ph 染色体,无 t(3;3)(q21.3;q26.2)、inv(3)(q21.3q26.2)和 del(5q)。

(5)分子生物学:$60\% \sim 90\%$的患者有 SF3B1 突变,这是诊断标准之一。JAK2 V617F、CALR、MPL W515 突变虽然不是诊断所必需的条件,但检测这些突变可支持 MDS/MPN-RS-T 诊断,并且有助于评估预后。

4.诊断和鉴别诊断

(1)诊断标准:

①贫血伴红系病态造血,有或无多系病态造血;环形铁粒幼红细胞比例$\geqslant 15\%$,外周血原始细胞比例$<1\%$,骨髓原始细胞比例$<5\%$。

②血小板持续增多,血小板计数$\geqslant 450 \times 10^9/L$。

③SF3B1 突变;或无 SF3B1 突变,也无引起骨髓 MDS/MPN 改变的细胞毒性药物或生长因子治疗史。

④无 BCR-ABL1 融合基因;无 PDGFRA、PDGFRB 或 FGFR1 基因重排;无 PCM1-JAK2 融合基因;无 t(3;3)(q21.3;q26.2)、inv(3)(q21.3q26.2)或 del(5q)。

⑤无 MPN、MDS(排除 MDS 伴环形铁粒幼红细胞增多)及其他类型的 MDS/MPN 病史。

注意:①即使存在 SF3B1 突变,环形铁粒幼红细胞比例也必须不低于15%。②SF3B1 突变的

同时伴 *JAK2* V617F、*CALR* 或 *MPL* 突变,对诊断可提供强有力的支持。

(2)鉴别诊断:满足 MDS 伴孤立 del(5q)的病例,具有 t(3;3)(q21.3;q26.2)或 inv(3)(q21.3;q26.2)异常核型的病例,以及 *BCR-ABL1* 融合基因阳性的病例,都不能诊断为 MDS/MPN-RS-T。治疗相关环形铁粒幼红细胞增多病例,明确诊断的 MPN 病例由于疾病进展导致环形铁粒幼红细胞增多,以及有不伴环形铁粒幼红细胞增多的 MPN 病史者,均不能诊断为 MDS/MPN-RS-T。

对于初始表现为 MDS-RS,在获得 *JAK2* V617F 突变和其他 MPN 相关突变后,发展为 MDS/MPN-RS-T 的少见病例,目前如何归类未达成共识。考虑此类情况为 MDS 疾病进展所致,不归类于 MDS/MPN 中。治疗相关的 MDS/MPN-RS-T 病例,归入治疗相关髓系肿瘤中。

本章小结

知识链接

1.骨髓增生异常/骨髓增殖性肿瘤(MDS/MPN)是一组兼有 MDS 的病态造血和 MPN 的过度增殖特征的克隆性髓系肿瘤。2016 年版 WHO 分型标准中 MDS/MPN 包括慢性粒-单核细胞白血病(CMML)、不典型慢性髓细胞白血病(aCML)、幼年型粒-单核细胞白血病(JMML)、MDS/MPN 伴环形铁粒幼红细胞和血小板增多(MDS/MPN-RS-T),以及不能分型的 MDS/MPN。

2.CMML 是兼有 MDS 和 MPN 表现的克隆性造血干细胞肿瘤,为 MDS/MPN 中较常见的类型。外周血单核细胞持续增多是本病的特征。CMML 的临床表现、血液学和形态学特征均具有异质性,具有以 MDS 特点为主和以 MPN 特点为主的不同表现。

3.JMML 是一种发生于婴幼儿的、具有侵袭性的造血干细胞肿瘤,由粒系和单核系细胞过度增殖导致,兼有病态造血和骨髓增殖的特点。

4.MDS/MPN-RS-T 是 WHO 在 2016 年版诊断标准中明确的 MDS/MPN 新病种。其特征是外周血血小板计数≥450×10⁹/L,原始细胞比例<1%;同时骨髓中原始细胞比例<5%,红系病态造血,环形铁粒幼红细胞比例≥15%。

思 考 题

1.2016 年版 WHO 分型标准中骨髓增生异常/骨髓增殖性肿瘤(MDS/MPN)包括哪些类型?

2.CMML 的血液学和形态学特征有哪些?

3.MDS/MPN-RS-T 的血液学和形态学特征有哪些?

(杨再林 杨学农)

NOTE

第十五章　成熟淋巴细胞肿瘤（白血病/淋巴瘤）及其检验

案例导入

临床资料：患者，男，71 岁，以"发现白细胞计数增高 3 个月"为主诉入院。查体：颈部、腋窝、腹股沟、腹膜后、左锁骨上窝淋巴结肿大，最大达 16 mm×10 mm，肝、脾肋下未触及。近 3 个月体重下降 6 kg。

实验室检查：

(1)血象：RBC $3.32×10^{12}$/L，Hb 100 g/L；WBC $29.4×10^9$/L，N 22.1%，L 73.4%，M 3%；PLT $154×10^9$/L。外周血细胞形态学检验示成熟淋巴细胞增多，可见较多退化细胞。

(2)骨髓象：骨髓增生活跃，以成熟淋巴细胞增生为主，占 65.6%，淋巴细胞胞体略大，核染色质粗糙致密，可见深切迹，未见核仁，胞质量中等，未见颗粒，部分细胞质内可见空泡。原始和幼淋巴细胞占 2%。粒系、红系、巨核系未见明显异常。

(3)细胞化学染色：PAS 染色淋巴细胞多为红色粗颗粒状；NAP 阳性率 51%，积分 139 分。

(4)细胞免疫学表型分析：异常细胞占全部细胞的 68.2%，表达 CD19、CD20（强度弱）、CD22（强度弱）、CD5、CD23 及 HLA-DR，不表达 FMC7，轻链 $κ:λ=19:1$。

临床经过：采用 COP 方案（环磷酰胺、长春新碱和泼尼松）进行化疗，同时予保肝、保护胃黏膜、补钙、补钾、营养心肌等对症支持治疗。化疗后患者精神可，浅表淋巴结未触及肿大，病情基本稳定。

1. 该患者初步诊断为何种疾病？诊断依据是什么？

2. 该患者确诊需要与哪些疾病相鉴别？鉴别要点是什么？

淋巴瘤（lymphoma）是一组病变细胞起源于淋巴结或其他淋巴组织的恶性肿瘤，可发生于身体的任何部位，但以淋巴结为原发病灶者多见。临床上常以无痛、有韧性的淋巴结肿大为症状，晚期有恶病质、发热和贫血，或浸润骨髓后伴有骨髓组织和外周血细胞学改变。

淋巴瘤与相应的淋巴细胞白血病并无本质区别，是一个疾病的两种不同表现形式，由于二者临床表现不同，WHO 分型仍保留白血病的名称和诊断。当存在广泛骨髓和外周血受累时诊断为白血病；当疾病表现为组织瘤块形成，不伴有或仅有轻微外周血和骨髓受累时应诊断为淋巴瘤，但部分淋巴瘤在疾病后期会浸润骨髓形成淋巴瘤细胞白血病。

霍奇金淋巴瘤（Hodgkin lymphoma，HL）有特殊的临床特点，传统的分类将淋巴瘤分为 HL 和非霍奇金淋巴瘤（non-Hodgkin lymphoma，NHL）。HL 源于 B 细胞，但其形态学、免疫学表型和临床特点不同于一般的 B 细胞肿瘤,WHO 分型仍然将其单独列为一类。临床中 HL 之外的淋巴瘤统归为 NHL,但已融入更多的免疫学表型、细胞遗传学、分子生物学内涵。

WHO 在 2016 年修订了第 4 版《造血与淋巴组织肿瘤 WHO 分类》,依据形态学、免疫学表型、细胞遗传学、分子生物学和临床特点,将淋巴瘤分为前驱型淋巴细胞肿瘤、成熟 B 细胞肿瘤、成熟 T 和 NK 细胞肿瘤、霍奇金淋巴瘤和免疫缺陷相关的淋巴细胞增殖紊乱 5 大类。

成熟 T 细胞肿瘤和 NK 细胞肿瘤在细胞起源上关系密切,且部分细胞免疫学表型和功能相同,区分困难,故将这两类肿瘤放在一起。成熟 B 细胞肿瘤中,小体积的肿瘤细胞形态学、免疫学表型、临床表现与大体积的肿瘤细胞明显不同,其临床和组织学分类一般按体积分为两大类。

第一节　成熟小 B 细胞肿瘤(白血病/淋巴瘤)

一、慢性淋巴细胞白血病/小淋巴细胞淋巴瘤

(一)概述

1.命名

慢性淋巴细胞白血病(chronic lymphocytic leukemia,CLL)和小淋巴细胞淋巴瘤(small lymphocytic lymphoma,SLL)是同一生物学实体的不同表现形式,无本质区别。CLL 是一种 B 细胞克隆性增殖的肿瘤性疾病,表现为形态上似成熟的小淋巴细胞侵袭外周血、骨髓、淋巴结和脾脏等淋巴组织。SLL 是指该类肿瘤性淋巴细胞主要在淋巴结、脾脏等淋巴组织浸润而没有明显累及外周血和骨髓。CLL 和 SLL 专指 B 细胞型,大类为成熟 B 细胞肿瘤。

2.流行病学

CLL/SLL 在西方国家发病率很高,约占白血病的 25%,占 NHL 的 7%,年发病率约为 5/10 万,而且随年龄增长而增高,在 70 岁以上的人群中,年发病率增长到 20/10 万。中位发病年龄 60～75 岁,男女比为(1.5～2)∶1。该病在东方国家发病率不太高且多见于移民人群,在我国,该病在白血病中占比低于 5%,提示该病有人种的遗传倾向和基因易感性。

3.病因及发病机制

该病的病因及发病机制尚不明确,目前的研究主要集中在 CLL/SLL 发病与遗传因素、种族、染色体、癌基因及抑癌基因改变的关系上。CLL 患者的一级亲属发生 CLL 的总体风险是健康人的 2～7 倍。这些患者患其他类型淋巴瘤的风险也更高。FISH 或拷贝数阵列分析可以检测到 80%～90% 的患者存在细胞遗传学的异常。

4.临床表现

本病起病缓慢,早期可无症状,有些患者可长至 5～10 年很稳定,常在进行血象检查后发现外周血淋巴细胞增多而进一步检测确诊,随疾病的进展患者可有乏力、疲倦、消瘦、食欲下降等表现。可继发全身淋巴结进行性肿大以及不同程度的肝脾大,少数患者会发生结外累及(皮肤、胃肠道或中枢神经系统),晚期有贫血和出血表现。CLL/SLL 与自身免疫性疾病关系密切,可合并自身免疫性溶血性贫血(autoimmune hemolytic anemia,AIHA)、免疫性血小板减少症(immune thrombocytopenia,ITP)等疾病。CLL 患者可发生严重的蚊虫叮咬过敏症。CLL/SLL 患者因正常免疫球蛋白的产生减少,可发生低丙种球蛋白血症,发生率在疾病诊断的初期约为 30%,在疾病进展期可达 60%,易并发各种感染,这是常见的死亡原因。

(二)实验室检查

CLL 主要累及骨髓和外周血。

1.血象

CLL 的白细胞计数常大于 10×10^9/L,可达 $(30～100) \times 10^9$/L,淋巴细胞比例常不低于 50%,

晚期可达90%以上,淋巴细胞绝对值大于$5×10^9$/L,以类似成熟的小淋巴细胞为主,其形态无明显异常,偶见大淋巴细胞型,可见少量幼淋巴细胞或不典型淋巴细胞。不典型淋巴细胞包括细胞核有切迹的细胞和体积较大、胞质较丰富的成熟淋巴细胞。淋巴细胞退化形成的涂抹状细胞明显增多。红细胞和血小板早期多正常,晚期会减少。伴有自身免疫性溶血时,贫血加重,可有网织红细胞增多。

2.骨髓象

增生明显活跃或极度活跃,形态上类似成熟的淋巴细胞显著增多,比例常不低于40%,甚至高达90%,细胞大小和形态基本与外周血一致,幼淋巴细胞较少见,见图15-1-1。在疾病早期,骨髓中各类造血细胞都可见到。CLL后期,几乎全为淋巴细胞,粒系、红系和巨核细胞均减少。当发生溶血时,幼红细胞明显增多。SLL的肿瘤细胞在淋巴瘤细胞未浸润骨髓时不会在骨髓和外周血中出现。

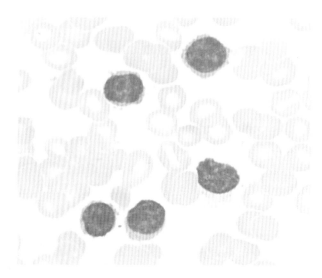

图 15-1-1　慢性淋巴细胞白血病骨髓象(瑞特染色,×1000)

3.细胞化学染色

肿瘤性淋巴细胞 PAS 染色多呈红色粗颗粒状阳性;NAP 积分增高。

4.免疫学表型

(1)循环血中典型的肿瘤性 B 细胞(B-CLL)大多数膜表面免疫球蛋白(sIg)表达弱阳性,同时表达 CD19、CD5、CD23、CD43 和 CD200,表达 CD20 但强度低于 CD19;不表达或弱表达 FCM7、CD11c、CD22、CD79b,若表达 CD38、ZAP70、CD49d,则提示预后不良。不表达 CD10 提示 B 细胞淋巴瘤细胞分化、发育处于较成熟阶段。轻链 κ 或 λ 的单克隆性或限制性表达提示有可能是肿瘤性淋巴细胞,见图 15-1-2。

(2)免疫组化显示 LEF1 几乎表达于所有的 CLL/SLL,而不表达于正常的 B 细胞和其他的小B 细胞淋巴瘤。Cyclin D1 阴性,但在约 30% 的患者的增殖中心可见到 Cyclin D1 阳性表达的细胞,这些细胞的 SOX11 表达阴性,不携带 *CCND1* 基因形成的染色体易位。增殖中心也可见不依赖于基因突变的 MYC 和 NOTCH1 蛋白的表达。

5.细胞遗传学和分子生物学检验

50%~70%的患者存在 *IGHV* 突变,30%~50%的患者不存在。FISH 或拷贝数阵列分析可以检测到 80%~90%的患者有细胞遗传学的异常。常见的是 13q14.3 缺失(miR-16-1 和 miR-15a,见于约 50%的患者),+12 或 12q13+(见于约 20%的患者);较少见的有 11q22~23(*ATM* 和 *BIRC3*)、17p13(*TP53*)、6q21 的缺失,这些异常的发生频率与 *IGHV* 突变的状态相关,13q-更常见于 *IGHV* 突变的 CLL 患者,而 11q-和 17p-更常见于 *IGHV* 无突变状态的 CLL 患者。*IGHV* 无突变状态的 CLL 患者预后较差。

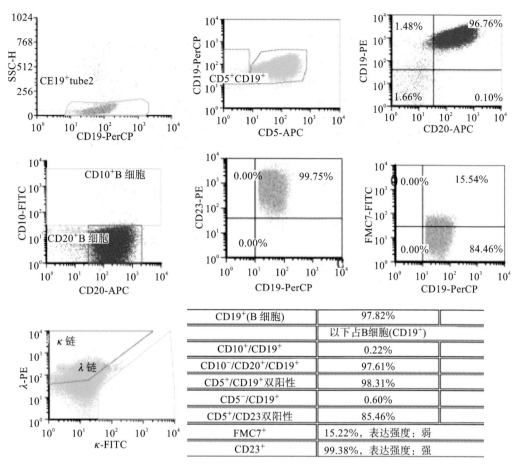

CD19⁺(B细胞)	97.82%	
	以下占B细胞(CD19⁺)	
CD10⁺/CD19⁺	0.22%	
CD10⁻/CD20⁺/CD19⁺	97.61%	
CD5⁺/CD19⁺双阳性	98.31%	
CD5⁻/CD19⁺	0.60%	
CD5⁺/CD23双阳性	85.46%	
FMC7⁺	15.22%，表达强度：弱	
CD23⁺	99.38%，表达强度：强	

图 15-1-2 流式细胞术检测外周血慢性淋巴细胞白血病细胞免疫学表型

可以见到 t(14;18)(q32;q21)易位导致的 *IGH-BCL2* 融合基因，更像是继发性改变，发生于约 2% 的患者，并常常伴随 *IGHV* 突变；t(14;19)(q32;q113)易位导致 *IGH-BCL3* 偶见于 *IGHV* 无突变的 CLL 患者。常见的突变基因是 *NOTCH1*、*SF3B1*、*TP53*、*ATM*、*BIRC3*、*POT1* 和 *MYD88*，发生于 3%～15% 的患者。另有许多其他基因为低频突变。基因突变情况随疾病进展而变化。某些基因突变，特别是 *TP53*、*BIRC3*、*NOTCH1* 和 *SF3B1* 突变常在复发时出现。*TP53*、*ATM*、*NOTCH1*、*SF3B1*、*BIRC3* 突变相较其他突变，预后较差。

6.其他

合并 AIHA 者 Coombs 试验阳性，也可阴性。有风湿免疫性疾病常见症状者可进行类风湿因子(RF)、C 反应蛋白(CRP)、抗核抗体(ANA)等检查。乳酸脱氢酶(LDH)、β₂ 微球蛋白(β₂-MG)水平增高提示预后不良。

(三)诊断和鉴别诊断

1.诊断标准

综合国内外文献指南，满足以下 3 项标准可以诊断为 CLL。

(1)外周血单克隆 B 细胞(CD19⁺细胞)计数不低于 $5×10^9/L$。

(2)外周血涂片中特征性地表现为小的、形态成熟的淋巴细胞显著增多，其胞质少，核染色质致密、部分聚集，核仁不明显，易见涂抹细胞。外周血淋巴细胞中不典型淋巴细胞及幼淋巴细胞比例低于 55%。

(3)典型的流式细胞术免疫学表型：①表达 CD19、CD5、CD23、CD200、CD43；弱表达(抗原分子数少)CD20、膜表面免疫球蛋白(sIg)及 CD79b；不表达 CD10、FMC7、CCND1 以及其他 T 细胞及髓系细胞标志。②流式细胞术确认 B 细胞的克隆性(图 15-1-3)，即 B 细胞表面限制性表达 κ 或 λ 轻

NOTE

259

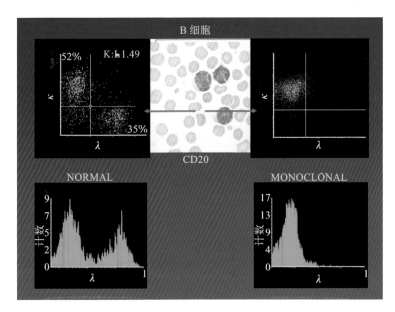

图 15-1-3 慢性淋巴细胞白血病流式细胞术分析 sIg 轻链呈限制性表达

链(κ：λ>3：1 或 κ：λ<0.3：1)或 25％以上的 B 细胞不表达 sIg。

该标准未将骨髓检查列为必要条件,也未对外周血淋巴细胞增多的持续时间进行规定。对外周血淋巴细胞的增多限定为单克隆 B 细胞计数≥$5×10^9$/L,而非以前的淋巴细胞总数,提高了对 CLL 细胞免疫学表型的要求,以排除 T 细胞反应性增生的影响,并有助于与其他类型的淋巴细胞增殖性疾病相鉴别。2016 年 WHO 有关造血与淋巴组织肿瘤分类中提出外周血单克隆 B 细胞计数<$5×10^9$/L,如无髓外病变,即使出现血细胞少或疾病相关症状,也不能诊断为 CLL,但 2018 年更新的国际 CLL 工作组标准仍将此种情况诊断为 CLL。国内绝大多数专家认为这种情况在排除其他原因导致的血细胞减少后,其临床意义及治疗同 CLL,因此应诊断为 CLL。

若淋巴瘤细胞仅累及淋巴组织而未明显累及外周血和骨髓,即有淋巴结和/或肝、脾大,无血细胞减少,外周血单克隆 B 细胞计数<$5×10^9$/L,则应诊断为小淋巴细胞淋巴瘤(SLL)。SLL 的确诊须依据淋巴组织病理学及免疫组化检查。

若外周血单克隆 B 细胞计数<$5×10^9$/L,同时无贫血及血小板减少,无慢性淋巴细胞增殖性疾病的临床症状,无肝、脾、淋巴结肿大(淋巴结长径<1.5 cm)等体征时,应诊断为单克隆 B 细胞增多症(monoclonal B-cell lymphocytosis,MBL)。

2. 鉴别诊断

CLL/SLL、B-幼淋巴细胞(样)白血病(B-PLL)、毛细胞白血病(HCL)、白血病性非淋巴结型套细胞淋巴瘤(MCL)、滤泡性淋巴瘤(FL)、黏膜相关淋巴组织结外边缘区淋巴瘤(MALTL)、淋巴浆细胞淋巴瘤(LPL)和脾边缘区淋巴瘤(SMZL)都属成熟小 B 细胞肿瘤,细胞形态上有一定相似之处。当 CLL 伴幼淋巴细胞样细胞增多时需与 B-PLL 鉴别,后者常有明显脾大,无淋巴结肿大或仅有轻度淋巴结肿大,外周血不典型淋巴细胞比例>55％,染色质浓集但可见大而明显的核仁,无＋12 染色体异常。HCL 常有巨脾,细胞染色后胞膜边缘呈毛发状和伪足样突起。CLL/SLL 与 B-PLL、HCL 等的免疫学表型分析结果见表 15-1-1。CLL/SLL 与 MCL、FL、HCL、SMZL、LPL 的鉴别见图 15-1-4。CLL/SLL 诊断的积分系统增加了该病诊断的可操作性见表 15-1-2。

表 15-1-1 常见小 B 细胞淋巴瘤细胞的流式细胞术免疫学表型

病种	CD19	SmIg	CD5	CD10	CD11c	CD20	CD22	CD23	CD25	CD103	FMC7	CD200
CLL/SLL	+	+/-	++	-	-/+	+/-	-/+	++	+/-	-	-	++
B-PLL	+	++	-/+	+/-	-/+	+/-	+	+/-	-	-	+	
HCL	+	+/-	-/+	-	++	+	++	-/+	++	++	+	

续表

病种	CD19	SmIg	CD5	CD10	CD11c	CD20	CD22	CD23	CD25	CD103	FMC7	CD200
MCL	+	++	+	−	−	++	++	−/±	−	−	++	
FL	+	+	−	+	−	+	+	−	−	−	−	−
SMZL	+	+	−	−	+/−	+	+	−	−	−	−	−
LPL	+	++	−	−	−	+	+	−	+	−	−	−

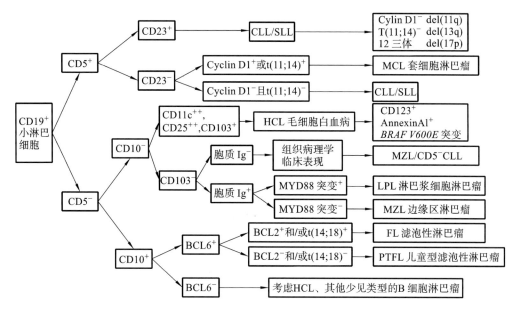

图 15-1-4 小 B 细胞淋巴瘤的鉴别诊断(NCCN 指南)

表 15-1-2 CLL/SLL 诊断的积分系统

抗原	积 1 分	积 0 分
CD5	+	−
CD23	+	−
FMC7	−	+
sIg	弱	强
CD22/CD79b	弱	强

注:积 4~5 分诊断为 CLL/SLL;积 0~2 分诊断为非 CLL。

二、套细胞淋巴瘤

(一)概述

套细胞淋巴瘤(mantle cell lymphoma,MCL)是一种少见的成熟 B 细胞非霍奇金淋巴瘤亚类,占非霍奇金淋巴瘤的 3%~10%。好发于中老年人,中位发病年龄为 60 岁,男女比≥2:1,有家族遗传倾向,中位生存期 3~5 年。其因典型的组织病理特征表现为肿瘤细胞侵犯淋巴结套区而得名。MCL 曾被认为是侵袭性非常高且不可治愈的肿瘤,但随着检测技术的进步,目前也认识到了其惰性变异型,包括白血病性非淋巴结型 MCL 和原位套细胞肿瘤。

染色体 t(11;14)(q13;q32)易位导致 CCND1 基因与免疫球蛋白重链 IGH 基因易位被认为是 MCL 的遗传学基础,见于 95% 以上的 MCL 患者。

多数患者在诊断时即为 Ⅲ 期或 Ⅳ 期病变,有淋巴结肿大,肝脾大及骨髓浸润。淋巴结是最常见的累及部位,患者一般有广泛的淋巴结肿大。脾脏、骨髓和外周血也是病变的重要部位,累及外周

知识链接

NOTE

血的大多数患者可以通过流式细胞术来识别肿瘤细胞。其他结外常累及的部位包括胃肠道(内镜下可表现为多发息肉)、韦氏环、肺和胸膜;也可累及中枢神经系统(CNS),最常见于复发时。

(二)实验室检查

1.血象

肿瘤细胞累及外周血时可有贫血,一般为正细胞正色素性贫血。淋巴细胞相对增多,外周血涂片中可见小到中等体积的淋巴细胞,核型不规则,染色质聚集,核仁不明显,胞质量较少。部分患者中可见少量类似于淋巴母细胞的核染色质疏松的体积稍大的淋巴细胞,见图15-1-5。

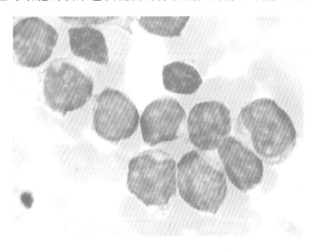

图 15-1-5　套细胞淋巴瘤细胞形态(瑞特染色,×1000)

2.骨髓涂片

若肿瘤细胞累及骨髓,则骨髓中可见与外周血中形态一致的异常淋巴细胞增多。

3.组织病理活检

MCL 主要发生于淋巴结或脾脏滤泡的套细胞区。典型的 MCL 是单一形态的小到中等大小的、核型不规则、染色质聚集、核仁不明显的淋巴细胞增殖,表现为结节性、弥漫性套区浸润,或极少见的滤泡性生长型。10%～15%的 MCL 细胞形态可呈侵袭性变异,即经典母细胞性和多形性母细胞性变异,提示预后不良。

4.免疫学表型

肿瘤细胞表达成熟 B 细胞相关抗原,典型的免疫学表型为 CD5$^+$、CD19$^+$、CD20$^+$、FMC7$^+$、CD43$^+$;CD23$^{-/±}$、CD200$^{-/±}$;CD10$^-$、CD11c$^-$、BCL6$^-$;强表达 sIgM/IgD,λ 限制性比 κ 常见(图15-1-6)。免疫组化染色显示 95%以上的 MCL 表达 Cyclin D1 和 BCL2(包括少数的 CD5$^-$ MCL 患者在内),有时 IRF4/MUM1$^+$。Cyclin D1 核内强阳性是 MCL 特异性的免疫标志。小部分患者 Cyclin D1 阴性,但 Cyclin D2 和 Cyclin D3 阳性,SOX11 阳性。需要注意的是 Cyclin D2 和 Cyclin D3 在其他 B 细胞淋巴瘤中也表达,不具有特异性,而 SOX11 在其他 B 细胞淋巴瘤中不表达,故对 MCL 诊断具有一定的特异性,是 Cyclin D1/t(11;14)阴性 MCL 患者诊断的标志。极少数患者表达与 CLL 相关的其他抗原如 LEF1 或 CD200,LEF1 更多见于经典母细胞性或多形性母细胞性变异的 MCL,而 CD200 则多见于白血病性非淋巴结型变异型 MCL。

5.细胞遗传学与分子检验

95%以上的 MCL 患者可见染色体 t(11;14)(q13;q32)(*IGH/CCND1*)易位,是引起 Cyclin D1 高表达的遗传学基础。5%以下的 MCL 患者可无此易位,但常伴有 Cyclin D2 或 Cyclin D3 的过表达。其他的遗传学异常包括 3q26＋(31%～50%),7p21＋(16%～34%),8q24＋(*MYC*,16%～36%)和 1p13～31 缺失(29%～52%),6q23～27 缺失(*TNFAIP3*,23%～38%),9q21 缺失(*CDKN2A*,编码 p16INK4a 和 p14ARF,18%～31%),11q22～23 缺失(*ATM*,21%～59%),13q11～13 缺失(22%～55%),13q14～34 缺失(43%～51%),17p13 缺失(*TP53*,21%～45%)。

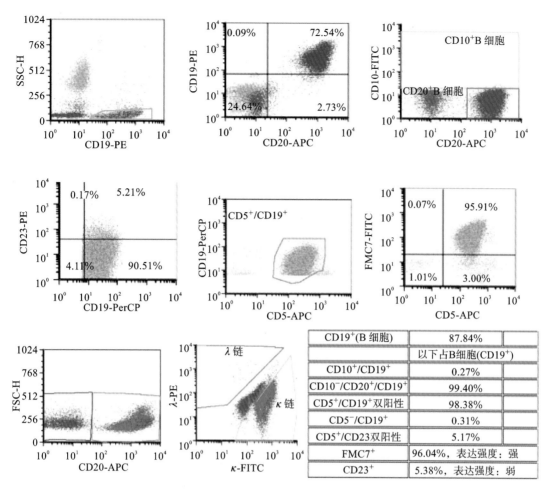

CD19⁺(B 细胞)	87.84%	
	以下占B细胞(CD19⁺)	
CD10⁺/CD19⁺	0.27%	
CD10⁻/CD20⁺/CD19⁺	99.40%	
CD5⁺/CD19⁺双阳性	98.38%	
CD5⁻/CD19⁺	0.31%	
CD5⁺/CD23双阳性	5.17%	
FMC7⁺	96.04%，表达强度：强	
CD23⁺	5.38%，表达强度：弱	

图 15-1-6 流式细胞术检测套细胞淋巴瘤外周血中淋巴瘤细胞的免疫学表型

(三)诊断和鉴别诊断

1. 诊断和分型

综合国内外诊断和分型标准。

1)诊断

(1)典型的组织病理形态学特征和免疫学表型特征。

(2)免疫组化染色 Cyclin D1 核内阳性。

(3)核型分析检出 t(11;14)(q13;q32)或 FISH 检出 *IGH-CCND1* 融合基因。

(4)流式细胞术检测肿瘤细胞免疫学表型符合典型 MCL。

符合(1)(2)或(1)(3)或(3)(4)即可诊断为 MCL。若组织形态学特征符合典型 MCL,但 Cyclin D1 和 t(11;14)(q13;q32)均阴性,则应加做 SOX11,如果 SOX11 阳性,在两位有经验的病理学家意见一致的情况下也可诊断为 MCL。诊断 MCL 后根据病史、临床表现等进行分型。

2)分型

(1)经典型 MCL,即呈侵袭性过程的 MCL,占 MCL 的绝大部分。

(2)白血病性非淋巴结型 MCL,可参考如下标准:①临床表现为惰性,有白血病表现,肿瘤细胞累及外周血和骨髓,有时有脾大,但没有明显的淋巴结肿大(外周淋巴结直径<2 cm 或 CT 未发现肿大);②与经典型 MCL 不一样,细胞遗传学研究显示除了 *CCDN1* 易位外其他异常很少见,伴 *IGHV* 突变,但无 *TP53* 突变或缺失,不表达或低表达 SOX11。

(3)原位套细胞肿瘤,伴 *CCND1* 重排的 Cyclin D1 阳性的淋巴瘤细胞局限在淋巴组织的套区,淋巴结仍保存完整的结构,未达到 MCL 的诊断标准,也没有相关临床表现。一般是偶然被发现,有时与其他类型淋巴瘤共存,可有播散性表现,侵犯骨髓、外周血或胃肠道,但很少出现进展,临床表现为惰性病程,患者生存期长,不治疗病情也稳定。

2.鉴别诊断

MCL 需要与 CLL/SLL、FL 及边缘区淋巴瘤(MZL)相鉴别,见图 15-1-4。

三、滤泡性淋巴瘤

(一)概述

滤泡性淋巴瘤(follicular lymphoma,FL)是起源于淋巴结滤泡中心(生发中心)B 细胞的一种淋巴瘤,形态学表现为肿瘤部分保留了滤泡生长的模式,是一组包含滤泡中心细胞(小裂细胞)、滤泡中心母细胞(大无裂细胞)的恶性淋巴细胞(典型的中心样或中心母/大细胞的转化细胞)增生性疾病。FL 有四个变异型:①原位滤泡性肿瘤(ISFN);②十二指肠型 FL;③睾丸型 FL;④弥漫变异型 FL。

(二)实验室检查

1.血象和骨髓象

肿瘤细胞累及骨髓和外周血时可有贫血,一般为正细胞正色素性。淋巴细胞相对增多,可在骨髓和外周血中见到形态一致的淋巴瘤细胞。淋巴瘤细胞可有两种形态,一种为小到中等大小的淋巴细胞,核型不规则,有棱角的、拉长的、扭曲的或碎裂的,可见核裂或深切迹,核仁模糊不清,胞质淡染量少;另一种为大体积细胞,核圆形或椭圆形,染色质疏松网状,核周边有 1~3 个核仁,见图15-1-7。

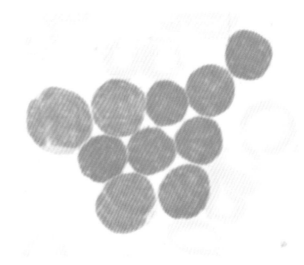

图 15-1-7　滤泡性淋巴瘤细胞形态(瑞特染色,×1000)

2.组织病理活检

肿瘤性滤泡优势增生使淋巴结正常结构消失,套区变薄或消失。细胞形态包括小到中等大小的生发中心细胞和大的有核仁的中心母细胞。根据滤泡中心母细胞的绝对计数进行分级。

3.免疫学表型

淋巴瘤细胞通常膜免疫球蛋白(sIg)阳性(一般为 IgM 和/或 IgD、IgG,极少数为 IgA)。表达 B 细胞标志,典型的免疫学表型为 $CD19^+$、$CD20^+$、$CD22^+$、$CD79a^+$、$BCL2^+$、$BCL6^+$、$CD10^+$、$CD5^-$、$CD43^-$、$Cyclin\ D1^-$。部分病例(多数是 3B 级)可出现 $CD10^-$ 但 $BCL6^+$。MUM-1/IRF4 阳性可见于 FL 3B 级或 FL 伴弥漫大 B 细胞淋巴瘤(DLBCL)转化患者,免疫组化染色 Ki-67>30% 常被认为更具侵袭性的临床表现。

4.细胞遗传学与分子生物学检验

IG 重链和轻链基因重排。FL 的遗传学特征为 t(14;18)(q32;q21)导致的 *IGH* 和 *BCL2* 基因

之间的易位,见于 85%~90% 的 FL 患者。90% 的 FL 患者伴有其他遗传学异常,常见的是 1p−、6q−、10q−、17p− 和 +1、6p+、+7、+8、12q+、+X、18q+。其中最常见的突变是位于 1p36 的 *TNFRSF14* 突变。*MUM-1/IRF4* 基因的重排也可辅助诊断。FL 中,H3K27 甲基转移酶基因 *EZH2* 的功能获得性突变相对普遍,表现出疾病的早期进展。此外,染色体调节基因 *CREBBP* 和 *KMT2D* 的驱动突变在疾病的发生和发展过程中起到关键的作用。*EZH2*、*KMT2D* 和 *CREBBP* 成为可能的治疗靶点。*TP53*、*CDKN2A* 的失活突变以及 *MYC* 的激活突变可能在 FL 向 DLBCL 的转化过程中起作用。

(三)诊断和鉴别诊断

1. 诊断

FL 的诊断主要基于包括形态学和免疫组化检查在内的组织病理学检查,必要时参考流式细胞术以及细胞与分子遗传学检查结果,所以在治疗前应进行完整的淋巴结切除活检,如果无法进行切除活检,应进行粗针穿刺活检以明确病理诊断。FL 的最终诊断应按 WHO 的方法进行分级并根据 FL 的国际预后指数进行危险度的分层诊断以指导选择治疗方案及判断预后。

2. 鉴别诊断

需要与 CLL/SLL、MCL、HCL、SMZL、LPL 进行鉴别,见图 15-1-4。

四、淋巴浆细胞淋巴瘤

(一)概述

淋巴浆细胞淋巴瘤(lymphoplasmacytic lymphoma,LPL)是起源于淋巴结滤泡中心(生发中心)后的 B 细胞淋巴瘤,是 B 细胞向浆细胞演化过程中发生病变,由活化的成熟小 B 细胞、浆细胞样淋巴细胞和浆细胞三者构成的惰性淋巴瘤,常累及骨髓,有时累及淋巴结和脾脏,但不满足伴浆细胞分化的其他 B 细胞淋巴瘤的诊断标准。华氏巨球蛋白血症(Waldenstrom macroglobulinemia,WM)是 LPL 伴骨髓浸润的同时血中存在单克隆 IgM 的一种疾病。WM 是 LPL 的一种代表性疾病,但不是所有的 LPL 都是 WM。部分 LPL 患者血中单克隆免疫球蛋白是非 IgM 型,或没有单克隆免疫球蛋白,或同时存在两种单克隆免疫球蛋白(IgM 型和 IgG 或 IgA 型)。

LPL 好发于成年人,中位发病年龄为 60~70 岁,男性略多。LPL 患者临床表现多样,包括肿瘤直接侵犯出现的相关症状,如贫血、白细胞减少、肝脾及淋巴结肿大、发热、盗汗、体重减轻等;以及由单克隆免疫球蛋白所致症状,如紫癜及黏膜出血、周围感觉神经病变、冷球蛋白血症、冷凝集素综合征、高黏滞血症等;凝血障碍可能是由单克隆 IgM 与凝血因子、血小板、纤维蛋白结合所致。单克隆免疫球蛋白可有自身抗体或冷球蛋白的活性,导致发生自身免疫性疾病或冷球蛋白血症(发生于约 20% 的 WM 患者)。约 30% 的患者发生高黏滞血症。当血液黏滞度高于正常水平 4 倍时才出现的高黏滞血症可引起一系列神经系统症状,如头痛、头昏、眩晕、复视、耳聋、感觉异常、短暂性偏瘫及共济失调,称为 Bing-Neel 综合征。本病患者的肾功能不全发生率显著低于多发性骨髓瘤,本周蛋白尿也少见,淀粉样变性见于部分患者。

(二)实验室检查

1. 外周血

约 80% 的患者确诊时为正细胞正色素性贫血,白细胞及血小板无明显减少。外周血涂片瑞特染色可见成熟红细胞呈缗钱状排列,可见浆细胞样淋巴细胞及少量浆细胞,见图 15-1-8。

2. 骨髓涂片

骨髓涂片可见淋巴细胞、浆细胞样淋巴细胞和浆细胞同时存在(不论数量)。典型的浆细胞样淋巴细胞形态介于成熟淋巴细胞和浆细胞之间,胞质量介于小淋巴细胞和浆细胞之间,细胞核偏位,有时可见到核仁,见图 15-1-8。

知识链接

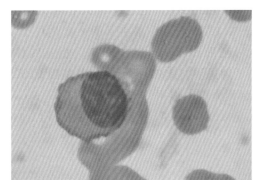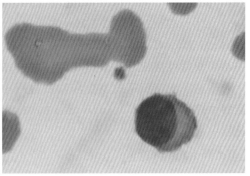

图 15-1-8 淋巴浆细胞淋巴瘤红细胞呈缗钱状排列及浆细胞样淋巴细胞形态(瑞特染色,×1000)

3. 血清学检测

血清中单克隆免疫球蛋白增多,常为 IgM 型,极少数为 IgG 或 IgA 型。大多数患者血清黏滞度增高。约 60% 的 WM 患者 β_2 MG 水平升高。

4. 免疫学表型

有两部分免疫学表型异常的细胞群,一部分为 CD138$^-$ 的浆细胞样淋巴细胞:大多数细胞表达 sIg 及 cIg(通常为 IgM,有时为 IgG,极少数为 IgA,不表达 IgD),轻链呈限制性或克隆性表达,表达 B 细胞相关抗原(CD19、CD20、CD22、CD79a、CD25),常表达 CD25 和 CD38,典型病例不表达 CD5、CD10、CD23、CD103,10%~20% 的患者可部分表达 CD5、CD10、CD23,此时不能仅凭免疫学表型排除 LPL。另一部分为 CD138$^+$ 的浆细胞:与浆细胞骨髓瘤中的浆细胞表型(CD19$^-$/CD45$^-$)不同,这部分浆细胞通常 CD19$^+$/CD45$^+$,表达 cIg,轻链呈限制性或克隆性表达。

5. 骨髓活检

典型表现为成熟的小 B 细胞、浆细胞样淋巴细胞和浆细胞在骨髓内呈结节状、弥漫性,伴或不伴间质性或小梁旁浸润。

6. 基因检测

绝大多数(>90%)LPL 患者存在 *MYD88* L265P 突变,此突变阳性患者预后较阴性患者好。此突变有助于鉴别其他惰性淋巴瘤及 IgM 型多发性骨髓瘤,但不特异,也可见于少量其他的 B 细胞淋巴瘤,其阳性检出率与检测方法和标本中肿瘤细胞的比例等有关。约 30% 的患者有 *CXCR4*^{WHIM} 突变(大多数为 *CXCR4* S338X 或框移突变),目前尚未发现此突变和预后明显相关,但有研究显示 *CXCR4* 突变的 LPL 患者表现出对伊布替尼有耐受倾向。

(三)诊断和鉴别诊断

1. 诊断

(1)外周血中存在单克隆免疫球蛋白(不论浓度)。

(2)骨髓中发现浆细胞样淋巴细胞浸润或骨髓活检发现成熟小 B 细胞、浆细胞、浆细胞样淋巴细胞浸润(不论数量)。

(3)临床表现存在肿瘤浸润或单克隆免疫球蛋白引起的相关症状。

(4)排除其他类型的非霍奇金淋巴瘤。

(5)免疫学表型及 *MYD88* L265P 突变是诊断和鉴别诊断的重要标志,但不是特异的诊断指标。

满足以上前四条标准,可诊断为 LPL,若单克隆免疫球蛋白为 IgM 型,可诊断为 WM。需要注意的是 LPL/WM 无特异的形态学、免疫学表型及细胞遗传学改变的特征,故 LPL/WM 的诊断是一个排他性诊断,需要紧密结合临床表现、病理学特点及其他实验室检测进行综合诊断。

2. 鉴别诊断

主要是 WM 与 IgM 型多发性骨髓瘤的鉴别,见表 15-1-3。

表 15-1-3　WM 与 IgM 型多发性骨髓瘤的鉴别要点

鉴别要点	WM	IgM 型多发性骨髓瘤
临床症状	一般无溶骨性改变	多发溶骨性病变,高钙血症、肾功能不全
细胞类型	淋巴细胞、浆细胞样淋巴细胞和浆细胞共存	病态的浆细胞,可见骨髓瘤细胞
细胞免疫学表型	两部分异常细胞:一部分为 CD138$^-$ 的单克隆的 B 细胞,另一部分为 CD138$^+$ CD19$^+$/CD45$^+$ 的单克隆浆细胞	CD138$^+$ CD19$^-$/CD45$^-$ 的单克隆浆细胞
染色体异常	很少见	常有染色体异常
基因检测	有 *MYD88* L265P 突变(90%以上的患者)	无 *MYD88* L265P 突变

五、毛细胞白血病

(一)概述

毛细胞白血病(hairy cell leukemia,HCL)是来源于淋巴结滤泡(生发中心)后、活化后的记忆 B 细胞的一种淋巴瘤,属于惰性小 B 细胞肿瘤,主要侵犯外周血、弥漫性浸润骨髓和脾脏红髓。其细胞形态和免疫学表型有典型的特征,细胞核呈椭圆形,胞质量丰富,细胞膜外缘呈毛发状或伪足样。

1.流行病学

HCL 是罕见疾病,占淋巴细胞白血病的 2%,发病人群主要为中老年人,中位发病年龄 58 岁,儿童罕见。男女发病率比为 4:1。

2.病因及发病机制

BRAF V600E 突变几乎存在于 100%的 HCL 患者中。多项研究证明 *BRAF* V600E 高频突变在 HCL 的发病机制中起了关键的作用。该突变是导致丝裂原激活的蛋白激酶(mitogen activated protein kinase,MAPK)激活的本质原因。

3.临床表现

本病起病隐匿,慢性病程,约 75%的患者出现乏力、皮肤黏膜出血、腹胀、纳差或发热等症状。大多数患者有脾大,90%为巨脾。患者易反复发生严重感染,其他常见体征包括肝大,较少见的体征有血管炎、出凝血异常、神经系统病变、骨骼累及和其他免疫紊乱。

知识链接

(二)实验室检查

1.血象

大多数患者全血细胞减少,贫血一般为轻度到中度,为正细胞正色素性。白细胞计数一般小于 10×10^9/L,且伴有单核细胞减少,淋巴细胞相对增多,并有特征性的毛细胞出现。血小板减少在巨脾患者中尤为明显。

毛细胞形态:胞体为小到中等大小,呈圆形或多角形,直径为 10~15 μm。胞核居中或稍偏位,呈圆形或卵圆形,可有凹陷和轻度折叠,核染色质较淋巴细胞细致,核仁不明显;胞质中等量,核质比约为 2:1,无颗粒,常有空泡,突出特点是边缘不整齐,呈锯齿状或伪足状,有许多不规则绒毛状胞质突起,也称毛发状突起,但有时不显著,见图 15-1-9。

2.骨髓象

骨髓增生活跃或减低,少数增生明显活跃。红系、粒系及巨核系均受抑,淋巴细胞相对增多,可见广泛或灶状的毛细胞浸润,约半数的病例骨髓穿刺呈"干抽",与骨髓内网硬蛋白量增加有关,毛细胞形态同外周血。

3.骨髓病理学

骨髓活检是诊断 HCL 的最好方法,几乎所有患者有骨髓浸润。其典型表现:浸润呈弥漫性或灶性。毛细胞呈油煎蛋样,胞质丰富、透明,胞核间距宽,呈蜂窝状。毛细胞以疏松海绵样形式互相连接,不同于其他低度恶性淋巴瘤累及骨髓时形成的紧密排列形式。

NOTE

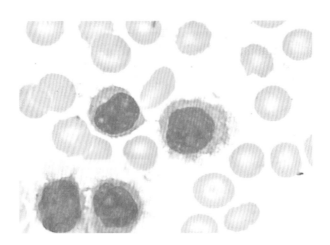

图 15-1-9　毛细胞白血病细胞形态(瑞特染色,×1000)

4. 细胞化学染色

毛细胞特征性的细胞化学染色是酸性磷酸酶(acid phosphatase,ACP)染色阳性,不被左旋酒石酸抑制,原因是其胞质内存在抗酒石酸酸性磷酸酶(tartrate resistant acid phosphatase,TRAP),称TRAP阳性。HCL的TRAP阳性率可达41%～100%,具有一定的诊断价值,但弱阳性不能用于诊断。TRAP阳性不是HCL特有的,套细胞淋巴瘤(MCL)的细胞也可出现TRAP阳性。另外ACP阴性也不能排除HCL的可能。多数病例毛细胞的PAS染色呈阳性。

5. 免疫学表型

免疫学表型呈独特的B细胞表型,CD11c、CD103、CD25、Annexin A1为特征性阳性,轻链呈限制性表达,表达CD19、CD20、CD79a、CD123、HLA-DR、TBX21(TBET)、FMC7、CD200、Cyclin D1。绝大多数患者不表达CD5和CD10,有报道10%～20%的患者表达CD10,不到2%的患者表达CD5。Annexin A1是最特异的标志物,可以用于鉴别HCL与SMZL和HCL变异型,后两者都不能表达Annexin A1。

6. 细胞遗传学与分子生物学检验

85%以上的HCL患者有*IGHV*基因的体细胞高频突变,提示该类细胞处于生发中心后阶段。未发现存在针对HCL的特异的细胞遗传学异常,有个别报道5号和7号染色体的异常,但易位罕见。*BRAF* V600E突变几乎存在于100%的HCL患者中。

7. 超微结构

扫描电镜显示毛细胞表面有较多毛发状胞质突起,可有交叉,长短、粗细不一,最长可超过4 μm,部分细胞表面呈皱褶状突起。透射电镜显示突起呈微绒毛状或伪足状。胞质内可见到特征性的核糖体-板层复合结构(ribosome-lamellae complexes,RLC),呈管状。

(三)诊断和鉴别诊断

1. 诊断

(1)临床表现:巨脾、消瘦、感染等,易合并血管炎。

(2)实验室检查:全血细胞减少常见,自动血液分析仪全血计数(CBC)和分类会有假性"单核细胞"增多,实为仪器误将带有毛发状突起的淋巴细胞分类为"单核细胞"。外周血及骨髓中见到特定形态的毛细胞、骨髓"干抽",要高度怀疑HCL。细胞化学染色TRAP阳性、免疫学表型分析结果为独特的毛细胞表型,基因测序*BRAF* V600E突变阳性,结合骨髓活检可做出诊断,必要时可进一步进行超微结构检查。

2. 鉴别诊断

带有毛发状、伪足状或绒毛状突起的B细胞肿瘤还有几种,如脾边缘区淋巴瘤(splenic marginal zone lymphoma,SMZL)、变异型HCL(hairy cell leukaemia variant,HCL-V)、脾脏弥漫红髓小B细胞淋巴瘤(splenic diffuse red pulp small B-cell lymphoma,SDRPBL)。HCL与SMZL、

HCL-V、SDRPBL 的鉴别见表 15-1-4。

表 15-1-4　HCL 与 HCL-V、SMZL、SDRPBL 的鉴别要点

鉴别要点	HCL	HCL-V	SMZL	SDRPBL
脾大	常见	少见	常见	常见
全血细胞	三系减少	白细胞增多	白细胞增多	不同程度减少
细胞形态	成熟小 B 细胞,核卵圆形,胞质丰富,有毛发状突起	常有明显核仁,类似于幼淋巴细胞,核有扭曲,毛发状突起少且短	细胞膜外缘有短的极性绒毛,部分可呈浆细胞样	胞质嗜碱性,宽底毛发状突起,染色质致密,核仁不清
免疫学表型	CD11c、CD25、CD103、Annexin A1 阳性	CD11c、CD103 阳性;CD25、Annexin A1 阴性	CD11c、CD25、CD103、Annexin A1 阴性	CD11c、CD103、CD25、Annexin A1 阴性
突变基因检测	$BRAF$ V600E 突变	无独特特征	$NOTCH2$、$KLF2$ 突变	$CCND3$ PEST 突变
TRAP	阳性	多为阴性	阴性	阴性
骨髓活检	纤维组织增生	无显著纤维组织增生	无显著纤维组织增生	无显著纤维组织增生
RLC	50%阳性	阴性	阴性	阴性

诊断 HCL 时还应与慢性淋巴细胞白血病(CLL)、幼淋巴细胞(样)白血病(PLL)相鉴别,其免疫学表型见表 15-1-1。

六、边缘区(带)淋巴瘤

边缘区淋巴瘤(marginal zone lymphoma,MZL)是起源于淋巴结滤泡(生发中心)后边缘带的 B 细胞淋巴瘤,恶性程度较低。其按照肿瘤来源的部位不同可分为黏膜相关淋巴组织结外边缘区淋巴瘤(extranodal marginal zone lymphoma of mucosa-associated lymphoid tissue,MALT 淋巴瘤)、淋巴结边缘区淋巴瘤(nodal marginal zone lymphoma,NMZL)及脾边缘区淋巴瘤(splenic marginal zone lymphoma,SMZL),见表 15-1-5。

表 15-1-5　MALT 淋巴瘤、NMZL 和 SMZL 的特征

要点	MALT 淋巴瘤	NMZL	SMZL
中位发病年龄	60~70 岁	60 岁左右	67~68 岁
好发部位	黏膜相关淋巴组织如胃、眼、皮肤、肺、唾液腺、甲状腺	头颈部淋巴结、腹部淋巴结	脾脏、骨髓、外周血,少见淋巴结和结外累及
病因	幽门螺杆菌感染、自身免疫性疾病	自身免疫性疾病、HCV 感染	尚不清楚,可能与 HCV 感染有关
系统性症状	大多数不伴发热、乏力、消瘦	10%~20%的患者有发热、乏力	约半数患者有贫血
淋巴瘤细胞形态	外周血中极少见淋巴瘤细胞	外周血中淋巴瘤细胞形态与 CLL 细胞形态相似	小体积成熟淋巴细胞,可有短的绒毛,绒毛有极化现象
组织病理学特征	小体积成熟淋巴细胞密集浸润,破坏黏膜,形成上皮淋巴病变	淋巴结中肿瘤细胞围绕反应性滤泡周围,向滤泡间区增生	脾脏白髓中,小淋巴细胞替代反应性生发中心,正常套区消失;红髓中小淋巴细胞浸润髓窦;骨髓中肿瘤细胞呈结节性间质性浸润

要点	MALT 淋巴瘤	NMZL	SMZL
免疫学表型	CD19$^+$、CD22$^+$、CD20$^+$、CD79a$^+$、CD5$^-$、CD10$^-$、CD23$^-$、CD43$^{+/-}$、CD11c$^{+/-}$、IgM$^+$	CD19$^+$、CD20$^+$、CD22$^+$、CD79a$^+$、CD5$^-$、CD10$^-$、CD23$^{-/+}$、CD43$^{-/+}$、IgD$^-$	CD19$^+$、CD20$^+$、CD22$^+$、CD79a$^+$、CD5$^{-/+}$、CD10$^-$、CD23$^{-/+}$、CD43$^{-/+}$、IgD$^+$、IgM$^+$
细胞遗传学与分子生物学	相关染色体易位包括 t(11;18)(q21;q21)，t(1;14)(p22;q32)，t(14;18)(q32;q21)，t(3;14)(p14.1;q32)	缺乏常见的染色体易位，IG 基因克隆性重排；有 +3、+18 和 6q23~24 的缺失	缺乏常见的染色体易位，一小部分携带 t(2;7)(p12;q21)易位；约 30% 显示有杂合的 7q$-$；$NOTCH2$ 和 $KLF2$ 是较常见的突变基因

(一)黏膜相关淋巴组织结外边缘区淋巴瘤(MALT 淋巴瘤)

1.概述

MALT 淋巴瘤是最常见的 MZL,占 B 细胞淋巴瘤的 7%~8%,占原发胃部淋巴瘤的 50%。多发生于成年人,中位发病年龄为 60~70 岁。发病率无性别差异,但发病部位有性别差异,女性好发于甲状腺和唾液腺。

感染和 MALT 淋巴瘤之间的联系最明确的是幽门螺杆菌和胃 MALT 淋巴瘤,90% 以上的胃 MALT 淋巴瘤患者病变组织中存在幽门螺杆菌。原发性干燥综合征患者发生淋巴瘤的风险是普通人群的 14~19 倍。桥本甲状腺炎患者进展为淋巴瘤的风险是普通人群的 3 倍,进展为甲状腺淋巴瘤的风险是普通人群的 70 倍。

胃是 MALT 淋巴瘤最常见的累及部位,占 35%。其他常见累及部位有眼及其附属器(13%),皮肤(9%),肺(9%),唾液腺(8%),乳腺(3%)和甲状腺(2%)。

2.实验室检查

(1)血象和骨髓象:由于 MALT 淋巴瘤很少累及外周血和骨髓,一般情况下,外周血和骨髓未见明显异常。若淋巴瘤细胞累及外周血和骨髓,在外周血和骨髓中可见小体积成熟淋巴细胞增多,形态上与正常的成熟小淋巴细胞不易鉴别,需通过免疫学表型分析来证实。

(2)血清学检测:血清乳酸脱氢酶和 β_2 微球蛋白(β_2-MG)水平通常在正常范围。

(3)幽门螺杆菌检测:90% 以上的胃 MALT 淋巴瘤患者幽门螺杆菌阳性。

(4)组织病理活检:MALT 淋巴瘤的典型形态是小的成熟的淋巴细胞密集浸润,破坏黏膜,形成上皮淋巴病变。

(5)免疫学表型及免疫组化染色:肿瘤细胞表达细胞膜免疫球蛋白(主要为 IgM,少部分为 IgG),免疫球蛋白轻链呈限制性表达,典型的表型为 CD19$^+$、CD22$^+$、CD20$^+$、CD79a$^+$、CD5$^-$、CD10$^-$、CD23$^-$、CD43$^{+/-}$、CD11c$^{+/-}$。MNDA(髓样核分化抗原)染色有助于鉴别 MALT 淋巴瘤和 FL,该抗原表达于 61%~75% 的 MALT 淋巴瘤患者中,但只表达于 10% 以下的 FL 患者中。

(6)细胞遗传学与分子生物学检验:与 MALT 淋巴瘤相关的染色体易位包括 t(11;18)(q21;q21)、t(1;14)(p22;q32)、t(14;18)(q32;q21)和 t(3;14)(p14.1;q32),分别导致嵌合体蛋白 BIRC3-MALT1 的生成和 $BCL10$、$MALT1$ 和 $FOXP1$ 的转录下调。t(11;18)(q21;q21)主要发生在肺和胃;t(14;18)(q32;q21)主要发生在眼附属器、眼眶和唾液腺;t(3;14)(p14.1;q32)主要发生在甲状腺、眼附属器、眼眶和皮肤。$MYD88$ L265P 突变见于 6%~9% 的 MALT 淋巴瘤患者中。

3.诊断和鉴别诊断

1)诊断　诊断主要依据相应部位的临床表现、实验室检查、病变组织的活检、免疫组化染色及肿瘤细胞免疫学表型综合分析判断,胃 MALT 淋巴瘤的诊断需要胃镜活检明确。

2)鉴别诊断

(1)伴有浆细胞样分化的 MALT 淋巴瘤,$MYD88$ L265P 突变状态的检测有助于与 LPL/WM

相鉴别。*BRAF* V600E 突变状态的检测有助于与 HCL 相鉴别。

(2)少数患者淋巴瘤细胞的增殖会取代一部分或全部滤泡,需要与 FL 相鉴别。MALT 淋巴瘤累及外周淋巴结时,需要与 NMZL 相鉴别。

(二)淋巴结边缘区淋巴瘤(NMZL)

1.概述

NMZL 亚型少见,是原发于淋巴结的小 B 细胞肿瘤,占所有淋巴肿瘤的 1.5%~1.8%,年发病率为 0.8/10 万。中位发病年龄 60 岁,没有性别差异。该病发生于儿童时,有不同的临床症状和形态学特征,被独立地命名为儿童 NMZL。在有自身免疫性疾病的女性中该病发生率显著升高。

常见临床症状有局部的或者广泛的无痛性外周淋巴结肿大。局部淋巴结肿大以累及头颈部淋巴结最常见,全身淋巴结肿大以腹部淋巴结肿大多见。骨髓浸润见于约 1/3 的患者,偶见累及外周血。10%~20%的患者有发热、乏力等 B 症状。

2.实验室检查

(1)血象和骨髓象:一般未见明显异常。淋巴瘤细胞累及骨髓和外周血时,可有贫血,多为正细胞正色素性贫血,可有淋巴细胞相对增多。淋巴瘤细胞形态和 CLL 的细胞形态相似,需要进行免疫学表型分析来鉴别。

(2)淋巴结组织活检:肿瘤细胞围绕在反应性滤泡周围,向滤泡间区增生。肿瘤细胞形态多样,可有数量不一的边缘区 B 细胞(中心细胞样细胞和单核细胞样细胞)、散在的大 B 细胞和浆细胞/浆细胞分化样细胞。

(3)免疫学表型及免疫组化:淋巴瘤细胞表达泛 B 细胞标志(CD19、CD20、CD22、CD79a),不表达 CD10、Cyclin D1 和 sIgD;20%~75%的患者表达 CD43;约 29%的患者表达 CD23;多数患者 BCL2 阳性;75%的患者表达在 FL 中阴性的 MNDA 和 IRTA1;约 17%的患者表达 CD5,这些患者体内的淋巴瘤细胞更易播散,但对预后无影响;生发中心标志(CD10、BCL6、HGAL、LMO2)少见,有助于与 FL 相鉴别。

(4)细胞遗传学与分子生物学检验:*IG* 基因克隆性重排,多数为 *IGHV3* 和 *IGHV4* 家族成员突变,尤其是 *IGHV4-34*;有+3、+18 和 6q23~24 的缺失;基因表达技术分析证实 *NF-κB* 相关基因表达增加;通常检测不到 *MYD88* L265P 突变。

3.诊断和鉴别诊断

1)诊断 NMZL 的诊断主要依据临床表现、病理组织活检、免疫组化染色及淋巴瘤细胞的免疫学表型综合分析。

2)鉴别诊断

(1)NMZL 累及淋巴结时,需排除 MALT 淋巴瘤或脾边缘区淋巴瘤合并淋巴结受累。

(2)伴有浆细胞分化的 NMZL 需要与 LPL 或淋巴结浆细胞淋巴瘤相鉴别,后两者可检测到 *MYD88* 突变。

(三)脾边缘区淋巴瘤(SMZL)

1.概述

SMZL 是一类罕见的成熟小体积 B 细胞淋巴瘤,占所有淋巴瘤的比例小于 2%,多数患者年龄在 50 岁以上,中位发病年龄为 67~68 岁,无性别差异。病因目前尚不清楚。

该病起病隐匿,所有患者均有脾大,当脾脏过度肿大或合并有血细胞减少时会出现临床症状。所有患者在诊断时几乎均累及骨髓,约半数患者累及外周血,可有贫血和不同程度的外周血带绒毛的淋巴细胞,有时会合并自身免疫性血小板减少。近 1/3 的患者累及肝脏,但外周淋巴结和结外累及少见。约 1/3 的患者存在单克隆免疫球蛋白表达,但高黏滞血症和高丙种球蛋白血症不常见。临床病程呈惰性进展,10%~15%的患者会转化为大 B 细胞淋巴瘤。

2.实验室检查

(1)血象和骨髓象:累及骨髓和外周血时可表现为贫血、血小板减少,淋巴细胞增多。外周血涂

NOTE

271

片可见有短绒毛的小体积成熟淋巴细胞,绒毛可有极化现象,偏向一侧,有时会出现类浆细胞。骨髓涂片可见淋巴细胞比例增高。

(2)组织病理活检:脾脏白髓可见由小而圆的淋巴细胞包绕的中心区,或更常见的,代替了生发中心,正常的滤泡套区消失,并与周围区融合,充满小到中等大小、染色质疏松、有丰富的淡染胞质、类似边缘区细胞的淋巴细胞,同时散在有转化的母细胞。红髓被小结节样聚集的较大细胞和成片的小淋巴细胞浸润,且常浸润髓窦。淋巴瘤细胞区中可能存在上皮样组织细胞。少数患者可伴有浆细胞分化。在脾门淋巴结,脾窦扩张,淋巴瘤细胞包绕并代替生发中心,但小淋巴细胞和边缘区细胞经常混合在一起,没有形成明显的所谓的边缘区。骨髓活检中肿瘤细胞呈结节性间隙性浸润,窦内淋巴细胞表达 CD20。

(3)免疫学表型:肿瘤细胞表达 sIgM,大多数表达 sIgD。表达 B 细胞标志(CD19、CD20、CD22、CD79a),多数不表达 CD5、CD10、CD23、CD43、CD103、Cyclin D1 和 Annexin A1。

(4)细胞遗传学与分子生物学检验:*IG* 重链和轻链基因克隆性重排。SMZL 缺乏常见的染色体易位,有一小部分 SMZL 患者有重现性的 t(2;7)(p12;q21)易位,约 30% 的 SMZL 患者有杂合的 7q−。*NOTCH2*(10%~25%)和 *KLF2*(10%~40%)是 SMZL 中较常见的突变基因,且与预后不良相关。*MYD88* 突变在 SMZL 中罕见。

(5)其他:血清单克隆免疫球蛋白相关检测、HCV 的检测。

3.诊断和鉴别诊断

1)诊断　诊断主要依据临床表现、实验室检查、病理组织活检、免疫学表型及细胞与分子遗传学检测。最低诊断标准,符合以下任意一项即可诊断。

(1)脾脏组织病理学及免疫学表型提示 SMZL,且 CLL 积分≤2 分。

(2)有脾大的临床表现,但不能获得脾脏组织进行病理活检时,具有典型的外周血和骨髓肿瘤细胞形态学及免疫学表型特征,骨髓窦内 CD20$^+$ 细胞浸润。

2)鉴别诊断　需要与其他小 B 细胞淋巴瘤/白血病相鉴别,包括 CLL/SLL、HCL、MCL、FL 和 LPL。不能进行脾脏组织病理活检时,免疫学表型和细胞与分子遗传学异常对鉴别诊断很有帮助,不表达 Cyclin D1 和 LEF1 有助于排除 MCL 和 CLL;不表达 Annexin A1 有助于排除 HCL;不表达 CD10 和 BCL6 有助于排除 FL;无 *MYD88* 突变有助于排除 LPL。见图 15-1-4、表 15-1-4。

七、B-幼淋巴细胞(样)白血病

(一)概述

B-幼淋巴细胞(样)白血病(B-cell prolymphocytic leukemia,B-PLL),也称 B 幼淋巴细胞白血病,是罕见的成熟小体积 B 细胞肿瘤,并非发育偏早期阶段的"幼淋巴细胞",其与"幼淋巴细胞"的相似之处在于胞核上带有大而明显的核仁。本病病因与发病机制不明,临床起病缓慢,患者大多有 B 症状和巨脾,无外周淋巴结肿大或仅有轻度肿大,累及外周血、骨髓和脾脏。大多数患者年龄在 60 岁以上,中位发病年龄 65~69 岁。

传统 B-PLL 分型和诊断是以形态学表现为主要依据的排除性诊断,随着其他检测技术包括细胞遗传学技术、分子生物学技术的进步和临床应用,一部分临床上形态似 B-PLL 的病例已明确其分类归属。

(二)实验室检查

1.血象

约 50% 的患者可有贫血和血小板减少,贫血为正细胞正色素性。淋巴细胞计数常大于 100×10^9/L,"幼淋巴细胞(样)细胞"比例大于 55%,该类细胞中等大小(约为正常小淋巴细胞的 2 倍大小),核圆形,核染色质聚集,有一个大而明显的核仁,是 PLL 的显著特征,胞质量较少。B-PLL 和 ALL 的细胞核形态鉴别见表 15-1-6。

表 15-1-6 B-PLL 和 ALL 的细胞核形态鉴别

要点	B-PLL	ALL
大小和形态	大,圆形或类圆形	大而圆
核染色质	密集、浓密	细致
核仁	浓密的染色质上有大而明显的核仁1~2个,与染色质交界明显	1~2个,与染色质交界不明显

2. 骨髓象

骨髓增生明显活跃,"幼淋巴细胞(样)细胞"易见,形态同血象描述(图 15-1-10),其他类型细胞成分减少。

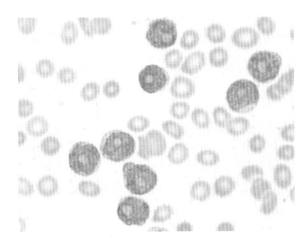

图 15-1-10 B-幼淋巴细胞(样)白血病骨髓象(瑞特染色,×1000)

3. 骨髓病理学

骨髓"干抽"现象少见,活检可见与外周血形态一致的淋巴瘤细胞呈间隙性或结节性在骨小梁间隙浸润。

4. 细胞化学染色

80%的患者淋巴瘤细胞糖原染色呈不同程度阳性,大小不等的阳性颗粒分布于胞质中。

5. 免疫学表型

B-PLL 细胞高强度表达 sIgM/sIgD,同时也表达 B 细胞抗原(CD19、CD20、CD22、CD79a、CD79b 和 FMC7),只有 20%~30%的患者表达 CD5,10%~20%的患者表达 CD23,而不表达或非常弱强度表达 CD200。约 50%的患者表达 ZAP70 和 CD38。

6. 细胞遗传学与分子生物学检验

IG 基因克隆性重排,约半数患者 *IGH* 基因未见突变。约 50%的患者可检测到与 *TP53* 突变相关的 17q13 缺失。FISH 分析检测到约 27%的患者存在 13q14 缺失。

(三)诊断和鉴别诊断

1. 诊断

本病的诊断采用排除性的诊断,综合国内外文献,本病的诊断需要符合以下条件。

(1)临床表现:老年人巨脾,淋巴结无明显肿大。

(2)外周血淋巴细胞计数快速增高,常大于 $100×10^9/L$,幼淋巴细胞占淋巴细胞的比例不低于 55%。

(3)典型的幼淋巴细胞样细胞的形态学特征及 B-PLL 细胞的免疫学表型。

(4)结合染色体及基因检测排除其他形态相似的淋巴瘤,如 CLL 伴幼淋巴细胞样细胞增多、白血病性非淋巴结型 MCL 等。

2. 鉴别诊断

本病的诊断需与以下三种情况相鉴别。

NOTE

（1）转化的 CLL，可通过免疫学表型相鉴别。

（2）CLL 伴幼淋巴细胞样细胞增多（幼淋巴细胞样细胞比例小于 55%）。

（3）形态学表现类似于 B-PLL 的白血病性非淋巴结型 MCL，后者存在 t(11;14)(q13;q32)(IGH-CCND1)染色体易位和融合基因。

第二节 成熟大 B 细胞肿瘤

一、弥漫大 B 细胞淋巴瘤

（一）概述

弥漫大 B 细胞淋巴瘤(diffuse large B-cell lymphoma，DLBCL)是最常见的成人 B 细胞非霍奇金淋巴瘤，约占 B 细胞非霍奇金淋巴瘤的 50%。DLBCL 在组织学上的表现是中到大体积的 B 细胞弥漫性增生，细胞核比正常的淋巴细胞核大 2 倍，与巨噬细胞核一样大甚至更大。根据肿瘤的临床特征、肿瘤细胞的形态、分子生物学特点及免疫学表型等将 DLBCL 分为诸多亚型，见表15-2-1，其中最常见的是弥漫大 B 细胞淋巴瘤-非特指型（DLBCL-NOS）。该肿瘤中位发病年龄为 60～70 岁，但也可发于儿童和青少年。DLBCL-NOS 根据淋巴瘤细胞来源可以分为生发中心 B 细胞型（GCB 型）和活化 B 细胞型（ABC 型），有 10%～15% 的病例细胞来源不明确。分子亚型的区分对该病的治疗及预后判断非常重要。

表 15-2-1　DLBCL 分型（WHO 2016）

分型	具体
DLBCL-NOS	形态学变异型：中心母细胞、免疫母细胞、间变性
	其他少数变异型
	分子亚型：生发中心 B 细胞型（GCB 型）、活化 B 细胞型（ABC 型）
其他大 B 细胞淋巴瘤	T 细胞/组织细胞丰富的大 B 细胞淋巴瘤
	原发中枢神经系统 DLBCL
	原发皮肤 DLBCL-腿型
	EB 病毒阳性的 DLBCL-NOS
	EB 病毒阳性的皮肤黏膜溃疡
	慢性炎症相关的 DLBCL
	淋巴瘤样肉芽肿
	原发纵隔（胸腺）大 B 细胞淋巴瘤
	血管内大 B 细胞淋巴瘤
	ALK 阳性大 B 细胞淋巴瘤
	浆母细胞淋巴瘤
	原发渗出性淋巴瘤
	HHV-8 相关的淋巴组织增殖性疾病*
高级别 B 细胞淋巴瘤	MYC 和 BCL2 和/或 BCL6 重排的高级别 B 细胞淋巴瘤
	高级别 B 细胞淋巴瘤-NOS
不能分类的 B 细胞淋巴瘤	特征介于 DLBCL 与经典 HL 之间

注：* 表示为暂命名的疾病。

DLBCL 病因尚不明确，可能与免疫缺陷及病毒感染（如 EBV 感染）有关。DLBCL 可以原发，也可以继发于一些惰性 B 细胞淋巴瘤,如 CLL/SLL、FL、MZL、结节型淋巴细胞为主型 HL,称为转化型 DLBCL。

DLBCL 在淋巴结和结外淋巴组织中均可发生,原发于淋巴结外的患者可达 40%,最常见的结外累及部位是胃肠道,其他常见的结外累及部位有骨、睾丸、脾脏、韦氏环、唾液腺、甲状腺、肝和肾上腺。由于病变部位和范围差异很大,本病临床表现呈高度异质性。本病侵袭性较强,中老年男性发病多见,发病时患者一般有一个或多个无痛性进行性肿大的淋巴结或结外部位肿瘤,有肿大的淋巴结压迫周围组织器官而出现的相应临床症状和全身症状(发热、盗汗、体重减轻等 B 症状,可有疲劳乏力、皮肤瘙痒等不适)。

(二)实验室检查

1. 血象

少数患者累及骨髓时会表现为贫血、白细胞增多或减少、血小板减少。外周血涂片可见与骨髓中形态一致的异常淋巴细胞。

2. 骨髓象

淋巴瘤细胞未累及骨髓时,骨髓象可大致正常。累及骨髓时骨髓增生活跃或减低,可见到异常形态的淋巴细胞。该类细胞胞体大,细胞核可比正常淋巴细胞核大 2 倍,胞质量丰富,嗜碱性,胞质中不见颗粒。该类细胞常与组织细胞、间变型大 T 细胞鉴别困难,需要借助流式细胞术检查来确认细胞系别,见图 15-2-1。

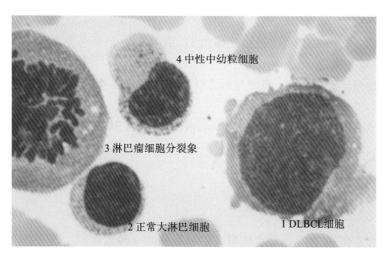

图 15-2-1　DLBCL 骨髓中细胞形态(瑞特染色,×1000)

3. 病理组织活检

典型的病理形态学表现为弥漫性大体积 B 细胞增生,中心母细胞和免疫母细胞或两者混合存在。有多种形态学变异型。

4. 免疫学表型及免疫组化

淋巴瘤细胞表达一个或多个 B 细胞相关抗原(CD19、CD20、CD22、CD79a、PAX5)及 CD45、CD10(见于 30%～50% 的患者)、CD5(见于 5%～10% 的患者);膜表面免疫球蛋白(sIg)和细胞质免疫球蛋白(cIg)的表达(最常见的是 IgM,其次是 IgG 和 IgA)见于 50%～70% 的患者;伴有浆细胞分化者可不表达 CD20 和 PAX5,仅表达 CD79a。Ki-67 增殖指数高,一般高于 40%,甚至高于 90%。P53 的表达见于 20%～60% 的患者。可根据免疫组化染色 CD10、BCL6 和 IRF4/MUM1 的表达情况,区分 GCB 型和非 GCB 型:若 30% 及以上的肿瘤细胞 CD10、BCL6、IRF4/MUM1 染色均为阳性,则认为是 GCB 型。47%～84% 的患者表达 BCL2。免疫组化染色证实伴有 MYC 和 BCL2 或 BCL6 表达的患者,应进行细胞遗传学或分子生物学相关检测,评估是否存在 *MYC*、*BCL2* 或 *BCL6* 的基因重排,以鉴别高级别 B 细胞淋巴瘤。CD138、CD30、ALK1、EBV、SOX11、HHV-8 的检测可能对确定或鉴别亚型有帮助。

NOTE

5. 细胞遗传学与分子生物学检验

IG 基因重链和轻链发生克隆性重排。应用 FISH 检测方法,约 30% 的患者存在 *BCL6* 基因重排,多倾向见于 ABC 型;20%~30% 的患者存在 *BCL2* 基因重排,多倾向见于 GCB 型;*MYC* 基因重排见于 8%~14% 的患者,ABC 型和 GCB 型平均分布。约半数有 *MYC* 基因重排的患者也有 *BCL2* 和/或 *BCL6* 基因重排,这时归类于独立亚型 *MYC* 和 *BCL2* 和/或 *BCL6* 基因重排的高级别 B 细胞淋巴瘤(所谓的三打击/双打击淋巴瘤),此亚型临床预后差。

6. 其他血清学检测

可有 β_2-MG 水平升高,LDH 活性升高,红细胞沉降率升高。

7. 影像学检查

与其他类型的淋巴组织淋巴瘤相比,PET-CT 对初诊 DLBCL 患者的临床分期更有价值,且在疗效评估中,可以鉴别残留肿块是否有纤维化或者为仍存活的肿瘤细胞。

（三）诊断和鉴别诊断

1. 诊断

DLBCL 需要根据形态学表现、免疫学表型、免疫组化染色及细胞遗传学与分子生物学检查结果,结合临床特征进行综合诊断。因其各亚型从发病机制、病理特征、细胞遗传学与分子生物学异常到临床表现和疗效预后均有明显差异,因此应按 WHO 分类标准尽量做到亚型诊断。若患者仅表现为骨髓和外周血累及,可通过骨髓活检与流式细胞术检查相结合而诊断。

2. 鉴别诊断

(1)伴有浆细胞分化的免疫母细胞性变异型 DLBCL 需要与浆母细胞淋巴瘤或成熟浆细胞骨髓瘤髓外累及相鉴别。

(2)某些间变性变异型 DLBCL 需要与形态学上相似的 HL 和间变大细胞淋巴瘤相鉴别,见图 15-2-3。

(3)CD5 阳性的 DLBCL 可通过不表达 Cyclin D1 和/或 SOX11 与母细胞性或多形性变异型 MCL 相鉴别。

二、伯基特淋巴瘤 /白血病

（一）概述

伯基特淋巴瘤/白血病(BL)是侵袭性很高但可治愈的一种大体积 B 细胞淋巴瘤,相对少见,常见于结外部位或者以急性白血病的形式存在。根据地域分布、临床表现、病因不同,WHO 淋巴与造血组织分类将其分为三个变异型:地方性 BL、散发性 BL 和免疫缺陷相关的 BL,见表 15-2-2。

表 15-2-2   BL 三个变异型的特征比较

特征	地方性 BL	散发性 BL	免疫缺陷相关的 BL
流行区域	非洲和巴布亚新几内亚	遍布全世界	HIV 感染高发区域
病因	EBV 和恶性疟	EBV	HIV、EBV
发病年龄	4~7 岁	儿童、30 岁、老年人三个高峰	HIV 感染患者
性别差异	男女比为 2:1	男女比为(2~3):1	无
常见累及部位	颌骨和其他脸部骨头	腹部肿瘤,回肠区域	淋巴结和骨髓

1. 地方性 BL

此型主要发生在近赤道的非洲和巴布亚新几内亚,与疟疾流行区有交叉重叠。在这些地区,BL 是最常见的儿童恶性肿瘤,发病高峰在 4~7 岁,男女比为 2:1。所有的地方性 BL 患者中,95% 以上的肿瘤细胞中存在 EBV,且在流行病学上与地方性的疟疾有很强的关联,可认为 EBV 和恶性疟在地方性 BL 的发病中起作用。临床上 50%~70% 的患者主要累及颌骨和其他脸部骨头

(如眼眶骨)。远端回肠、盲肠、大网膜、性腺、肾、长骨、甲状腺、唾液腺和乳腺也经常被累及,还可累及骨髓。

2.散发性 BL

此型遍布全世界,主要发生于儿童和青壮年。发病率低,男女比为(2～3)：1。20％～30％的患者中能检测到 EBV。临床上多数患者有腹部肿瘤,回肠区域是最常见累及的部位。腹膜后肿瘤可导致脊髓受压和下肢麻痹/截瘫。脸部结构尤其是颌骨累及极少见。卵巢、肾和乳腺也常被累及。乳腺累及经常是双侧且巨大的,其发病与青春期、妊娠及哺乳有关。淋巴结累及不常见,但成人比儿童常见。

3.免疫缺陷相关的 BL

比起其他的免疫抑制形式(如 EBV 感染),免疫缺陷相关的 BL 更常见于 HIV 感染患者。BL 常发生在 HIV 感染的早期,在 CD4$^+$ T 细胞计数仍然高的时候。患者在整个感染过程中发展为 BL 的风险都很高。临床上常见累及淋巴结和骨髓。

三种变异型患者都有中枢神经系统(CNS)累及的风险。在散发性和免疫缺陷相关的 BL 伴有巨大肿块的患者中可见到白血病期,但仅仅表现为外周血或骨髓累及的病例极少见。BL 在诊断时或疾病早期就可累及 CNS。

(二)实验室检查

1.血象

肿瘤细胞累及外周血时,可表现为白细胞计数增高,白细胞分类中淋巴细胞或单核细胞比例增高。外周血涂片可见到与骨髓中细胞形态一致的异常肿瘤细胞。

2.骨髓象

肿瘤细胞累及骨髓时,其大量增殖可抑制其他各系细胞的增殖,导致其他各系细胞增生减低。骨髓涂片中可见异常形态的成熟的中等到大体积细胞,细胞核圆形或不规则,染色质粗糙,可见多个中等大小的核仁,胞质量少到中等,嗜碱性,瑞特染色呈深蓝色,不见颗粒,但常见多个脂质溶解后残留的"穿透性"空泡。由于肿瘤细胞增殖活跃,常可见细胞分裂象。见图 15-2-2。

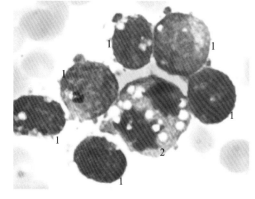

图 15-2-2　BL 骨髓象(瑞特染色,×1000)
注:1—淋巴瘤细胞;2—淋巴瘤细胞分裂象。

3.组织病理活检

可见单一形态的中等大小的肿瘤细胞弥漫性浸润生长。细胞核圆形,染色质聚集,胞质嗜碱性深染,常含有脂质空泡。由于肿瘤的增殖性及自发死亡率高,故易见分裂象和凋亡细胞。常见"满天星"现象,是由聚集的单一形态的肿瘤细胞中散在有巨噬细胞吞噬凋亡的肿瘤细胞所形成的。

4.免疫学表型

典型的淋巴瘤细胞中等到高强度表达膜 IgM,免疫球蛋白轻链呈限制性表达,表达 B 细胞抗原(CD19、CD20、CD22、CD79a、PAX5)和生发中心标志物(CD10、BCL6)。CD38、CD77、CD43 常阳性。几乎所有的 BL 患者中大部分肿瘤细胞强表达 MYC 蛋白。Ki-67 近 100％阳性。肿瘤细胞一般 CD5$^-$ CD23$^-$ CD138$^-$ BCL2$^-$ TdT$^-$。BL 的原始细胞表型与典型的 BL 表型相似。可应用原位杂交技术对 EBV 编码 RNA(EBER)进行免疫组化染色,以评估部分患者的 EBV 感染状态。

5.细胞遗传学与分子生物学检验

淋巴瘤细胞有 *IG* 基因克隆性重排伴体细胞的高频突变和克隆的多样性。几乎所有的 BL 患者中可以检测到 *MYC* 基因相关的易位,多数是与 *IG* 基因之间的易位。其中遗传学异常 t(8;14)(q24;q32)(*MYC/IGH*)易位见于 80％以上的 BL 患者,较少见的有 t(2;8)(p12;q24)(*IGK/MYC*)易位和 t(8;22)(q24;q11)(*MYC/IGL*)易位。

若检测到 *MYC* 基因与 *BCL2* 和/或 *BCL6* 之间的易位,则归类为 *MYC* 和 *BCL2* 和/或 *BCL6* 重排的高级别 B 细胞淋巴瘤。其他的染色体异常包括 1q＋、＋7、＋12 和 6q,13q32～34、17p 的缺失,它们可能在疾病的进展中起作用。

二代基因测序技术检测到转录因子 *TCF3*(*E2A*)或其负调控因子 *ID3* 的突变见于约 70％的散发性 BL 和免疫缺陷相关的 BL 患者中,见于 40％的地方性 BL 患者中。其他基因如 *CCND3*、*TP53*、*RHOA*、*SMARCA4*、*ARID1A* 的重现性突变见于 5％～40％的 BL 患者中。基因突变的数量与 EBV 感染呈负相关。

6. 其他血清学检测

高水平的血清 LDH 提示预后不良。

(三)诊断和鉴别诊断

1. 诊断

目前没有一种单一的指标(如形态学表现、细胞遗传学检验结果或免疫学表型)可以作为诊断 BL 的金标准,需结合患者临床表现、骨髓及外周血肿瘤细胞的形态、淋巴瘤细胞的免疫学表型以及细胞遗传学与分子生物学的异常进行综合诊断。

2. 鉴别诊断

需要与有 *MYC* 基因重排的其他大 B 细胞淋巴瘤相鉴别,见图 15-2-3。

知识链接

三、高级别 B 细胞淋巴瘤

高级别 B 细胞淋巴瘤(high-grade B-cell lymphoma,HGBL)是一组由于生物学和临床原因不能被分类为 DLBCL-NOS 或者 BL 的具有侵袭性临床特点的成熟的大体积 B 细胞淋巴瘤。HGBL 可分为以下两类:

①第一类,*MYC* 和 *BCL2* 和/或 *BCL6* 重排的 HGBL;②第二类,HGBL-NOS。

(一)*MYC* 和 *BCL2* 和/或 *BCL6* 重排的 HGBL

1. 概述

WHO 分类中 *MYC* 和 *BCL2* 和/或 *BCL6* 重排的 HGBL 定义为一个有 *MYC* 基因重排而且同时合并有 *BCL2*(18q21)和/或 *BCL6*(3q27)重排的侵袭性的成熟 B 细胞淋巴瘤。这些病例经常被称为双打击(*MYC* 和 *BCL2* 重排、*MYC* 和 *BCL6* 重排)或三打击(*MYC*、*BCL2* 和 *BCL6* 三个基因同时存在重排)淋巴瘤。

双打击的定义仅仅是指有 *MYC* 基因重排的同时还有 *BCL2* 和/或 *BCL6* 重排,有两个癌基因重排但不是 *MYC* 基因(如 *BCL2* 和 *BCL6* 重排但没有 *MYC* 基因重排)或 *MYC* 基因与其他基因重排同时出现(如 *MYC* 和 *CCND1* 基因重排、*MYC* 和 *IGH* 基因重排)的淋巴瘤不包括在这一类中。除了诊断明确的 FL 和极少数 B-LPL/LBL-NOS,其他只要有这个特征的所有淋巴瘤或白血病都应归于此类。

该病主要发生于老年人,诊断时的中位年龄为 50～70 岁,报道的最年轻的患者是 30 岁。男女均可发病,男性稍占优势。70％以上的患者有晚期的广泛病变,可累及淋巴结,也可累及多个结外部位(见于 30％～88％的患者)、骨髓(59％～94％),甚至累及 CNS(45％)。预后差,对化疗不敏感,总体生存期短,中位生存期为 4.5～18.5 个月。

2. 实验室检查

(1)血象和骨髓象:淋巴瘤细胞累及骨髓和外周血时,在骨髓和外周血涂片中可见到大体积的形态异常的细胞。该类细胞形态类似于 DLBCL 或 BL 细胞,与后两者在形态学上难以区分。

(2)组织病理活检:细胞形态表现不一。近半数患者有 DLBCL-NOS 的形态特征;近半数患者显示与 BL 的形态相似,或特征介于 BL 与 DLBCL 之间。还有少数患者形态学特征类似于淋巴母细胞淋巴瘤/白血病及母细胞性变异型 MCL。需要通过临床表现、免疫学表型和细胞遗传学与分子生物学特征来进行鉴别。

NOTE

(3)免疫学表型:有成熟 B 细胞的表型,表达 CD19、CD20、CD79a、PAX5,不表达 TdT、Cyclin D1;75%～90%的病例表达 CD10 和 BCL6;约 20%的病例表达 IRF4/MUM1;几乎所有存在 *BCL2* 基因断裂点的病例肿瘤细胞胞质 BCL2 强阳性。Ki-67 增殖指数不一致,形态学与 BL 很像的病例,Ki-67 增殖指数为 80%～95%,而形态学与 DLBCL 很像的病例,增殖指数可能小于 30%。

(4)细胞遗传学与分子生物学检验:所有病例都有 *MYC*(8q24)基因重排,*BCL2*(18q21)基因重排和/或 *BCL6*(3q27)基因重排。

3.诊断和鉴别诊断

1)诊断 诊断主要依据细胞遗传学与分子生物学的方法(如 FISH)检测基因重排:*MYC*(8q24)基因重排,*BCL2*(18q21)基因重排和/或 *BCL6*(3q27)基因重排。需要注意以下几点。

(1)组织病理学形态完全是滤泡型的有双打击的 3B 级 FL 仍应诊断为 FL,并需要注明遗传学异常。

(2)极少数由惰性的 FL 转化而来的,伴 *MYC* 和 *BCL2* 基因重排的 B-LPL/LBL 不包括在这一类中,应诊断为 B-LBL/LPL 伴特殊基因重排。这类患者的治疗方案通常与 B-LBL/LPL 一样。

(3)有明确病史和之前存在或同时存在惰性淋巴瘤(如 FL 或其他)的病例应当按如下方式诊断:HGBL 伴 *MYC* 和 *BCL2* 重排,由 FL 转化而来。

(4)虽然所谓的双表达 DLBCL 患者表现出免疫组化上的 MYC 和 BCL2 蛋白过表达,预后也相对较差,但这个过表达不能作为遗传学基因重排的替代标志。大多数双打击淋巴瘤患者是双表达者,但多数双表达者并不是双打击淋巴瘤患者。双表达但没有相应基因重排的病例不能归为此类,最好归为 DLBCL 或 HGBL-NOS。

2)鉴别诊断

(1)形态学与 BL 非常相似的病例,基于不同的临床表现、免疫学表型(特征性的 BCL2 强表达)和遗传学特征可以排除 BL(BCL2 不表达或弱表达)的诊断,见图 15-2-3。

(2)形态学与 B-LPL/LBL 相似的病例需要通过 TdT 的表达来鉴别,后者表达 TdT。

(3)通过 Cyclin D1/SOX11 的表达情况可以鉴别形态学上与母细胞性变异型 MCL 相似的病例。

(二)高级别 B 细胞淋巴瘤-非特指型(HGBL-NOS)

1.概述

HGBL-NOS 为一类具有侵袭性、临床表现呈异质性、没有 *MYC* 基因和 *BCL2* 和/或 *BCL6* 基因重排,且不能归类为 DLBCL-NOS 或 BL 的成熟 B 细胞淋巴瘤。但其确实与这些淋巴瘤有相似的形态学表现、免疫学表型和遗传学特征。这些病例极少见,只有当病理活检确实不能归类为 DLBCL 或 BL 时才能诊断。

该病主要发生于老年人,发病率随年龄增长而增高,没有性别差异。预后差,可能略好于双打击 HGBL。与基因重排无关的 MYC 蛋白的过表达伴或不伴 *BCL2* 重排的 HGBL-NOS,或与基因重排无关的 BCL2 蛋白的过表达伴或不伴 *MYC* 重排的 HGBL-NOS,预后更差。

2.实验室检查

(1)形态学:主要是组织病理活检,多数病例细胞形态更接近于 BL,表现为中等到大体积的细胞弥漫性增殖,混有非常少量的小淋巴细胞,没有间质反应或纤维化。可有满天星样巨噬细胞,伴有许多分裂象和明显的凋亡。

(2)免疫学表型:所有的病例中肿瘤细胞都是 CD20 阳性的成熟 B 细胞;大多数表达 BCL6;多数病例不表达 IRF4/MUM1;CD10、Ki-67、MYC 的表达不一。

(3)细胞遗传学与分子生物学检验:20%～35%的病例有 *MYC* 基因重排,伴或不伴拷贝数的增加,或极少见伴涉及 *BCL2* 的 18q21 位点扩增。有 *BCL2* 基因重排伴 *MYC* 拷贝数增加/高水平扩

NOTE

增的病例也归为此类。

3.诊断和鉴别诊断

1)诊断　该病的诊断是排除性的诊断,需根据临床表现、病理活检、免疫学表型及细胞遗传学与分子生物学异常排除其他类型的大 B 细胞淋巴瘤后,才能诊断。需要注意以下几点。

(1)只有孤立的 *MYC* 基因重排的不典型的 DLBCL-NOS 病例还应归类为 DLBCL-NOS。

(2)某些儿童型淋巴瘤同时有 DLBCL 和 BL 的特征,其中 50% 以上的患者有 *MYC* 基因重排伴有相对简单的核型,有 BL 的分子生物学特征,或基因表达特征介于 DLBCL 和 BL 之间,预后良好,这些病例被建议归类为 DLBCL 或 BL,而不是 HGBL-NOS。

2)鉴别诊断　需要与 DLBCL 或 BL 相鉴别,见图 15-2-3。

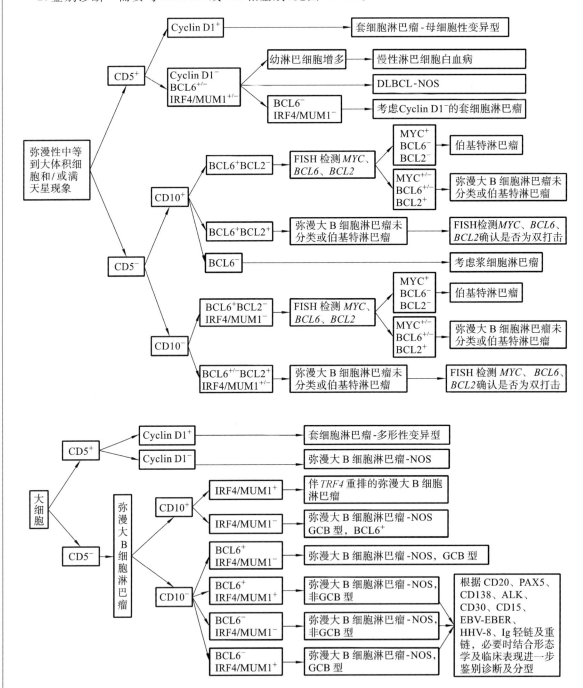

图 **15-2-3**　中等到大体积 B 细胞淋巴瘤的鉴别诊断(NCCN 指南)

第三节 成熟 T 和 NK 细胞肿瘤(白血病/淋巴瘤)

一、T 细胞大颗粒淋巴细胞白血病

(一)概述

T 细胞大颗粒淋巴细胞白血病(T-cell large granular lymphocytic leukemia,T-LGLL)是罕见的异质性的成熟的细胞毒性 T 细胞克隆性增殖性疾病,占成熟小淋巴细胞白血病的 2%~3%。发病无性别差异,无明显的年龄高峰,在 25 岁以下人群中罕见(<3%),73% 的患者发病于 45~75 岁。

本病病因及发病机制目前尚不清楚,有学者认为 T-LGLL 可能始于一个慢性的持续刺激的免疫应答,导致克隆性选择,最终导致癌基因突变而后出现单克隆亚群。T-LGLL 细胞表达高水平的 FAS 和 FASL,激活了其延长生存期的信号通路,抑制了活化诱导的细胞凋亡,从而导致外周血大颗粒淋巴细胞(LGLs)持续(至少 6 个月)增多。

T-LGLL 主要累及外周血、骨髓、肝、脾,淋巴结肿大极少见。大多数患者临床病程呈惰性发展,临床表现多样,主要有血细胞减少(常见严重的中性粒细胞减少伴或不伴贫血,但没有血小板减少)的相关症状(贫血、感染等)和/或脾大。类风湿性关节炎、自身抗体的存在、循环免疫复合物、高丙种球蛋白血症也常见。多数患者常不需要干预,需要治疗的患者多采用免疫抑制治疗,中位生存期为 161 个月。

(二)实验室检查

1. 血象

可有贫血,为正细胞正色素性贫血,多数患者有中性粒细胞减少,成熟淋巴细胞增多。外周血大颗粒淋巴细胞持续(至少 6 个月)增多,一般为 $(2~20)×10^9/L$。典型的大颗粒淋巴细胞形态一般为中等或大体积淋巴细胞,胞体圆形或不规则,细胞核圆形或肾形,染色质聚集,呈成熟淋巴细胞的染色质,胞质量丰富淡染,胞质内可见数量不等的嗜苯胺蓝颗粒,瑞特染色颗粒呈紫红色,一般为粗大的颗粒,偶可见细小颗粒,见图 15-3-1。颗粒的超微结构显示为平行管阵列的特征,包含了在细胞溶解中起作用的大量蛋白质如穿孔素和颗粒酶 B。部分患者的白血病细胞胞质中未见颗粒但免疫学表型特征明确,也归为大颗粒淋巴细胞。

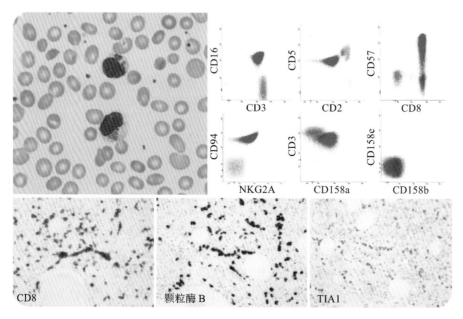

图 15-3-1 T-LGLL 的细胞形态学及免疫学特征

2. 骨髓象

约 50% 的患者骨髓增生活跃或减低,另外 50% 的患者骨髓细胞轻度增多,可见粒系核左移,可见形态与外周血中一致的大颗粒淋巴细胞增多。

3. 细胞化学染色

白血病细胞胞质内颗粒 ACP 染色和 β-葡萄糖醛酸酶染色呈阳性,但很少用于常规诊断。

4. 组织病理活检

骨髓活检可见肿瘤细胞浸润程度不一,通常肿瘤细胞小于骨髓细胞的 50%,间质或窦内浸润,形态学观察很难确认。也常见非肿瘤性 B 细胞结节性聚集并被 CD4$^+$ T 细胞包绕一圈。脾累及的特征是大颗粒淋巴细胞浸润红髓脾索和脾窦,伴少量的白髓增生。

5. 免疫学表型

成熟的细胞毒性 T 细胞表型:CD2$^+$ CD3$^+$ CD8$^+$ CD16$^+$ CD57$^+$ TCRαβ$^+$ CD4$^-$ CD5$^-$ CD7$^-$ CD56$^-$。不常见的变异包括 CD4$^+$/TCRαβ$^+$、TCRγδ$^+$,约 60% 的 TCRγδ$^+$ 患者表达 CD8,剩下的是 CD4$^-$CD8$^-$ 双阴性细胞。80% 以上的患者表达 CD16 和 CD57。MHC Ⅰ 类分子 CD94/NKG2 家族和杀伤细胞免疫球蛋白受体(KIR/CD158)家族成员的表达见于 50% 以上的 T-LGLL 患者,但 CD56 的表达不常见。大颗粒淋巴细胞限制性表达细胞毒性效应蛋白 TIA1、颗粒酶 B 和颗粒酶 M。

6. 细胞遗传学与分子生物学检验

T-LGLL 有 *TR* 基因克隆性重排。*TRG* 基因在所有患者中都是重排的,*TRB* 基因重排见于 TCRαβ$^+$ 患者,但在 TCRγδ$^+$ 患者中 *TRB* 基因为胚系构型。*STAT3* 突变见于约 1/3 的患者,少数患者有染色体数量和结构的异常。

(三)诊断和鉴别诊断

1. 诊断

根据以下几条标准进行诊断。

(1)临床表现:血小板减少相关症状或脾大,或伴有其他自身免疫性疾病。

(2)外周血大颗粒淋巴细胞持续(至少 6 个月)增多,一般为(2~20)×10^9/L。

(3)免疫学表型符合成熟的细胞毒性 T 细胞的表型。

(4)细胞遗传学与分子生物学技术证实 *TR* 基因克隆性重排,大颗粒淋巴细胞为克隆性增殖。

满足后三条标准即可诊断为 T-LGLL。满足(1)(3)(4)但外周血大颗粒淋巴细胞计数<2×10^9/L 者,建议行骨髓穿刺及骨髓活检结合免疫组化染色,显示 CD8$^+$ TIA1$^+$ 和颗粒酶 B$^+$ T 细胞线形排列、间质或窦内浸润,也支持 T-LGLL 的诊断。

2. 鉴别诊断

需通过免疫学表型与 NK 细胞白血病/淋巴瘤进行鉴别。需要注意的是,在异基因造血干细胞移植后骨髓重建的过程中,经常出现克隆性的 T 细胞群,诊断时需注意结合临床病史进行鉴别。

二、成人 T 细胞白血病/淋巴瘤

(一)概述

成人 T 细胞白血病/淋巴瘤(adult T-cell leukemia/lymphoma,ATLL)是由 Ⅰ 型人类嗜 T 细胞病毒(human T-cell lymphotropic virus type Ⅰ,HTLV-1)引起的细胞核高度多形性的成熟 T 细胞肿瘤。本病流行有明显的地域性,主要在日本西南部、加勒比海沿岸和非洲中部三大地区流行,地域的分布特性与人群中 HTLV-1 的流行密切相关。1985 年我国首次报道福建沿海地区存在流行区。ATLL 有较长的潜伏期,病毒可通过乳汁、血液和血液制品传播。

病因学研究显示 ATLL 病变细胞可能起源于 CD4$^+$ CD25$^+$ FOXP3$^+$ 的调节性 T 细胞(Treg),仅 HTLV-1 感染不足以导致病毒感染细胞的肿瘤性转化。HTLV-1 由三个细胞分子介导进入细胞:乙酰肝素蛋白多糖、神经纤维网蛋白 1、葡萄糖转运蛋白 1。神经纤维网蛋白 1 作为病毒受体,与病毒 P40 Tax 蛋白结合,导致 HTLV-1 感染的淋巴细胞内许多基因的转录活化。另外,HTLV-1 碱性亮氨酸拉链因子(HTLV-1 basic leucine zipper factor)对 T 细胞增殖与肿瘤的转化起重要作用。超甲基化修饰与肿瘤的免疫逃逸及疾病进展相关。

ATLL 发病率在 HTLV-1 携带者中约为 2.5%。只发生于成人,发病年龄为 20～90 岁,中位发病年龄为 58 岁。男女比为 1.5∶1。临床上 ATLL 分为急性型、慢性型、冒烟型和淋巴瘤型。

（二）实验室检查

1. 血象

急性型 ATLL 可有贫血及血小板减少,但程度一般较轻,也有严重贫血和血小板减少者。除冒烟型和淋巴瘤型 ATLL 外,白细胞总数增高,可达 $500 \times 10^9/L$。外周血出现特征性"花细胞",此类细胞大小不等,细胞核呈多形性改变,扭曲、有切迹、畸形或分叶状,核凹陷很深呈两叶或多叶,或折叠呈"花瓣形、脑回状",细胞核染色质粗糙致密,无核仁。"花细胞"比例一般大于 5%(淋巴瘤型 ≤1%,高者可达 80%～90%),见图 15-3-2。

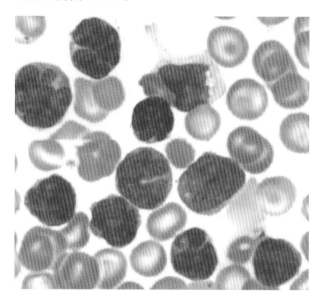

图 15-3-2　ATLL 细胞形态(瑞特染色,×1000)

2. 骨髓象

急性型 ATLL 患者骨髓中的病变细胞少于外周血中,一般不以骨髓诊断为主。患者骨髓中可出现特征性"花细胞",比例常大于 10%。患者多数表现为广泛累及淋巴结和外周血。由于病变的细胞来源于其他组织和器官如皮肤,因此外周血的 ATLL 细胞数量与骨髓累及程度无关。当有骨髓浸润时可发生巨核细胞、血小板减少和部分幼红细胞减少。

3. 细胞化学染色

ATLL 细胞 PAS、ACP 染色呈阳性,非特异性酯酶染色呈阳性,不被 NaF 抑制。

4. 免疫学表型

ATLL 细胞表达 T 细胞相关抗原 CD2、CD3 和 CD5,几乎所有患者强表达 CD25,通常不表达 CD7,大多数患者细胞呈 CD4$^+$CD8$^-$,少数患者 CD4$^-$CD8$^+$ 或 CD4$^+$CD8$^+$。细胞表面 TCR/CD3 复合物表达减低是 ATLL 的特异性改变。ATLL 细胞经常表达趋化因子受体 CCR4。少数患者 ATLL 细胞表达 FOXP3(Treg 的一个特征性标志)。

5. 血清学检验

血清抗 HTLV-1 抗体阳性,这是诊断 ATLL 及 HTLV-1 无症状携带者的重要依据。

6. 细胞遗传学及分子生物学检验

ATLL 无特异性的染色体异常,存在 TCR 基因克隆性重排。肿瘤细胞中存在 HTLV-1 的单克隆性整合,无症状携带者中无。在全转录组测序中,约 1/4 的患者可检测到 CCR4 突变,其他常

NOTE

见的突变基因有 *PLCG1*、*PRKCB*、*VAV1*、*IRF4*、*FYN*、*CARD11*、*STAT3*。

(三)诊断和鉴别诊断

1. 诊断

ATLL 的诊断需结合病毒血清学检测(血清抗 HTLV-1 抗体阳性)、外周血肿瘤细胞形态、免疫学表型及遗传学克隆性分析来综合诊断并进行临床分型。急性型、慢性型、冒烟型和淋巴瘤型 ATLL 的鉴别见表 15-3-1。如果外周血检测不能诊断 ATLL,应对病变部位如淋巴结、皮肤、骨髓等进行活检,淋巴结活检建议切除活检,不建议空芯针穿刺活检。

表 15-3-1　急性型、慢性型、冒烟型和淋巴瘤型 ATLL 鉴别

特征	急性型	慢性型	冒烟型	淋巴瘤型
淋巴细胞数量	增多	增多	无	无
多形核淋巴细胞	增多	增多	>5%	≤1%
骨髓浸润	不定	无	无	无
LDH	增高	轻度增高	正常	不定
血钙	不定	正常	正常	不定
皮疹	不定	不定	红斑、丘疹	阳性
淋巴结肿大	不定	轻度	无	阳性
肝脾大	不定	轻度	无	阳性

2. 鉴别诊断

本病应与皮肤 T 细胞淋巴瘤、外周 T 细胞淋巴瘤-NOS 等 T 细胞恶性增殖性疾病相鉴别。可通过细胞形态学观察、抗 HTLV-1 抗体和 HTLV-1 病毒基因序列检测等加以鉴别。

三、肝脾 T 细胞淋巴瘤(HSTL)

(一)概述

肝脾 T 细胞淋巴瘤(hepatosplenic T-cell lymphoma,HSTL)是外周 T 细胞淋巴瘤的一个侵袭性亚型,肿瘤来自细胞毒性 T 细胞的克隆性增殖,一般是 TCRγδ 型。极罕见,占所有外周 T 细胞淋巴瘤的 1%～2%。诊断时的中位年龄为 35 岁,男性多于女性。本病的发病机制尚不明确,可能与各种原因造成的机体免疫抑制状态有关,常见于实体器官移植后长期的免疫抑制治疗或持续很久的抗原刺激过程中。

本病起病急,临床病程呈侵袭性,患者有肝脾大和发热、贫血、夜间盗汗、体重减轻、黄疸、紫癜等系统性症状,但没有淋巴结肿大。发病时外周血累及不常见,但疾病后期可累及外周血。由于常累及骨髓,几乎所有患者诊断时都为Ⅳ期疾病。

(二)实验室检查

1. 血象

一般表现为显著的血小板减少,常有贫血和白细胞减少,一般为正细胞正色素性贫血。淋巴瘤细胞浸润外周血时在外周血涂片中可见成熟淋巴细胞相对增多。该类细胞形态单一,胞体中等大小,细胞核染色质相对疏松,核仁小而模糊,胞质量中等到丰富,边缘淡染,偶可见颗粒。

2. 骨髓象

骨髓增生活跃或减低,可见到与外周血涂片中形态一致的淋巴瘤细胞,比例不一。

3. 组织病理活检

病理学特征表现为肿瘤细胞在肝、脾、骨髓的窦内浸润。骨髓活检可见淋巴瘤细胞呈显著的窦内分布并持续存在;脾脏活检可见淋巴瘤细胞浸润红髓的脾索和脾窦,白髓萎缩;肝脏活检示淋巴瘤细胞明显窦内浸润。在疾病进展期,可见大细胞或母细胞样改变。

NOTE

4. 免疫学表型

肿瘤细胞中 CD2$^+$、CD3$^+$、CD7$^+$、TCRγδ$^+$、TCRαβ$^-$、CD56$^{+/-}$、CD4$^-$、CD8$^{-/+}$、CD5$^-$。细胞毒颗粒相关蛋白 TIA1 和颗粒酶 M 表达阳性,但颗粒酶 B 和穿孔素表达阴性。多数 TCRγδ 型病例表达 Vδ1 链。少数病例为 TCRαβ 型,被认为是 TCRγδ 型的变异型。

5. 细胞遗传学与分子生物学检验

γδT 细胞来源的病例有 TRG 和 TRD 基因重排,αβT 细胞来源的病例有 TRB 基因重排。多数病例中存在等臂染色体 7q,也可见 +8。约 40% 的 HSTL 患者有 STAT5B 和 STAT3 的错义突变。染色体修饰基因,包括 SETD2、INO80、ARID1B,是 HSTL 中的常见突变基因,见于 62% 的患者。

(三)诊断和鉴别诊断

1. 诊断

需要综合临床表现、病理活检、免疫学表型及细胞遗传学与分子生物学情况综合诊断。

2. 鉴别诊断

(1)应与其他 γδT 细胞淋巴瘤结外部位(皮肤、皮下组织、肠道、鼻区)累及相鉴别,根据临床表现、病理活检、免疫学表型来鉴别。

(2)应与某些 γδ 型大颗粒细胞白血病(T-LGL)相鉴别,γδ 型 T-LGL 免疫学表型为 CD8$^+$、CD57$^+$,颗粒酶 B 表达阳性,骨髓活检示淋巴瘤细胞弥漫性间隙性浸润,微小的窦内浸润;而 HSTL 不表达颗粒酶 B,骨髓活检示淋巴瘤细胞呈明显的窦内分布。

四、皮肤 T 细胞淋巴瘤

WHO 淋巴和造血组织肿瘤分类中皮肤 T 细胞淋巴瘤主要包括以下几种:①皮下脂膜炎样 T 细胞淋巴瘤(subcutaneous panniculitis-like T-cell lymphoma,SPTCL);②蕈样肉芽肿病(mycosis fungoides,MF);③Sézary 综合征;④原发皮肤 CD30$^+$ T 细胞增殖性疾病,如淋巴瘤样丘疹病(lymphomatoid papulosis,LyP)、原发皮肤间变大细胞淋巴瘤(cutaneous anaplastic large cell lymphoma,C-ALCL);⑤原发皮肤外周 T 细胞淋巴瘤,罕见亚型。

MF 约占所有原发皮肤淋巴瘤的 50%,多发生于成人及老年人,男女比为 2∶1。Sézary 综合征可累及外周血,Sézary 细胞有典型的形态学特征。

(一)概述

Sézary 综合征(Sézary syndrome,SS)传统上被认为是 MF 的白血病变异型,但目前 WHO 将其分类为独立的疾病,罕见,占所有皮肤 T 细胞淋巴瘤的比例小于 5%。主要发生于成人,尤其是 60 岁以上的人群,男性占比更高。

患者有红皮病(融合的红斑面积为体表面积的 80% 及以上)、广泛的淋巴结肿大及存在于皮肤、淋巴结和外周血中的有脑回状核型的克隆性肿瘤性 T 细胞(Sézary cell)的三联征。其他特征有皮肤瘙痒、脱发、眼睑外翻、手掌或足底角化过度和指甲营养不良。疾病晚期所有内脏器官都可被累及,但较为常见的部位是口咽、肺和中枢神经系统,骨髓不一定被累及。

(二)实验室检查

1. 血象

贫血少见,可有白细胞增多,主要为淋巴细胞增多。外周血涂片中可见高度扭曲折叠的脑回状核型的不典型的淋巴细胞(即 Sézary 细胞)增多,Sézary 细胞直径大的有 10～15 μm,小的有 8～10 μm,细胞核脑回状,染色质粗糙,核仁不明显,胞质量少到中等,呈嗜碱性,可有空泡。

2. 骨髓象

肿瘤细胞未累及骨髓时骨髓象未见明显异常。累及骨髓时可在骨髓涂片中见到与外周血中形态一致的 Sézary 细胞,数量一般不多于外周血。

3.细胞化学染色

Sézary 细胞 PAS 染色呈阳性、β-葡萄糖醛酸酶染色呈阳性、MPO 染色呈阴性、NAE 染色呈阴性,一般不用于常规诊断。

4.组织病理活检

累及的淋巴结特征性地表现为致密的、单一形态的 Sézary 细胞浸润,伴正常淋巴结结构的消失。骨髓可被累及,但肿瘤细胞少且主要是间质性浸润。

5.免疫学表型

Sézary 细胞典型的表型为 $CD3^+CD4^+CD8^-$,特征性地缺乏 CD7 和 CD26,绝大多数患者表达 PD1(CD279)。Sézary 细胞表达皮肤淋巴细胞抗原(CLA)和皮肤归巢受体 CCR4 和 CCR7。外周血 FCM 免疫学表型分析有 $CD4^+/CD7^-(>30\%)$ 或 $CD4^+/CD26^-(>40\%)$T 细胞亚群。

6.细胞遗传学与分子生物学检验

TR 基因克隆性重排。典型的基因表达特征有 *PLS3*、*DNM3*、*TWIST1*、*EPHA4* 的过表达和 *STAT4* 的表达下调。染色体的异常有 1p−、6q−、10q− 和 8q+,伴有特征性的等臂染色体 17q。

(三)诊断和鉴别诊断

1.诊断

在临床背景下对外周血和皮肤进行病理学评估,是 Sézary 综合征诊断的基础。国际皮肤淋巴瘤学会(International Society for Cutaneous Lymphomas,ISCL)和欧洲癌症研究与治疗组织(European Organization for Research and Treatment of Cancer,EORTC)对本病的诊断标准如下。

(1)红皮病:融合的红斑面积不小于体表面积的 80%。

(2)PCR 或 DNA 印迹法分析证实外周血中 *TR* 基因克隆性重排。

(3)外周血中 Sézary 细胞绝对计数 $\geq 1000/\mu L$。

(4)$CD4^+$ T 细胞增多且 CD4/CD8 值 ≥ 10。

(5)$CD4^+$ T 细胞增多且免疫学表型异常($CD4^+/CD7^-$ 细胞比例 $>30\%$ 或 $CD4^+/CD26^-$ 细胞比例 $>40\%$)。

符合(1)(2)(3)或(1)(2)(4)或(1)(2)(5)即可诊断。

2.鉴别诊断

(1)由于其特殊的临床表现、细胞形态特征和免疫学表型,其与 MF、SPTCL、LyM、C-ALCL 及其他罕见亚型皮肤 T 细胞淋巴瘤的鉴别并不困难。

(2)急性型 ATLL 外周血中也会有高度扭曲折叠呈脑回状核型的异常淋巴细胞增多,也需要综合临床表现及细胞免疫学表型与 Sézary 综合征进行鉴别。

五、间变大细胞淋巴瘤(ALCL)

间变大细胞淋巴瘤因其组织学细胞形态是间变性大细胞而得名。其根据临床症状分为系统性间变大细胞淋巴瘤(systematic anaplastic large cell lymphoma,S-ALCL)、原发皮肤间变大细胞淋巴瘤(cutaneous anaplastic large cell lymphoma,C-ALCL)以及继发于其他惰性淋巴瘤的间变大细胞淋巴瘤。S-ALCL 是外周 T 细胞淋巴瘤中常见的类型之一,根据是否存在 *ALK* 融合基因,可分为 ALK^+ ALCL 和 ALK^- ALCL。

(一)概述

1.ALK^+ ALCL

此型为伴 *ALK* 基因重排且表达 ALK 蛋白和 CD30 的 T 细胞淋巴瘤,约 75% 的患者有 B 症状,尤其是发热。约 70% 的患者诊断时为晚期疾病(Ⅲ~Ⅳ期)伴外周和/或腹部淋巴结肿大,常累及淋巴结和结外部位,常见的结外累及部位包括皮肤、骨、软组织、肺和肝。染色体 2p23 位点的 *ALK* 基因重排形成融合基因被认为是该病的遗传学基础。本病根据组织学特征分为普通型、淋巴组织细胞型、小细胞变异型、霍奇金样型及复合型,其中小细胞变异型可有白血病的症状伴外周血累及。

2. ALK⁻ ALCL

此型为不表达 ALK 蛋白的 CD30⁺ T 细胞肿瘤,淋巴结和结外组织(骨、软组织、皮肤)均可累及,多数患者为晚期疾病(Ⅲ～Ⅳ期),伴外周和/或腹部淋巴结肿大和 B 症状。

3. C-ALCL

此型为皮肤局限性疾病,病变通常为单发的无症状的皮肤或皮下结节或丘疹,表面可呈溃疡,常累及躯干、脸和四肢,有时会部分或完全自发消退。

以 ALK⁺ ALCL 为例介绍 ALCL 的实验室检查、诊断和鉴别诊断。

(二)实验室检查

1. 血象

小细胞变异型的肿瘤细胞累及外周血时,在外周血涂片中除了可见到胞质蓝染、有空泡的大体积细胞外,还可见"花瓣核"扭曲折叠核型的不典型细胞。

2. 骨髓象

骨髓受累通常不明显,仅有少量散在肿瘤细胞,胞体大小不一,有丰富的胞质,细胞核多形性,常见核形怪异,呈马蹄形、肾形等。

3. 组织病理活检

普通型占 60%,肿瘤细胞为大体积细胞,细胞核常呈马蹄形,核仁明显,有或没有核旁凹陷。肿瘤细胞常呈聚集性、片状生长,有时簇集在淋巴结窦内,类似于转移性实体瘤。淋巴组织细胞型占 10%,特征是肿瘤细胞混合有大量的反应性组织细胞。小细胞变异型占 5%～10%,表现为小到中等大小的有不规则核型的肿瘤细胞占优势。霍奇金样型占 3%,形态学特征类似于结节硬化型经典霍奇金细胞。

4. 免疫学表型

肿瘤细胞 ALK、CD30、CD25 表达强阳性;多数患者细胞毒抗原 TIA1、颗粒酶和/或穿孔素表达阳性;EMA 表达阳性;约 70% 的患者 CD2、CD4、CD5 表达阳性;CD43 表达于约 2/3 的患者中;75% 以上的患者 CD3 表达阴性,CD8、CD68、BCL2、EBV、EBER 和 LMP1 表达阴性;CD45 和 CD45RO 表达不一。

5. 细胞遗传学与分子生物学特征

约 90% 的 ALK⁺ ALCL 患者存在 TR 基因克隆性重排,84% 的患者有 t(2;5)(p23;q35)重排形成的 NPM1-ALK 融合基因。比较基因组杂交技术证实 ALK⁺ ALCL 常携带继发的染色体异常,包括−4、11q−、13q−和+7、17p+、17q+。基因表达谱分析 BCL6、PTPN12、SERPINA1 和 CEBPB 的过表达具有统计学意义。

(三)诊断和鉴别诊断

1. 诊断

诊断主要依据病理组织学特征、免疫学表型、染色体及基因重排特征。

2. 鉴别诊断

(1)应与原发 C-ALCL 相鉴别,后者不表达 ALK。

(2)应与极少见的常呈窦内生长型的表达 ALK 蛋白的伴免疫母/浆母细胞特征的 DLBCL 相鉴别,后者表达 EMA 但不表达 CD30,且多数患者 ALK 的表达是特征性的颗粒阳性的胞质限制性表达。

(3)一小部分非造血系统肿瘤,如横纹肌肉瘤、炎性肌纤维母细胞肿瘤和神经肿瘤,ALK 表达可呈阳性,但形态学上有别于 ALCL 肿瘤细胞,且 CD30⁻。

(4)ALK⁺ ALCL 须与极少见的发生于新生儿的 ALK⁺ 的系统性组织细胞增多症相鉴别。后者表现为大的组织细胞增生,形态学上不同于 ALCL 肿瘤细胞,且 CD30⁻、CD68⁺。

(5)几种间变大细胞淋巴瘤的鉴别诊断见表 15-3-2。

表 15-3-2 间变大细胞淋巴瘤的鉴别诊断

鉴别要点	ALK+ ALCL	ALK− ALCL	C-ALCL
发病年龄	30 岁以下	40～65 岁	中位年龄 60 岁
临床表现	晚期疾病,淋巴结肿大伴 B 症状	晚期疾病,淋巴结肿大伴 B 症状	局限性皮肤病变,无 B 症状
组织学特征	肿瘤细胞常呈聚集性、片状生长	肿瘤细胞常呈聚集性、片状生长	大的 CD30+ 的肿瘤细胞弥漫性浸润
免疫学表型	CD30+；ALK+；EMA+；CD25+；细胞毒颗粒+/−；CD4+/−；CD3−/+；CD43+	CD30+；EMA+；CD25+；细胞毒颗粒+/−；CD4+/−；CD3−/+；CD43+；PAX5/BSAP−；ALK−	CD4+；细胞毒颗粒+；CD30+；CLA+；IRF4/MUM1+；EMA−；ALK−；PAX5−；EBV−
细胞遗传学与分子生物学异常	TR 基因克隆性重排；t(2;5)(p23;q35)重排形成的 NPM1-ALK 融合基因	TR 基因克隆性重排；DUSP22 重排(30%的病例)	TR 基因克隆性重排；DUSP22 重排(25%的病例)

六、NK 细胞肿瘤

WHO 淋巴和造血组织肿瘤分类中关于 NK 细胞肿瘤,常见累及外周血和骨髓的主要有慢性 NK 细胞淋巴增殖性疾病(chronic lymphoproliferative disorder of NK cells,CLPD-NKs)和侵袭性 NK 细胞白血病(aggressive NK-cell leukemia,ANKL)。其他有关 NK 细胞的肿瘤有结外 NK/T 细胞淋巴瘤-鼻型和儿童型 EBV+ 的 T 和 NK 细胞淋巴增殖性疾病。

结外 NK/T 细胞淋巴瘤-鼻型最常见累及上呼吸消化道(鼻腔、鼻咽、鼻旁窦、上腭),鼻腔是典型的累及部位。特征是血管破坏、明显的坏死、细胞毒表型及与 EBV 相关。临床病程呈高度侵袭性,生存期短,治疗反应差。

儿童型 EBV+ 的 T 和 NK 细胞淋巴增殖性疾病中与 NK 细胞有关的如下:①T 细胞和 NK 细胞型慢性活动性 EBV 感染;②种痘水疱病样淋巴增殖性疾病;③严重蚊虫叮咬过敏症。

(一)慢性 NK 细胞淋巴增殖性疾病(CLPD-NK)

1.概述

CLPD-NK 是极少见的慢性异质性的 NK 细胞淋巴增殖性疾病,是一个暂定亚型,特征是无明显病因的外周血 NK 细胞计数持续增高($\geqslant 2 \times 10^9$/L,至少 6 个月)。主要发生于成人,中位发病年龄 60 岁,无性别差异。与 EBV 相关的侵袭性 NK 细胞白血病不同,CLPD-NK 的发病未发现种族和基因易感性,EBV 阴性。目前没有发现明确的病因,其发病可能与自身免疫性疾病和病毒感染有关。

克隆性增殖的 NK 细胞主要累及骨髓和外周血,临床上多数患者无症状,但一些患者可以有系统症状和/或血细胞减少(主要是中性粒细胞减少和贫血)。淋巴结肿大、肝大和皮损不常见,疾病呈惰性进展,多数患者不需要治疗。

2.实验室检查

(1)血象:多数患者血象检测正常,部分患者可有血细胞减少,主要是中性粒细胞减少和轻度的正细胞正色素性贫血,淋巴细胞比例相对增高,血小板一般正常。外周血涂片可见淋巴细胞增多。异常 NK 细胞的形态特点与 T-LGLL 相似:成熟的淋巴细胞,胞体中等大小,圆形或不规则形,细胞核圆形或椭圆形,染色质聚集,胞质量中等,轻度嗜碱性,胞质内可见细小的或粗大的嗜天青颗粒。见图 15-3-3。

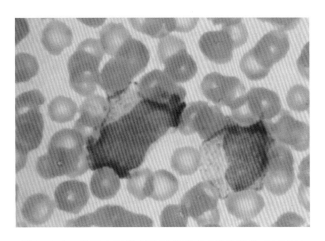

图 15-3-3　外周血异常 NK 细胞形态(瑞特染色,×1000)

(2)骨髓象:骨髓涂片中除可见淋巴细胞比例相对增高外,余未见明显异常。但骨髓涂片中 NK 细胞的形态不如外周血中典型。

(3)骨髓活检:特征是小的、核型轻度不规则的、中等量淡染胞质的细胞在窦内浸润或间隙性浸润。这些浸润不通过免疫组化染色很难鉴别出来。

(4)免疫学表型:CLPD-NK 细胞在流式细胞术检测中表现出独特的免疫学表型:sCD3$^-$ cCD3$^+$ CD8$^+$ CD16$^+$ CD56$^\pm$;细胞毒性标志物(包括 TIA1、颗粒酶 B 和颗粒酶 M)阳性;一致性地高强度表达 CD94/NKG2A 异源二聚体;CD2、CD7、CD57、CD161 的表达可能减弱或缺失;NK 细胞受体中杀伤细胞免疫球蛋白样受体(killer-cell immunoglobulin-like receptor,KIR/CD158)家族的表达异常,或是限制性地表达亚型(如异常限制性表达 KIR 亚型 CD158a,但不表达 CD158b 和 CD158e),或是完全的表达缺失。

(5)细胞遗传学与分子生物学检验:多数患者核型正常。没有 *IG* 和 *TR* 基因的重排。约 1/3 的患者有 *STAT3* SH2 亚基的激活突变。

3. 诊断和鉴别诊断

1)诊断　结合国内外文献,符合以下标准即可诊断。

(1)外周血中异常 NK 细胞计数持续增高(≥2×10^9/L,至少 6 个月);异常 NK 细胞表型通过流式细胞术确认。

(2)临床上呈慢性病程,患者无症状,或仅有轻度的血细胞减少和/或自身免疫异常。

2)鉴别诊断

(1)应与反应性的一过性的循环 NK 细胞增多相鉴别。*STAT3* SH2 亚基的激活突变在反应性的 NK 细胞增多中不存在。

(2)应与形态学上相似的 T-LGLL 相鉴别。T-LGLL 中有 *TR* 基因的克隆性重排。

(3)应与侵袭性 NK 细胞白血病相鉴别。CLPD-NK 中 EBV 是阴性的。

(4)应与其他 NK 细胞淋巴增殖性疾病相鉴别,包括 NK 细胞肠道病或 NK 细胞型胃淋巴瘤。

(二)侵袭性 NK 细胞白血病(ANKL)

1. 概述

ANKL 是一个系统性的肿瘤性 NK 细胞淋巴增殖性白血病,常与 EBV 感染相关,呈侵袭性的临床病程。罕见,多发于亚洲人群,常见于青年和中年人群,中位发病年龄为 40 岁,有两个发病高峰,即 20~30 岁和 40~50 岁,没有明显的性别差异。病因尚不明确,但其与 EBV 感染的高度相关性提示 EBV 可能在 ANKL 的发病机制中起作用。ANKL 常见累及部位为外周血、骨髓、肝和脾,也可累及任何器官。患者常有肝脾大,有时伴有淋巴结肿大,但皮损不常见。大多数患者呈暴发性的临床表现,常合并凝血功能障碍、噬血细胞综合征或多脏器功能衰竭。极少数患者可由结外 NK/T 细胞淋巴瘤或慢性 NK 细胞淋巴增殖性疾病转化而来。

NOTE

2. 实验室检查

(1)血象:常见贫血、中性粒细胞减少和血小板减少,外周血中白血病细胞可多可少(少数患者中占白细胞的比例可大于 80%)。外周血涂片中肿瘤性 NK 细胞表现出不同的形态特征,有的与 CLPD-NK、T-LGLL 及正常的大颗粒淋巴细胞的形态相似,形态学上难以区分;有的表现为有大而不规则的核型,染色质细致疏松,或可见明显的核仁;有的胞质量多,有的胞质量少,胞质内颗粒有的是粗大的,也有的是细小的颗粒。

(2)骨髓象:骨髓增生可正常或受抑制,可见淋巴细胞比例增高,骨髓涂片可见到与外周血中形态一致的颗粒性淋巴细胞增多。

(3)组织病理活检:骨髓活检显示大量的局部的或难以区分的肿瘤细胞浸润,可混合有噬血细胞和反应性组织细胞。在组织标本中,常表现为单一形态的、核圆形或不规则的白血病细胞弥漫性或不完整的破坏性浸润。

(4)免疫学表型:典型的表型为 CD2$^+$、sCD3$^-$、cCD3$^+$、CD5$^-$、CD56$^+$、CD16$^+$、细胞毒分子阳性。然而,这个表型与结外 NK/T 细胞淋巴瘤是一致的,除了 CD16$^+$(约 75% 的患者)。肿瘤细胞高水平表达 FASL。

(5)细胞遗传学与分子生物学检验:TR 基因是胚系构型。85%~100% 的病例 EBV 阳性。比较基因组杂交技术证实了 ANKL 和结外 NK/T 细胞淋巴瘤的遗传学改变显著不同:7q−、17q−、1q+ 常见于前者,而不见于后者;6q− 常见于后者而极少见于前者。

(6)血清学检测:血清 LDH 活性显著升高,肝功能、凝血功能异常,EBV 通常呈阳性。

3. 诊断和鉴别诊断

1)诊断　结合国内外文献,符合以下标准即可诊断。

(1)临床表现:侵袭性病程,进行性血细胞减少,B 症状明显并伴有肝、脾和骨髓组织浸润。大多数患者呈暴发性侵袭性的病程,常合并凝血功能障碍、噬血细胞综合征或多脏器功能衰竭。

(2)实验室检查:需要综合骨髓及外周血细胞形态、肿瘤细胞的免疫学表型、细胞遗传学及分子生物学特征、基因重排特征以及血清学检测结果进行综合分析诊断及鉴别诊断。

ANKL 的诊断是一个排除性的诊断,需排除其他引起大颗粒淋巴细胞增多的疾病,如 T-LGLL、CLPD-NK、结外 NK/T 细胞淋巴瘤等,而且需要注意的是 EBV 阳性支持 ANKL 的诊断,但不是诊断 ANKL 的必要条件。

2)鉴别诊断

(1)应与 CLPD-NK 相鉴别。CLPD-NK 中 EBV 阴性且病程呈惰性进展,ANKL 中 EBV 阳性且病程呈侵袭性进展。

(2)应与 T-LGLL 相鉴别。T-LGLL 有 TR 基因的克隆性重排。

(3)应与结外 NK/T 细胞淋巴瘤的多器官累及相鉴别。可通过临床表现、免疫学表型及遗传学特征进行鉴别。

第四节　霍奇金淋巴瘤

1832 年 Thomas Hodgkin 发现了一种累及淋巴结和脾脏的疾病,命名为霍奇金病(Hodgkin disease,HD)。当明确这是一种淋巴造血组织的恶性肿瘤后,又称为霍奇金淋巴瘤(Hodgkin lymphoma,HL)。HL 的年发病率在西方国家为 2.3/10 万,我国约为 0.4/10 万,约占淋巴瘤的 15%。

HL 常以进行性无痛性淋巴结肿大为首发症状,可出现原因不明的持续或周期性发热,累及表浅淋巴结,常为单中心发生,先从一个或一组淋巴结开始,逐渐由邻近的淋巴结向远处扩散。

原发于淋巴结外淋巴组织的病例较少见,其中颈部或锁骨上淋巴结进行性肿大常见,其次为腋下淋巴结肿大,部分患者仅有深部淋巴结肿大,如纵隔病变。病变可累及腹膜后淋巴结群,也有以局部或全身皮肤瘙痒为起病症状者,可伴乏力、盗汗、消瘦等全身症状,脾累及较常见,累及肺及胸膜者比 NHL 多见。HL 的主要病理表现是组织中出现特征性的巨大瘤细胞 Reed-Sternberg(R-S)细胞。

1965 年 HL 的 Rye 分型在国际上被广泛应用,2001 年 WHO 在 Rye 分型的基础上对 HL 分型进行修订,2008 年、2016 年 WHO 再次修订,主要是基于肿瘤细胞的免疫学表型、形态学特征及组织病理学中的背景细胞的不同进行分型,见表 15-4-1。

表 15-4-1 霍奇金淋巴瘤分型(WHO 2016)

分　　型
(1)结节型淋巴细胞为主型霍奇金淋巴瘤(nodular lymphocyte predominant Hodgkin lymphoma,NLPHL)
(2)经典型霍奇金淋巴瘤(classical Hodgkin lymphoma,CHL) 　　结节硬化型(nodular sclerosis CHL,CHL-NS) 　　混合细胞型(mixed-cellularity CHL,CHL-MC) 　　淋巴细胞消减型(lymphocyte-depleted CHL,CHL-LD) 　　淋巴细胞丰富型(lymphocyte-rich CHL,CHL-LR)

我国以混合细胞型最常见,结节硬化型次之,其他各型均少见。西方国家以结节硬化型多见。

一、结节型淋巴细胞为主型霍奇金淋巴瘤

(一)概述

结节型淋巴细胞为主型霍奇金淋巴瘤(nodular lymphocyte predominance Hodgkin lymphoma,NLPHL)约占 HL 的 5%,好发于男性,发病年龄在 30～50 岁。多数患者有局限性无痛性进行性的外周淋巴结肿大(Ⅰ/Ⅱ期),一般累及颈部、腋下或腹股沟淋巴结,纵隔累及极少见。与 CHL 不同,可见肠系膜淋巴结累及。约 20% 的患者在晚期可有脾脏和骨髓累及,临床上伴骨髓累及的 NLPHL 是侵袭性的,极少数患者可能会有骨质破坏。

NLPHL 病因尚不明确,没有发现特异性的遗传易感因素,但有报道 NK 细胞和 T 细胞缺陷的患者、伴 FAS 突变的自身免疫性淋巴细胞增殖综合征的患者 NLPHL 的发病风险增加,推测该病可能与免疫监视缺陷有关。

(二)实验室检查

1. 血象

多数患者早期无贫血,少数可有轻度或中度贫血,白细胞正常或轻度增多,伴中性粒细胞、单核细胞增多,晚期淋巴细胞减少。血小板多正常或增多,晚期减少。骨髓被广泛浸润或发生脾功能亢进时,可有全血细胞减少。

2. 骨髓象

该病很少累及骨髓,骨髓象一般正常。晚期累及骨髓时,可在骨髓涂片中见到胞体巨大的肿瘤细胞。

3. 组织病理活检

淋巴结结构部分或完全破坏,以小淋巴细胞的结节性或弥漫性增生伴单个散在的大肿瘤细胞为特征。结节是由滤泡树突状细胞(FDC)编织成的大球形网,其肿瘤细胞称为淋巴细胞为主型细胞(lymphocyte predominant cell,LP 细胞),来源于淋巴结生发中心 B 细胞:胞体较大,核大常呈分叶状或重叠状,核仁小而多个,胞质少,常呈爆米花样(popcorn),称"爆米花"细胞。背景细胞由小淋巴细胞、组织细胞和上皮样组织细胞组成。几乎所有的患者中 LP 细胞被 PD1[+](CD279[+])的 T 细胞环绕形成"玫瑰花样"结构,这种结构可作为辅助诊断的特征之一。

NOTE

4. 免疫学表型

几乎所有的患者中 LP 细胞 CD20$^+$,CD75$^+$,OCT2$^+$,CD79a$^+$,BOB1$^+$,PAX5$^+$,CD45$^+$,BCL6$^+$,CD10$^-$,CD15$^-$,CD30$^-$。大多数患者中 J 链阳性,50% 以上的患者中 EMA 阳性。EBV 阳性见于 3%~5% 的患者。

5. 细胞遗传学与分子生物学检验

分离的单个 LP 细胞的 DNA 中能检测到克隆性的 *IG*(*IGHV*)基因重排。*BCL6* 基因重排(包括 *IG* 基因、*IKAROS* 家族基因、*ABR* 和其他伴侣基因)见于约半数的 NLPHL 患者中。约 80% 的患者可见异常的体细胞高频突变,最常见的是 *PAX5* 突变,也可见 *PIM1*、*RHOH*(*TTF*)和 *MYC* 突变。也有报道约半数患者有 *SGK1*、*DUSP22* 和 *JUNB* 突变。

(三)诊断和鉴别诊断

1. 诊断

淋巴组织病理学检查是确诊本病的主要依据。

2. 鉴别诊断

(1)需要与 T 细胞/组织细胞丰富的大 B 细胞淋巴瘤(THRLBCL)相鉴别。两者的免疫学表型和基因表达情况相似,需要组织病理学及免疫组化染色来区分。

(2)与 CHL 进行鉴别诊断:依据肿瘤细胞的免疫学表型和组织病理活检进行区分。

二、经典型霍奇金淋巴瘤

(一)概述

经典型霍奇金淋巴瘤(classical Hodgkin lymphoma,CHL)约占 HL 的 95%,依组织病理学的背景细胞和 R-S 细胞的形态学特征,分为 4 个组织学亚型。CHL 表现为淋巴结无痛性肿大,最常见于颈部,其次是腋窝和腹股沟,罕见累及骨髓。30%~40% 的 CHL 患者可出现 B 症状,疾病早期即可出现,部分可见皮肤瘙痒等非特异性症状。随着治疗方案的改进,85% 以上的 CHL 患者可达到治愈。

EBV 可能在 CHL 的发病机制中起作用。免疫缺陷状态如 HIV 感染时免疫监视功能的丧失,可能在患者发展为 EBV 相关的 CHL 之前发生。98% 以上的 CHL 患者中 HR-S 细胞有克隆性 *IG* 基因重排。

(二)实验室检查

1. 血象

多数患者早期无贫血,少数可有轻度或中度贫血,白细胞正常或轻度增多,伴中性粒细胞、单核细胞增多,晚期淋巴细胞减少。嗜酸性粒细胞可增多,多见于有皮肤特异性损害的患者。血小板正常或增多,晚期可减少。骨髓被广泛浸润或发生脾功能亢进时,可有全血细胞减少。

2. 骨髓象

骨髓未浸润时可正常,有时可见嗜酸性粒细胞、单核细胞及浆细胞增多。少数患者骨髓涂片中可找到 R-S 细胞,阳性率仅约 3%,骨髓活检可提高到 9%~22%。找到 R-S 细胞为骨髓浸润的依据,有助于诊断,见图 15-4-1。骨髓浸润多见于淋巴细胞消减型,其次为混合细胞型,其他型少见。

某些淋巴结反应性增生性病变或其他肿瘤,如传染性单个核细胞增多症、某些 NHL 以及某些转移性肿瘤中也可见到 R-S 样细胞,但缺乏 HL 的多样性组织结构和细胞成分,缺乏典型的 R-S 细胞。

3. 组织病理学

淋巴组织活检,形态学表现为少量单个核、双核或多核的肿瘤细胞及其周围出现大量非肿瘤性的小淋巴细胞、浆细胞、组织细胞等反应性细胞。

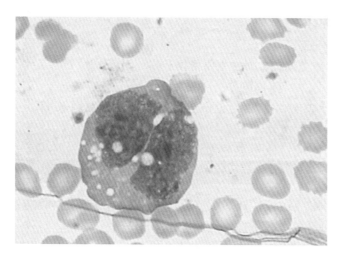

图 15-4-1 典型的 R-S 细胞(瑞特染色,×1000)

CHL 起源于单克隆 B 细胞,肿瘤细胞包括两种:单个核的霍奇金细胞(H 细胞)和多个核的 R-S 细胞(HR-S 细胞),其背景细胞包括多种非肿瘤性的淋巴细胞、中性粒细胞、嗜酸性粒细胞、组织细胞、浆细胞以及胶原纤维等。经典的 R-S 细胞是一种胞质丰富、略呈嗜碱性的大细胞,形态不规则,至少有两个核(可呈"镜影状"或分叶状),核膜清楚,染色质淡,每个核叶至少一个核仁。经典的 R-S 细胞对 CHL 的确诊有很重要的意义,又称"诊断性 R-S 细胞",可参考图 15-4-1。

CHL 各亚型有各自的组织病理学特点:①CHL-NS 中的 R-S 细胞倾向于更多的分叶核,分叶较少,核仁小。经甲醛固定后细胞质浓缩,像处在一个陷窝中,又称为"陷窝细胞"。CHL-NS 的特征是至少有一个结节被胶原围绕和"陷窝细胞"。②CHL-MC 的特征是 R-S 细胞散在分布于弥漫性或模糊的结节状混杂的炎症背景下。③CHL-LD 的特征是富含 H 细胞和 R-S 细胞,少见非肿瘤性的淋巴细胞。④CHL-LR 的特征是 H 细胞和 R-S 细胞散在分布,小淋巴细胞构成的结节性或少见弥漫性的细胞背景,缺乏中性粒细胞和嗜酸性粒细胞。

4. 免疫学表型

HR-S 细胞来源于生发中心 B 细胞,但丢失了部分 B 细胞特异性表达抗原,多数患者 B 细胞抗原(CD20、CD79a、PAX5)的表达减弱,大多数患者 CD15 和 CD30 表达阳性,见表 15-4-2。

表 15-4-2 NLPHL 和 CHL 细胞的免疫学表型

分型	CD30	CD15	CD45	CD20	CD79a	CD43	J 链	sIg	PAX5	OCT2	БOB. 1
NLPHL	−	−	+	+	+	−	+/−	+/−	+	S+	+
CHL	+	+/−	−	−/+	+	−	−	−	+	−/+	−

注:PAX5 为 B 细胞特异性活化因子;OCT2 为转录因子;BOB1 为共同活化因子;+表示全部病例阳性;+/−表示大多数病例阳性;−/+表示少数病例阳性;−表示全部病例阴性;S 表示强阳性。

5. 细胞遗传学和分子生物学检验

多数病例有克隆性染色体改变,但未发现特异性染色体。LP 细胞和 CD30⁺ R-S 细胞存在克隆性 *Ig* 基因重排,肿瘤细胞来源于 B 细胞。极少数 CHL 患者中可检测到克隆性 T 细胞受体(*TCR*)基因重排。多数 CHL 患者中还存在癌基因和抑癌基因表达异常。HR-S 细胞的全外显子测序显示 *B2M* 失活突变是 CHL 中最常见的突变。其他的基因突变包括 JAK 调节因子 *SOCS1* 基因的突变、*PDL1* 和 *PDL2* 基因异常。

6. 其他

疾病活动期往往红细胞沉降率加快。少数患者可并发 Coombs 试验阳性或阴性的自身免疫性溶血性贫血。血清乳酸脱氢酶(LDH)活性增高。当血清碱性磷酸酶(ALP)活性或血钙浓度增高时,提示骨骼有累及。少数患者可有多克隆球蛋白增多,或出现单克隆 IgG 或 IgM。

NOTE

(三)诊断与鉴别诊断

1.诊断

淋巴组织病理学检查是确诊本病的主要依据。

2.鉴别诊断

根据流行病学、临床表现、组织学与免疫学表型特征,HL 之间及 HL 与其他大体积淋巴瘤之间的鉴别诊断见表 15-4-3 和表 15-4-4。

表 15-4-3　HL 各亚型的特征

特征	NLPHL	CHL-NS	CHL-MC	CHL-LD	CHL-LR
发病年龄	30～50 岁	15～34 岁	儿童和老年人,中位年龄 38 岁	30～71 岁	30～50 岁
性别	主要为男性	无性别差异	男性占 70%	男性占 60%～75%	男女比为 2:1
病变部位	颈部、腋下或腹股沟淋巴结。纵隔累及极少见	常见纵隔累及,有巨大肿块	常累及外周淋巴结,纵隔累及少见	好发于腹膜后淋巴结、腹部器官和骨髓	常累及外周淋巴结,纵隔累及少见
组织病理特征	小淋巴细胞的结节性或弥漫性增殖,伴散在的 LP 细胞	至少有一个结节被胶原围绕和存在"陷窝细胞"	HR-S 细胞形态典型,散在分布于弥漫性或模糊的结节状混杂多种反应性炎症细胞的炎症背景下	有丰富的 HR-S 细胞,非肿瘤性的背景淋巴细胞稀少	HR-S 细胞散在分布,小淋巴细胞构成的结节性或少见的弥漫性细胞背景,缺乏中性粒细胞和嗜酸性粒细胞
EBV 感染	3%～5%的患者	10%～25% 的患者	约 75%的患者	约 75%的患者	介于 CHL-NS 和 CHL-MC 之间
免疫学表型	LP 细胞 CD20$^+$,CD75$^+$,OCT2$^+$,CD79a$^+$,BOB1$^+$,PAX5$^+$,CD45$^+$,BCL6$^+$,CD10$^-$,CD15$^-$,CD30$^-$。大多数患者中 J 链阳性,50% 以上的患者中 EMA 阳性	CD30$^+$,CD15$^+$(75%～85%),PAX5$^±$,CD79a$^+$(10%),CD75$^-$,BOB1$^-$,CD45$^-$,CD43$^-$,J 链$^-$。CD20 表达不一。EBV 相关的 EBER 和 LMP1 根据 EBV 感染的比例在各型中阳性率不同			

表 15-4-4　HL 的鉴别诊断:肿瘤细胞免疫学表型的比较(WHO 2016)

标志物	NLPHL	THRLBCL	CHL	DLBCL	ALCL, ALK$^+$	ALCL, ALK$^-$
CD30	$-$[a]	$-$[a]	+	$-/+$[b]	+	+
CD15	$-$	$-$	+/$-$	$-$	$-$[c]	$-$[c]
CD45	+	+	$-$	+	+/$-$	+/$-$
CD20	+	+	$-/+$[d]	+	$-$	$-$
CD79a	+	+	$-$	+	$-$	$-$
CD75	+	+	$-$	+	$-$	$-$

续表

标志物	NLPHL	THRLBCL	CHL	DLBCL	ALCL,ALK⁺	ALCL,ALK⁻
PAX5	+	+	+ᵉ	+	—	—
J链	+/—	+/—	—	—/+	—	—
Ig	+/—	+/—	—ᶠ	+/—	—	—
OCT2	S+	S+	—/+ᵍ	+	n/a	n/a
BOB1	+	+	—ʰ	+	n/a	n/a
CD3	—	—	—ᵃ	—	—/+	—/+
CD2	—	—	—	—	—/+	+/—
穿孔素/颗粒酶	—	—	—ᵃ	—	+	+ⁱ
CD43	—	—	—	—/+	+/—	+/—
EMA	+/—	+/—	—ʲ	—/+ᵏ	+/—	+/—
ALK	—	—	—	—	+	—
LMP1	—	—	+/—	—/+	—	—

注:+表示所有病例都是阳性;+/—表示大部分病例阳性;—/+表示小部分病例阳性;—表示所有病例阴性;n/a表示不适用;S表示强阳性。ᵃ表示少于10%的病例阳性;ᵇ表示DLBL的间变大变异型明显表达,纵隔大B细胞淋巴瘤中表达不一;ᶜ表示偶见病例灶性阳性;ᵈ表示存在于多达40%的病例中,但大多数肿瘤细胞表达强度不一;ᵉ表示多达10%的病例可呈阴性;ᶠ表示IgG及Ig两条轻链的正常强度阳性表达提示这些蛋白质是被肿瘤细胞摄取的而不是合成的;ᵍ表示约10%的病例强表达;ʰ表示极少数(10%)病例显示散在弱阳性;ⁱ表示只有一小部分病例呈阴性;ʲ表示5%的病例中可见弱表达;ᵏ表示间变大形态的DLBCL中常见阳性。

本章小结

1.淋巴瘤为一组病变细胞起源于淋巴结或其他淋巴组织的恶性肿瘤,临床上常以无痛、有韧性的淋巴结肿大为症状,晚期有恶病质、发热和贫血,或浸润骨髓后伴有骨髓组织和外周血细胞学改变。淋巴细胞白血病与相应的淋巴瘤并无本质区别。2016年WHO将淋巴组织肿瘤分为前驱型淋巴细胞肿瘤、成熟B细胞肿瘤、成熟T和NK细胞肿瘤、霍奇金淋巴瘤和免疫缺陷相关的淋巴细胞增殖紊乱5大类。

2.成熟B细胞淋巴瘤的形态特征、免疫学表型及遗传学异常见表15-2-3。

3.成熟T和NK细胞淋巴瘤的形态特征、免疫学表型及遗传学异常见表15-4-3和表15-4-4。

4.霍奇金淋巴瘤常为单中心发生,大多首先累及表浅淋巴结,逐渐由邻近的淋巴结向远处扩散,原发于淋巴结外淋巴组织的病例较少见。以无痛性颈部或锁骨上淋巴结进行性肿大常见,其次为腋下淋巴结肿大,出现特征性的巨大瘤细胞Reed-Sternberg(R-S)细胞,其形态不规则,胞质丰富,有两个"镜影状"核或分叶状核,典型的R-S细胞表达CD30和CD15。多数病例有克隆性遗传学改变,存在IG或TCR基因重排。

思 考 题

1.CLL/SLL的细胞免疫学表型特征有哪些?如何与MCL的细胞区分?

2.成熟小B细胞肿瘤CLL/SLL、LPL、MZL、HCL、MCL、FL各有何特征?怎样进行鉴别诊断?

3.DLBCL-NOS、BL及HGBL的鉴别诊断要点有哪些?

4.T-LGLL、CLPD-NK、ANKL的细胞形态和免疫学表型有哪些特点?怎样进行区分?

NOTE

5.ATLL 及 Sézary 综合征的细胞形态和免疫学表型有哪些特点？怎样进行鉴别？

6.HSTL 的细胞形态和免疫学表型有哪些特点？

7.ALCL 各亚型的鉴别要点有哪些？还需要与哪些疾病相鉴别？

8.HL 各亚型的细胞形态和免疫学表型有哪些特点？怎样进行各亚型间的鉴别诊断？

（张慧慧　岳保红）

第十六章　浆细胞肿瘤及其检验

案例导入

患者,男,65岁。半个月前无诱因出现腰骶部疼痛,乏力、头晕,伴恶心、呕吐。查体:T 38 ℃,P 87次/分,R 25次/分,BP 135/90 mmHg(18/12 kPa)。贫血貌,全身皮肤、黏膜无出血点及黄染,心肺查体正常,腹软,中上腹部压痛;胸骨及腰骶部压痛。实验室检查:血象示 WBC $6.5×10^9$/L, RBC $1.7×10^{12}$/L,Hb 53 g/L,PLT $138×10^9$/L。白细胞分类:中性粒细胞36.1%,淋巴细胞43.6%,单核细胞18.7%。尿常规:尿蛋白(+++),血钙2.76 mmol/L,尿酸633 μmol/L,尿素氮7.13 mmol/L,肌酐90 μmol/L,白蛋白30.1 g/L,球蛋白41.7 g/L,血淀粉酶2208 U/L。

该患者最有可能诊断为哪种疾病? 有哪些依据? 为了确诊,还需要进一步做哪些检测与哪些疾病进行鉴别?

浆细胞肿瘤(plasma cell neoplasm)是单克隆浆细胞异常增生,并分泌单克隆免疫球蛋白和/或多肽链亚单位的一组肿瘤性疾病。此组疾病包括多发性骨髓瘤、浆细胞白血病、意义未明的单克隆免疫球蛋白血症、髓外浆细胞瘤、单克隆免疫球蛋白沉积症和浆细胞肿瘤相关的副肿瘤综合征等,其中以多发性骨髓瘤最为常见。

第一节　多发性骨髓瘤

一、概述

多发性骨髓瘤(multiple myeloma,MM)是一种起源于前B细胞的克隆性浆细胞异常增生的血液系统恶性肿瘤,其特征为克隆性浆细胞异常增生,并分泌大量的单克隆免疫球蛋白或其多肽链亚单位(M蛋白或M成分),导致相关器官或组织损伤。临床上本病以溶骨性骨病、贫血、肾功能损害、血钙增高和感染为特征。我国MM发病率逐年增高,现已达到2/10万,多发于中老年人,男性多于女性。

MM的病因和发病机制迄今尚未完全阐明。遗传因素、电离辐射、化学物质、病毒感染、抗原刺激等可能与MM的发病有关。近年研究显示,MM是由一系列复杂的基因组改变及表观遗传学异常所驱动,使前B细胞恶性增殖而发生的恶性肿瘤,同时骨髓瘤细胞与骨髓微环境的交互作用又进一步促进了骨髓瘤细胞的异常增生和聚集。大部分学者认为MM呈"阶梯式"发展:意义未明的单克隆免疫球蛋白血症(MGUS)是MM的癌前病变,30%～50%的MM源于MGUS。"不灭"的浆细胞克隆在骨髓环境中逐渐堆积演变为髓内MM。平台期MM是髓内MM的一个稳定阶段,肿瘤细胞占比大于10％,处于静息阶段;最后进入髓外 MM,肿瘤细胞独立于生长因子和骨髓微环境而生长,引起组织、器官损害。

MM 早期可无明显症状。骨髓瘤细胞的逐渐浸润、破坏可引起肝、脾肿大,肾功能损害,骨痛、骨质疏松和病理性骨折等;溶骨性高钙血症患者可有呕吐、乏力、意识模糊、多尿或便秘等症状。免疫力下降常导致各种感染性发热;血清中 M 成分增高性高黏滞综合征患者可有头晕、眼花、耳鸣、手指麻木、充血性心力衰竭、意识障碍甚至昏迷等症状。血小板减少和 M 蛋白增多影响凝血功能,导致出血。本病临床表现复杂多样,易误诊、漏诊。感染和肾功能不全是患者死亡的主要原因。

二、实验室检查

1.血象

早期无明显异常,就诊时,绝大多数患者有不同程度的贫血,多属正细胞正色素性,随病情的进展而加重。外周血涂片中成熟红细胞呈"缗钱"状排列,可伴有少数幼粒细胞和/或幼红细胞。晚期患者常有全血细胞减少。血涂片中无或有少量骨髓瘤细胞。

2.骨髓象

骨髓增生活跃或明显活跃,可见数量不一的骨髓瘤细胞,比例一般大于10％,多者可高达80％,常成簇出现,特别在涂片的尾部。由于骨髓瘤细胞常在骨髓中呈灶性分布,因此有时需多部位穿刺才能诊断,骨髓活检可提高诊断率。典型的骨髓瘤细胞大小、形态和成熟程度与正常浆细胞有明显不同。不典型的骨髓瘤细胞形态有时与反应性浆细胞难以区分。

典型的骨髓瘤细胞形态特点:大小不一,多偏大,直径为30～50 μm,细胞外形不规则,可有伪足。胞核为长圆形,偏于一侧,核染色质疏松,排列紊乱,可有1～2个大而清楚的核仁。胞质较为丰富,核旁淡染区消失或不明显,呈灰蓝色或呈火焰状不透明,常含有少量嗜苯胺蓝(嗜天青)颗粒和空泡。有些骨髓瘤细胞含嗜酸性棒状包涵体(Russell 小体)或大量空泡(桑葚细胞)或排列似葡萄状的浅蓝色空泡(葡萄状细胞)。也可见双核、多核、多分叶及巨大核瘤细胞,常成簇分布或见浆细胞岛。少数患者的瘤细胞与正常浆细胞难以鉴别。红系、粒系、巨核系可正常,但晚期常受抑制,见图 16-1-1。

临床怀疑 MM 但骨髓穿刺未发现瘤细胞或仅有少量瘤细胞时应注意:①骨髓组织黏滞度大,且其中夹杂有瘤细胞极度增生和造血细胞贫乏的区域,如穿刺部位恰在增生不良的区域则不易取得骨髓组织;②本病初期,瘤细胞可呈局灶性、结节性分布,因此宜做多部位、多次穿刺;③由于胸骨易受累,必要时胸骨穿刺应是重要的诊断步骤;④可结合 X 线检查在病变部位穿刺以期得到较高的阳性率。

3.骨髓病理学

骨髓病理活检切片更容易发现骨髓瘤细胞,骨髓活检中浆细胞比例小于20％者以间质型较多,而浆细胞比例大于50％者以充填型和肉瘤型易见。瘤细胞分化程度越高,越倾向于集聚成片或结节状。瘤细胞的细胞核内和/或细胞质内出现包涵体是瘤细胞分泌免疫球蛋白的标志,随着瘤细胞分化程度的提高,其分泌免疫球蛋白更显著,而分化程度较低的浆母细胞型中,很难见到瘤细胞有分泌免疫球蛋白的现象。

4.M 蛋白检测

M 蛋白(monoclonal protein)是浆细胞或恶性增殖的单克隆 B 细胞所产生的单一种类的免疫球蛋白或免疫球蛋白的片段。MM 中存在异常的克隆性浆细胞增殖,约99％的患者血清和/或尿液中出现 M 蛋白,约50％为 IgG 型,20％为 IgA 型,20％为游离轻链型,IgD、IgE、IgM 型患者占比小于10％,约3％的患者是不分泌型。少数患者也可出现双克隆或三克隆免疫球蛋白。

(1)血清蛋白电泳及免疫电泳检查:①80％的患者血清蛋白电泳可检测到 M 蛋白,其表现为异常窄底高峰泳带,应注意 IgD(常见)型及 IgE(罕见)型常不显示 M 蛋白,不分泌型及游离轻链型血清中均无 M 蛋白。②免疫电泳是 M 蛋白鉴定不可缺少的常规检测,可确定 M 蛋白的性质并对骨

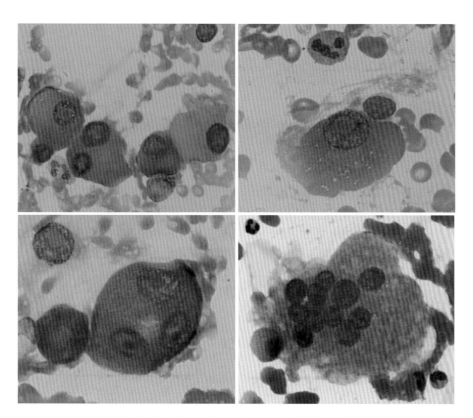

图 16-1-1　MM 骨髓象(瑞特染色,×1000)

髓瘤进行分型,但其对低量 M 蛋白难以检出。③免疫固定电泳(immunofixation electrophoresis, IFE)是以上方法的补充,具有特异性和灵敏度高的优点,能检测出非常少量的单克隆成分,用于疾病的早期诊断效果好,但操作烦琐、成本较高,且不能定量。

(2)免疫球蛋白定量测定:常用方法有单向免疫扩散法、速率散射浊度法、火箭免疫电泳法。其中以速率散射浊度法最为准确,操作简便、快速,可定量,便于质控。MM 患者体内单克隆免疫球蛋白含量增高时,往往仅出现某一类别或亚类免疫球蛋白含量增高,其他类别或亚类免疫球蛋白的合成受到抑制。

(3)本周蛋白(Bence-Jones protein,BJP)尿液检测:MM 患者尿液中常出现异常 κ 及 λ 轻链,可用热沉淀反应法筛查尿液中本周蛋白,约 70% 的患者有本周蛋白尿。该法简单,不需要特殊仪器和技术,但在 MM 初期常间歇性出现,灵敏度不高,特异性差(如肾淀粉样变、肾炎及恶性淋巴瘤患者等的尿液中也可呈阳性),影响因素太多。

5.其他血液生化检验

(1)血清蛋白:血清中单克隆免疫球蛋白水平升高可致血清 TP 水平升高和 A/G 值倒置。判断是否存在高球蛋白血症时,应重视 A/G 值,综合肾功能指标来判断。

(2)血钙、血磷浓度和碱性磷酸酶:MM 患者高钙血症发生率为 15%～20%,血钙浓度对于 MM 的诊治和预后有指导意义。但血钙浓度受血清白蛋白水平的影响较大。MM 晚期患者多存在白蛋白水平下降,在一定程度上掩盖了血钙浓度,此时应对血钙浓度进行校正或首选离子选择电极法检测血清离子钙。血磷浓度一般正常,当肾功能不全时,血磷浓度可增高。由于本病主要是溶骨性改变而无新骨形成,所以血清碱性磷酸酶水平一般正常或轻度增高。

(3)血清 β_2 微球蛋白(β_2-MG)及 C 反应蛋白(CRP):MM 患者中这两项指标均可增高,β_2-MG 水平增高可作为判断预后与治疗效果的指标,其水平的高低与肿瘤的活动程度成正比,若 β_2-MG 水平 <4 mg/L,则预后相对较好,β_2-MG 水平 >6 mg/L 则生存期相对较短;若患者病情缓解,则 β_2-MG 水平会很快降低,若病情复发,则 β_2-MG 水平很快升高。但约 10% 患者的预后与 β_2-MG 无关,尤其是不分泌型和 IgA 型。若 MM 伴肾损害,则患者 β_2-MG 水平也升高。在 MM 患者血清中,

NOTE

299

CRP 与 IL-6 有直接关系,CRP 可以反映 IL-6 的活性,二者呈正相关关系。CRP 水平与 MM 病情进展和预后有关。

(4)肾功能:酚红排泄试验,血肌酐、尿素及尿酸测定多有异常。90%的 MM 患者尿常规显示尿蛋白阳性。

(5)红细胞沉降率:常明显加快。

(6)血清白细胞介素-6(IL-6)及可溶性 IL-6 受体(sIL-6R):部分患者血清 IL-6 及 sIL-6R 水平增高。

6.细胞免疫学表型分析

CD138$^+$/CD38^{+++} 可以作为识别浆细胞的特异性标志物。CD56、CD19 可以作为 MM 细胞与正常浆细胞的鉴别依据:正常浆细胞为 CD56$^-$、CD19$^+$,而 MM 细胞通常为 CD56$^+$、CD19$^-$,极个别为 CD56$^+$、CD19$^+$;另外,CD56 部分阴性,CD19 有 3.6%的表达,尚有 CD117$^+$、CD33$^+$、CD13$^+$,说明骨髓瘤细胞具有白血病样的异质性,或来源于更早期的造血前体细胞的恶变,见图 16-1-2。

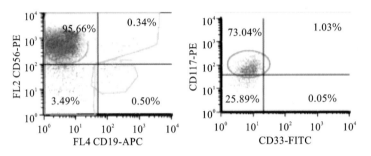

图 16-1-2　MM 骨髓瘤细胞免疫学表型

7.细胞遗传学检查

常规显带分析(G 带、R 带),核型异常检出率仅为 15%～30%,许多异常不能得到正确判断。通过 FISH 方法检测,可发现绝大多数患者染色体异常,但仍未发现特异性染色体异常。MM 的遗传学改变多为同时包含数量和结构改变的复杂核型异常,所有染色体均可受累。90%的 MM 为非整倍体核型,其中超二倍体最为常见(30%～70%),其余依次为二倍体、假二倍体、三倍体、四倍体。最多见的染色体结构异常为 14q32 易位(75%左右),其他有－3/13q－(40%左右)、1p/1q 结构异常、11q 和 17p 缺失等。美国梅奥医学中心根据一些遗传学指标对骨髓瘤进行了风险分层,见表 16-1-1。《多发性骨髓瘤遗传学检测专家共识》建议 MM 遗传学检测靶点至少包括 del(17p13)、amp(1q21)、t(4;14)、t(14;16),有条件者可增加 del(13q14)、t(11;14)。

表 16-1-1　MM 的梅奥分层和对应的治疗风险

标准风险(60%)	中间风险(20%)	高风险(20%)
t(11;14)	t(4;14)	del(17p)
t(6;14)	del(13)	t(14;16)
超二倍体	超二倍体	t(14;20)
其他		GEP 高风险标志
OS:8～10 年	OS:4～5 年	OS:3 年

注:GEP 为基因表达技术;OS 为总体生存期。

8.分子生物学检查

(1)Fas(又称 CD95):对 MM 的发生和发展、疗效观察以及预后判断具有一定价值,通过调控 mFas 和 sFas 受体的表达促进细胞凋亡,有可能成为一种新的治疗途径。

(2)*Rb* 基因:*Rb* 基因失活或表达降低可能与 MM 的发病有关。Rb 蛋白阴性是影响化疗效果的独立负性因素,预示着该 MM 患者对治疗不敏感。

(3)*IgH-MMSET* 融合基因:t(4;14)所致,其发生率为 12%。

三、诊断和鉴别诊断

1. 诊断

《中国多发性骨髓瘤诊治指南（2020 年修订）》综合参考美国国家综合癌症网络（National Comprehensive Cancer Network, NCCN）及国际骨髓瘤工作组（International Myeloma Working Group, IMWG）的指南，诊断无症状（冒烟型）骨髓瘤和有症状（活动性）骨髓瘤的标准如表 16-1-2 所示。

表 16-1-2　MM 的国内诊断标准

有症状（活动性）MM 的诊断标准（需满足第 1 条及第 2 条，加上第 3 条中任何 1 项）	1. 骨髓单克隆浆细胞比例≥10% 和/或组织活检证明有浆细胞瘤 2. 血清和/或尿液中出现单克隆 M 蛋白[a] 3. 骨髓瘤引起的相关表现 （1）靶器官损害表现（CRAB）[b] • [C]校正血清钙[c]＞2.75 mmol/L • [R]肾功能损害（肌酐清除率＜40 mL/min 或血清肌酐＞177 μmol/L） • [A]贫血（血红蛋白低于正常下限 20 g/L 或小于 100 g/L） • [B]溶骨性破坏，通过影像学检查（X 线片、CT 或 PET-CT）显示 1 处或多处溶骨性病变 （2）无靶器官损害表现，但出现以下 1 项或多项指标异常（SLiM） • [S]骨髓单克隆浆细胞比例≥60%[d] • [Li]受累/非受累血清游离轻链比≥100[e] • [M]MRI 检查出现 1 处以上的 5 mm 以上局灶性骨质破坏
无症状（冒烟型）MM 的诊断标准（需满足第 3 条＋第 1 条/第 2 条）	1. 血清单克隆 M 蛋白≥30 g/L，24 h 尿轻链≥0.5 g 2. 骨髓单克隆浆细胞比例为 10%～59% 3. 无相关器官及组织的损害（无 SLiM、CRAB 等终末器官损害表现）

注：[a] 无血、尿 M 蛋白量的限制，如未检测出 M 蛋白（诊断不分泌型 MM），则需骨髓瘤单克隆浆细胞比例≥30% 或活检为浆细胞瘤；[b] 其他类型的终末器官损害也偶有发生，若证实这些脏器的损害与骨髓瘤相关，可进一步支持诊断和分类；[c] 校正血清钙（mmol/L）＝血清总钙（mmol/L）－0.025×血清白蛋白浓度（g/L）＋1.0（mmol/L），或校正血清钙（mg/dL）＝血清总钙（mg/dL）－血清白蛋白浓度（g/L）＋4.0（mg/dL）；[d] 浆细胞单克隆性可通过流式细胞术、免疫组化、免疫荧光的方法鉴定其轻链 κ/λ 限制性表达，判断骨髓浆细胞比例应采用骨髓细胞涂片和骨髓活检方法而不是流式细胞术进行计数，在穿刺和活检比例不一致时，选用浆细胞比例高的数值；[e] 需要受累轻链数值≥100 mg/L。

2. 鉴别诊断

（1）反应性浆细胞增多症（reactive plasmacytosis, RP）：有慢性炎症、伤寒、自身免疫性疾病、肝硬化、转移癌等原发病，骨髓中浆细胞比例一般不超过 15%，且无形态异常，免疫学表型为 CD38[+]、CD56[−]。免疫球蛋白为正常多克隆性，水平升高有限（如 IgG＜30 g/L），无骨骼损害。

（2）其他产生 M 蛋白的疾病：慢性感染、慢性肝病、自身免疫性疾病、恶性血液病（如淋巴瘤、B-ALL 等）、神经系统疾病、皮肤病等可产生少量 M 蛋白，其原因可能为机体对抗原的异常免疫反应。这些疾病患者的单克隆免疫球蛋白水平增高有限，通常 IgG＜30 g/L，IgA＞20 g/L，IgM＜10 g/L，且正常多克隆免疫球蛋白量多未受影响。其临床表现完全取决于原发病。骨髓穿刺无骨髓瘤细胞，X 线检查无溶骨性病变。

第二节　浆细胞白血病

一、概述

浆细胞白血病（plasma cell leukemia, PCL）是由浆细胞异常克隆性增殖引起的一种白血病，其特点为外周血和骨髓中出现大量异常浆细胞,并广泛浸润各器官和组织。当外周血中浆细胞比例＞20％或绝对值≥2.0×10⁹/L时,即可诊断为PCL。本病较罕见,病因与发病机制不清,其病程类似急性白血病。

临床上PCL分为原发性浆细胞白血病(primary plasma cell leukemia,PPCL)和继发性浆细胞白血病(secondary plasma cell leukemia,SPCL)。PPCL占60％~70％,是一种独立类型的白血病,无浆细胞疾病史,发病年龄较小,肝、脾及淋巴结肿大较显著,常见肾功能衰竭。SPCL主要来自MM,其临床病理与MM基本相似,为MM的一种终末期表现,常以溶骨性病变较多见,亦可出现类似于PPCL的髓外病变表现,但淋巴结和脾脏浸润较罕见。SPCL也继发于慢性淋巴细胞白血病、巨球蛋白血症、淋巴瘤、淀粉样变等。

二、实验室检查

1. 血象

贫血表现轻重不一,多为正细胞正色素性贫血,少数为低色素性。白细胞总数多升高,常为(20~90)×10⁹/L,主要为白血病性浆细胞增多,比例＞20％或绝对值≥2.0×10⁹/L;可见原始和幼稚浆细胞,伴形态异常。血小板多减少。

2. 骨髓象

骨髓增生极度活跃或明显活跃,以单克隆浆细胞增生为主,常占20％~80％。各阶段异常浆细胞明显增生,包括原始浆细胞、幼稚浆细胞、小型浆细胞和网状细胞样浆细胞。浆细胞成熟程度和形态极不一致,胞体一般较小,呈圆形或卵圆形,胞核较幼稚,核仁明显,核染色质疏松,核质发育不平衡。噬血组织细胞常见。红系、粒系及巨核系细胞因增生受抑而减少。

3. 细胞免疫学表型分析

表达浆细胞的标志:cIg、CD38、CD138、BCMA。与MM不同,PCL可高比例表达CD20,但CD56的表达率较低,在80％的PCL患者中是阴性的。

4. 细胞遗传学和分子生物学检验

在PCL中染色体异常主要表现为数量改变和/或结构异常,可出现1号染色体异常(多倍体或缺失)、t(11;14)、14q⁺。

三、诊断和鉴别诊断

1. 诊断

临床呈现白血病或MM的表现,外周血白细胞分类中异常浆细胞比例＞20％或绝对值≥2.0×10⁹/L,骨髓象中异常浆细胞明显增生,原始浆细胞与幼稚浆细胞明显增多,伴形态异常,血清或尿液中出现异常单克隆免疫球蛋白或其亚单位,排除其他疾病即可诊断。

2. 鉴别诊断

与反应性浆细胞增多症(RP)的鉴别要点:①RP均有原发病,包括各种严重感染(结核病最多见)、肿瘤、风湿性疾病、慢性肝病等;②RP外周血中很少出现浆细胞,主要存在于骨髓中,且数量大多少于有核细胞的10％,绝大多数比例＜20％;形态属正常浆细胞,分泌的免疫球蛋白属正常多克隆性且水平升高有限;③RP随原发病缓解而消失。

第三节　意义未明的单克隆免疫球蛋白血症

一、概述

意义未明的单克隆免疫球蛋白血症(monoclonal gammopathy of unknown significance,

MGUS)是一种原发性单克隆免疫球蛋白血症,其特点是原因不明的单克隆浆细胞增殖并产生单克隆免疫球蛋白(M 蛋白),且不伴有任何临床表现,但可以年 1‰～1.5‰的速率进展为 MM、淋巴细胞增殖性疾病或轻链型淀粉样变性等其他恶性浆细胞肿瘤,目前也被视为一种癌前病变。

本病病因和发病机制尚不清楚。临床上多见于老年人,随年龄增长发病率增高,50 岁以上和70 岁以上者发病率分别为 1%和 3%。患者一般无临床症状,单克隆免疫球蛋白增多常在体检或因其他无关疾病进行检查时被发现。本病不需治疗,但必须长期随访。临床观察表明 MGUS 和 MM 是同一疾病的两个独立发展时期,由 MGUS 发展为 MM 并不少见,流行病学研究显示至少 1/3 的 MM 患者有 MGUS 病史。

二、实验室检查

1. 血象

多无变化,除非有其他原因。

2. 骨髓象

骨髓有核细胞增生活跃,可见浆细胞增生,但不超过 10%,且形态与正常浆细胞类似,无核仁。粒系、红系及巨核系细胞比例、形态大致正常。

3. 细胞免疫学表型分析

MGUS 存在两类浆细胞,正常多克隆浆细胞的免疫学表型为 CD38$^+$、CD56$^-$、CD19$^+$,异常单克隆浆细胞的免疫学表型为 CD38$^+$、CD56$^+$ 和 CD19$^-$。根据骨髓多克隆浆细胞与单克隆浆细胞的比值可区分 MGUS 与 MM。

4. 血清生化及免疫学检查

(1)血清球蛋白:水平可升高,但低于 30 g/L。

(2)蛋白电泳:可见 M 蛋白。

(3)免疫电泳:非 IgM 型 MGUS 多为 IgG 型,其次是 IgM 型、IgA 型及轻链型。

(4)轻链比值:正常游离轻链比值为 0.26～1.65,异常游离轻链比值定义为低于 0.26(提示 λ 链过量)或高于 1.65(提示 κ 链过量),可作为克隆性增殖的标志。

5. 尿本周蛋白试验

多为阴性,但也可有少量 M 蛋白,故尿本周蛋白偶可阳性。

三、诊断和鉴别诊断

1. 诊断

根据 WHO 2016 年版参考国际骨髓瘤工作组(IMWG)的 MGUS 的诊断标准诊断,见表16-3-1。

表 16-3-1 国际骨髓瘤工作组(IMWG)对各型 MGUS 的诊断标准(WHO 2016)

MGUS 分型	诊断标准
IgM 型 MGUS	1.血清 IgM 型 M 蛋白浓度<30 g/L 2.骨髓克隆性浆细胞比例<10% 3.无贫血、全身症状,有高黏滞血症,淋巴结肿大,肝脾大,或其他由淋巴系统增殖性疾病导致的终末器官损害
非 IgM 型 MGUS	1.血清 M 蛋白(非 IgM 型)浓度<30 g/L 2.骨髓克隆性浆细胞比例<10% 3.没有终末器官损害:如 CRAB 和浆细胞增殖性疾病导致的淀粉样变性

NOTE

MGUS 分型	诊断标准
轻链型 MGUS	1. 游离轻链比值异常（低于 0.26 或高于 1.65） 2. 单克隆性游离轻链水平增高 3. 免疫固定电泳中没有免疫球蛋白重链的表达 4. 尿 M 蛋白水平＜500 mg/24 h 5. 骨髓克隆性浆细胞比例＜10% 6. 没有终末器官损害：如 CRAB 和淀粉样变性

注：CRAB 为 C 高钙血症，R 肾功能损害，A 贫血，B 溶骨性破坏。

诊断后必须长期随访。IgM 型 MGUS 进展为 LPL/WM 或其他 B 细胞肿瘤或原发性淀粉样变性的年发生率约为 1.5%，很少见进展为浆细胞骨髓瘤。非 IgM 型 MGUS 患者每年约有 1%（LC-MGUS 为 0.3%）可进化为活动性浆细胞骨髓瘤、实体浆细胞瘤或淀粉样变性。初诊时的 M 蛋白水平和骨髓克隆性浆细胞比例是判断预后的重要指标，M 蛋白水平和骨髓克隆性浆细胞比例越高，转化为恶性疾病的危险越大。少数初诊时 M 蛋白水平较低的患者在长期随访中 M 蛋白会自然消失。

2. 鉴别诊断

与 MM 相鉴别。非 IgM 型 MGUS 有以下特点：①骨髓克隆性浆细胞比例＜10%，形态正常；②血清 M 蛋白浓度＜30 g/L，正常免疫球蛋白不减少；③没有骨质病变和 MM 相关症状（贫血、肾功能不全、高钙血症、高黏滞血症及感染）；④浆细胞标记指数（plasma cell labelling index，PCLI）＜1%。约 5% 的患者最终发展为 MM，鉴别困难时，最可靠的鉴别方法就是通过随访动态监测血清 M 蛋白浓度及定期评价病情和实验室检查结果的动态变化。

本病还应与淋巴浆细胞淋巴瘤、华氏巨球蛋白血症、淀粉样变性、伴发于非浆细胞疾病或非淋巴细胞增殖性疾病的继发性单克隆免疫球蛋白血症相鉴别。

本章小结

1. 多发性骨髓瘤是一种起源于前 B 细胞的克隆性浆细胞异常增生的血液系统恶性肿瘤，其特征为克隆性浆细胞异常增生，并分泌大量的单克隆免疫球蛋白或其多肽链亚单位（M 蛋白或 M 成分），导致相关器官或组织损伤。临床上以溶骨性骨病、贫血、肾功能损害、血钙增高和感染为特征。

实验室检查血象早期无变化，贫血随病情的进展而加重。外周血涂片中成熟红细胞呈"缗钱"状排列，可伴有少数幼粒细胞、幼红细胞。晚期患者常有全血细胞减少。骨髓增生活跃或明显活跃，可见多少不一的骨髓瘤细胞。典型的骨髓瘤细胞胞质较为丰富，呈灰蓝色或呈火焰状不透明，常含有少量嗜苯胺蓝颗粒和空泡。有些瘤细胞含嗜酸性棒状包涵体（Russell 小体）或大量空泡（桑葚细胞）或排列似葡萄状的浅蓝色空泡（葡萄状细胞）。骨髓瘤细胞 MPO 染色呈阴性反应。骨髓病理活检切片更容易发现骨髓瘤细胞。瘤细胞分化程度越高，越倾向于集聚成片或结节状。瘤细胞核内和/或细胞质内出现包涵体是瘤细胞分泌免疫球蛋白的标志。约 99% 的患者血清和尿液中出现 M 蛋白，少数患者也可出现双克隆或三克隆免疫球蛋白，可通过血清蛋白电泳及免疫电泳检查。约 70% 的患者可见本周蛋白尿。红细胞沉降率常明显加快。

$CD138^+/CD38^{+++}$ 可以作为识别浆细胞的特异性标志物。CD56、CD19 可以作为 MM 细胞与正常浆细胞的鉴别依据。90% 的 MM 为非整倍体核型，其中超二倍体最为常见（30%～70%）。最多见的染色体结构异常为 14q32 易位（75% 左右），其他有 −3/13q−（40% 左右）、1p/1q 结构异常、11q 和 17p 缺失等；分子生物学检查 CD95 对 MM 的发生和发展、疗效观察以及预后判断具有一定价值；Rb 基因失活或表达降低可能与 MM 的发病有关。Rb 蛋白阴性是影响化疗效果的独立负性因素，预示着该 MM 患者难以治愈；IgH-MMSET 融合基因可能是 MM 患者预后不良的指标之一。

2.浆细胞白血病是由浆细胞异常克隆性增殖引起的恶性肿瘤。其特点为外周血和骨髓中单克隆浆细胞比例异常增高。原发性浆细胞白血病是一种独立类型的白血病,以肝、脾及淋巴结肿大较显著,常见肾功能衰竭。继发性浆细胞白血病为 MM 的一种终末期表现,以溶骨性病变较多见。

实验室检查血象多为正细胞正色素性贫血,少数为低色素性。白细胞总数多升高,主要为白血病性浆细胞增多,比例＞20%或绝对值≥$2.0×10^9$/L,可见原始和幼稚浆细胞,伴形态异常。骨髓增生极度活跃或明显活跃,以单克隆浆细胞增生为主,常占 20%～80%;各阶段异常浆细胞明显增生,浆细胞成熟程度和形态极不一致。噬血组织细胞很常见。

3.意义未明的单克隆免疫球蛋白血症(MGUS)是一种原发性单克隆免疫球蛋白血症,其特点是原因不明的单克隆免疫球蛋白水平升高,且不伴有任何临床表现,但可转化为多发性骨髓瘤、原发性淀粉样变性及华氏巨球蛋白血症等。实验室检查血象多无变化。骨髓有核细胞增生活跃,可见浆细胞增生,但不超过 10%,且形态与正常浆细胞类似。细胞免疫学表型分析显示 MGUS 存在两类浆细胞,正常多克隆浆细胞群($CD38^+$、$CD56^-$、$CD19^+$)和异常单克隆浆细胞群($CD38^+$、$CD56^+$ 和 $CD19^-$)。血清球蛋白水平可升高,但低于 30 g/L;蛋白电泳可见 M 蛋白;多为 IgG 型。异常游离轻链比值低于 0.26(提示 λ 链过量)或高于 1.65(提示 κ 链过量),可作为克隆性增殖的标志。尿本周蛋白试验偶可阳性。

思 考 题

1.M 蛋白阳性就是 MM 吗? 还见于哪些疾病? 如何鉴别?

2.MM 与 MGUS 之间存在什么关系?

3.简述反应性浆细胞增多症、淋巴浆细胞淋巴瘤/华氏巨球蛋白血症与 MM 的鉴别。

(李海燕)

第十七章 血液肿瘤微量残留病及其检验

血液肿瘤微量残留病（minimal residual disease，MRD）是指急性白血病经诱导化疗获得完全缓解或是经造血干细胞移植治疗后，已达到临床和血液学的完全缓解，而体内仍残存有微量白血病细胞（minimal residual leukemic cell，MRLC）的状态。这些数量极少的白血病细胞用形态学方法已经难以检出，但却是白血病复发的根源。

最早将微量残留白血病（minimal residual leukemia，MRL）作为独立的概念提出来，并进行深入实验研究的是荷兰学者Hagenbeek，他与Lowenberg于1983年、1986年及1990年主持召开过三次急性白血病微量残留病的国际研讨会。在MRD研究初期的目的是预测白血病早期复发，当今，MRD的检测和治疗研究已成为国内外的一个热点。这一课题的提出和研究，标志着白血病的研究已进入一个新的阶段，即白血病的治疗，不仅是如何提高完全缓解率和延长患者的生存时间，还包括如何控制MRD，实现MRD指导下的个体化治疗，评价自体骨髓移植的净化效果以及作为白血病完全缓解或治愈的新标准，最终治愈白血病。

第一节 血液肿瘤微量残留病概述

近年来，由于白血病新的治疗策略的改进，多种化疗药物的联合应用及靶基因治疗，或应用自体造血干细胞移植和/或异体造血干细胞移植，多数白血病患者获得血液学的完全缓解（complete remission，CR），即患者骨髓中原始细胞比例<5%，外周血细胞达到正常水平。而获得CR后复发是目前白血病治疗面临的难题之一，患者体内MRD与白血病复发密切相关。一般认为患者就诊时体内白血病细胞总数约为10^{12}个。完全缓解后，白血病细胞可减少至10^{10}个以下，用一般细胞形态学的方法已很难检出，但这些残存的微量白血病细胞可增殖和扩散，成为白血病复发的根源。大量的研究证实，MRD的有无及数量多少不仅反映了个体对治疗的反应情况，而且与预后有很大关联。因此，对MRD进行定量检测可更早地预测血液肿瘤的复发，理论上可以指导选用更敏感、更具杀伤力的治疗措施；对于造血干细胞移植的患者来说，以检测的MRD得到的肿瘤细胞负荷为根据，可以指导造血干细胞移植时机的选择、评价自体造血干细胞移植的净化效果。

检测患者体内残存的白血病细胞，需要在患者发病时找到该患者白血病细胞的特异性标志，包括细胞遗传学、分子生物学及免疫学的特征。这些特征往往是正常血细胞所没有的，因此利用这些标志可与正常细胞进行鉴别，特异性地识别残存白血病细胞。所以，检测MRD的关键是如何确立白血病细胞的标志。但至今还没有一个全效的指标能说明和指示白血病细胞的存在。临床上对MRD的检测虽然已建立起多种方法，包括细胞培养、FISH、Southern杂交、免疫学表型和PCR方法等，但由于白血病等恶性血液病存在不同程度的克隆异质性、不同治疗方案对免疫学表型和克隆筛选的影响、化疗后不同时间点骨髓造血恢复的状况不一、不同基因背景的残留肿瘤细胞在复发时

NOTE

的增殖动力学不同、疾病自身因素的复杂性等,检测MRD的各种方法都有一定局限性,加上许多方法由于灵敏度、特异性和可操作性等原因在临床实际应用价值不大,如细胞培养和Southern杂交。到目前为止,国内外还没有一种理想的检测MRD的方法,应根据患者的不同特点,选择相应的检测方法或综合应用几种方法,以提高恶性血液病中MRD检测的整体水平。

第二节 血液肿瘤微量残留病检测技术

目前检测MRD常采用的方法有免疫学方法、流式细胞术(FCM)、细胞遗传学方法和分子生物学方法等,其中多参数流式细胞术(multiparameter flow cytometry,MP-FCM)和实时荧光定量PCR(RQ-PCR)是近年发展起来的灵敏度及特异性较好的方法。应用FCM进行MRD检测具有简便、快速、灵敏度高、特异性强、临床应用方便等优势,并可以单个细胞作为基本单位进行定量,还可以与分子生物学方法结合,对染色体、DNA或融合基因等进行综合分析。因此,MP-FCM检测MRD在临床中应用最为广泛。PCR检测MRD的方法也较多,其中以实时荧光定量PCR(RQ-PCR)最为灵敏,灵敏度可达$10^{-6}\sim10^{-5}$,可在诱导缓解治疗结束后分析MRD,预测儿童ALL复发风险。核型分析是检测MRD最具特异性的方法,但灵敏度仅能达到百分之一,如果在患者初发病时检测出血液肿瘤细胞有染色体异常,以后可通过检测染色体异常来确定MRD,但由于其灵敏度太低,临床上很少应用这种方法检测MRD。

一、MP-FCM检测MRD

MP-FCM是运用不同荧光标记的多种抗体组合对造血细胞表面或胞内抗原的表达状况进行检测,进而对细胞的系列来源、分化程度、表型异常与否进行分析判断的高通量、高灵敏度检测技术,其在恶性血液病的诊断分型、治疗监测、预后评估及治疗靶点筛查中已成为必不可少的实验诊断方法。

运用MP-FCM检测恶性血液病MRD,可检测出有核细胞中0.001%～0.1%的白血病细胞,其因覆盖面广、简便、快速和灵敏度高等优点而广泛应用于MRD的检测,目前MP-FCM检测MRD主要包括以下几种情况。

1.白血病相关免疫学表型

急性白血病初发时即用FCM确定白血病的类型,并筛检出白血病相关免疫学表型(leukemia associated immunophenotyping,LAIP),这些LAIP在白血病细胞上表达或高表达,而在正常骨髓或外周血细胞上不表达或低表达,因此,可以用LAIP作为标志来检测残留的白血病细胞,是FCM检测MRD的最理想的标志。通常情况下,白血病细胞LAIP与正常细胞主要有以下区别,如果出现以下变化,可认为存在MRD。

(1)表型抗原跨期或非同步表达:表现为在正常细胞的分化发育过程中按顺序先后出现的抗原,在白血病细胞上同时出现,如AML时,可见CD34$^+$/CD11b$^+$、CD34$^+$/CD14$^+$、CD117$^+$/CD15$^+$表型,即早期与成熟阶段标志同时出现在细胞上;CD33$^-$/CD15$^+$表型异常表现在CD33抗原丢失,显示出不同步表达。

(2)表型抗原跨系列或交叉系列表达:表现为某一系列的白血病细胞表达其他系列的抗原标志,如AML患者表达淋巴系抗原CD7、CD2、CD19、TdT等,ALL患者表达髓系抗原CD13、CD33等,少数患者可出现T系、B系标志,或T系、B系及髓系的相关标志同时出现。

(3)表型抗原缺失表达:如髓系原始细胞HLA-DR、CD38等缺失。

(4)表型抗原强度改变:包括表型抗原的表达过强、表达减低以及表达缺失。正常细胞在分化发育过程中,某个分化阶段抗原的表达量有一个较恒定的数值,在不同的个体之间也是基本相同的。而白血病细胞则可表现为这种调节的失控,出现抗原表达量的异常,如B-ALL中常有CD10、

NOTE

CD58 的过度表达和 CD45、CD38 的低表达或表达缺失。

对于 LAIP 的识别需要熟练掌握正常细胞的不同系列、不同分化阶段、不同抗原表达的规律，包括抗原出现的时序性及抗原表达量的强弱变化规律，这样在面对一份白血病患者的免疫分型结果时，才可能辨别出该患者是否存在 LAIP 及 LAIP 的类型，以确定随访的抗体组合。在患者获得 CR 后才可以利用这些 LAIP 和抗体组合对 MRD 进行检测。

2. 异常标志

以正常情况下不会出现的表型抗原作为异常标志进行检测，主要包括以下情况。

(1)正常情况下脑脊液中通常不会出现 CD10$^+$、CD34$^+$ 或 TdT$^+$ 的血细胞，通过检测这些表型可辅助诊断浸润到中枢神经系统的白血病细胞。

(2)对于 T-ALL，检测骨髓细胞中 TdT、cCD3、CD1a 的表达或是否存在 CD4/CD8 双表型细胞来分析 MRD。因为正常情况下，T 细胞是在胸腺和淋巴结内分化成熟的，因此在胸腺和淋巴结内可出现幼稚 T 细胞，例如表达 TdT 和 CD34 或者 CD4 与 CD8 共表达。但其在正常胸腺和淋巴结以外的组织中不存在或者存在比例很低，因此在骨髓和外周血中几乎检测不到幼稚 T 细胞。T-ALL 累及骨髓时，在骨髓或者外周血中可出现大量的幼稚 T 细胞，因此，当 T-ALL 患者获得 CR 时，若在骨髓或者外周血中出现此类抗原异位表达的幼稚 T 细胞，则认为存在 MRD。而对于 T 淋巴母细胞淋巴瘤的患者，则考虑出现血行播散。

3. 散射光的改变

白血病细胞经常出现前向散射光(forward scatter，FSC)和侧向散射光(side scatter，SSC)的改变，也可以作为识别白血病细胞的依据。

FCM 检测 MRD 选用的抗原主要包括三部分：①设门所有的抗原，为系列敏感性高的抗原，能初步圈定某一系列所有细胞，如髓系的 CD117，B 系的 CD19，T 系的胞质 CD3(cyCD3)或 CD7，以及浆细胞的 CD38 和 CD138。②确定相应系列早期分化的抗原，可识别该系列原始、幼稚细胞群体及亚型，如髓系的 CD34、CD117、HLA-DR 和 CD38，B 系的 CD45、CD10、CD34 和核 TdT(nTdT)，T 系的膜 CD3(mCD3)、CD34、nTdT 和 CD99。③白血病相关的异常抗原，能区分白血病细胞和对应系列的正常幼稚细胞，主要指 LAIP 涉及的抗原。前两部分抗原除了有上述作用外，在白血病中也会出现表达异常，也可以表现为 LAIP，如 B-ALL 中 CD10 强表达、CD20 和 CD34 共表达等均可以作为跟踪白血病细胞的依据，因此具有多方面的作用。

FCM 检测 MRD 的灵敏度最高可达到 10^{-5}，但在实际应用过程中一般只能达到 10^{-4}。而有时白血病细胞低达 $10^{-6} \sim 10^{-5}$，低于 FCM 的检测范围下限而使这种方法缺乏特异性；同时随着病程进展，细胞表面的抗原会发生改变，因而导致假阴性结果。因此，每例患者往往需要两个或两个以上异常免疫学表型才能有效地实施 MRD 的监测。

二、细胞遗传学技术检测 MRD

1. 染色体显带技术

现已发现，部分白血病有染色体异常甚至特征性的染色体改变，常规显带技术若能观察到 500 个分裂象，白血病的检出率约为 1%。但实际应用中难度很大，其中之一是难以观察到足够多的分裂象细胞。患者初诊时可做白血病细胞的常规核型检查，以明确异常克隆的染色体在数量和结构上的改变，并且作为缓解后检测 MRD 的核型标志。检出异常核型细胞的白血病患者，绝大多数在形态学缓解的同时伴随着异常核型的消失。处于 CR 期的患者，当临床及形态学还没有出现复发的症状和证据，染色体检查已经检测到原已消失的克隆性染色体异常和/或新的克隆性染色体异常时，往往预示疾病在短期内有复发的可能。尽管 70% 的患者出现异常核型细胞，但核型分析作为 MRD 标志的灵敏度还是太低，且需要增殖期的白血病细胞。应用流式核型分析可检测 DNA 非整倍体细胞，虽快速、精准，灵敏度可达 10^{-2}，但 60%～70% 的急性白血病不存在 DNA 非整倍体细胞。

2. 荧光原位杂交(fluorescence in situ hybridization,FISH)

在 MRD 的检测中,FISH 技术的灵敏度要远远高于染色体常规检测技术。FISH 技术不仅可用于分裂中期细胞染色体的检查,而且可检测分裂间期细胞,拓宽了染色体的检测范围,大大弥补了染色体显带技术中分裂期细胞不足的问题,提高了检测的灵敏度。但 FISH 检测方法较复杂,且容易出现假阳性结果。利用双色荧光标记的特异性杂交探针进行双标记原位杂交,检测染色体结构和量的异常,可快速筛选大量细胞,灵敏度达 10^{-3}。利用多色 FISH 技术,混合数种荧光,形成不同颜色荧光探针,如应用 5 种荧光素标记探针,在一次杂交中给多条染色体染上不同颜色,可同时观察多条染色体间的复杂易位情况和确定标识染色体的来源,极大地提高了检测的灵敏度和精确性,是检测 MRD 敏感而特异的方法。

三、分子生物学技术检测 MRD

分子生物学技术检测 MRD 的关键是寻找肿瘤特异性核酸序列作为白血病的标志。过度表达的基因、点突变、基因重排和染色体易位形成的融合基因等均可作为白血病细胞的分子标志,可利用高通量、高灵敏度的基因扩增技术进行检测。PCR 技术的重要性在于其能在体外快速而高效地扩增特异性目标 DNA,从而使体外扩增核酸片段成为可能,它已成为 MRD 检测不可缺少的方法之一。PCR 技术用于检测 MRD 的方法如下。①定性扩增:如 RT-PCR。②定量扩增:手工定量(如竞争 PCR、RT-PCR)和自动定量(如实时荧光定量 PCR(RQ-PCR))。

传统的 RT-PCR 用于定性或内源性参比基因,采用终点检测法,在 PCR 的指数期和平台期产量差别很大,很难准确定量,因此准确性、灵敏度、重复性均低,并且不能克服假阳性和假阴性的影响。RQ-PCR 用于检测 MRD,实现了从定性到定量的飞跃,具有灵敏度高、特异性强、线性关系好、有效解决 PCR 污染问题、自动化程度高、操作简便等优点,目前已广泛应用于 MRD 的检测。RQ-PCR 包括两大类,即染料类和探针类。染料类简便易行、成本较低;探针类由于增加了探针的识别步骤而特异性更高。RQ-PCR 能在 PCR 扩增的同时检测 PCR 产物,可确保在 PCR 的指数期准确定量,并且 PCR 后无须再对样本进行操作,极大地减少了 PCR 产物的污染机会。

1. PCR 扩增白血病特异性融合基因

急性白血病某些亚型有特异性染色体易位形成的融合基因。染色体易位产生的融合基因是 MRD 检测的理想分子标志,如 AML-M3 的 *PML-RARa* 融合基因、CML 的 *BCR-ABL* 融合基因、AML-M4E0 的 *CBFβ-MYH11* 融合基因、AML-M2b 的 *AML1-ETO* 融合基因等。PCR 扩增融合基因来进行 MRD 检测仅适用于染色体断裂点丛集于相对较小的范围内(<2 kb)。然而,大多数染色体易位的断裂点跨越很大的区域,需使用 RT-PCR 或 RQ-PCR 检测。在预测白血病的复发中,MRD 定量比定性更有价值。

2. PCR 扩增变异基因

融合基因特异性强,但因阳性率低而不能满足所有白血病患者监测 MRD 的需要。近年来陆续发现一些在白血病患者中高度表达或发生变异的基因,如早期的 *WT1* 和 *FLT3* 以及近期的 *PRAME*、*NPM1*、*STC-1* 等基因与正常细胞恶性转化有关,并已证明可作为监测 MRD 的基因标志。对那些无特异性基因改变的 ALL 和 AML 可用这类"泛白血病"的分子标志进行 MRD 的检测,有独特意义。

3. PCR 扩增 *Ig* 和 *TCR* 重排基因

淋巴系肿瘤可靠的基因标志是 *Ig* 基因或 *TCR* 基因发生重排,*Ig* 和 *TCR* 基因重排分别发生在 B、T 细胞的分化早期,其中 B 细胞的 *IgH* 基因重排保证了抗体多样性和独特性的需求。正常 B、T 细胞未受任何刺激时,其 *IgH*、*TCR* 的基因重排是随机性的,表现为多家族性和多克隆性,具有发挥各种免疫作用的潜能。而在白血病中,特殊的抗原刺激可引起某一个或几个亚家族的 *IgH*、*TCR* 有针对性重排,进而发生单克隆性增殖。用 PCR 技术对重排基因进行扩增,正常淋巴细胞的扩增产物大小不等,呈模糊的阶梯状,而单克隆性增殖的白血病细胞的扩增产物可为单一的特异性条带。因此，IgH 基因和 TCR 基因重排的检测，可作为 ALL 特异性标志。在 B-ALL 中，95%、54%、55% 和 33% 的患者分别有 IgH、$TCR\delta$、$TCR\gamma$ 和 $TCR\beta$ 基因重排；同样在 T-ALL 中，14%、68%、91% 和 98% 的患者有相应的基因重排，因此该方法可用于 75%～90% ALL 患者的 MRD 检测。由于 Ig 和 TCR 基因在 V-(D)-J 结合部的 N 顺序具有极大的变异性，且每个淋巴细胞克隆都具有其特异的抗原受体基因 N 顺序，因此应用特异的引物，有可能在体外扩增白血病细胞克隆特异的 N 顺序，进而利用此顺序合成寡核苷酸探针，检测患者缓解期有无初发时的 Ig 或 TCR 基因重排来追踪残留白血病细胞的克隆。这对于检测化疗或骨髓移植治疗取得缓解后的 MRD，是非常有效的手段。使用克隆特异性探针可使检测灵敏度达到 $10^{-5}～10^{-4}$。但应用此法必须鉴定每个患者初发时的 Ig 或 TCR 基因重排，比较烦琐。此外，克隆特异性探针与正常淋巴细胞的扩增产物发生非特异性杂交时会产生假阳性结果，而且在疾病过程中会发生"克隆演变"，因而会产生新的基因重排和初发时的基因重排丢失所造成的假阴性结果，均会影响对 MRD 的判断。

第三节　血液肿瘤微量残留病检测的临床意义

尽管目前白血病的 CR 率有很大提高，但 CR 后复发是目前白血病治疗的难题之一。患者体内 MRD 与白血病复发密切相关，定期检测 MRD 的有或无及其高低，已成为白血病临床疗效判断和预后分层的重要依据，而且在白血病早期复发的预测中有显著作用，MRD 检测的临床意义主要有以下几点。

1. 指导化疗及预后监测

不同白血病患者在化疗剂量、用药时间和多药联合应用等多方面均应有所区别，可动态监测 MRD 水平，根据检测结果制订个体化治疗方案。化疗后不同时间点的 MRD 检测对于预后的指导意义不同，大致可分为早期和晚期两个阶段。早期阶段为诱导治疗后 MRD 监测，用于指导早期危险度分层和下一步巩固治疗策略的选择；晚期阶段为巩固治疗后 MRD 监测，用于指导维持治疗强度以及出现复发水平 MRD 时的挽救治疗策略。对于 AML 而言，在诱导和巩固治疗后，移植前及移植后的任何时间点的 MRD 阳性都有不同程度的预后价值，一旦出现阳性即提示治疗不是完全有效且预示复发的风险增大。而对于 ALL 而言，化疗后早期（3 个月内）MRD 阴性提示预后好，早期 MRD 水平 $\geq 10^{-2}$ 或 10^{-3} 提示预后不良；在后期（巩固治疗后、再诱导后及维持治疗前期）任何水平的 MRD 阳性都提示预后不良。大样本研究显示，儿童 ALL 的 MRD 监测在最初 3 个月对分层的指导意义更大。

2. 监测白血病复发

白血病患者治疗后的 MRD 水平是最有意义的独立预后因子，是判断治疗效果的关键指标。治疗结束时无 MRD 或有低水平 MRD 患者预后好，MRD 阴性患者的复发率仅为 2%～10%。相反，具有高水平 MRD 的患者复发率高达 70%～100%。因此，在临床缓解期间准确检测 MRD，在一定程度上可以提前预测复发、及时采取对策，调整治疗方案及治疗周期。如发现下列情况应考虑白血病复发：实验室结果由阴性逐渐向阳性转变，或标志物水平上升超过该疾病缓解时的水平。在 AML 的临床研究中发现，MDR 水平 $> 3.5 \times 10^{-4}$ 或 1.0×10^{-3} 提示高复发风险和预后不良；而关于 ALL 的研究显示，MDR 水平 $> 1.0 \times 10^{-4}$ 或 1.0×10^{-3} 则提示预后不良。

3. 为制定新的缓解和治愈标准提供依据

显微镜下骨髓涂片形态学检查示白血病细胞比例 $< 5\%$，即表明达到急性白血病的血液学缓解。但由于传统形态学检测灵敏度的限制，很难准确反映患者体内白血病细胞的水平，导致 MRD 水平高的患者治疗强度不够，而 MRD 水平低甚至无的患者接受了不必要的过度治疗而产生严重的毒副反应。这两种情况都不利于延长患者的生存期。应用更敏感的方法可以检测到此时体内白血病细胞的数量，可能存在 5 个量级的差别，即 $10^{-6}～10^{-2}$，而不同量级的预后有显著差异。因此，

有学者建议设定急性白血病分子生物学诊断 CR 的标准，即白血病细胞水平＞10^{-2}为未缓解，10^{-4}～10^{-2}为部分缓解，＜10^{-4}为完全缓解。

4.评价造血干细胞移植时机的选择及净化效果

对于造血干细胞移植的患者来说，可以检测 MRD 得到的肿瘤细胞负荷为根据，指导造血干细胞移植时机的选择、评价自体造血干细胞移植的净化效果。患者在接受相对较强的治疗时，如果 MRD 检测证明预后是良好的，那么即使存在其他不良预后因素，仍然无须进行造血干细胞移植。相反，即使患者具有良好的非 MRD 的危险因素，如果 MRD 结果提示较差的预后，则仍然需要提高治疗强度或接受造血干细胞移植。

MRD 作为独立的预后因素，使白血病的缓解标准提升到分子水平，在临床缓解期间准确定量 MRD 对鉴定有复发风险的患者至关重要。MRD 的监测已越来越多地应用于指导治疗及提高治愈率，避免对治疗反应好的患者过度治疗和对病情凶险的患者治疗强度不足。因此，对 MRD 的研究非常重要，它可以帮助医生在明确白血病细胞生物学表现的基础上决定治疗方案，从而改善临床疗效，对白血病的危险程度分层及更好的治疗都具有重要意义。

本章小结

知识链接

血液肿瘤微量残留病（MRD）是指急性白血病经诱导化疗获得血液学完全缓解或经造血干细胞移植治疗后，体内仍残留有微量白血病细胞，通过形态学等传统方法无法检测到任何水平的微量肿瘤细胞的状态。这些微量残留的白血病细胞的增殖与侵袭是急性白血病复发的根源。因此，对白血病 MRD 进行定量检测可更早地预测血液肿瘤复发风险、评估患者治疗效果和预后，并为患者的个体化分层治疗方案的选择提供重要依据，而基于 MRD 的个体化治疗，可以使不同危险度分层组中的患者避免过度治疗或治疗不足，以提高患者的长期生存率。

检测 MRD 的方法有流式细胞术（FCM）、分子生物学方法和细胞遗传学方法等，其中多参数 FCM 检测及荧光定量 PCR 技术灵敏度高、特异性好、应用范围广，被广泛采用。FCM 检测 MRD 的原理是通过分析细胞表面或胞内一系列抗原的表达模式来识别只在白血病细胞中出现而正常骨髓中不存在或存在比例极低的免疫学表型，即白血病相关免疫学表型（LAIP）。根据抗原表达特点将 LAIP 分为跨期抗原表达、跨系抗原表达、缺失抗原表达及强度改变抗原表达四种主要表现形式。通过将这些抗原异常表达作为识别白血病细胞的依据，来进行 MRD 的检测。

思考题

1.什么是血液肿瘤微量残留病？

2.LAIP 主要有哪几种表现形式？

3.MRD 检测的临床意义有哪些？

（和迎春）

NOTE

第十八章 造血干细胞移植相关检验

造血干细胞移植(hematopoietic stem cell transplantation,HSCT)是将供者的造血干细胞取出体外作为移植物,回输给经过大剂量放化疗预处理的受者,重建其造血和免疫系统的过程。目前,HSCT 作为成熟的治疗手段已广泛用于血液病的治疗。根据供受者的关系,HSCT 可分为自体(干细胞来自患者自身)移植和异体(包括血缘供者与非血缘供者)移植;异体移植又可分为同基因移植(干细胞来自同卵双生的同胞供者)和同种异基因移植(干细胞来自非同卵双生的其他供者)。按照供、受者之间的人类白细胞抗原(human leukocyte antigen,HLA)配型相合的程度又可分为 HLA 配型相合移植(HLA-matched transplantation)、HLA 半相合移植(HLA-haploidentical transplantation)和 HLA 不配移植(HLA-mismatched transplantation)。

根据造血干细胞的来源不同,HSCT 分为骨髓移植(bone marrow transplantation,BMT)、脐血移植(cord blood transplantation,CBT)和外周血造血干细胞移植(peripheral blood stem cell transplantation,PBSCT)。骨髓富含造血干/祖细胞,理论上是最佳的移植物,但 BMT 需在麻醉状态下采集较多骨髓液,过程烦琐,供者痛苦大,有一定风险。脐血造血干细胞来源丰富,采集方便,且脐血中免疫细胞不成熟,移植后受者罹患移植物抗宿主病(graft-versus-host disease,GVHD)的发生率低且严重程度较轻;但 CBT 的不足之处主要是单份脐血量有限,造血干细胞数量少,不能满足重建造血需要。PBSCT 因疗效与 BMT 相当,且采集供者静脉血方便易行,供者基本无痛苦,风险小,移植术后受者造血免疫重建较快,已成为当前主流的移植方式。在移植过程中,患者所需的造血干细胞数量、移植后植入鉴定及监测造血和免疫重建效果等各环节都离不开实验室检查。

第一节 外周血造血干细胞动员与采集

正常情况下,造血干细胞存在于骨髓中特定的"龛"内,与周围的骨髓基质细胞、成骨细胞、内皮细胞等紧密连接,在外周血中含量极低,必须经过人为处理才能获得足够数量的造血干细胞。使造血干细胞自骨髓释放至外周血的过程即为动员。被动员后的造血干细胞再通过血细胞分离采集技术分离便可用于移植。在此过程中,需解决下列问题:采用何种方法可有效动员造血干细胞? 采集多大量的细胞能够满足临床移植的需要,以确保患者能尽快恢复造血功能?

一、外周血造血干细胞的动员

抗肿瘤化疗药物最先用于外周血造血干细胞(PBSC)的动员,如环磷酰胺、阿糖胞苷、柔红霉素等,但只限于肿瘤患者自体 HSCT。细胞因子出现后,其因可使 PBSC 浓度迅速升高,达 50~100 倍,迅速成为应用最为广泛的动员剂,如粒细胞集落刺激因子(granulocyte colony-stimulating factor,G-CSF)、粒细胞-巨噬细胞集落刺激因子(granulocyte-macrophage colony-stimulating

NOTE

312

factor,GM-CSF)。目前单独应用细胞因子动员的方法最常用于健康供者获取 PBSC。化疗联合细胞因子动员方案优于单独应用细胞因子或单独化疗,现仍适用于肿瘤患者的自体 PBSCT。近期出现的趋化因子受体 4(CXCR4)类似物 AMD3100,可以竞争性抑制 CXCR4 与 SDF-1 的结合,减弱黏附,快速动员 CD34$^+$ 细胞。其无论单独应用还是联合细胞因子都可明显改善动员效果,应用正在逐渐增多,尤其是对于常规动员方案失败的患者。

二、外周血造血干细胞的采集和保存

(一)采集时机选择

一旦开始动员,需根据外周血中 PBSC 的数量多少,确定进行外周血分离的时间和次数,以获得最大采集量。单用细胞因子如 G-CSF 进行动员的采集时机相对固定。连续用药 4~5 天后,外周血中 CD34$^+$ 细胞数量达到高峰,较静止期升高 15~35 倍,多于此时采集,到第 7 天时即开始逐渐下降。采用化疗联合细胞因子动员时,多于化疗结束后 2~3 周进行采集,但由于化疗所带来的骨髓抑制期长短不等,具体采集时机常发生变化,可根据多项指标综合评估,确定采集时机。

(二)采集方法

采用全自动血细胞分离机连续分离外周血中单个核细胞。一般情况下较大静脉穿刺即可保证分离时血流速度,如周围静脉血管较细,则需要中心静脉插管。成人 PBSC 单采时血液流速一般为 50 mL/min(30~70 mL/min),单次循环血量 7~15 L(总血量的 2~3 倍)。可以每天分离 1 次,共分离 3~4 次,直至采集到造血功能重建所需的细胞数。健康供者多数经过 1~2 次采集即可获得充足的 PBSC。

(三)造血干细胞的剂量阈

受个体差异与患者病情等诸多因素的影响,PBSC 的输注量差异较大。临床常用的评价标准如下。

1. 外周血单个核细胞数(MNC)

一般需(6~8)×10^8/kg,是最方便简单的计算方法,但由于其中干细胞含量高低不等,不能很好地直接反映植活情况。

2. CD34$^+$ 细胞数

以 2.0×10^6/kg 作为常用的阈值,可保证大部分患者获得造血重建。比较理想的 CD34$^+$ 细胞数为(4~6)×10^6/kg,这一标准同样适用于儿童患者。一般而言,同种异基因移植比较理想的 MNC 为(6~10)×10^8/kg,CD34$^+$ 细胞数为(4~10)×10^6/kg。

(四)造血干细胞的保存

骨髓、外周血、脐血来源的造血干细胞保存技术基本相同。根据回输造血干细胞的时间不同,保存条件不同。采集非血缘供者骨髓或外周血造血干细胞时,需要经过长距离运输,可能 24~48 h 后才能给患者输注,多采用非冷冻保存(室温或 4 ℃)。而对于自体移植患者,从采集到回输可能历经数日至数月,采集到的造血干细胞必须冷冻保存备用。冷冻前一般采用离心浓缩法去除血浆及成熟细胞,可采用转移袋离心、细胞洗涤机洗涤,或血细胞分离机进行处理,以减少冷冻保护剂二甲亚砜(dimethylsulphoxide,DMSO)的用量,避免 DMSO 引起的不良反应。程序降温、液氮保存已被证明是保存造血干细胞的有效方法。

第二节 造血干细胞计数

在 HSCT 过程中,造血干细胞的动员、采集、处理、回输和移植后的监测均需要准确计数造血干细胞。由于造血干/祖细胞缺乏形态上可辨认的标志,除采用培养等方法对其进行定量及定性分

NOTE

析外,细胞免疫学表型分析成为鉴别和计数造血干/祖细胞的重要方法。CD34$^+$是目前应用最多的一个造血干细胞标志,表达在骨髓、外周血的造血干/祖细胞及具有造血潜能的各种集落形成细胞上。CD34$^+$细胞在骨髓、脐血或动员的外周血中,含量均很低。利用 FCM 计数 CD34$^+$细胞时,经常受到非特异性黏附及标本中碎片的干扰,使测定结果的重复性及准确性受到影响。目前,常用国际血液治疗与移植工程学会(International Society of Hematotherapy and Graft Engineering,ISHAGE)方案计算 CD34$^+$细胞的百分率。ISHAGE 方案的主要内容如下:①使用 4 个参数:CD34-PE、CD45-FITC、SSC 和 FSC。②采用一套累积设门法分析 CD34$^+$细胞。③获取至少 75000个 CD45$^+$细胞及 100 个 CD34$^+$细胞。④以 CD45$^+$白细胞为分母计算 CD34$^+$细胞的百分率。如果要得到 CD34$^+$细胞的绝对数量,只需要在标本中加入已知数量的荧光微球,即可按照公式计算得CD34$^+$细胞的绝对数=(获取 CD34$^+$细胞数/获取微球数)×(每管内微球数/标本体积)。

第三节　造血干细胞移植后植入鉴定与嵌合检验

一、植入状态的检验

在同种异基因造血干细胞移植(allo-HSCT)中,供者造血干细胞的植入是 HSCT 成功的标志,可通过相关指标的检测找到植入证据。经典的检测方法有红细胞血型分析、红细胞同工酶谱分析、血清免疫球蛋白谱分析、性染色体核型分析、HLA 抗原分析等。

1. 红细胞血型分析

如果供者与受者的血型不同,移植后若受者表现为供者的血型,与供者的交叉配血试验无反应,则表明供者来源的造血干细胞已植入。常用的血型系统为 ABO 血型系统,但也可以利用其他血型系统来识别供、受者间的差异。移植后 6 个月是进行植入状态分析的最佳时机,不适用于移植后早期的植入状况检测。

2. HLA 抗原分析

HLA 抗原包含已发现的 HLA-A、B、C、D、DR、DQ 和 DP 7 个座位,可产生上亿种表型。移植后如果受者在移植前与供者不相同的某一 HLA 位点转换为与供者相同,则表明植入成功。目前仅适用于 HLA 不相合的 HSCT。受移植后抗原表达及实验方法的限制,本法不适用于 HSCT 早期的检测。

3. 免疫球蛋白同种异型的检测

目前对免疫球蛋白同种异型的认识有限,其个体识别率尚低。此外,它仅能反映 B 细胞的植活状态,受血浆及免疫球蛋白制品输注的影响。

4. 细胞内同工酶酶谱分析

一般认为来源于同一干细胞的细胞内同工酶酶谱是稳定的。因此多种酶谱的组合可用于个体识别,而且可用于检测各种细胞系的植活状态。同工酶检查虽具有灵敏度高和重复性好等优点,但对个体识别率低,不能用于所有 HSCT 供、受者。

二、嵌合的检测方法

嵌合体(chimerism)是指 HSCT 后受者出现异基因供者的造血或淋巴细胞。完全嵌合是指移植受者的所有造血和淋巴细胞都源于异基因供者。部分嵌合或混合嵌合是指受者来源的造血和淋巴细胞与供者来源的同时存在。移植后嵌合演变是一个动态过程,在某一时间点完全嵌合可发展为混合嵌合。混合嵌合的受者细胞所占比例会增高或下降。

上述植入状态的检验也属于嵌合体的检验,所用方法为生化方法。近年来随着 HSCT 的进展,分子生物学检测方法也得到广泛应用。

1. 限制性片段长度多态性(restriction fragment length polymorphism,RFLP)

用特异性探针区分供者和受者独特的等位基因,经 Southern 杂交显示出 DNA"指纹图谱",利用供、受者之间指纹图谱的差异判断是否植入。该方法的局限主要是需要的 DNA 量较大(约 10^6 有核细胞含有的 DNA 量),灵敏度仅为 $1\%\sim10\%$。

2. 基于性染色体特异性探针的荧光原位杂交(FISH)技术

基于性染色体特异性探针的 FISH 技术与传统的常规核型相比具有很多优点。FISH 技术简单并且高度节省时间,可同时分析基因标志、形态标志及单个细胞表面标志,具有较高的准确性和灵敏度。现多混合应用 X 和 Y 染色体特异性探针进行双色检测。这种应用性染色体标志的分子生物学方法的主要缺点是只能用在性别不同的供、受者之间。

3. 基于短串联重复序列多态性的 STR-PCR 嵌合检测方法

人类基因的特定核心序列存在重复串联序列,在某一特定位点不同个体的串联重复序列数目不同。可变数目串联重复(variable number tandem repeat,VNTR)序列的微卫星核心长度为 $8\sim$ 50 个碱基。短片段串联重复(short tandem repeat,STR)序列的微卫星核心长度为 $2\sim8$ 个碱基。某一位点串联重复序列数目多态性的遗传遵守孟德尔遗传法则。人类基因中存在大量的微卫星位点,某些位点的等位基因大于 25 个。在少至 6 个位点时异基因供、受者间就能找到有信息的供者及受者标志。VNTR 及 STR 的多态性通过 PCR 扩增特定的 DNA 片段可以很方便地确定。DNA 扩增法使得极少量的起始标本也能进行嵌合分析,可以克服由于白细胞减少而起始标本少的弊端。STR 多重扩增的优点是可以用于所有的供、受者之间,不受供、受者性别的限制。

4. 基于双等位基因多态性的 RQ-PCR 嵌合检测方法

一些 VNTR、STR 以外的双等位基因多态性位点也可用于定量高敏嵌合检测。有两种类型的位点:第一种是针对单核苷酸多态性或几个碱基插入及缺失多态性设计特异寡核苷酸引物来区分供、受者。第二种是针对长片段的插入或缺失多态性或等位基因缺失设计特异性引物来区分供、受者。

第四节　造血重建和免疫重建

同种异基因造血干细胞移植的目的是清除受者体内的恶性克隆,用供者来源的造血干细胞替代受者来源的造血干细胞,达到造血重建和免疫重建的目的。

一、造血重建

受者体内迅速出现稳定的供者造血细胞重建是植入成功的标志。其含义包括两个方面:①造血细胞为供者来源;②外周血细胞计数迅速达到植活标准且保持稳定。植活标准如下:中性粒细胞植活的定义为连续 3 天中性粒细胞计数超过 0.5×10^9/L;红细胞植活定义为血红蛋白水平不低于 80 g/L 且脱离输血;血小板植活的定义为连续 7 天血小板计数不低于 20×10^9/L 并脱离血小板输注。移植后中性粒细胞恢复较快,中位时间为 $10\sim17$ 天。血小板恢复时间变异较大,快在 2 周左右恢复,慢者可延迟至移植后数月甚至 1 年。

植入失败(graft failure,GF)是指在排除疾病复发的前提下,受者移植后未能成功获得造血恢复,分为原发性和继发性。原发性 GF 是指移植后 28 天中性粒细胞、血小板、血红蛋白未达到植活标准,继发性 GF 是指在已植活的基础上再次出现造血细胞计数下降。

二、免疫重建

移植后免疫重建主要分为固有免疫重建与适应性免疫重建。前者主要包括中性粒细胞、自然杀伤细胞、抗原提呈细胞、单核细胞/巨噬细胞等的恢复。免疫重建最快的是单核细胞,其次是中性粒细胞和自然杀伤细胞。

适应性免疫重建主要包括 B 细胞及 T 细胞功能的恢复。B 细胞在造血干细胞移植后至少 1 年才会完全恢复。初始 B 细胞快速重建,伴随记忆 B 细胞的缓慢重建,生发中心约在造血干细胞移植后 1 年左右出现。动态监测血清免疫球蛋白(Ig)的结果显示,移植后早期 IgG、IgA、IgM 水平均低于正常,通常 IgM 最先回升(6～9 个月),同时伴随 IgD 恢复,接着是 IgG、IgA,其中 IgA 恢复时间最久。

T 细胞主要包括两个亚群——CD4$^+$ T 细胞和 CD8$^+$ T 细胞。移植后 T 细胞可以通过胸腺依赖和非胸腺依赖两条途径实现免疫重建。前者是指供者的造血前体细胞在受者胸腺内发育成新的 T 细胞;后者指输注的供者记忆 T 细胞存活和在外周扩增。由于 CD8$^+$ T 细胞的再生不依赖胸腺途径,因而移植后 3～6 个月即可恢复。CD4$^+$ T 细胞依赖胸腺途径再生,因而恢复缓慢,甚至有些患者移植后 20～30 年 CD4$^+$ T 细胞数才能恢复正常。调节性 T 细胞(regulatory T cell,Treg)属于 CD4$^+$ T 细胞的一个亚群,在维持机体免疫耐受状态中起重要作用。

快速的免疫重建预示着患者可能有更高的总生存率、无进展生存率和更低的非复发死亡率,因此对免疫重建进行监测十分必要。目前临床开展的常规检测指标包括 T 细胞亚群、B 细胞、NK 细胞及免疫球蛋白等。其中 T 细胞亚群可开展的项目比较多,如 CD4$^+$ T 细胞(初始、中央记忆、效应、效应记忆、活化)、CD8$^+$ T 细胞(初始、中央记忆、效应、效应记忆、活化)、调节性 T 细胞(记忆、初始、活化)、Th1 细胞(CD3$^+$CD4$^+$CD183$^+$CD196$^-$)、Th2 细胞(CD3$^+$CD4$^+$CD183$^-$CD196$^-$)、Th1/Th2 等。

本章小结

外周血造血干细胞移植是目前主流的移植方式。造血干细胞自骨髓释放至外周血的过程即为动员。常用的动员剂是集落刺激因子。常用 ISHAGE 方案计算输注的 CD34$^+$ 细胞的百分率。造血干细胞移植后嵌合特征的检测已经成为移植后常规检查项目。不同的检测方法各有其优缺点。红细胞血型分析、性染色体核型分析因其简便可靠而仍具有独特的应用价值;基于 VNTR 和 STR 的检测方法因其高度多态性和信息量大等优势,已成为目前广泛应用的检测方法。

迅速而稳定的造血和免疫重建是同种异基因造血干细胞移植成功的基础。通过中性粒细胞、血小板、血红蛋白的数值可判断是否实现造血重建;通过测定 T 细胞亚群、B 细胞、NK 细胞及免疫球蛋白等可判断是否实现免疫重建。

思 考 题

1.造血干细胞计数的方法有哪些?

2.造血干细胞移植后判断移植物是否成功植入的检测项目有哪些?

3.什么叫作植入失败?

4.同种异基因造血干细胞移植术后,判断受者免疫重建的检测项目有哪些?

(杨亦青)

第十九章 血液、造血组织继发性与反应性改变疾病及其检验

学习目标

1. 掌握：粒细胞减少症、粒细胞缺乏症、类白血病反应、传染性单个核细胞增多症、脾功能亢进、病原体感染对造血的影响、非血液肿瘤细胞浸润骨髓的实验室检查。

2. 熟悉：粒细胞减少症、粒细胞缺乏症、类白血病反应、传染性单个核细胞增多症、脾功能亢进的临床表现、鉴别诊断；病原体感染对造血的影响的病因、临床表现及发病机制。非血液肿瘤细胞浸润骨髓的临床表现与发病机制。

3. 了解：对造血产生影响的常见病原微生物，非血液肿瘤细胞浸润骨髓的诊断与鉴别诊断。

案例导入

患者，男，14岁，"以发热1周余待查"入院。查体：患者有咽痛等"感冒"症状，颈后部有蚕豆大的淋巴结肿大，左侧扁桃体红、肿且有白色伪膜，肋下两指触及脾脏。血象示 WBC 11.3×10^9/L，Hb 140 g/L，PLT 274×10^9/L。白细胞分类示中性分叶核粒细胞45%、淋巴细胞39%、异型淋巴细胞（反应性淋巴细胞）11%、单核细胞5%。

初步考虑患者最可能的诊断是什么？诊断依据是什么？为明确诊断，还需进行哪些检查？

第一节 粒细胞减少症和粒细胞缺乏症

一、概述

当成人外周血中性粒细胞绝对值低于 2.0×10^9/L 时，称为粒细胞减少症（neutropenia）；当中性粒细胞绝对值低于 0.5×10^9/L 或预计 48 h 后低于 0.5×10^9/L 时称为粒细胞缺乏症（agranulocytosis）；绝对值低于 0.1×10^9/L 时称为严重粒细胞缺乏。

儿童 10~12 岁时中性粒细胞绝对值低于 1.8×10^9/L，10 岁以下儿童低于 1.5×10^9/L 称为粒细胞减少症。

中性粒细胞减少的程度常与发生感染的危险性明显相关，粒细胞缺乏症是粒细胞减少症发展到严重阶段的表现。

病因和发病机制：①粒细胞的增殖或成熟障碍：可由化学制剂、药物、放射线引起的骨髓损伤和抑制，严重感染对骨髓粒系造血的抑制，造血原料缺乏如维生素 B_{12} 和/或叶酸缺乏所致巨幼细胞贫血，急性白血病等血液肿瘤或恶性实体瘤对造血的抑制，再生障碍性贫血致骨髓造血功能衰竭等引起。②粒细胞破坏和消耗过多：粒细胞在抗感染过程中消耗或破坏过多，药物、脾功能亢进、自身免疫性疾病或淋巴增殖性疾病引起粒细胞减少。③分布异常：如过敏性休克、脓毒症及急性大溶血时，循环池粒细胞可大量转移至边缘池，致假性粒细胞减少。④释放障碍：如中性粒细胞的趋化性

NOTE

317

运动功能及自动游移功能不全,使粒细胞不能从骨髓向外周血释放。

少数白细胞减少患者可以无明显症状,只是偶尔检查时发现,多数患者有头晕、乏力、疲倦、食欲减退及低热等。可有反复感染征象,如口腔炎、上呼吸道感染等。

粒细胞缺乏症患者极易发生严重感染,起病急骤,畏寒、高热、乏力及周身不适。肺、泌尿系、口咽部和皮肤是较常发生感染的部位。

二、实验室检查

1. 血象

白细胞总数降低,中性粒细胞减少,淋巴细胞、单核细胞比例相对增高。发生感染时,中性粒细胞可见中毒性改变,其胞体大小不一,退化变性,胞质内出现空泡及中毒性颗粒,中性颗粒染色不显示或出现粗大颗粒。偶可见中、晚幼粒细胞。红细胞及血小板大多正常。

2. 骨髓象

可以表现为粒细胞不同程度增生减低,缺乏成熟阶段的中性粒细胞,可见原始粒细胞及早幼粒细胞,表明粒系细胞成熟障碍。幼粒细胞可伴退行性变。淋巴细胞、浆细胞、网状细胞可相对增多。红系及巨核系细胞多正常。

3. 其他检验

(1)氢化可的松试验:常用的粒细胞储备池检验方法,若外周血中性粒细胞计数低于 $5.0 \times 10^9 / L$,则提示骨髓储备功能低下。

(2)肾上腺素试验:常用的粒细胞边缘池检验方法,正常时中性粒细胞计数一般不超过 $1.5 \times 10^9 / L$,若超过或增加 1 倍,则提示患者粒细胞分布异常,即边缘池粒细胞增多、循环池粒细胞减少,如无脾大,则可考虑为"假性中性粒细胞减少"现象。

(3)血清溶菌酶及溶菌酶指数检测:反映粒细胞破坏是否增加的指标,若血清溶菌酶及溶菌酶指数均升高,提示粒细胞破坏。本法假阳性及假阴性结果较多见,现少用。

4. 中性粒细胞特异性抗体测定

判断是否为免疫性破坏,可用白细胞聚集反应筛查,免疫荧光粒细胞抗体测定方法的灵敏度及特异性较好。

5. 骨髓 CFU-GM 培养及粒细胞集落刺激活性测定

可鉴别干细胞缺陷或体液因素异常。

6. 氟磷酸二异丙酯(DF^{32}P)标记中性粒细胞动力学测定

可了解中性粒细胞的细胞动力学,测定各池细胞数、转换时间及粒细胞寿命,有助于粒细胞减少的发病机制及病因分析。

三、诊断和鉴别诊断

1. 诊断

白细胞减少症:成人外周血白细胞计数低于 $4.0 \times 10^9 / L$。粒细胞减少症:成人外周血中性粒细胞绝对值低于 $2.0 \times 10^9 / L$。粒细胞缺乏症:成人外周血中性粒细胞绝对值低于 $0.5 \times 10^9 / L$。诊断一般不难,但由于影响白细胞计数的生物因素较多,变异较大,必须定期及反复检查方能确定。

2. 鉴别诊断

对临床上一些长期不明病因的粒细胞减少症患者,应特别注意有无慢性肝病、肺外结核等慢性感染及自身免疫性疾病的线索;某些隐蔽的恶性肿瘤可表现为粒细胞减少,尤其是淋巴瘤,应提高警惕;应注意排除环境因素(物理、化学等因素)导致的粒细胞减少,这常被忽视;某些非常少见的先天性疾病亦应考虑。

NOTE

第二节 传染性单个核细胞增多症

一、概述

传染性单个核细胞增多症(infectious mononucleosis,IM)简称传单,是由 EB 病毒(Epstein-Barr virus,EBV)感染所引起的急性或亚急性淋巴细胞增生为主的全身性疾病。其细胞学特征为外周血淋巴细胞增多,伴反应性淋巴细胞大量出现。临床表现为良性自限性的感染性疾病。由其他致病因子引起的症状性淋巴细胞增多症不在此列。

EBV 感染导致机体发病的机制复杂多样,尚未阐明。EBV 是一种嗜 B 细胞的人类疱疹病毒,主要侵犯 B 细胞,但对咽上皮细胞和腺细胞也有亲和力。EBV 可由多种途径进入受感染细胞并在其内增殖,并进一步累及淋巴系统的各组织和脏器。感染的 B 细胞膜表面表达相应的抗原,激活 T 细胞,使 CD8$^+$ T 细胞明显增殖,形成细胞毒性 T 细胞(CTL),同时 CD4$^+$ T 细胞明显减少。CTL 使大多数感染细胞溶解凋亡,阻碍 B 细胞增殖。少数感染细胞可进入潜伏状态。随着 B 细胞的减少,T 细胞亦因不再有抗原刺激而数目减少,最终病情得到控制,表现为自限性的过程。

IM 的潜伏期为 5～15 天,多为 10 天左右。婴幼儿中 EBV 感染者常无明显症状,或仅有轻微的不典型表现,伴血清 EBV 抗体阳性。青春期及成人感染者则症状典型。起病后,多数表现为乏力、头痛、畏寒、纳差、恶心及轻微腹泻等前驱症状,为期不超过 1 周。典型的临床表现为不规则发热、咽峡炎、淋巴结肿大、肝脾大,可继发噬血细胞综合征。少数有皮肤、黏膜皮疹。有时症状与体征变化较多,临床表现复杂多样。自然病程 1～3 周,少数迁延数月,个别可达数年。

二、实验室检查

1. 血象

白细胞总数早期正常或减低,以后逐渐增高,大多在 20×10^9/L 以下;白细胞增多可持续数周或数月。病程早期中性分叶核粒细胞增多,之后淋巴细胞占 60%～97%,并伴有反应性淋巴细胞。反应性淋巴细胞在患者起病初期 3～5 天出现,第 1 周末渐增多,比例可达 10% 以上,发病 7～10 天达高峰,可持续 2～8 周。一般反应性淋巴细胞比例＞10% 或其数量超过 1.0×10^9/L 具有诊断意义。红细胞和血小板多正常(图 19-2-1)。

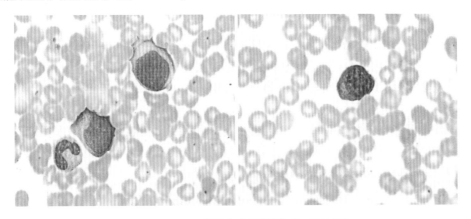

图 19-2-1　IM 外周血象(瑞特染色,×1000)

2. 骨髓象

多数变化不大,淋巴细胞增多或正常,亦可见反应性淋巴细胞,但数量不及外周血多,原始淋巴细胞不增多,组织细胞可增生。若非鉴别诊断需要,一般不做骨髓细胞学检查。

NOTE

3. 免疫学检查

(1)嗜异性凝集试验:在发病早期,血清中出现的嗜异性 IgM 抗体能聚集绵羊红细胞,在发病 1～2 周即可出现,3～4 周达高峰,于恢复期迅速下降,不久即消失。若连续测定嗜异性抗体凝集度有上升趋势,其诊断价值更大。但其阳性率偏低(尤其是 5 岁以下小儿可不出现嗜异性抗体),故阴性亦不能排除 IM,且其在非 IM 疾病中假阳性率高,特异性较低。

(2)EBV 特异性抗体检测:EBV 感染人体产生的抗原包括衣壳抗原(CA)、早期抗原(EA)、核抗原(NA)以及膜抗原(MA)。在初次 EBV 感染患者血清中,首先产生针对 CA 的 IgM 和 IgG(抗 CA-IgM/IgG),其中抗 CA-IgM 出现早,发病后数日或 2 周内出现,持续 1～3 个月,是新近 EBV 感染的指标,抗 CA-IgG 出现稍迟于前者,2～3 个月达高峰,可持续多年或终生;在急性感染的后期,抗 EA-IgG 出现,为近期感染或 EBV 复制活跃标志,常在临床症状期后 3～4 周达高峰,其下降速度比抗 CA-IgG 快,难以捕捉,临床少用;在恢复期晚期 3～5 周,抗 NA-IgG 产生,2 个月后达到高峰,是既往感染的标志;MA 是中和性抗原,可产生相应中和抗体,其出现和持续时间与抗 NA-IgG相同,抗 CA-IgG 和抗 NA-IgG 可持续终生存在。抗 CA-IgM 阳性一直是 EBV 感染的可靠指标之一,但是 EBV 感染的血清学反应复杂多样,有的病例抗 CA-IgM 产生延迟,有的持续缺失或长时间存在,这给 IM 的确诊带来一定难度。

4. 分子生物学检查

EBV DNA 的实时定量 PCR(RT-PCR)检测可有效诊断和检测 EBV 相关 IM,尤其适用于年幼的、不典型者及有免疫抑制的 IM 患者的诊断。在再发 IM 的诊断中,EBV 载量测定要优于血清学检测。且 EBV DNA 含量与 IM 的病程密切相关,其可作为判断疗效及监测病情的一种有效手段。若用咽拭子标本更好,阳性率高,标本采集方便,易被接受。

5. 其他检验

从疾病 1 周后开始可有肝功能异常,部分患者可有蛋白尿,出现红细胞、白细胞及管型。腹泻时呈稀水样,可有黏液,少数含脓血,镜检可见数量不等的白细胞。

三、诊断和鉴别诊断

1. 诊断

依据发热、咽炎、淋巴结肿大、肝脾大的典型症状,结合外周血反应性淋巴细胞比例＞10％,血清 EBV 抗体抗 CA-IgM 阳性或嗜异性凝集试验阳性,排除其他如噬血细胞综合征等即可诊断。RT-PCR 技术检测 EBV DNA 也有助于本病的诊断。有局部流行时,流行病学资料有参考价值。

2. 鉴别诊断

(1)与传染性淋巴细胞增多症鉴别:传染性淋巴细胞增多症的外周血白细胞总数高达(20～90)×10⁹/L,以成熟淋巴细胞为主,但反应性淋巴细胞比例＜10％,多见于 10 岁以下儿童,临床症状轻,可有轻度发热、胃肠道症状、淋巴结明显肿大,肝脾大少见,EBV 抗体阴性,嗜异性凝集试验阴性。

(2)与慢性淋巴细胞白血病鉴别:慢性淋巴细胞白血病多见于老年人,多有贫血及血小板减少,淋巴细胞持续增多 6 个月以上,反应性淋巴细胞偶见,免疫标志检测为单克隆 B 细胞,遗传学检查多可发现异常核型,病程长,短期不能自愈。

第三节 噬血细胞综合征

一、概述

噬血细胞综合征(hemophagocytic syndrome,HPS)又称噬血细胞淋巴组织增生症

(hemophagocytic lymphohistiocytosis,HLH),是由不同的致病因素诱发的淋巴组织细胞过度增生、活化并噬血的一组炎症反应综合征。HPS 于 1979 年首先由 Risdall 等报道,是一种多器官、多系统受累进行性加重伴免疫功能紊乱的巨噬细胞增生性疾病。其代表一组病原不同的疾病,特征为淋巴细胞和巨噬细胞过度增生伴吞噬自身血细胞现象。临床上以发热,肝、脾、淋巴结肿大、出血、全血细胞减少、肝功能异常及凝血功能障碍等为特征。以儿童多见,男性多于女性。本病凶险,死亡率高。

HPS 在临床上分为原发性 HPS 和继发性 HPS。原发性 HPS 是一种常染色体或性染色体隐性遗传病,发病机制尚不清楚。目前已经明确的与 HPS 相关的基因突变有 12 种:家族性 HPS 相关的基因 *PRF1*、*UNC13D*、*STX11*、*STXBP2* 突变;免疫缺陷综合征相关 HPS 的相关基因 *RAB27A*、*CHS1/LYST*、*AP3β1* 突变;EBV 驱动的 HPS 相关基因 *SH2D1A*、*BIRC4*、*ITK*、*CD27*、*MAGT1* 突变。继发性 HPS 的病因常见的有感染、肿瘤、自身免疫性疾病、移植后免疫紊乱、手术等。基因突变或继发抗原刺激致机体免疫系统异常,引起过度炎症反应。T 细胞、单核-巨噬细胞等过度活化并处于失控状态(细胞凋亡不能启动而大量堆积),分泌大量炎症细胞因子 TNF、IL-1,导致发热、肝功能受损、凝血障碍等,TNF 还可抑制造血细胞增殖,使血细胞生成减少;同时激活的巨噬细胞、噬血细胞增多,加速血细胞的破坏;肿瘤细胞亦可直接刺激组织细胞,或由肿瘤细胞产生并释放细胞因子(如 IFN-γ)诱发,最终导致全血细胞减少。

二、实验室检查

1. 血象

常有二系或三系血细胞减少,血红蛋白水平<90 g/L,中性粒细胞计数$<1.0\times10^9$/L,血小板计数$<100\times10^9$/L,以贫血及血小板减少显著,中性粒细胞减少相对较轻,可见吞噬血细胞成分的噬血细胞。

2. 骨髓象

早期骨髓有核细胞增生活跃,随之出现二系或三系血细胞减少。淋巴细胞、单核细胞增生活跃,成熟或较成熟的组织细胞样细胞增多。能找到噬血细胞,达 2%～15%,常大于 10%;胞体直径为 20～40 μm,或更大,胞质丰富,吞噬成熟红细胞、幼红细胞、血小板乃至中性粒细胞等,数量为 1 个至多个。首次骨髓穿刺不一定能见到噬血细胞,要求多部位、多次检查,见图 19-3-1。

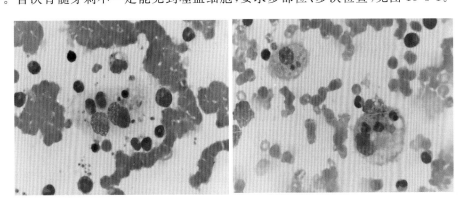

图 19-3-1 HPS 骨髓象(瑞特染色,×1000)

3. 淋巴结细针吸取细胞学检查

可见活跃的吞噬现象及巨噬细胞增多。

4. 病理学检查

组织学特征为肝、脾、淋巴结、胸腺、骨髓等处弥漫性组织细胞浸润,骨髓中常有吞噬红细胞的现象。

5. 生化检查

(1)血脂测定:甘油三酯、低密度和极低密度脂蛋白水平增高,高密度脂蛋白水平降低,脂蛋白

NOTE

脂酶活性降低。高甘油三酯血症患者占 52%,甘油三酯水平与肝、脾大的比例呈正相关。

(2)肝功能检查:①可见转氨酶和乳酸脱氢酶活性增高,大于或等于正常 2 倍以上,转氨酶活性增高患者占 30%。②白蛋白水平降低,程度与肝受累程度一致。低纤维蛋白血症患者占 23%。③胆红素水平增高,高胆红素血症患者占 30%。

(3)血清铁蛋白测定:血清铁蛋白水平增高是其特征性表现,占 75%,显著增高是疾病活动性的重要指标。血清铁蛋白水平不仅是 HPS 诊断的标准之一,且病程前 3 周,其最高值与病死率呈正相关。若用血清糖化铁蛋白测定则灵敏度及特异性更高。

(4)凝血因子检查:在疾病活动期纤维蛋白原水平降低,部分凝血活酶时间延长,肝功能损害时凝血酶原时间延长。

(5)血清神经烯醇化酶(NSE)测定:NSE 水平升高,可作为病情变化监测指标。

6. 免疫学检查

检查细胞因子如可溶性 IL-2 受体、IFN-γ、TNF-α 等均增高。NK 细胞活性下降是本病的标志性改变。

三、诊断和鉴别诊断

1. 诊断

2018 年《噬血细胞综合征诊治中国专家共识》建议延用国际组织细胞协会于 2004 年修订的诊断标准,符合以下任意一条即可诊断。

(1)分子诊断符合 HPS:在目前已知的 HPS 相关致病基因如 *PRF1*、*UNC13D*、*STX11*、*STXBP2*、*RAB27A*、*CHS1/LYST*、*AP3β1*、*SH2D1A*、*BIRC4*、*ITK*、*CD27*、*MAGT1* 等中发现病理性突变。

(2)符合以下 8 条指标中的 5 条:①发热:体温>38 ℃,持续 7 天以上。②脾大。③血细胞减少(累及二系或三系外周血细胞):血红蛋白水平<90 g/L(新生儿:血红蛋白水平<100 g/L),血小板计数<100×10⁹/L,中性粒细胞计数<1.0×10⁹/L 且非骨髓造血功能障碍所致。④高甘油三酯血症和/或低纤维蛋白原血症:空腹甘油三酯水平≥3.0 mmol/L(≥2.65 g/L)或高于同年龄组的 3 个标准差,纤维蛋白原水平≤1.5 g/L 或低于同年龄组的 3 个标准差。⑤骨髓、肝、脾或淋巴结中发现噬血细胞。⑥NK 细胞活性减低或缺乏(根据当地实验室指标)。⑦血清铁蛋白水平≥500 μg/L。⑧可溶性 CD25(sIL-2R)水平≥2400 U/mL。

2. 鉴别诊断

(1)与 MH 鉴别:两者后期均出现高热、肝脾大、全身衰竭等,难以区分。目前 WHO 肿瘤分类中已不存在 MH,过去绝大多数 MH 实为淋巴瘤,少数 MH 可能属于 HPS。MH 是组织细胞及其前体细胞异常增生的恶性疾病,骨髓象可见数量不等的异常组织细胞,查到多核巨组织细胞为诊断 MH 的主要依据。而 HPS 为淋巴细胞及组织细胞过度反应性增生,进展缓慢,病情在数周内可以缓解,多有原发病诱因,NAP 活性高,发热机体对皮质激素治疗反应良好,噬血细胞持续时间短,消失快。

(2)与 IM 鉴别:两者都可以由 EBV 感染引起,是机体感染后相同的诱因表现出不同程度的临床反应。IM 为自限性感染性疾病,病程短,预后良好,多无血细胞减少;如果长期发热,肝脾大,伴全血细胞减少,则要警惕 HPS 的发生,此时骨髓细胞涂片中噬血细胞增多对确诊有意义。

第四节　类白血病反应

一、概述

类白血病反应(leukemoid reaction,LR)简称类白,是由某些因素刺激机体造血组织所引起的类似白血病的血液学改变。其特点为外周血白细胞数量显著增高和/或有原始、幼稚细胞出现,在原发病好转或原发病因解除后,迅速恢复正常,预后良好。

本病病因不同,具体发病机制则不一致,常见于:①各种感染:如细菌、真菌、螺旋体、立克次体和原虫感染及活动性结核病等,感染性疾病是 LR 的主要诱发因素,其发病机制为细胞调控机制改变所致,即微生物或内毒素进入机体,被巨噬细胞吞噬后,宿主防御系统迅速做出反应,巨噬细胞和 T 细胞被激活,产生各种造血生长因子,如 G-CSF、GM-CSF、M-CSF,并可释放细胞因子如 IL-1、IL-3、TNF 等。IL-1、IL-3、TNF 及细菌产物又可刺激 G-CSF 和 GM-CSF 等分泌。GM-CSF、G-CSF、IL-3 等会刺激骨髓造血干细胞和前体细胞的增生分化,促使储存池中的中性粒细胞大量释放至循环池;当微生物被包裹或清除后,集落刺激因子及细胞因子被清除,外周血白细胞计数又可恢复正常。②恶性肿瘤,肿瘤产生并释放集落刺激因子(包括 G-CSF、GM-CSF)及细胞因子(如 IL-1、IL-6、TNF)等刺激造血细胞的增生、分化、释放;骨髓与血液循环间的屏障破坏,促使骨髓粒细胞进入循环池;外周血粒细胞由边缘池释放至循环池,减少粒细胞从小血管的渗出,从而引起 LR。③其他:如毒素、缺氧、免疫反应、化学物质、外伤、惊厥等因素,可损伤骨髓毛细血管内皮细胞使髓-血屏障受损,导致幼稚细胞进入血液循环,出现 LR。

根据外周血白细胞总数的多少可将 LR 分为白细胞增多性和白细胞不增多性两型,临床上以白细胞增多性 LR 多见。白细胞不增多性 LR 见于结核病、败血症和恶性肿瘤等。白细胞增多性 LR 按细胞的类型可分为以下几类:①中性粒细胞型:本型见于各种感染、恶性肿瘤骨髓转移、有机农药或一氧化碳中毒、急性溶血或出血,严重外伤或大面积烧伤等,其中以急性化脓性感染最为常见。②淋巴细胞型:常见于某些病毒性感染,如传染性单个核细胞增多症、百日咳、水痘、风疹等,也可见于粟粒性结核、猩红热、先天性梅毒、胃癌等。③嗜酸性粒细胞型:常由寄生虫病、过敏性疾病所致,其他如风湿性疾病、霍奇金病、晚期癌症等也可发生。④单核细胞型:见于粟粒性结核、感染性心内膜炎、细菌性痢疾、斑疹伤寒、风湿性疾病等。

二、实验室检查

1. 血象

白细胞总数显著增高多见,可伴有核左移,甚至出现幼稚细胞。①中性粒细胞型:此型最常见。粒细胞显著增多,白细胞总数 $>50\times10^9/L$,但一般不超过 $120\times10^9/L$,NAP 积分显著增高。中性粒细胞常见中毒性改变,如中毒性颗粒、核固缩、玻璃样变性和空泡等。②淋巴细胞型:白细胞总数常为 $(20\sim30)\times10^9/L$,也有超过 $50\times10^9/L$ 者。淋巴细胞比例 $>40\%$,其中多数为成熟淋巴细胞,并可见反应性淋巴细胞。③嗜酸性粒细胞型:白细胞总数 $>20\times10^9/L$,嗜酸性粒细胞显著增多,比例 $>20\%$,甚至高达 90%,多为成熟型嗜酸性粒细胞。④单核细胞型:白细胞总数 $>30\times10^9/L$,一般不超过 $50\times10^9/L$,其中单核细胞比例 $>30\%$,偶见幼单核细胞。亦可见白细胞总数不增高者,常伴有原始、幼稚粒细胞出现。红细胞和血红蛋白无明显变化,血小板正常或增多。

2. 骨髓象

一般变化不大,但有严重细菌感染的患者,骨髓粒系增生异常活跃,常伴显著的毒性变。成熟中性粒细胞内易见中毒性颗粒、空泡和杜勒小体,伴明显的核左移;红系细胞正常或轻度受抑制,幼红细胞铁颗粒减少,但慢性感染时细胞外铁常增多;当血小板增多时也可见巨核细胞增多。

三、诊断和鉴别诊断

1. 诊断

诊断 LR 时应综合考虑以下几点:①绝大多数病例有明显的病因,以感染和恶性肿瘤多见,其次是某些药物的毒性作用,在原发病好转或解除后 LR 随之消失,预后良好;②红细胞、血红蛋白和血小板大多正常;③NAP 积分常明显升高;④血象类似白血病表现,白细胞总数显著增高,甚至有原始、幼稚细胞出现,但骨髓象一般变化不大。

NOTE

2.鉴别诊断

(1)与慢性髓细胞白血病鉴别:①LR 血象中无原始粒细胞,一般也无早幼粒细胞,白细胞总数罕有超过 $100×10^9/L$,而 CML 中白细胞总数常更高;②CML 慢性期骨髓切片增生度可高达100%,骨小梁旁脂肪细胞常消失。粒红比值增高,可高达(10~20):1,LR 达不到这一水平;CML慢性期巨核细胞不仅显著增多,且多形性明显,易见小巨核细胞,常见巨核细胞小簇,而 LR 无此种改变;③LR时 NAP 积分常升高,可达 200 分以上,而 CML 慢性期常降低,甚至为 0;④LR 无嗜碱性粒细胞增多现象;⑤CML 可见 Ph 染色体及 *BCR-ABL* 融合基因,而 LR 中呈阴性。

(2)与慢性粒-单核细胞白血病鉴别:在少数严重慢性感染以及肉芽肿病时,可见单核细胞增多(等于或超过 $1×10^9/L$),需与慢性粒-单核细胞白血病进行鉴别。慢性粒-单核细胞白血病的特点:①骨髓呈增生性骨髓象,并显示明显髓系或多系病态造血的证据;②临床有类白血病表现;③骨髓活检,Gomori 银染色常示网状纤维增多,少数合并骨髓纤维化。

(3)与慢性中性粒细胞白血病鉴别:两者均可见明显的中性粒细胞增多,出现中毒性或类中毒性颗粒,且两者 NAP 活性均增高,鉴别常较困难。慢性中性粒细胞白血病无发热和脓毒症的临床表现,疾病进展缓慢,多见于老年人,常伴肝、脾大。约20%的患者病程中常与多发性骨髓瘤、骨髓增生异常综合征、真性红细胞增多症和特发性骨髓纤维化等并发,可伴有克隆性染色体异常,如+8、+9、+21、del(20q)和 del(11q)。骨髓细胞培养或荧光原位杂交检测可证明其中性粒细胞属克隆性。

第五节　脾功能亢进

一、概述

脾功能亢进(hypersplenism)简称脾亢,指各种不同的疾病或原因导致脾大并伴有血细胞过度消耗的临床综合征。其特点为脾大伴外周血一种或多种血细胞减少。

脾亢伴外周血细胞减少的机制至今未明,按病因可分为两大类,即原发性和继发性脾亢。原发性脾亢原因不明。继发性脾亢见于多种病因。①门静脉高压症:最常见,多继发于各种原因如肝硬化、病毒性肝炎、酒精性肝损伤、肝吸虫或血吸虫病、自身免疫性肝炎、门静脉血栓等。②慢性溶血性疾病:如遗传性球形红细胞增多症、自身免疫性溶血及海洋性贫血等。③各种感染伴随的脾大:如急性感染常见于病毒性肝炎或传染性单个核细胞增多症,慢性感染多见于结核病、布鲁菌病、血吸虫病等。④各种免疫系统疾病:如炎症性肉芽肿、系统性红斑狼疮、类风湿性关节炎及结节病等。⑤恶性肿瘤:如淋巴瘤、白血病等。⑥其他:如遗传性类脂质沉积症、骨髓增殖性肿瘤等。

脾亢患者常有原发病的症状和体征。此外由于血细胞减少,临床上可表现为贫血、感染和出血倾向。脾切除后外周血象可接近或恢复正常。脾大通常无症状,往往在体检时发现。巨脾的症状也很轻微,多感到腹部不适、纳差或睡卧不适。

二、实验室检查

1.血象

可呈全血细胞减少或至少一系血细胞减少。早期以白细胞及血小板减少为主,重度时可三系明显减少。贫血多为正细胞正色素性或小细胞性贫血,网织红细胞数量增多。

2.骨髓象

骨髓有核细胞增生活跃或明显活跃,各系造血细胞增生活跃,但常有不同程度的成熟障碍,其中以粒系和巨核系的成熟障碍更易见。

3.其他检查

血细胞生存时间检测:白细胞及血小板的生存时间多用氟磷酸二异丙酯(DF^{32}P)示踪法检测,

可有明显缩短;用放射性核素^{51}Cr标记测定红细胞平均寿命,检测结果显示红细胞寿命明显缩短,可短于15天。红细胞生存时间测定对本病的诊断较有价值。

三、诊断和鉴别诊断

诊断依据:①脾大,经查体、超声或CT等检查证实;②外周血中一种或多种细胞减少;③增生性骨髓象;④脾切除后外周血象可接近正常或恢复正常。诊断时,以前三条更为重要。

(于　欣)

第六节　病原体感染对造血的影响

一、概述

病原体可分为病毒、衣原体、支原体、立克次体、细菌、真菌、螺旋体、原虫、蠕虫等,种类繁多。其感染所致的疾病各异,致病因素往往是单一的病原体。无论是病毒,还是细菌,或是其他微生物在宿主的体表、组织内或者空腔内增殖,均可对造血功能产生影响。

(一)感染性贫血

红细胞生成减少、破坏增加或丢失过多产生的贫血。这种贫血临床上可分为两大类:一类是感染后迅速发生,常以急性溶血性贫血表现为主;另一类是在慢性感染或炎症时逐渐发生,表现为慢性病性贫血。

感染性贫血的发病机制可分为红细胞丢失过多、红细胞生成减少、红细胞破坏增多三种。

1.红细胞丢失过多

病原体感染引起的失血临床表现常为急性,部分患者表现为慢性失血,其症状与缺铁性贫血相同。例如钩虫病、细菌性痢疾、伤寒、由幽门螺杆菌导致的胃和十二指肠溃疡、膀胱炎、由结核分枝杆菌和曲霉菌感染导致的肺空洞等。

2.红细胞生成减少

病原体感染破坏骨髓微环境引起骨髓干细胞受损,对红系造血产生抑制作用,导致红细胞生成减少,常见以下几种。

(1)再生障碍性贫血:①肝炎病毒、人类免疫缺陷病毒(HIV)、EBV、B$_{19}$微小病毒等感染后引起的再生障碍性贫血;②骨髓正常组织被结核分枝杆菌或组织胞浆菌形成的肉芽肿取代,单兰阳性或阴性杆菌、毛霉菌、沙门菌感染等引起的骨髓坏死,病原体刺激单核-巨噬细胞系统吞噬血细胞,及神经性厌食症导致营养缺乏而使造血原料缺乏引起的再生障碍性贫血。

(2)慢性病性贫血:见于红细胞生成受抑,红细胞破坏增多、寿命缩短,铁代谢障碍等。常见的慢性感染有肺脓肿、肺结核、慢性支气管炎、亚急性感染性心内膜炎、骨髓炎、慢性尿路感染、盆腔炎、脑膜炎、慢性深部真菌病、艾滋病、结缔组织病等其他各种化脓性疾病。

(3)急性感染性贫血:常见于儿童及成人严重感染。

3.红细胞破坏增多

病原体感染时,机体产生IFN-γ、IL-1、IL-6、TNF等细胞因子,使单核-巨噬细胞活化、巨噬细胞吞噬能力增强,红细胞在脾脏、肝脏破坏过多,可产生血管外溶血。病原体可直接侵入红细胞内破坏红细胞、产生溶血性毒素以及产生自身抗体等,例如疟疾、梨浆虫(巴贝虫)病、巴尔通体病、严重细菌感染等细胞内的病原体可直接破坏红细胞,引起溶血性贫血。许多与感染有关的溶血性贫血有免疫机制参与,常分为自身免疫性、"无辜旁观者"型、多凝集素性等,沙门菌属、β-溶血性链球菌、立克次体感染,病毒性肝炎,及A型流行性感冒时,使用抗疟药、磺胺类、呋喃类、解热镇痛药等抗感染药物,可使感染加重红细胞内酶缺乏所致溶血。分泌血管毒素的大肠杆菌、志贺痢疾杆菌感染和肺炎等,可直接或间接导致组织损伤和变性所致的溶血性贫血,如溶血尿毒症综合征、弥散性血管内凝血、细菌性心内膜炎、脾功能亢进等。

(二)白细胞改变

1.白细胞增多症

病原体感染可引起类白血病反应,类似于急性或慢性白血病。

2.粒细胞增多症

2/3 的感染由细菌感染引起,尤其是化脓性细菌如葡萄球菌、链球菌引起的局部或全身性感染。常伴随中性粒细胞增多及核左移。

3.粒细胞减少症

中性粒细胞计数$<2.0\times10^9/L$ 称为粒细胞减少症。某些病毒、立克次体、原虫感染常伴有粒细胞减少,另外感染时应用的解热镇痛药物及抗感染药物亦可引起粒细胞减少症。

病原体感染可对骨髓髓系产生不同程度的抑制作用,导致白细胞及血小板减少。

4.淋巴细胞增多症

病原体感染可引起淋巴细胞计数增高至极度增高,最高可达 $100\times10^9/L$。例如白喉、急性传染性淋巴细胞增多症、传染性单个核细胞增多症、传染性肝炎、弓形虫病、巨细胞病毒感染等急性感染,结核病、布鲁菌病、先天和后天梅毒、立克次体病等慢性感染。

5.淋巴细胞减少症

淋巴细胞计数$<1\times10^9/L$ 称为淋巴细胞减少症,常见于如结核分枝杆菌、组织胞浆菌等引起的慢性感染,疟疾、艾滋病等急性感染。

6.单核细胞增多症

单核细胞计数$>0.95\times10^9/L$ 称为单核细胞增多症,可见于结核病、亚急性细菌性心内膜炎、梅毒、布鲁菌病、多数立克次体病、原虫病,同时亦可见于感染恢复期,而在结核分枝杆菌感染时,如单核细胞/淋巴细胞比例大于1(正常为 0.3),常常显示预后不良。

7.嗜酸性粒细胞增多及减少症

嗜酸性粒细胞计数$>0.5\times10^9/L$ 称为嗜酸性粒细胞增多症(eosinophilia),主要见于寄生虫感染、结核病、艾滋病、念珠菌感染等,也可见于感染恢复期(暂时增多)。

嗜酸性粒细胞减少与感染的严重程度有关,为预后不良指标。其与机体内肾上腺皮质激素水平及 C5q 水平增高有关,亦与某些细胞因子抑制其生成及释放有关。

(三)血小板改变和血栓性疾病

1.血小板减少和增多

在严重细菌、病毒和真菌性败血症中,常合并血小板减少。在细菌性败血症患者中,2/3 以上有不同程度的血小板减少,1/3 有明显减少($<50\times10^9/L$),但除非合并弥散性血管内凝血(DIC),临床上基本不发生出血。

多种病毒如 EBV、微小病毒 B_{19}、登革热病毒、出血热病毒、腮腺炎病毒、麻疹病毒、风疹病毒、HIV-1、巨细胞病毒等均可导致血小板减少。

原虫如疟原虫感染可直接破坏血小板而引起血小板减少。锥虫病引起的血小板减少,可能是多因素作用的结果,与原虫的直接破坏作用、DIC、自身免疫异常、脾亢等有关。

感染引起的血小板减少中,以新生儿血小板减少性紫癜、DIC、流行性出血热、传染性单个核细胞增多症等引起的血小板减少较明显,出血较重;其他患者血小板为轻至中度减少,出血表现轻微,有时甚至无出血症状。

血小板增多常可达$(500\sim700)\times10^9/L$,见于慢性感染如结核病、骨髓炎、亚急性细菌性心内膜炎及真菌、细菌感染恢复期。其临床发生率极低,一般不需要抗凝治疗。

2. 弥散性血管内凝血(DIC)

65%的DIC由感染所致,严重感染可引起血管内皮损伤,迅速、广泛激活凝血系统。常见引起DIC的感染有细菌感染,如脑膜炎奈瑟菌、金黄色葡萄球菌、链球菌、大肠杆菌、淋球菌、结核分枝杆菌、沙门杆菌、假单孢菌感染;其次是立克次体、支原体感染,组织胞浆菌感染,疟疾。

3. 血栓并发症

感染引起的血栓并发症少见,但感染所引起的血管内皮损伤、血液淤滞及药物、静脉导管插入等均可导致血小板在血管内皮聚集,进而形成血栓。常发生在上、下肢静脉,门静脉及盆腔静脉等。

二、实验室检查

1. 一般检查

血象常见白细胞计数升高,如发生严重感染,外周血白细胞计数降低,可出现血小板计数降低,伴或不伴血红蛋白水平降低;光学显微镜直接检出部分病原体(如疟原虫、杜氏利什曼原虫等)。血涂片多见白细胞总数增多,以中性粒细胞为主,胞质颗粒增粗及中毒性空泡;严重感染时,白细胞总数减少,存在明显的核左移及中毒性改变。

2. 免疫学检测

IL-6、IFN-γ、TNF等检测。酶联免疫测定是病原学诊断中较为常用的免疫学诊断方法之一,可用于抗原和抗体的检测;也可利用免疫荧光技术、固相放射免疫测定、免疫胶体金技术、免疫组化技术、化学发光免疫分析技术等进行检测。

3. 分子生物学检测

直接探查基因的存在状态或缺陷对疾病做出判断。其探测对象是 DNA 和 RNA,前者反映基因的存在状态,后者反映基因的表达状态。

(李晓征)

第七节 非血液肿瘤细胞浸润骨髓

一、概述

造血组织以外的各种恶性肿瘤细胞浸润骨髓后常见的临床表现:骨痛、发热、消瘦、乏力以及一系列血液学异常改变。其中以贫血表现为主,其他血液学异常包括出血倾向及 DIC 等。

1. 非血液肿瘤细胞浸润骨髓所致贫血的病因和发病机制

(1)慢性病性贫血:多表现为轻至中度正细胞性贫血。其机制主要与非血液肿瘤患者造血祖细胞功能受损,对促红细胞生成素反应低下有关。可见于全部恶性肿瘤。

(2)溶血性贫血:其机制主要与红细胞寿命缩短、微血管病性溶血性贫血、自身免疫性溶血性贫血有关。可见于产生黏液素的肿瘤,如胃癌、肺癌。

(3)纯红再生障碍性贫血:如胸腺瘤患者常合并获得性纯红再生障碍性贫血(PRCA),另可见于淋巴瘤、肺癌等。

(4)铁粒幼红细胞贫血:可见于全部恶性肿瘤,以前列腺癌及骨髓增殖性肿瘤为主。

(5)巨幼细胞贫血:可见于骨髓瘤等患者由于纳差、摄入不足、肿瘤迅速增大、叶酸消耗过多、吸收减少等引起,可见于全部恶性肿瘤。

(6)铁缺乏:多见于消化道肿瘤、子宫癌等,常合并出血,造成缺铁性贫血。

(7)治疗相关性贫血:化疗和放疗导致骨髓造血干细胞受损,造血功能受抑制而导致贫血。

(8)骨髓内肿瘤浸润:即骨髓病性贫血,多见于胃癌、肺癌、乳腺癌、前列腺癌、肾癌等。

2. 非血液肿瘤细胞浸润骨髓所致白细胞增多的病因和发病机制

非血液肿瘤细胞快速增殖浸润骨髓,骨髓组织被破坏,释放大量炎症介质,导致白细胞总数增加。

3. 非血液肿瘤细胞浸润骨髓所致出血的病因和发病机制

常见肿瘤侵袭组织使血管破裂出血。癌转移至骨髓破坏骨髓微环境可引起造血干/祖细胞受损,导致骨髓病性巨核细胞减少与成熟障碍,此外脾大亦可致脾功能亢进等而引起血小板减少。癌细胞破坏血管内皮,激活凝血系统,治疗中合并感染等可诱发 DIC 等。

4. 非血液肿瘤细胞浸润骨髓所致血栓栓塞的发病机制

肿瘤患者的高血栓倾向主要与血流异常、血管完整性受损和血液成分改变等有关。Trousseau 综合征指肿瘤相关的所有血栓栓塞并发症,包括脑血管意外、心肌梗死、周围动脉闭塞、静脉血栓栓塞、肝静脉闭塞性疾病、血栓性血小板减少性紫癜/溶血尿毒症综合征、多脏器功能不全综合征及 DIC 等,已成为住院肿瘤患者死亡的第二位原因。因此,认识肿瘤的高血栓倾向,及早识别和诊断血栓栓塞并发症,正确加以防治具有极为重要的意义。

二、实验室检查

1. 血象及血涂片检查

大多数贫血患者为中、重度贫血。多表现为正细胞正色素性贫血,网织红细胞增多,贫血严重者可见异形及嗜碱性点彩红细胞,如合并微血管病性溶血,异形红细胞明显增多。血小板计数正常或减低。白细胞计数正常或增多。外周血涂片中出现幼红、幼粒细胞是非血液肿瘤细胞浸润骨髓较具特征性的改变。消化道肿瘤患者常合并失血,其贫血表现为小细胞低色素性贫血。

2. 生化指标检测

常见乳酸脱氢酶(LDH)、碱性磷酸酶(ALP)活性明显升高,血钙水平升高。多数患者肝肾功能正常。肿瘤标志物检测常见至少一种肿瘤标志物水平升高,如癌胚抗原(CEA)。

3. 铁代谢检查

血清铁浓度减低,总铁结合力正常或稍下降,转铁蛋白饱和度减低,铁蛋白水平异常升高。

4. 骨髓检查

常发生干抽或稀释。骨髓涂片要注意观察有无肿瘤细胞,肿瘤细胞可有聚集或成团倾向,其形态的共同特点:大多数非血液肿瘤细胞成簇、成团或条索状分布,少数散布,其胞体、胞核增大,色嗜碱;多形性;核/质比例增大;核仁大、数目不等,呈异型性,常位于骨髓涂片的边缘及片尾。通过骨髓涂片较难推测原发肿瘤来源,但对神经母细胞瘤、小细胞肺癌、胃癌(印戒细胞癌)的诊断具有参考价值。其中,神经母细胞瘤细胞形态类似于原始粒细胞及原始淋巴细胞,无聚集或成团倾向,胞膜易破,成为裸核。胞质内含有黏液。肿瘤所致的铁粒幼红细胞贫血中骨髓有核细胞的铁染色增多。环形铁粒幼红细胞比例大于 15%。

5. 骨髓活检

非血液肿瘤细胞形态学特点:①细胞呈巢状、条索状分布,呈"侵袭性"增生,且组织旁可见造血细胞。②成骨、破骨细胞增多,正常骨小梁结构破坏,甚至骨溶解,伴不同程度的间质水肿及局部坏死。免疫组化:糖原染色(PAS 染色)呈阳性。

6. 流式细胞术检测

检测 CK、CD138、CD56、CD326 等表达。

7. 多普勒超声检测

多发浅表及腹膜后淋巴结肿大。

8. 影像学检查

可依据临床表现,针对性选择 X 线检查、CT/PET-CT 扫描、全身骨 ECT 扫描、磁共振成像(MRI)等辅助检查以判断肿瘤细胞的性质。

9. 其他检查

P53 基因等相关细胞遗传学、分子生物学检查。

三、鉴别诊断

主要与血液系统肿瘤/浸润骨髓相鉴别,具体见血液系统肿瘤部分。

知识链接

本章小结

当成人中性粒细胞绝对值低于 $2.0 \times 10^9/L$ 时称为粒细胞减少症;当中性粒细胞绝对值低于 $0.5 \times 10^9/L$ 时称为粒细胞缺乏症。发生感染时外周血中性粒细胞可见中毒性改变,如空泡及中毒性颗等。骨髓象可见到粒系细胞增生减低、成熟障碍等。

传染性单个核细胞增多症(IM)简称传单,是由 EBV 感染所引起的急性或亚急性淋巴细胞增生为主的良性自限性感染性疾病。其细胞学特征为外周血淋巴细胞增多,伴反应性淋巴细胞大量出现。骨髓象多数变化不大,若非鉴别诊断需要,一般不做骨髓细胞学检查。血清嗜异性凝集试验阳性,在发病1~2周即可出现,3~4周达高峰,于恢复期迅速下降至消失。若连续测定嗜异性抗体凝集度有上升趋势,其诊断价值更大。EBV 特异性抗体检测(相应抗原包括衣壳抗原、早期抗原、核抗原以及膜抗原)有助于疾病的诊断和治疗。EBV DNA 的实时定量 PCR 检测可有效诊断和检测 EBV 相关 IM,尤其适用于年幼的、不典型者及有免疫抑制的 IM 患者的诊断。

噬血细胞综合征又称噬血细胞淋巴组织增生症,是由不同的致病因素诱发的淋巴组织细胞过度增生、活化并噬血的一组炎症反应综合征。其特征为淋巴细胞和巨噬细胞过度增生伴吞噬自身血细胞现象。淋巴结细针吸取细胞学检查可见活跃的吞噬现象及巨噬细胞增多。病理学检查示组织学特征为肝、脾、淋巴结、胸腺、骨髓等处弥漫性组织细胞浸润,后者中常有吞噬红细胞现象。免疫学检查示 NK 细胞活性下降是本病的标志性改变。

类白血病反应简称类白,是由某些因素刺激机体造血组织所引起的类似白血病的血液学改变。其特点为外周血白细胞总数显著增高和/或有原始、幼稚细胞出现,在原发病好转或原发病因解除后,迅速恢复正常,预后良好。在各细胞类型类白中,中性粒细胞型最常见,形态可见中毒性改变,如中毒性颗粒、核固缩等。可有 NAP 积分显著增高。

脾功能亢进简称脾亢,指各种不同的疾病或原因导致脾大并伴有血细胞过度消耗的临床综合征。其特点为脾大伴外周血一种或多种血细胞减少。常有原发病症状和体征,血细胞减少,临床上可表现为贫血、感染和出血倾向。脾切除后外周血象可接近或恢复正常。

病原体可分为病毒、衣原体、支原体、立克次体、细菌、真菌、螺旋体、原虫、蠕虫等,种类繁多,其感染所致的疾病各异,均可对造血功能产生影响。

常见感染性贫血的发病机制可分为红细胞丢失过多、红细胞生成减少、红细胞破坏增多三种。白细胞和血小板可增多或减少,并可引起血栓性疾病。

造血组织以外的各种恶性肿瘤细胞浸润骨髓可引起一系列血液学异常改变,其中以贫血表现为主,其他血液学异常包括出血倾向及 DIC 等。

思 考 题

1.何谓粒细胞减少症和粒细胞缺乏症?

2.叙述类白血病反应与慢性髓细胞白血病的鉴别。

3.非血液肿瘤细胞浸润骨髓所致贫血有哪几类?各自的血象特点是什么?

4.非血液肿瘤细胞浸润骨髓后的骨髓形态特点有哪些?

5.病原体感染可引起哪些血液学改变?

6.病原体感染后血象及血涂片特点是什么?

(李晓征)

NOTE

第二十章　类脂质沉积病及其检验

类脂质沉积病（lipid storage disease）亦称溶酶体贮积病（lysosomal storage disease），是一组较为罕见的遗传性类脂质代谢紊乱性疾病。由于类脂质代谢障碍，代谢中间产物沉积在遍布全身的单核-巨噬细胞系统的巨噬细胞内，导致多脏器受累，表现为全身性疾病。

目前已知有50余种类脂质沉积病，其中较常见的为戈谢病和尼曼-匹克病。两者临床表现类似，随着类脂质的不断沉积，病情呈进行性加重，患者的生长发育也受到不同程度的影响，主要表现为智力低下、生长发育迟缓、骨骼及神经系统发育障碍、营养状况较同龄人差。临床上按病程可分为三期：①早期：临床症状不明显，仅轻度贫血及脾大，或有消化不良症状，就诊者少，易漏诊。②中期：贫血明显，脾大加重，肝大，脾功能亢进，部分患者可有腹水及水肿，暴露部位的皮肤戈谢病患者可呈棕黄色，尼曼-匹克病患者可呈棕灰色色素沉着，常因腹部膨隆坠胀不适而就医。③晚期：以上症状进一步加重，并相继出现皮肤黏膜出血，表情淡漠，智力低下，肢体肌张力增强，腱反射亢进，震颤、惊厥、癫痫样发作。部分尼曼-匹克病患者肌张力可低下，不能坐、站立和行走，斜视、水平震颤。戈谢病患者眼球结膜可见楔形棕黄色斑，尼曼-匹克病患者眼底可见樱桃红斑。常伴骨关节肿胀疼痛，甚至病理性骨折，尤其是股骨。有咳嗽、气急及呼吸衰竭等多系统病变表现。

第一节　戈　谢　病

一、概述

戈谢病（Gaucher disease，GD）又称葡萄糖脑苷脂病，为常染色体隐性遗传病，主要是由于1q21染色体上编码葡萄糖脑苷脂酶（glucocerebrosidase；又称酸性 β-葡萄糖苷酶，acid β-glucosidase）的结构基因突变，导致机体葡萄糖脑苷脂酶活性缺乏，造成其底物葡萄糖脑苷脂（glucocerebroside）在肝、脾、骨骼、肺，甚至脑的巨噬细胞溶酶体中贮积，形成典型的贮积细胞即戈谢细胞，进而导致受累组织器官出现病变，临床表现为多脏器受累并呈进行性加重。在单核-巨噬系统（特别是骨髓）中找到戈谢细胞是本病的病理特征。

二、实验室检查

1. 血象

早期可正常，血象改变主要由骨髓病变及脾功能亢进引起。三系均可降低，网织红细胞可增多。

2. 骨髓象

骨髓有核细胞增生活跃或明显活跃，可见造血细胞成熟障碍。出现特征性细胞即戈谢细胞，其数量多少不等,可达 10% 以上。该细胞胞体大,直径 20～100 μm,形态为卵圆形或多边不规则形;胞核较小,偏心,圆形或椭圆形,1～3 个核或更多,幼稚型染色质粗索网状,偶见核仁;成熟型核染色固缩凝块,位于细胞一侧,核仁消失;胞质丰富,尤以成熟型者更多,淡蓝色,部分可见空泡,胞质中含有许多与细胞长轴平行的粗暗条纹样结构,交织成网,如洋葱皮样或蜘蛛网状。电镜下可见这些纤维样物质呈纺锤状或棒状与膜结合的包涵体,系葡萄糖脑苷脂,见图 20-1-1。

3. 细胞化学染色

戈谢细胞的胞质糖原染色(PAS 染色)呈强阳性,但不被淀粉酶所消化,故非糖原,而是脂蛋白。此外,胞质抗酒石酸酸性磷酸酶(TRAP,见图 20-1-2)、非特异性酯酶(NSE)及苏丹黑 B(SBB)染色呈阳性或强阳性,而髓过氧化物酶(MPO)和中性粒细胞碱性磷酸酶(NAP)染色呈阴性。普鲁士蓝反应可见胞质染成弥漫性蓝色,可能与被吞噬的红细胞崩解后引起铁蛋白的堆积有关。

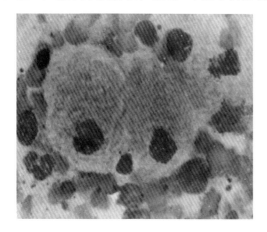

图 20-1-1 戈谢病骨髓象(瑞特染色,×1000)

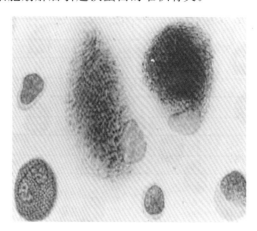

图 20-1-2 戈谢病骨髓象(酸性磷酸酶染色,×1000)

4. 葡萄糖脑苷脂酶活性检测

戈谢病诊断的金标准是葡萄糖脑苷脂酶活性检测。临床上常应用人外周血白细胞或培养皮肤成纤维细胞提取该酶检测,亦有报道用头发提取该酶。如果通过酶学检测确诊戈谢病,可进行基因分子检测,以预测患慢性神经性戈谢病的风险,以及确定合理的治疗、随访方案。

5. 其他生化检查

血清抗酒石酸盐的酸性磷酸酶活性,血清血管紧张素转换酶、血清铁蛋白水平升高;血清壳三糖苷酶活性明显升高,为参考值的千倍以上。其他血清水解酶,例如 β-葡萄糖醛酸酶、β-氨基己糖酶和血管紧张素转换酶活性亦有不同程度的升高。伴广泛肝浸润的患者常有肝功能异常,伴获得性凝血因子 Ⅸ 缺乏的病例亦有过报道。

6. 分子生物学诊断

目前已发现的葡萄糖脑苷脂酶基因突变类型有 500 多种,相似的表型可有多种不同基因型,而相同基因型的患者临床表现、病程及治疗效果也不同。葡萄糖脑苷脂酶基因的突变类型具有种族差异,并与临床表型相关。可以通过基因测序发现葡萄糖脑苷脂酶基因的突变位点,并以此作为家族中的先证者进行遗传咨询。基因诊断可明确对杂合子的诊断,并不能代替酶活性测定的生化诊断,但可作为诊断的补充手段。

7. 针吸细胞学检查

淋巴结、脾、肝穿刺或印片镜检可见到戈谢细胞。

三、诊断和鉴别诊断

形态学表现典型的戈谢病的诊断并不困难,主要依靠形态学检查,必要时结合细胞化学染色,一般可拟诊,确诊需进行葡萄糖脑苷脂酶活性检测。而对尚无条件检测该酶活性者,应注意由于骨髓中的单核-巨噬细胞等会吞噬细胞碎片或脂质代谢物,形成与戈谢细胞相似的类戈谢细胞,如慢

NOTE

性髓细胞白血病、多发性骨髓瘤、骨髓增生异常综合征、地中海贫血、霍奇金淋巴瘤、浆细胞样淋巴瘤及肺结核等引起的假戈谢细胞疾病。戈谢病的诊断流程见图20-1-3。

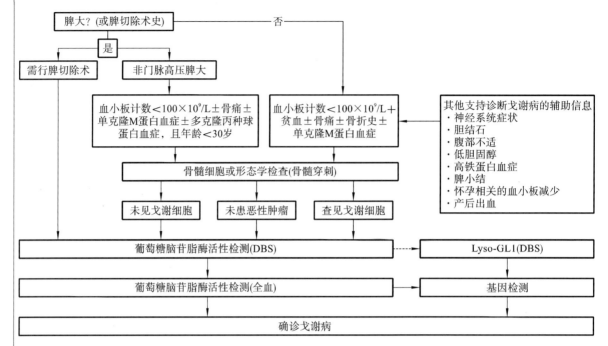

图 20-1-3　戈谢病的诊断流程(《中国成人戈谢病诊治专家共识(2020)》)

第二节　尼曼-匹克病

一、概述

尼曼-匹克病(Niemann-Pick disease,NPD)又称神经鞘磷脂病,属常染色体隐性遗传糖脂代谢性疾病。本病主要由于编码神经鞘磷脂酶的基因突变导致神经鞘磷脂酶缺乏,神经鞘磷脂不能被水解或胆固醇传输缺陷而沉积于单核-巨噬细胞系统和其他组织的细胞中,常表现为多系统的脂质沉积。本病在临床上较戈谢病少见,以犹太人发病较多。患者几乎全部为儿童。临床表现:食欲减退、消化不良、发育迟滞、肝脾显著肿大、肌肉无力、站立和行走困难,眼底黄斑部可见樱红色或咖啡色斑,还可出现失明、耳聋等。临床分型:A 型(急性神经型)、B 型(慢性非神经型)、C 型(慢性神经型)、D 型(Nova Scotia 型)、E 型(成人非神经型)。

二、实验室检查

1. 血象

正常或有轻度至中度贫血,多为正细胞正色素性。脾亢时白细胞减少,一般白细胞正常或增多不定。淋巴细胞与单核细胞胞质中可见空泡,8~10 个,电镜下这些空泡系充满类脂的溶酶体,具有诊断价值。血小板正常或轻度减少。

2. 骨髓象

骨髓有核细胞增生活跃或明显活跃。粒系、红系分类大致正常。可见造血细胞成熟障碍。涂片尾部或两侧可见数量不等的泡沫样细胞,即尼曼-匹克细胞。该细胞胞体巨大,直径为 20~100 μm,圆形、椭圆形或三角形;核居中,1~2 个,圆形或椭圆形。胞质丰富,充满圆滴状透明小泡,呈桑葚状或泡沫状。电镜下显示胞质中含有许多颗粒状脂质包涵体,直径为 0.5~5 μm,呈板层状。包涵体在年长的患者中较为明显,年轻或轻症患者则无定形。用位相显微镜对未染色标本进行检查,可显示细胞质呈小泡状,与戈谢细胞不同。在偏光下观察,小泡呈双折射性;在紫外线下荧光呈绿黄色,见图20-2-1。

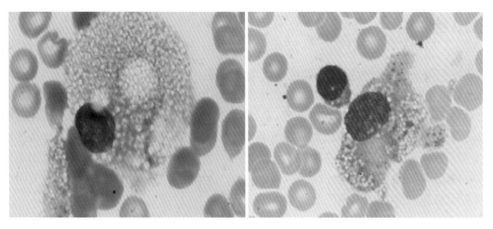

图 20-2-1　尼曼-匹克病骨髓象(瑞特染色,×1000)

3. 细胞化学染色

尼曼-匹克细胞 PAS 染色,空泡壁呈弱阳性、空泡中心为阴性。酸性磷酸酶、碱性磷酸酶、MPO 及苏丹黑 B 染色均为阴性,脂类(苏丹Ⅲ)染色呈阳性。尼曼-匹克细胞与戈谢细胞的鉴别见表20-2-1。

表 20-2-1　尼曼-匹克细胞与戈谢细胞的鉴别

鉴别要点	尼曼-匹克细胞	戈谢细胞
胞体	大,20~100 μm	大,20~100 μm
胞核	常为1个,染色质较疏松	可为多个,染色质较浓密
胞质	丰富,瑞特染色呈空泡状或泡沫状,含神经鞘磷脂	丰富,瑞特染色呈紫蓝色,有洋葱皮样或蜘蛛网状结构,含葡萄糖脑苷脂
吞噬	不明显	有吞噬
PAS 染色	空泡壁弱阳性,空泡中心阴性	强阳性
酸性磷酸酶染色	阴性	强阳性

4. 酸性鞘磷脂酶活性及细胞内脂质测定

测定白细胞或培养的成纤维细胞中酸性鞘磷脂酶活性和脂质,可明确疾病的诊断(包括亚型)。由于正常白细胞中的酸性鞘磷脂酶活性比较低,通常采用培养皮肤成纤维细胞作为检测材料。A、B型患者细胞内酸性鞘磷脂酶活性下降(A型<5%正常值,B型<10%正常值),C型患者白细胞中的酸性鞘磷脂酶活性正常,成纤维细胞中活性正常或轻度下降。A、B型患者细胞内有鞘磷脂堆积,C型患者细胞内有胆固醇堆积。

5. 其他生化检查

血清胆固醇浓度可升高,血清 ALT 活性轻度升高。尿排泄神经鞘磷脂明显增多。

6. 针吸细胞学检查

肝、脾和淋巴结活检均有成堆、成片或弥漫性泡沫细胞浸润。

7. 分子生物学检查

可通过酸性鞘磷脂酶 1(SMPD1)基因分析确诊 A、B 型患者。

三、诊断和鉴别诊断

临床上有发育不良、肝脾大,伴有贫血,骨髓、肝、脾和淋巴结中有成堆泡沫细胞,排除能产生泡沫细胞的其他疾病如慢性髓细胞白血病、免疫性血小板减少症、地中海贫血、GM 神经节苷脂病Ⅰ

NOTE

型、Wolman 病、Hurler 综合征等即可拟诊。有条件的单位可进一步做酸性鞘磷脂酶活性、细胞内脂质测定及分子生物学检查等,以明确诊断及判断亚型。

本章小结

　　类脂质沉积病是一组较为罕见的遗传性类脂质代谢紊乱导致的多脏器受累的全身性疾病,其中较常见的为戈谢病和尼曼-匹克病。戈谢病主要是由于 1q21 染色体上编码葡萄糖脑苷脂酶的结构基因突变,机体葡萄糖脑苷脂酶活性缺乏,造成其底物葡萄糖脑苷脂在巨噬细胞溶酶体中贮积,形成典型的戈谢细胞,导致受累组织器官出现病变。尼曼-匹克病属于常染色体隐性遗传糖脂代谢性疾病,主要是由于编码神经鞘磷脂酶的基因突变导致神经鞘磷脂酶缺乏,神经鞘磷脂不能被水解而沉积于单核-巨噬细胞系统中,形成尼曼-匹克细胞,常表现为多系统的脂质沉积。戈谢细胞与尼曼-匹克细胞在形态和细胞化学染色上均存在差异。

思 考 题

　　1.什么是类脂质沉积病?

　　2.尼曼-匹克细胞与戈谢细胞的形成机制如何?

　　3.如何鉴别尼曼-匹克细胞与戈谢细胞?

(李晓征)

第五篇

血栓与止血检验

第二十一章　血栓与止血检验的基础理论

案例导入

临床资料:患者,女,23 岁。因骑自行车不慎跌倒,手臂划破,出血不止,随即到医院进行外科包扎止血。患者主诉时有牙龈出血和鼻衄,月经量过多。患者无肝素或其他抗凝药物治疗史。查体:患者右小臂和双膝关节处有皮下淤斑。

实验室检查:WBC 5.6×10^9/L,RBC 4.2×10^{12}/L,Hb 126 g/L,PLT 210×10^9/L。BT 15 min(2.3~9.5 min);PT 13 s(10~14 s);APTT 48 s(24~39 s);TT 20 s(14~21 s)。

根据以上临床资料,该患者初步诊断为何种疾病? 诊断依据是什么? 如需最终确诊,还需要哪些资料和实验室检查?

第一节　血管壁的止血作用

生理状态下,血管是无渗漏的密闭管道系统,有完整的管壁结构、良好的管壁顺应性和光滑平整的内表面,具有重要的止血功能。此外,血管能释放多种生物活性物质,参与凝血反应和抗血栓形成。血管内皮细胞直接与流动的血液接触,可产生、释放多种血栓形成与止血的调节物质,在生理性止血、病理性出血和血栓形成过程中起着重要作用。

一、血管壁的结构

血管壁的结构可分为三层:最内侧是内膜层,与血液接触;中间为中膜层,具有保持血管形状、弹性和伸缩的作用;最外侧为外膜层,由结缔组织来分隔血管壁与机体其他组织。所有血管都拥有内膜层和外膜层。因血管大小不同,其外膜层厚薄相差悬殊;大血管或动脉血管的中膜层较厚,小血管较薄,而毛细血管则完全缺如。

1. 内膜

内膜(tunica intima)层是管壁的最内层,由内皮层(endothelium)和内皮下组织组成。内皮层由一组单层、连续排列的内皮细胞(endothelial cell,EC)构成。内皮细胞胞质中具有一种特异性结构,即棒杆状小体,或称 Weibel-Palade 小体(W-P 小体)。小体一般长约 3 μm、宽约 0.1 μm,是储存、加工血管性血友病因子(von Willebrand factor,vWF)及组织型纤溶酶原激活物(tissue-type plasminogen activator,t-PA)等的场所。小体外膜上表达 P-选择素(P-selectin)。生理情况下,内皮细胞紧密地排列在基底膜上,与基底膜共同构建双重屏障以防止血液外渗。内皮下组织包括少量的平滑肌细胞、巨噬细胞和内皮下基质,内皮下组织还含有丰富的组织因子(tissue factor,TF)、前列环素(prostacyclin,PGI$_2$)合成酶、ADP 以及纤溶酶原激活物抑制物等。

2. 中膜

中膜(tunica media)由一层弹性蛋白质隔离内膜。中膜层包括基底膜、微纤维、胶原、平滑肌和弹力纤维,可维持血管壁的形状和保持血管壁的弹性。基底膜可支撑内皮层和诱导血小板黏附;微纤维和胶原能促进血小板黏附和聚集,并启动内源性凝血过程;平滑肌和弹力纤维参与血管的收缩和舒张。

3. 外膜

外膜(tunica adventitia)由疏松结缔组织组成,其主要作用是将血管与周围组织、器官分隔开。

二、血管的止血作用

小血管的止血作用主要由血管内膜层的内皮细胞完成,其与血小板共同参与初级血栓形成,完成机体的一期止血。

(一)内皮的止血作用

血管内皮的止血作用主要表现在以下几个方面:①参与小血管的收缩;②内皮细胞表面表达的活性物质和分泌释放入血的活性成分对血小板、血液凝固、抗凝血和纤维蛋白溶解的调节作用。

1. 血管收缩

血管收缩是血管参与止血最快速的反应,最快时仅需 $0.2\ s$ 左右。血管收缩可直接引起血流减慢、血管损伤处的闭合、血管断端的回缩以及出血的终止。对较大血管而言,血管收缩通常是中膜层平滑肌细胞在神经调节下完成的,这种血管收缩不能导致血管闭合,只会影响血流。小血管收缩主要依赖于内皮细胞,内皮细胞能合成并释放内皮素(endothelin,ET)与血栓烷 A_2(thromboxane A_2,TXA_2)等,使血管发生持续的收缩反应,在止血中具有重要作用。血管收缩、血流减慢有利于凝血因子和血小板在局部积聚并促进止血和血栓形成;若血管扩张、血流加速,凝血物质不易沉积,不利于止血。另外,内皮细胞膜表面的血管紧张素转换酶能使无活性的血管紧张素 I 转为有收缩血管作用的血管紧张素 II,参与血管舒缩的调节。调节血管舒缩功能的部分物质见表 21-1-1。

表 21-1-1 调节血管舒缩功能的部分物质

缩血管物质	舒血管物质
儿茶酚胺	乙酰胆碱
去甲肾上腺素	激肽
血管紧张素	核苷酸(腺嘌呤)
血管加压素	前列环素(PGI_2)
前列腺素内过氧化物(PGG_2,PGH_2,PGD_2)	O_2 降低
血栓烷 A_2(TXA_2)	H^+ 增高
纤维蛋白肽 A(FPA)	CO_2 增高
纤维蛋白肽 B(FPB)	K^+ 增高
肾上腺素(兼有扩张血管作用)	组胺(兼有收缩血管作用)
5-羟色胺(兼有扩张血管作用)	NO
内皮素	

2. 激活血小板

血管内皮细胞能够合成 vWF,vWF 前体在内皮细胞合成后,经糖基化及二聚化为 275 kD 的亚单位中间体,先形成 220 kD 的亚单位,然后聚合成二硫键连接的多聚体并储存在 W-P 小体中,部分 vWF 被分泌到血浆中。当血管壁受损时,vWF 与暴露的内皮下层胶原结合,并介导血小板黏附于内皮下。胶原、血管紧张素 II、IL-1、凝血酶、TNF 等均可促使内皮细胞合成并释放血小板活化因子(platelet activating factor,PAF)。PAF 是一种作用较强的血小板活化剂,可诱导血小板聚集。当血中 PAF 达到一定浓度时,可直接引发血栓形成。

3. 促进血液凝固

内皮细胞具有潜在的促凝活性,部分凝血因子在内皮细胞上有特定的结合部位,从而减少了活化的凝血因子进入循环血液中,使得凝血发生局限于内膜表面并更适于活化。内皮细胞能够合成凝血因子 V、组织因子(tissue factor,TF)等。血管受损时,内皮细胞合成和释放大量的组织因子,

NOTE

启动外源性凝血;内皮下胶原等成分暴露,激活凝血因子Ⅻ,启动内源性凝血。通过外源性和内源性凝血,在血管损伤部位形成纤维蛋白(fibrin,Fb)凝块,有利于止血。内皮细胞还可释放凝血因子Ⅴ和纤维蛋白原等多种凝血因子入血,发挥凝血作用。内皮细胞中的Ca^{2+}可自由进出内皮细胞膜内外,调节血液凝固的速度。

4. 抗纤溶作用

血管受损时,内皮细胞合成和分泌入血的纤溶酶原激活物抑制物(plasminogen activator inhibitor,PAI)增多,PAI 与血液中的 t-PA 和尿激酶型纤溶酶原激活物(urokinase-type plasminogen activator,u-PA)结合形成复合物而抑制 t-PA 和 u-PA 的活性,从而阻止血块溶解,有利于止血。内皮细胞在内毒素、凝血酶、TNF-α 和 IL-1 的刺激下也能合成 PAI;缺氧条件下,内皮细胞释放 PAI 增多。

（二）内皮的抗血栓作用

在生理状况下,内皮细胞的抗血栓形成与止血作用处于动态平衡。在病理状况下,这种平衡被打破,抗血栓形成作用增强或减弱,可以导致出血或血栓性疾病。

1. 血管松弛和舒张作用

内皮细胞可产生血管松弛和舒张物质,如一氧化氮(nitrogen oxide,NO)和 PGI_2,可有效防止因小血管持续收缩导致的血栓形成。NO 是内皮衍生松弛因子(endothelium-derived relaxing factor,EDRF),可使平滑肌细胞内 cGMP 水平升高,使平滑肌松弛。PGI_2 是花生四烯酸(arachidonic acid,AA)在内皮细胞内的特有代谢产物,可引起血管舒张。

2. 抑制血小板聚集的作用

内皮细胞产生的 NO 和 PGI_2 不仅可以扩张和松弛血管,还可抑制血小板聚集。内皮细胞还可合成 13-羟-十八碳二烯酸(13-HODE)、硫酸乙酰肝素蛋白多糖(HSPG)、腺苷等物质,这些物质都是血小板黏附和聚集的抑制剂。另外,内皮细胞产生的 vWF 特异性裂解酶(vWF-specific cleaving protease,VSCP,即 ADAMTS-13),能够裂解 W-P 小体释放的超大 vWF 多聚体。超大 vWF 多聚体对血小板的激活以及与胶原的亲和力是 vWF 单体的 100 倍左右,因此,ADAMTS-13 可发挥强大的抑制血小板聚集的作用。

3. 抗凝作用

血管内皮细胞能够合成和释放多种物质对抗血栓形成。如抗凝血酶(antithrombin,AT)、血栓调节蛋白(thrombomodulin,TM)、组织因子途径抑制物(tissue factor pathway inhibitor,TFPI)、t-PA 和 u-PA 等。这些产物可直接或间接地通过灭活已活化的凝血因子、促进血块(纤维蛋白)溶解、抑制血小板活化等来对抗血栓形成,以达到抗凝作用。内皮细胞在血栓和止血中的调节作用见图 21-1-1。

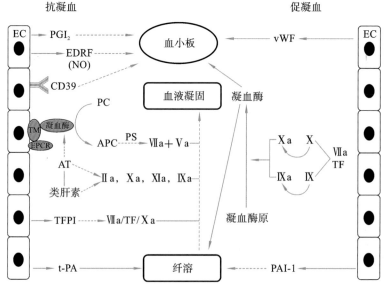

图 21-1-1　内皮细胞在血栓和止血中的调节作用

注:图中虚线所指为抑制过程。

第二节　血小板的止血作用

血小板是机体止血的必需成分之一,由骨髓巨核细胞产生,成熟后从巨核细胞胞质中脱落,释放进入外周血。新的动物实验结果证实肺部也能产生血小板。血小板在静息状态下表面光滑,呈双凸碟形,平均直径为 $2.4\ \mu m$,平均容积为 $7.2\ fL$。生理情况下,血小板在血管内处于静息状态。当某些因素激活血小板后,血小板可以发生黏附、聚集和释放反应参与初期止血。血小板也参与凝血过程,使纤维蛋白原转变成纤维蛋白,形成血凝块以起到止血的作用。

一、血小板的结构

血小板在普通光学显微镜下无特别结构,在电镜下可观察到超微结构,分为表面结构、骨架系统、细胞器和特殊膜系统。其结构见图 21-2-1。

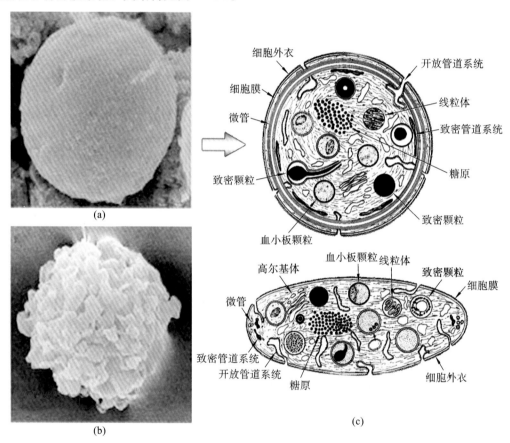

图 21-2-1　血小板及其结构模式图
(a)静息血小板电镜图;(b)活化血小板电镜图;(c)血小板的赤道面(上)和垂直切面(下)

(一)血小板的表面结构

1.膜蛋白

血小板的膜蛋白主要是糖蛋白(glycoprotein,GP),包括 GP Ⅰ a、GP Ⅰ b、GP Ⅱ a、GP Ⅱ b、GP Ⅲ a、GP Ⅳ、GP Ⅴ 和 GP Ⅵ 等,见表 21-2-1。这些糖蛋白的糖链部分向膜的外侧伸出,在血小板膜外形成细胞外衣,又叫糖萼(glycocalyx)。糖萼是许多物质(如胶原、vWF、凝血酶等)的受体。血小板的细胞外衣不仅覆盖住血小板表面,同时也盖住了开放管道系统的内表面。另外,众多的糖蛋白还构成了特殊的血小板血型抗原系统,其中的 GP Ⅰ a、GP Ⅰ b、GP Ⅱ b、GP Ⅲ a 等已被确定为血小板特异抗原。

表 21-2-1　血小板主要的膜糖蛋白

名称	CD 名称	分子量	染色体定位	特　　性
GP Ⅰ a	CD49b	160000	5	与 GP Ⅱ a 形成复合物,是胶原的受体
GP Ⅰ b	CD42c	165000	22	与 GP Ⅸ 形成复合物,是 vWF 的受体,参与血小板黏附反应,缺乏或减少时血小板黏附功能减低
GP Ⅰ c	CD49f	148000	2,12	与 GP Ⅱ a 形成复合物,是 Fn 的受体,也是层黏素受体
GP Ⅱ a	CD29	130000	10	与 GP Ⅰ a 和 Ⅰ c 形成复合物,是胶原和 Fn 的受体
GP Ⅱ b	CD41	147000	17	与 GP Ⅲ a 形成复合物,是纤维蛋白原(Fg)的受体
GP Ⅲ a		105000	17	参与血小板聚集反应,也是 vWF 和 Fn 的受体
GP Ⅳ	CD36	88000		是 TSP 的受体
GP Ⅴ		82000		是凝血酶的受体,缺乏或减少见于巨大血小板综合征
GP Ⅵ		61000		是胶原的受体,免疫球蛋白超家族成员,血小板活化的主要激动剂,参与血小板黏附和聚集反应
GP Ⅸ	CD42a	22000	3	与 GP Ⅰ b 形成复合物,同 GP Ⅰ b

　　血小板膜糖蛋白与血小板的黏附、聚集功能密切相关。血小板膜糖蛋白中数量最多的是 GP Ⅱ b/Ⅲ a 复合物,每个血小板表面可多达 8 万个,它属于整合素受体家族($\alpha_{Ⅱb}\beta_3$),是 Ca^{2+} 依赖性的二聚体复合物,可促进血小板聚集。GP Ⅰ b/Ⅸ 复合物是 vWF 的受体,属于亮氨酸的超家族成员,血小板黏附就是通过 GP Ⅰ b/Ⅸ 与 vWF 结合后再连接到内皮下层。GP Ⅰ b/Ⅸ 还参与细胞信号转导、细胞黏附和细胞生长发育。GP Ⅰ c/Ⅱ a 复合物在血小板表面的含量较低,在血小板表面约有 9600 个,GP Ⅰ c 有结合纤维连接蛋白的能力,为血小板膜上除 GP Ⅱ b/Ⅲ a 复合物外的另一个纤维连接蛋白受体。血小板膜上还有 Na^+-K^+-ATP 酶、Ca^{2+}-Mg^{2+}-ATP 酶和一些阴离子酶,它们对维持血小板膜内外离子梯度和平衡起重要作用。

2. 膜脂质

　　血小板膜脂质主要由磷脂、胆固醇和糖脂组成。其中磷脂占总脂质量的 75%～80%;胆固醇占 20%～25%;糖脂占 2%～5%。磷脂主要由甘油磷脂和鞘磷脂(sphingomyelin,SPH)组成,前者包括磷脂酰丝氨酸(phosphatidylserine,PS)、磷脂酰胆碱(phosphatidylcholine,PC)、磷脂酰乙醇胺(phosphatidylethanolamine,PE)和磷脂酰肌醇(phosphatidylinositol,PI)以及少量溶血卵磷脂等。各种磷脂在血小板膜两侧呈不对称分布,在血小板处于静息状态时,PS 主要分布在血小板膜的内侧面,而 SPH、PC 和 PE 主要分布在血小板膜的外侧面;血小板活化后,PS 翻转到血小板膜的外侧面,成为血小板第 3 因子(platelet factor 3,PF_3),参与凝血过程。

（二）血小板骨架系统和收缩蛋白

　　血小板骨架系统和收缩蛋白是指血小板膜内侧的微管、微丝和膜下细丝,这三者有时也称为血小板的溶胶-凝胶区,其对维持血小板的形态、释放反应和收缩起重要作用。

1. 微管

　　微管(microtubule)是一种非膜性管道结构,呈束状环形排列,位于血小板膜下,有 8～24 层,每层直径 25 nm 左右。微管的主要成分是微管蛋白,是由两种单体(α-微管蛋白和 β-微管蛋白,两种单体的结构基本相同)结合一些高分子量蛋白(微管辅助蛋白)而成的二聚体。二聚体排列成细丝状,再绕成微管。环形微管与细胞膜之间由膜下细丝相隔,是血小板骨架的主要组成部分。微管对维持血小板的形状有重要作用。

2. 微丝

　　微丝(microfilament)是一种实心的细丝状结构,在静止状态下微丝并不明显。当血小板被激活时,大量微丝出现在细胞基质中。微丝主要含有肌动蛋白(actin)细丝,直径约为 5 nm,另外有少量短的肌球蛋白(肌凝蛋白,myosin)粗丝,两者比例为 100：1。肌动蛋白和肌球蛋白构成血小板

NOTE

收缩蛋白,作用是参与血小板收缩、伪足形成和释放反应。

3. 膜下细丝

膜下细丝(submembrane filament)是位于血小板膜下方的一种细丝,主要分布于质膜与环形微管之间的区域,其结构和作用与微丝相似。

骨架系统除上述骨架蛋白外,还有外廓蛋白、P235 蛋白和凝溶蛋白等,它们都在血小板变形、伸展、颗粒内容物释放和血块收缩中起着重要作用。

血小板的收缩是肌动蛋白细丝和肌球蛋白粗丝相互滑动、收缩蛋白收缩的结果,使血小板伸展、变形,并形成伪足,血小板颗粒内容物与开放管道系统融合,完成血小板释放反应。

(三)血小板的细胞器和内容物

血小板有多种细胞器,最重要的是一些储存颗粒,如 α 颗粒、δ 颗粒(致密颗粒)和 λ 颗粒(溶酶体颗粒)。三种储存颗粒中含有大量蛋白质或非蛋白类的活性物质,参与血小板的各种生理活动,见表 21-2-2。

表 21-2-2 血小板储存颗粒及其内容物

致密颗粒	α 颗粒	溶酶体颗粒	胞质
ADP	β-血小板球蛋白(β-TG)	酸性水解酶	因子 XIIIa 亚基
ATP	血小板第 4 因子(PF$_4$)	β-半乳糖苷酶	血小板衍生内皮细胞生长因子(PDECGF)
5-HT	血小板衍生生长因子(PDGF)	β-葡萄糖醛酸酶	
Ca^{2+}	凝血酶敏感蛋白(TSP)	弹性硬蛋白酶	
抗纤溶酶	通透因子、杀菌因子	胶原酶	
焦磷酸盐	趋化因子、白蛋白	肝素酶	
	纤维蛋白原(Fg)、纤维连接蛋白(Fn)		
	因子 V、因子 XI、vWF		
	α$_1$-抗胰蛋白酶(α$_1$-AT)		
	α$_2$-巨球蛋白(α$_2$-M)		
	C$_1$-抑制剂(C$_1$-INH)		
	PAI-1、PS、HMWK		
	Vn、TGF-β		
	3 型结缔组织、活化肽		

1. α 颗粒

血小板中数量最多的是 α 颗粒,每个血小板中约有 100 个。α 颗粒是血小板中分泌蛋白质的主要储存部位。这些蛋白质对血小板行使其功能有重要意义。

(1)β-血小板球蛋白(β-thromboglobulin,β-TG)和血小板第 4 因子(platelet factor 4,PF$_4$):此两者都是血小板所特有的蛋白质,储存于 α 颗粒中。在血小板处于静息状态时,血浆中不存在这两种物质,但当血小板被激活时,它们从 α 颗粒中释放入血浆。因此,血浆中两种物质浓度增高可说明血小板被激活。β-TG 能抑制内皮细胞生成前列环素(PGI$_2$)。PF$_4$ 在 α 颗粒中被释放出来,能与肝素以高亲和力结合,并中和肝素的抗凝活性。PF$_4$ 还能与内皮细胞表面的硫酸乙酰肝素结合,减慢凝血酶的灭活过程而促进血栓形成。

在血小板处于静息状态时,P-选择素在 α 颗粒膜表面表达,血小板活化时 α 颗粒膜整合到细胞质膜上,使血小板表面表达 P-选择素,并可分泌入血。P-选择素主要介导血小板、内皮细胞与中性粒细胞、单核细胞的相互作用。血浆中或血小板膜上 P-选择素表达增高是血小板活化的表现。

(2)凝血酶敏感蛋白(thrombospondin,TSP):主要由巨核细胞生成,内皮细胞、成纤维细胞等也可少量合成。TSP 是 α 颗粒的主要糖蛋白,可促进血小板聚集,此外还可促进红细胞聚集,并可调节纤溶与细胞增殖。

（3）纤维连接蛋白（fibronectin，Fn）：α颗粒的成分之一，是一种广泛存在于体内多种细胞中的高分子量糖蛋白。未活化的血小板膜表面很少有Fn，当血小板活化后，Fn从α颗粒中释放并结合到膜表面，介导血小板对胶原的黏附反应。

2.致密颗粒

每个血小板中含4~8个致密颗粒。致密颗粒比α颗粒小，内容物电子密度高，主要包括ADP、ATP、5-HT和Ca^{2+}等。血小板中80%的ADP储存在致密颗粒中，血小板活化时从致密颗粒释放出大量的ADP，可介导血小板第二相聚集。

3.溶酶体颗粒

溶酶体颗粒是血小板的消化结构，在血小板中含量较低。溶酶体颗粒中含有10余种酸性水解酶（包括芳香族硫酸酯酶、β-N-乙酰氨基葡萄糖苷酶、β-甘油磷酸酶、β-葡萄糖醛酸酶和β-半乳糖苷酶等），也含有多种组织蛋白酶。

4.其他

除颗粒成分外，血小板中还有线粒体、糖原颗粒、过氧化物酶体、内质网、高尔基膜囊和小泡等结构。

（四）血小板特殊膜系统

1.开放管道系统（open canalicular system，OCS）

OCS是血小板膜表面向内凹陷形成的遍布于整个血小板胞内的管道系统。它是血小板与血浆物质交换的通道。在血小板释放反应中，颗粒内容物经OCS直接排至细胞外。

2.致密管道系统（dense tubular system，DTS）

DTS是不与外界相通的、散在分布于血小板胞质中的管道系统。DTS的膜由磷脂和GP等组成，并参与AA的代谢和前列腺素合成。DTS是Ca^{2+}的储存部位，其膜上的Ca^{2+}-Mg^{2+}-ATP酶（钙泵）能将DTS内的Ca^{2+}释放至血小板胞质中；也可将Ca^{2+}从胞质转送至DTS中，从而调控血小板收缩蛋白的收缩作用和血小板的释放反应。

二、血小板的活化

血小板的活化反应是指血小板激活后表现出的形态变化及黏附、聚集和释放反应等多种生理性改变的过程。血小板的止血作用和多种生理功能的基础是血小板的活化。循环血液中90%以上的血小板是静息的，这保证了健康人不会因血小板过度活化而引起血栓性疾病。若处于血栓前状态、发生了血栓性疾病或受到体内外多种因素的影响，血小板可迅速活化，发生形态改变，在释放出大量内容物（如α颗粒中释出PF_4和PGI_2）的同时，血小板表面也会表达一些特殊成分（如P-选择素等）。

（一）血小板活化的表现

1.血小板形态改变

活化的血小板由于骨架蛋白滑动会出现由静息状态的光滑双凸圆盘形状转变成多角形或多伪足形的活化状态。

2.血小板表面特殊蛋白的表达

血小板的某些糖蛋白如GPⅡb/Ⅲa受体和α颗粒膜上的P-选择素，在静息状态的血小板表面不表达或极少表达。当血小板活化时，α颗粒受刺激向血小板膜下聚拢，在将内容物释放出来的同时，α颗粒膜上的P-选择素也融合在血小板表面"外衣"上，使血小板表面表达P-选择素，因此P-选择素在血小板表面的表达已成为观察血小板活化的指标之一。GPⅡb/Ⅲa分子构象在血小板活化变形后发生改变，暴露出纤维蛋白原（Fg）的受体并与Fg结合，参与血小板聚集反应。

3.血浆中血小板特异性产物水平增高

血小板活化后，通过血小板释放反应，血浆中血小板特异性产物如β-TG、PF_4、TXB_2或P-选择素等水平明显增高。

(二)血小板活化的分子基础

1. 血小板收缩的分子基础

血小板变形是血小板活化的一种表现,其本质是血小板在活性物质作用下发生了骨架蛋白的收缩运动。目前认为人体内主要的血小板收缩变形激活剂有凝血酶、胶原、TXA_2、PAF、肾上腺素、ADP 和加压素(vasopressin)等,见表 21-2-3。主要作用机制是活性物质与各自在血小板表面的受体结合,通过激活磷脂酶 C(phospholipase C,PLC)、磷脂酰肌醇 3-激酶(phosphatidylinositol 3-kinase,PI3K)或抑制腺苷酸环化酶(adenylyl cyclase,AC),使骨架蛋白相互滑动而移位,从而使血小板收缩变形。

表 21-2-3 部分血小板收缩变形激活剂及其机制

名称	受体	受体物质	作用机制	每个血小板表面受体数
凝血酶	活化蛋白酶 1R 活化蛋白酶 4R	GPCR	PLC(+) PI3K(+)	2000
TXA_2	TXA_2R	GPCR	AC(−)	1000
肾上腺素	α_2R	GPCR	PLC(+)	300
PAF	PAFR	GPCR	AC(−)	200～2000
加压素	加压素 R	GPCR	PLC(+)	100
PGI_2	PGI_2R	GPCR	PLC(+)	
ADP	P_2Y_1 P_2X_1	GPCR 离子通道	AC(+) PLC(+) AC(−)	500～1000
胶原	$\alpha_2\beta_1$ GPVI GPIV	整合素 糖蛋白 糖蛋白	钙离子内流 PLC(+)	

2. 血小板表面物质表达基础

血小板活化可使某些蛋白质表达或表达量显著增多,如血小板表面 P-选择素,其表达可以证实血小板发生活化。表达 P-选择素的血小板既可与单核细胞连接,释放组织因子和激活凝血酶,还能诱导中性粒细胞向血栓形成部位移动,并加强 Fb 的沉积,表明了血小板在凝血中的重要作用。在血小板活化后,GPⅡb/Ⅲa 等的表达也明显增多。

三、血小板的代谢

血小板代谢是维持血小板正常结构和生理功能的基础,其中与血小板活化最为密切相关的是膜磷脂代谢。膜磷脂代谢中最主要的是 AA 代谢,是血小板止血作用的集中体现。当血小板被活化时,其胞质内的 Ca^{2+} 浓度升高,激活磷脂酶 A_2(phospholipase A_2,PLA_2)和磷脂酶 C。在 PLA_2 作用下,PC、PE 和 PI 分别释放出溶血 PC、溶血 PE 和溶血 PI,形成 AA。在环氧化酶作用下,AA 转变为前列腺素内过氧化物(PGG_2、PGH_2)。PGG_2 和 PGH_2 在血栓烷合成酶作用下生成 TXA_2,后者很快自发地转变为稳定而无活性的最终产物 TXB_2。TXA_2 是腺苷酸环化酶的重要抑制剂,使 cAMP 生成减少,从而促进血小板聚集和血管收缩。血管内皮细胞的 PGG_2 和 PGH_2 在 PGI_2 合成酶作用下转变成 PGI_2,后者很快自发地转变为稳定而无活性的最终产物 6-酮-$PGF_{1\alpha}$。PGI_2 是腺苷酸环化酶的重要兴奋剂,使 cAMP 生成增加,从而抑制血小板聚集和扩张血管。因此,TXA_2 和 PGI_2 在血小板和血管的相互作用中形成一对生理作用完全相反的调控系统,维持血小板和血管的正常生理功能。血小板中 AA 代谢过程见图 21-2-2。

此外,血小板膜磷脂在 PLA_2 的作用下脱去酰基变为溶血 PAF,后者在乙酰转移酶的作用下,利用乙酰辅酶 A 提供的乙酰基完成乙酰化,形成 PAF。PAF 的作用是促进血小板聚集、活化,参与炎症反应。

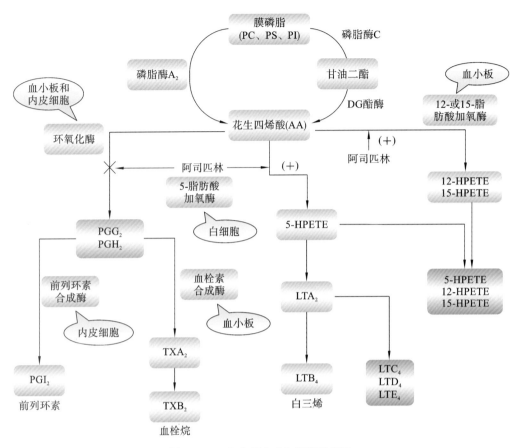

图 21-2-2　血小板中 AA 代谢示意图

四、血小板的止血功能

血小板在生理性止血、病理性血栓形成的过程中起着重要作用,见图 21-2-3。其止血功能包括血小板黏附、聚集、释放、促凝和血块收缩等,其中血小板黏附和释放处于中心环节。血小板的功能缺陷或异常是出血性疾病或血栓性疾病的重要病因之一。

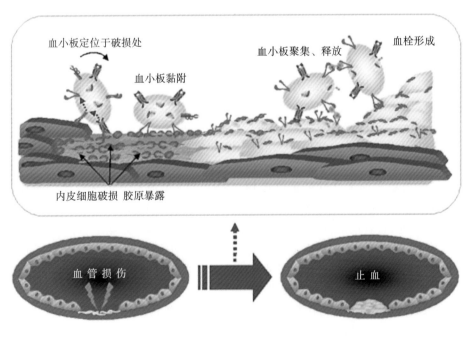

图 21-2-3　血小板止血模式图

（一）黏附功能

血小板黏附（adhesion）是指血小板黏附于血管内皮下成分或其他物质表面的能力。正常情况下，血小板在循环血液中相互之间并不黏附。血管破损后，血小板自身表面表达的多种糖蛋白受体，以 vWF 为中介，与内皮下胶原（特别是Ⅲ型胶原）、微纤维或基底膜黏附。首先 GPⅠb 借助 vWF 桥梁与胶原结合带动血小板在内皮上滚动，然后 GPⅡb/Ⅲa、GPⅥ 和 GPⅠa/Ⅱa 分别借助 vWF 或直接与胶原纤维结合，完成血小板黏附。参与血小板黏附的物质和相关受体见表 21-2-4。

表 21-2-4　参与血小板黏附的物质和相关受体

物质名称	受　　体
胶原	GPⅠa/Ⅱa，GPⅡb/Ⅲa，GPⅣ，GPⅥ
Fg	GPⅡb/Ⅲa
Fn	GPⅠc/Ⅱa，GPⅡb/Ⅲa
TSP	VnR，GPⅣ，整合素相关蛋白
Vn	VnR
vWF	GPⅠb/Ⅸ，GPⅡb/Ⅲa
Ln	GPⅠc/Ⅱa

（二）聚集功能

血小板聚集（aggregation）是指血小板与血小板之间相互黏附，聚集成团的特性。血小板聚集是形成血小板血栓的基础。血小板活化后，在血小板膜表面受体 GPⅡb/Ⅲa、血液中的 Fg 和 Ca^{2+} 的协同作用下可发生聚集反应。vWF、Fn 也可与 GPⅡb/Ⅲa 和 Ca^{2+} 或其他二价离子发生聚集反应。能够诱导血小板发生聚集的物质被称为血小板聚集诱导剂。按其作用的强度分为强诱导剂和弱诱导剂。强诱导剂（如凝血酶、胶原和血小板活化因子等）加入血小板悬液中，无论血小板是否发生聚集，均能产生不依赖 TXA_2 的分泌作用，所以阿司匹林不能抑制凝血酶诱导的血小板聚集。弱诱导剂包括 ADP、肾上腺素等，其诱导血小板聚集的机制主要是依赖 TXA_2 的形成而完成有限的颗粒内容物的分泌释放。血小板聚集是血小板进一步活化和参与二期止血、促进血液凝固的基础。

（三）释放反应

血小板释放反应是指在诱导剂的作用下，血小板将其储存颗粒（α 颗粒、δ 颗粒及 λ 颗粒等）中的内容物通过 OCS 释放到血小板外的过程。大部分血小板聚集诱导剂能诱导血小板的释放反应，释放反应所释放出的 ADP、TXA_2、5-HT、PAF、AA 代谢物等物质，又可进一步诱导和加强血小板聚集反应，形成正反馈作用，从而形成血小板血栓以封闭损伤的血管壁。同时，血小板也可释放黏附蛋白分子（如 Fg、Fn、vWF、凝血酶敏感蛋白等），进一步促进血小板黏附，使血小板与内膜下基质、血小板与血小板之间的相互黏附更加牢固。诱导血小板聚集和促释放反应的部分物质见表21-2-5。

表 21-2-5　诱导血小板聚集和促释放反应的部分物质

低分子物质	蛋白水解酶	颗粒或巨分子	凝集素
ADP	凝血酶	胶原	瑞斯托霉素
肾上腺素	胰蛋白酶	微纤维	牛因子Ⅷ
5-HT	蛇毒	病毒	酵母多糖
血管加压素	纤溶酶	免疫复合物	多聚赖氨酸

NOTE

低分子物质	蛋白水解酶	颗粒或巨分子	凝集素
花生四烯酸(AA)		IgG 聚集物	抗血小板抗体
PGG_2/PGH_2		乳胶颗粒	
TXA_2		内毒素	
PAF		细菌	
A23187		肿瘤细胞	

（四）血块收缩

血液凝固时，血小板位于纤维蛋白形成的网架结构中心，血小板活化后变形，其伪足连接在纤维蛋白网上，由于肌动蛋白细丝和肌球蛋白粗丝的相互滑动，伪足发生向心性收缩，纤维蛋白网束弯曲，将纤维蛋白网隙中的血清挤出，同时血凝块得以加固，有利于伤口的缩小和愈合。

（五）促凝作用

血小板活化后，膜磷脂 PF_3 从血小板膜内侧翻转到膜外侧，为凝血复合物的形成提供了磷脂催化表面，从而发挥促凝作用。另外，血小板活化所释放出的多种凝血因子（如凝血因子 XI、Fg 等）可加强局部的凝血作用。

血小板既是一期止血的重要物质，又参与了二期止血的各个环节，在止血和血栓形成过程中起重要作用。

第三节　血液凝固

血液凝固（coagulation）是凝血酶作用于纤维蛋白原使其生成纤维蛋白，使血液由液体状态转变为凝胶状态的过程。机体的凝血是由凝血系统、抗凝血系统和纤溶系统等共同参与的复杂的生理过程，正常生理状态下这些系统维持着动态平衡，血液在血管中维持着流动状态。当血管受损时特定的局部损伤部位快速形成血凝块。一旦这个平衡被打破，机体便会发生出血或血栓形成。

一、凝血因子的性质

目前研究表明，参加血液凝固的凝血因子（coagulable factor）至少有 14 个，包括 12 个经典的凝血因子以及 2 个激肽系统的因子，即激肽释放酶原（prekallikrein，PK）和高分子量激肽原（high molecular weight kininogen，HMWK 或 HK）。国际凝血因子命名委员会统一用罗马数字命名 12 个经典的凝血因子，即 I ～ XIII（因子 VI 是因子 V 的活化形式，已被废除）；IV 为钙离子（Ca^{2+}），其余均为蛋白质；除因子 III 存在于组织中外，其余均存在于新鲜血浆中。一般情况下，因子 I、II、III、IV 习惯沿用的名称分别为纤维蛋白原（Fg）、凝血酶原、组织因子（TF）、Ca^{2+}。凝血因子及其特性见表21-3-1。根据凝血因子的特性和作用可将其分为 4 组。

表 21-3-1　凝血因子及其特性

凝血因子	主要生成部位	生物半衰期/h	血浆浓度/(mg/L)	染色体	酶活性
I	肝细胞	90	2000～4000	4q23～q32	结构蛋白
II	肝细胞	60	200	11p11～q12	丝氨酸蛋白酶原
III	内皮细胞,白细胞		0	1p21～q22	辅因子
V	肝细胞,血小板	12	5～10	1q21～q25	辅因子

凝血因子	主要生成部位	生物半衰期/h	血浆浓度/(mg/L)	染色体	酶活性
Ⅶ	肝细胞	4～6	2	13q34	丝氨酸蛋白酶原
Ⅷ	肝脏单核-巨噬细胞	12	<10	Xq28	辅因子
Ⅸ	肝细胞	24	3～4	Xq27.1～q27.2	丝氨酸蛋白酶原
Ⅹ	肝细胞	30～40	6～8	13q34	丝氨酸蛋白酶原
Ⅺ	肝细胞	48～84	4	4q32～q35	丝氨酸蛋白酶原
Ⅻ	肝细胞	48～52	2.9	5q33	丝氨酸蛋白酶原
ⅩⅢ	血小板,肝细胞	240	2.5	6p24～p21	转谷氨酰胺酶原
PK	肝细胞	35	5.0～15	4q35	丝氨酸蛋白酶原
HMWK	肝细胞,血小板	144	7.0	3q26	辅因子

（一）依赖维生素 K 的凝血因子

依赖维生素 K 的凝血因子包括凝血因子 Ⅱ、Ⅶ、Ⅸ 和 Ⅹ。此组凝血因子为丝氨酸蛋白酶的前体,必须要通过蛋白酶切割活化才能呈现出酶的活性。其分子结构中末端有 9～12 个 γ-羧基谷氨酸（γ-carboxy-glutamic acid,γ-Gla）残基,位于各自因子的 N 末端。这组 γ-羧基谷氨酸残基必须依赖维生素 K 在因子合成的最后环节转接上去。如缺乏维生素 K 或上述 4 个因子 N 端无 γ-羧基谷氨酸,则无凝血活性,从而导致新生儿出血或获得性成人出血性疾病。

（二）接触激活因子

因子Ⅺ、因子Ⅻ、PK、HMWK 可以被液相物质（如凝血酶）和固相物质（表面带负电荷的物质）所激活,活化后的这些因子能够互相接触激活其他因子,并可参与纤维蛋白溶解系统和补体等系统的活化,被归类为接触因子。因子Ⅺ是丝氨酸蛋白酶前体酶原,有高分子激肽原、凝血酶原、血小板、因子Ⅻ及凝血酶等的结合位点。接触因子缺乏（因子Ⅺ除外）或活性减低,临床上一般没有出血表现,反而表现出不同程度的血栓形成倾向或纤溶活性下降。目前,人们普遍认为因子Ⅻ和 PK 并不是机体正常止血功能所必需的凝血因子,但它们参与涉及抗凝血、纤溶及激肽产生的炎症反应。

（三）对凝血酶敏感的凝血因子

因子Ⅰ（Fg）及因子Ⅴ、Ⅷ、ⅩⅢ有一个共同特点是对凝血酶敏感,或者说是凝血酶的作用底物。因子Ⅴ的酪氨酸硫化残基能提高其被凝血酶活化的敏感性。Fg 是一种大分子糖蛋白,其在凝血反应中被凝血酶转化成纤维蛋白多聚体。因子Ⅴ和因子Ⅷ在血浆中不稳定,分别作为因子Ⅹ和因子Ⅸ的辅因子参与凝血反应。因子ⅩⅢ是一种半胱氨酸转谷氨酰胺酶原,被凝血酶激活成为因子ⅩⅢa,后者使可溶性的纤维蛋白交联形成不溶性纤维蛋白多聚体。另外,因子Ⅱ和因子Ⅺ也可被凝血酶激活。

（四）其他凝血因子

其他凝血因子包括组织因子、Ca^{2+} 和 vWF 等。因子Ⅲ习惯上被称为组织因子（TF）,是表达于血管内皮细胞、单核细胞及其他组织细胞的跨膜糖蛋白,是健康人血浆中唯一不存在的凝血因子。其广泛存在于各种组织中,特别是脑、胎盘和肺组织中含量极为丰富。此外,单核-巨噬细胞和血管内皮细胞均可表达 TF。该因子在血管内皮受损时被释放到血液循环中,是血液凝固的始动因子。因子Ⅳ即 Ca^{2+} 可结合凝血因子的羧基端并改变其分子构象,暴露凝血因子与阴离子磷脂结合的部位,形成复合物,参与凝血。现已发现其他二价金属离子 Mg^{2+} 和 Zn^{2+} 也参与凝血。vWF 作为因子Ⅷ的保护性载体,保护因子Ⅷ不被破坏而顺利完成凝血过程,也有人将其归类为因子Ⅷ的辅因子。

NOTE

二、凝血因子功能

(一)凝血的活化

1. TF 的释放

TF 是一种跨膜糖蛋白,当其释放入血时,其 N 端位于胞膜外侧,是因子Ⅶ的受体,可与因子Ⅶ或因子Ⅶa结合,C 端插入胞质中,提供凝血反应的催化表面。

2. 因子Ⅶ的激活

(1)构型改变:被释放入血的 TF 与因子Ⅶ结合,导致因子Ⅶ的分子构型发生改变,活性部位暴露,成为活化因子Ⅶ(因子Ⅶa)。

(2)TF-Ⅶa-Ca^{2+}复合物形成:TF 与因子Ⅶ和 Ca^{2+} 结合形成 TF-Ⅶa-Ca^{2+} 复合物,后者可激活因子Ⅹ和Ⅸ,使内源性及外源性凝血途径相沟通,具有重要的生理和病理意义。从 TF 释放到 TF-Ⅶa-Ca^{2+}复合物形成的过程是体内最重要的凝血途径。

3. 因子Ⅻ的激活

在体外,因子Ⅻ是内源性凝血途径的始动因子,但其在体内可能不再(或者不主要)参与凝血。研究认为因子Ⅻ的激活已不再是体内凝血的一个环节,而对纤溶系统的激活起着更为重要的作用。因子Ⅻ的缺陷或因子Ⅻ体内活化的障碍都可能降低体内纤溶活性,导致血栓性疾病。但很多体外凝血试验仍沿用激活因子Ⅻ的方法。

(1)固相激活:因子Ⅻ可以被表面带负电荷的物质(如体内的胶原、微纤维、基底膜、长链脂肪酸等,或体外的玻璃、白陶土、硅藻土等)所激活。与上述物质接触后,因子Ⅻ的分子构型发生改变,活性部位暴露,因子Ⅻ活化(因子Ⅻa)。

(2)液相(酶类)激活:因子Ⅻ被激肽释放酶、纤溶酶、凝血酶、胰蛋白酶等液相物质所激活。

因子Ⅻa可激活因子Ⅺ和Ⅶ,并激活 PK 和纤溶酶原。

4. 因子Ⅺ的激活

在体外,因子Ⅺ可被负电荷物质激活的因子Ⅻa和激肽释放酶(kallikrein,KK)活化,参与凝血。但在体内,研究认为因子Ⅺ被凝血酶反激活,因子Ⅺ在体内血小板的表面被凝血酶激活是最可能的机制,因子Ⅺa是体内活化因子Ⅸ并参与凝血的"后补"因子,其更大的作用可能在于直接活化因子Ⅹ。目前研究认为,因子Ⅺa激活纤溶的作用大于激活因子Ⅸ,甚至超过因子Ⅻa对纤溶的激活作用。

5. PK 的激活

因子Ⅻa在辅因子 HMWK 的参与下水解 PK,形成 KK。该酶的活性中心在轻链区,重链区含有与高分子量激肽原结合的部位。KK 的作用是反馈激活因子Ⅻ,生成大量的Ⅻa,也可激活因子Ⅺ和Ⅶ,使纤溶酶原转变成纤溶酶,使 HMWK 转变成激肽。

6. HMWK 的作用

HMWK 为接触反应的辅因子,参与因子Ⅻ、Ⅺ的激活。生成的激肽有强烈舒张血管、增加血管通透性及降低血压的作用。

7. 因子Ⅸ的激活

因子Ⅸ可被因子Ⅺa和 TF-Ⅶa-Ca^{2+}复合物活化。因子Ⅸa与活化的血小板表面受体结合,以血小板第 3 因子(PF_3)为磷脂载体,与起始活化的因子Ⅷa结合形成复合物Ⅸa-Ⅷa-Ca^{2+}-PF_3。因子Ⅸa可被 AT 抑制。

8. 因子Ⅷ的作用

因子Ⅷ被起始凝血酶激活成因子Ⅷa,后者与因子Ⅸa、Ca^{2+} 和磷脂(PF_3)结合,形成Ⅸa-Ⅷa-Ca^{2+}-PF_3复合物,此复合物有激活因子Ⅹ的作用。

(二)凝血酶的生成

1. 凝血酶原酶的形成

(1)因子 X 的激活：在内源性 IXa-VIIIa-Ca^{2+}-PF$_3$ 复合物和外源性 TF-VIIa-Ca^{2+} 复合物的作用下，因子 X 重链上的精氨酸(51)-异亮氨酸(52)肽键断裂，从其 N 端释出一条小肽后，生成有活性的 α-Xa，再从其 C 端释出含 17 个氨基酸残基的小肽，使 α-Xa 转变成具有酶活性的 β-Xa。

(2)因子 V 的激活：在始动凝血酶的作用下，因子 V 转变成双链结构的因子 Va。因子 Va 为因子 Xa 的辅因子，在 Ca^{2+} 的参与下，在血小板表面结合形成 Xa-Va-Ca^{2+}-PF$_3$(磷脂)复合物，即凝血酶原酶(亦称凝血活酶)。

2. 凝血酶的生成

凝血酶原酶使单链凝血酶原分子上的精氨酸(274)-苏氨酸(275)肽键断裂，释放出凝血酶原片段 1 + 2 (prothrombin fragment land 2，F$_{1+2}$)，分子量为 33500，形成中间产物。凝血酶原酶又可使中间产物分子上的精氨酸(323)-异亮氨酸(324)肽键断裂，形成由 A 和 B 两条肽链组成的凝血酶，F$_{1+2}$ 受凝血酶自身水解作用而裂解为片段 1(F$_1$)和片段 2(F$_2$)。此途径为凝血酶原活化的生理途径。

(三)纤维蛋白形成

1. 纤维蛋白的形成

纤维蛋白原分子的三维空间由 6 条肽链形成 3 个球状区域，中央区称为 E 区，两侧的外周区称为 D 区。纤维蛋白的形成一般需要三个步骤。

(1)分解：纤维蛋白原在凝血酶作用下，其 α(A)链上精(16)-甘(17)键和纤维蛋白原的 β(B)链上精(14)-甘(15)键先后被裂解，分别释出纤维蛋白肽 A(fibrinopeptide A，FPA)和纤维蛋白肽 B(fibrinopeptide B，FPB)，纤维蛋白原分别转变成纤维蛋白 I (Fb-I)和纤维蛋白 II (Fb-II)，即纤维蛋白单体(fibrin monomer，FM)。

(2)聚合：纤维蛋白原释放 FPA 和 FPB 后，Fb-I 和/或 Fb-II 分子与其相应位点结合，形成纤维蛋白单体聚合物。这种聚合物以氢键聚合，很不稳定，可溶于 50 mol/L(30%)尿素或 1% 单氯(碘)醋酸溶液中，故称为可溶性 FM 聚合物(SFM)。

(3)凝固：SFM 在因子 XIIIa 和 Ca^{2+} 作用下，γ 链分子与 α 链之间以共价键(—CO—NH—)交联，形成不溶性 FM 聚合物，此即交联纤维蛋白。

2. 因子 XIII 的活化

在凝血酶和 Ca^{2+} 作用下，因子 XIII α$_2$ 链 N 端的精-甘键断裂，脱去两条分子量为 4000 的小肽，生成无活性的中间产物 α$_2'$β$_2$。然后在 Ca^{2+} 作用下，α$_2'$β$_2$ 发生解离，生成具有转酰胺酶(transamidase)活性的因子 XIIIa(α$_2'$)。β$_2$ 是 α$_2$ 的载体，无活性。因子 XIIIa 能使一个 FM 的侧链上的谷氨酰胺与另一个 FM 侧链上的赖氨酸之间形成 ε(γ 谷氨酰)赖氨酸。活化的因子 XIIIa 交联可溶性纤维蛋白并形成稳定纤维蛋白。XIIIa 也可结合纤溶酶抑制物-1、α$_2$-抗纤溶酶等交联至纤维蛋白网，保护纤维蛋白不被溶解。

三、凝血机制

1964 年 MacFarlane、Davies 和 Ratnoff 分别提出凝血机制的"瀑布学说"，使人们对凝血过程及其可能机制有了较为全面的了解，认识到凝血是一系列凝血因子相继酶解激活生成凝血酶形成纤维蛋白凝块的过程，见图 21-3-1。此过程一般分为内源性凝血途径和外源性凝血途径。两条途径的主要区别在于凝血启动因子、启动方式以及参与凝血反应的因子不同，结果形成两条不同的因子 X 激活通路。"瀑布学说"为理解体外条件下的血液凝固机制提供了合理的反应"模型"。但在体外条件下，生理性血液凝固过程中的有些问题无法用"瀑布学说"来解释。许多现象表明，体内的生理凝血机制显然不同于"瀑布"机制。例如作为接触激活的因子 XII、PK、HMWK 等缺乏可引起 APTT 明显延长，但绝大多数无出血的临床表现，说明这类蛋白并非体内维持止血所必需。先天性因子 XI

NOTE

缺乏患者出血一般较血友病患者轻,说明内源性途径不是激活因子Ⅸ的唯一途径;而因子Ⅶ缺乏却能引起严重出血,提示凝血主要是通过外源性途径完成,因子Ⅸ的激活应该有一个替代途径。1977年 Osterud 和 Rapaport 发现Ⅶa-TF 除能激活因子Ⅹ外,还能激活因子Ⅸ,说明两条凝血途径并不是各自完全独立,而是相互密切联系的。

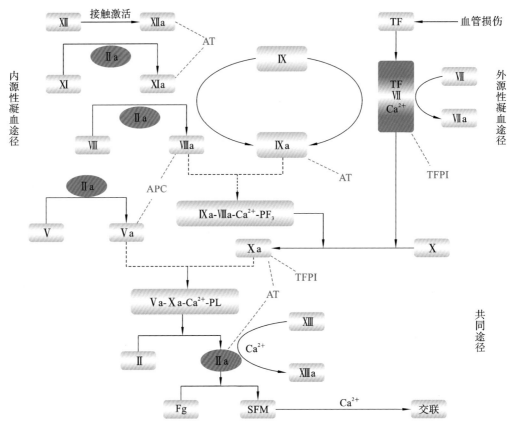

图 21-3-1　血液凝固过程模型

(一)传统的凝血机制

1. 外源性凝血途径(extrinsic coagulation pathway)

外源性凝血途径是指从 TF 释放入血到因子Ⅹ被活化的过程。传统理论认为参与凝血的起始因子 TF 由血管外的组织(包括组织液、血管内皮细胞)提供。后研究发现,血液中单核细胞、粒细胞和一些肿瘤细胞也释放表达 TF 等。生理情况下,TF 并不与血液接触,当组织损伤、血管内皮细胞和单核细胞等受到细菌内毒素、免疫复合物、TNF、IL-1 等因素刺激时,TF 释放入血或表达于细胞表面,使血液中因子Ⅶ活化并与之形成 TF-Ⅶa 复合物,进而激活因子Ⅹ、Ⅱ,最终形成纤维蛋白。该途径是体内凝血的主要途径,也是发生血栓等病理改变的主要原因之一。同时 TF-Ⅶa 复合物又能激活因子Ⅸ,使内源性凝血途径和外源性凝血途径联系在一起。

2. 内源性凝血途径(intrinsic coagulation pathway)

内源性凝血途径指从因子Ⅻ的激活到因子Ⅹ被活化的过程。凝血启动因子Ⅻ及其他参与该途径的凝血因子全部来自血管内。在体外,该途径通常是由带负电荷的异物表面(如玻璃、白陶土等)接触启动。但在体内,因子Ⅻ由受损血管暴露的胶原蛋白接触激活而启动。因子Ⅻa 在 HMWK 的辅助下,裂解 PK 形成 KK,KK 再激活因子Ⅻ和Ⅺ,实现因子激活的正反馈放大过程。因子Ⅻa 激活因子Ⅺ,在 Ca²⁺ 存在的条件下,因子Ⅺa 激活因子Ⅸ。因子Ⅸa 与血小板上的受体以及血小板表面的因子Ⅷa 结合,以血小板磷脂酰丝氨酸外转形成的 PF₃ 为磷脂载体,在 Ca²⁺ 的参与下形成Ⅸa-Ⅷa-Ca²⁺-PF₃复合物,该复合物激活因子Ⅹ、Ⅱ,最终形成纤维蛋白。这一途径在体内已不再是主要的凝血途径。因子Ⅸ除了可被因子Ⅺa 激活外,还可以被 TF-Ⅶa 复合物激活,从而使内源性凝

NOTE

350

血途径与外源性凝血途径相互沟通。通常体外血液循环、体内血管支架、心脏人工瓣膜等手术可因负电荷物质持续激活因子ⅩⅡ而激活内源性凝血系统,应注意预防血栓形成。

3. 共同凝血途径(common coagulation pathway)

共同凝血途径是指因子Ⅹ被激活到纤维蛋白形成的过程,实际上是内、外源性凝血系统共同的凝血阶段。其包括凝血酶原酶的生成、凝血酶的生成和纤维蛋白的形成。

(1)凝血酶原的激活:因子Ⅹ被激活,在Ca^{2+}和因子Ⅴa共同参与下,在磷脂(PF_3和其他磷脂)表面形成Ⅴa-Ⅹa-Ca^{2+}-磷脂复合物,激活凝血酶原形成凝血酶。凝血酶是凝血暴发的中心因子,一旦有少量凝血酶形成,其正反馈激活凝血酶敏感因子Ⅴ、Ⅷ、ⅩⅢ和纤维蛋白原,同时也激活因子Ⅺ、Ⅸ、Ⅹ和血小板等,使凝血"瀑布"暴发。

(2)纤维蛋白的形成:纤维蛋白原被凝血酶裂解,释放FPA和FPB后形成纤维蛋白单体,自行聚合形成可溶性纤维蛋白,再通过因子ⅩⅢa的交联作用,形成稳定的纤维蛋白。

(二)基于细胞的凝血模型

多年来,传统的凝血机制一直被定义为含有两条截然不同的启动途径,即内源性和外源性途径。但是近年的研究发现,这两条途径在机体内并非平行和独立地起作用。外源性途径的TF-Ⅶa复合物可以活化两个系统,证明内源性和外源性途径是彼此密切相关的。在此基础上提出以细胞为基础的凝血机制模型。与传统的凝血级联反应不同,基于细胞的凝血模型包含了直接参与止血过程的细胞(如含有组织因子的细胞和血小板)与凝血因子之间相互作用,更准确地反映了参与血凝块形成过程中的细胞活性及凝血蛋白之间的相互作用。基于细胞的凝血模型的凝血过程分为凝血启动和凝血放大两个阶段。

健康人体血液中存在极少量的凝血活化因子和活化肽,处于一个低水平的活化状态,即基础凝血,但并不导致血栓形成。只有当受损血管内皮细胞表面或附近产生足够量的TF,凝血才被启动。一旦受损部位细胞膜表面表达TF,即与血液中的因子Ⅶa形成TF-Ⅶa复合物,激活的因子Ⅹ与基础凝血中的因子Ⅴa形成复合物Ⅹa-Ⅴa,激活凝血酶原。凝血启动初期,在极短的时间内形成的痕量凝血酶虽不足以使纤维蛋白原转变为纤维蛋白而形成血栓,但此凝血酶可正反馈激活凝血酶敏感因子;通过自激活及激活其他凝血因子和血小板,产生足量凝血酶,从而及时暴发式生成大量的凝血酶而使凝血过程放大,最终在受损内皮细胞表面形成纤维蛋白凝块。

凝血酶虽然是凝血暴发的中心因子,但也可能多方面参与凝血、抗凝、纤溶和纤溶抑制的网络调控。如可反馈激活因子ⅩⅡ、Ⅺ,参与纤溶;与TM结合参与抗凝;激活TAFI,参与纤溶抑制等。由此可以解释为何先天性凝血酶原缺陷的患者,临床出血症状比血友病患者轻。研究认为由凝血酶反馈激活的因子Ⅺa可能参与"后补"凝血过程,这可以作为先天性因子Ⅺ缺陷的患者临床出血症状比血友病患者轻的原因。也有研究认为被凝血酶激活的因子Ⅺa更有可能加强PAI-1和激活TAFI参与纤溶抑制,所以先天性凝血因子Ⅺ缺陷的患者临床出血的原因可能是局部纤溶增强。

(任伟宏)

第四节 抗凝血系统

在正常生理状态下,机体凝血系统有低水平的活性,但因生理水平的细胞和体液抗凝机制存在,凝血与抗凝血处于低水平动态平衡。二者的动态平衡是机体保持正常止血的关键。抗凝血系统包括细胞抗凝和体液抗凝。细胞抗凝主要包括血管内皮细胞合成分泌抗凝物质,光滑内皮阻止血小板的黏附活化,以及单核-巨噬细胞对活化凝血因子的清除作用等。体液抗凝主要通过抑制凝血反应的抗凝蛋白起作用。抗凝物质主要包括抗凝血酶(antithrombin,AT)、蛋白C系统、组织因子途径抑制物(tissue factor pathway inhibitor,TFPI)、α_2-纤溶抑制酶(α_2-antiplasmin,α_2-AP)和

α₂-巨球蛋白(α_2-macroglobulin,α_2-MG)、蛋白 Z(protein Z,PZ)和蛋白 Z 依赖的蛋白酶抑制物(protein Z-dependent protease inhibitor,ZPI)、α_1-抗胰蛋白酶(α_1-antitrypsin,α_1-AT)等。主要抗凝物质及其功能见表 21-4-1。

表 21-4-1 主要抗凝物质及其功能

抗凝物质	主要产生部位	主要灭活凝血因子	抗凝机制
AT	肝细胞、内皮细胞	Ⅱa、Ⅶa、Ⅸa、Ⅹa、Ⅻa	丝氨酸蛋白酶抑制物
蛋白 C 系统		Ⅴa、Ⅷa	
TM	内皮细胞		凝血酶/蛋白 C 受体
PC	肝细胞		抗凝血蛋白酶
PS	肝细胞、内皮细胞、血小板		APC 辅因子
EPCR	内皮细胞		蛋白 C/APC 受体
TFPI	内皮细胞、血小板、单核细胞	Ⅹa、TF/Ⅶa	蛋白酶抑制物
α₂-MG	单核细胞、巨噬细胞、内皮细胞	Ⅱa	蛋白酶抑制物

一、抗凝血酶

(一)与抗凝功能相关的分子结构特点

抗凝血酶(antithrombin,AT)是一种分子量为 58000 的糖蛋白,主要由肝细胞合成,AT 前体经修饰释放出 32 个氨基酸后成为含 432 个氨基酸的可分泌蛋白。AT 有两个功能区:氨基端的肝素结合区和羧基端的凝血酶结合区。凝血酶结合区位于反应中心环的羧基端精氨酸(393)-丝氨酸(394)处,结合肝素的残基主要位于氨基端多肽和 D 螺旋上。AT 通过精氨酸残基位点与丝氨酸蛋白酶结合后裂解并引起 AT 变构,反应中心环的表面暴露,成为目标蛋白酶的"自杀"底物,从而形成 AT 与酶的 1:1 复合物。这种不可逆性的共价结合可被肝素或硫酸乙酰肝素(heparin sulfate)大大加强,从而使这种抑制作用得到增强。

(二)抗凝血机制

AT 属丝氨酸蛋白酶抑制物(serpin)超家族,是凝血酶的主要抑制物,是最重要的抗凝因子。AT 可以中和凝血途径的丝氨酸蛋白酶,如凝血酶、因子Ⅹa、因子Ⅸa、因子Ⅺa 和因子Ⅻa 等。AT 与其他丝氨酸蛋白酶抑制物如 α_1-AT、α_1-AP、肝素辅因子Ⅱ(heparin cofactor Ⅱ,HC-Ⅱ)、纤溶酶原激活物抑制物等在氨基酸序列结构上具有同源性。AT 的抑酶谱很广,它以相同的作用机制抑制因子Ⅱa、Ⅴa、Ⅸa、Ⅹa、Ⅺa、Ⅻa 以及纤溶酶、胰蛋白酶、激肽释放酶等。这些凝血因子的活性中心均含有丝氨酸残基,都属于丝氨酸蛋白酶。AT 中的精氨酸残基与凝血因子(Ⅱa、Ⅶa、Ⅸa、Ⅹa、Ⅺa、Ⅻa)中丝氨酸残基结合,"封闭"凝血因子的活性中心而使其失活。

肝素(heparin,Hep)是一种酸性黏多糖,主要由肥大细胞和嗜碱性粒细胞产生,在机体内外都具有抗凝作用。肝素与 AT 中的赖氨酸残基结合而变构,变构的 AT 与凝血酶结合得更快、更稳定,能使凝血酶立即失活,对凝血酶的灭活能力占所有抗凝因子的 70%~80%。当 AT 与丝氨酸蛋白酶结合后,肝素可从复合物中重新解离释放,再与其他游离的 AT 结合,继续发挥其抗凝作用。有实验证明 AT-肝素(AT-H)还可以有效灭活 TF-Ⅶa。

AT 还可灭活参与抗凝的丝氨酸蛋白酶 APC;灭活参与纤溶的丝氨酸蛋白酶 PL、Ⅺa、Ⅻa、KK、t-PA、u-PA,以调节、平衡抗凝和纤溶。

二、蛋白 C 系统

蛋白 C 系统包括蛋白 C(protein C,PC)、蛋白 S(protein S,PS)、血栓调节蛋白(thrombomodulin,TM)和内皮细胞蛋白 C 受体(endothelial protein C receptor,EPCR)。其中 PC

NOTE

和 PS 均是依赖维生素 K 的丝氨酸蛋白酶因子。

(一)与抗凝功能相关的分子结构特点

1. PC

1976 年,Stenflo 从牛血浆中分离出一种依赖维生素 K 的蛋白质,因在离子交换层析中属第三洗脱峰,故称为 PC。人类 *PC* 基因位于第 2 号染色体(2q13~14)上,长 11 kb,由 9 个外显子和 8 个内含子组成。PC 由肝细胞合成,是一种维生素 K 依赖性糖蛋白,血浆含量为 2~6 mg/L。分子结构中含有 γ 羧基谷氨酸区(Gla 区)、内皮生长因子样区(EGF 区)及丝氨酸蛋白酶活性区段。其中 PC 依赖维生素 K 涉及 Gla 区,而唯一的 Ca^{2+} 结合点位于 EGF 区。具有抗凝活性的 PC 与其他依赖维生素 K 的凝血因子的不同之处在于 PC 重链 54 位的氨基酸是缬氨酸而非丙氨酸。

2. PS

此蛋白是由 Discipio 于 1977 年在美国 Seattle 分离成功的,故称蛋白 S。人类 *PS* 基因位于第 3 号染色体上,其 cDNA 长 1.8 kb,由 15 个外显子和 14 个内含子组成。PS 由肝细胞合成,是一种单链糖蛋白,是依赖维生素 K 的蛋白质中碱性最强的丝氨酸蛋白酶因子。人类 PS 有 10 个 Gla 残基,此外分子中还有 1 个很短的凝血酶敏感区和 4 个 EGF 样结构。内皮细胞表面及血小板的 α 颗粒中也存在 PS。

3. TM

人类 *TM* 基因位于第 20 号染色体上,长 3.7 kb,无内含子。TM 是单链糖蛋白,与 PC 分子具有同源性,凝血酶的结合点位于 EGF 区。TM 存在于除脑血管外的所有血管内皮细胞中,还存在于淋巴管内皮细胞、成骨细胞、血小板、原始巨核细胞及血液循环的单核细胞中。TM 与凝血酶结合后可加速 PC 的活化。

4. EPCR

人类 *EPCR* 基因位于第 20 号染色体上,长 6 kb,由 4 个外显子和 3 个内含子组成,是一种单链糖蛋白,主要分布于大血管表面。

(二)抗凝血机制

蛋白 C 系统是微循环抗血栓形成的主要调节物质,以酶原形式存在于血浆中。蛋白 C 系统的活化随着凝血酶的产生并与内皮细胞表面的 TM 形成复合物而启动。TM 具有广谱的丝氨酸蛋白酶抑制物特性,可灭活因子Ⅱa、Ⅶa、Ⅸa、Ⅹa、Ⅺa、Ⅻa。TM 在血管内皮细胞表面与凝血酶结合形成 1∶1 复合物。若内皮细胞表达了 EPCR,EPCR 即可结合 PC,在 EPCR 辅助下,以酶原形式存在的 PC 被水解为 12 个氨基酸的多肽。蛋白 C 肽(protein C peptide,PCP)形成活化的蛋白 C(activated protein C,APC)。凝血酶-TM 复合物使凝血酶发生构象变化从而迅速激活 PC,还能部分抑制凝血酶的促凝活性。TM 也具有一定的与抗凝作用相反的抗纤溶作用,TM 与凝血酶结合促进凝血酶活化 TAFI 而抑制纤溶。TM 还可以促进凝血酶分解前尿激酶,抑制纤维蛋白溶解。PS 作为辅因子加速 PC 的活化并协同 APC 发挥抗凝作用。PS 可以直接灭活因子Ⅹa、Ⅴa,从而影响凝血酶的生成。蛋白 C 系统抗凝血作用见图 21-4-1。

APC 的主要作用:①灭活因子Ⅴa、Ⅷa,抑制凝血;②限制因子Ⅹa 与血小板结合,没有血小板膜磷脂载体,Ⅹa-Ⅴa 中的Ⅹa 极易漂移并被 TFPI 灭活,从而减弱Ⅹa 激活凝血酶原的作用;③增加 AT 与凝血酶的结合,加强抗凝;④增强纤维蛋白溶解:APC 刺激内皮细胞纤溶酶原激活物(如 t-PA)的释放,灭活纤溶酶原激活物抑制物。

α_2-纤溶抑制酶、α_1-抗胰蛋白酶、α_2-巨球蛋白和纤溶酶原激活物抑制物-3(plasminogen activator inhibitor-3,PAI-3)等可灭活 APC。若上述物质缺乏,尤其是纤溶酶原激活物抑制物-3 缺乏,可导致因子Ⅴa 和Ⅷa 的减少而引起严重出血。以往研究认为蛋白 C 抑制物(protein C inhibitor,PCI)归于蛋白 C 系统,是因为 PCI 具有调节蛋白 C 系统(包括 APC)的作用。后续研究发现,PCI 实质上就是纤溶酶原激活物抑制物-3,具有广谱的蛋白酶抑制作用,可灭活因子 t-PA、u-PA、Ⅻa、Ⅺa、KK、PL,从而抑制纤溶。此后,PCI 不再归为蛋白 C 系统。

NOTE

353

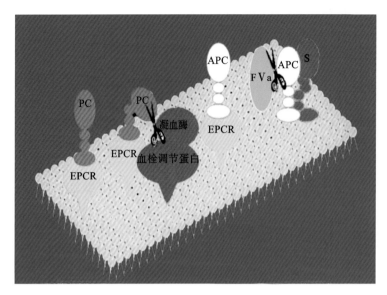

图 21-4-1　蛋白 C 系统抗凝血作用模式图

虽然因子 V 或 Ⅷ 的基因突变所导致的 APC 切割点氨基酸突变不影响凝血活性,但使 APC 的灭活发生了抵抗,导致血栓形成。这种 APC 抵抗(APC resistance,APCR)最具代表性的是 Dahlback 报道的因子 V Leiden 突变,即因子 V 第 506 位精氨酸被谷氨酰胺替代。

三、组织因子途径抑制物

组织因子途径抑制物(tissue factor pathway inhibitor,TFPI)为外源性凝血途径抑制物,是一种与脂蛋白结合的生理性丝氨酸蛋白酶抑制物。其主要作用是调节 TF-Ⅶa 参与凝血,是非常重要的生理性抗凝血蛋白,并且直接参与血液凝固的过程。

（一）与抗凝功能相关的分子结构特点

TFPI 是一种单链糖蛋白,基因定位于第 2 号染色体($2q31\sim31.1$),基因长 1.4 kb,分为 $5'$ 非编码区、开放阅读框(912 bp)和 $3'$ 非编码区。血管内皮细胞是 TFPI 的主要合成场所,平滑肌细胞和巨核细胞也可合成。经过磷酸化和糖基化修饰的成熟分子包含 276 个氨基酸残基,氨基末端为带负电的酸性区,中央为 3 个 Kunitz 结构的功能区,羧基末端为带正电的碱性区。由于能结合脂蛋白,血浆 TFPI 的分子量不尽相同。其血浆含量为 $54\sim142\ \mu g/L$。

（二）抗凝血机制

TFPI 是一种 Kunitz 型蛋白酶抑制剂,有 3 个呈串联排列的抑制区(K1,K2 和 K3),TFPI 通过 K2 区抑制因子 Xa 的活性,通过 K1 区抑制 Ⅶa-TF 复合物的活性,凝血酶可通过裂解 TFPI 的 3 个肽键而降低其抑制活性。

TFPI 分子的第 3 个 Kunitz 结构域结合因子 Xa,形成 1∶1 复合物直接抑制因子 Xa,发挥抗凝血活性。这一过程不需要 Ca^{2+} 参与。研究表明,形成的 TFPI-Xa 复合物在 Ca^{2+} 存在下再与 Ⅶa-TF 复合物形成四聚体复合物,抑制 Ⅶa-TF 复合物的凝血活性,在这种结合中,因子 Xa 富含 γ 羧基谷氨酸区(Gla 区)是不可缺少的,这是 Ca^{2+} 的结合位点。因子 Ⅶa 很稳定,即使肝素存在,AT 灭活 Ⅶa 的速度也很缓慢。研究证明,缺失 N 端的因子 Xa 尽管仍可被 TFPI 抑制,但由此形成的 Ⅶa-TF 四聚体复合物不被 TFPI 抑制。研究发现重组人 TFPI1-161 在治疗兔颈静脉血栓时,有着与肝素同样的效力,但出血等不良反应明显减少。因此,TFPI 有望取代肝素应用于术后深静脉血栓形成(deep venous thrombosis,DVT)的预防和治疗。

四、蛋白 Z 和蛋白 Z 依赖的蛋白酶抑制物

蛋白 Z(PZ)和蛋白 Z 依赖的蛋白酶抑制物(ZPI)是近年来发现的两种抗凝血物质,均属于丝氨

酸蛋白酶抑制剂,PZ和ZPI的缺陷可导致血栓形成。

(一)与抗凝功能相关的分子结构特点

PZ由肝脏合成后分泌入循环血液中,血中浓度为$0.6 \sim 5.7$ mg/L。PZ是一种维生素K依赖的糖蛋白,与其他维生素K依赖的因子一样具有Gla残基,在结构上与因子Ⅶ、Ⅸ、Ⅹ和PC极为相似。凝血酶可以与PZ结合,也可以将其裂解。

ZPI是一种丝氨酸蛋白酶,由肝脏合成分泌。ZPI在血液凝固或血栓形成时会大量消耗。

(二)抗凝血机制

将血浆或者因子Ⅹa与PZ孵育后,因子Ⅹ活性会明显下降。这种作用在磷脂和Ca^{2+}存在时更加明显,这种现象可以解释为PZ与因子Ⅹa在磷脂表面存在一种反应,而这种反应的结果是使因子Ⅹa失活。在以后的研究中进一步证实,ZPI在PZ的协助下,可形成Ⅹa-ZPI-PZ复合物而使因子Ⅹa在1 min内失去95%以上的凝血活性。

与PZ抑制因子Ⅹa一样,ZPI也有抑制凝血因子Ⅹa的作用,在Ca^{2+}和磷脂存在时,作用同样可大大加强。作为丝氨酸蛋白酶的ZPI能与因子Ⅹa和因子Ⅺa结合并将之灭活,但不能抑制凝血因子Ⅱa、Ⅶa、Ⅸa、Ⅻa、KK、t-PA、u-PA、APC和纤溶酶等的活性,这一特点与其他丝氨酸蛋白酶的作用有区别。目前重组ZPI已开始用于临床研究,将对血液凝固的调节发挥越来越重要的作用。

五、其他抗凝物质

1. α_2-巨球蛋白

α_2-巨球蛋白(α_2-macroglobulin,α_2-MG)是由肝脏和巨噬细胞合成的一种大分子糖蛋白,分子质量为725 kD,血浆中含量为2500 mg/L,其抗凝能力约占血浆所有抗凝因子的25%。α_2-MG为广谱蛋白酶抑制剂,通过巨大分子产生的空间位阻效应阻止凝血酶等丝氨酸蛋白酶与其底物的结合,从而抑制凝血。α_2-MG与C_1补体抑制物共同抑制90%的KK的活性,也具有抑制纤溶的功能。

2. α_1-抗胰蛋白酶

α_1-抗胰蛋白酶为由肝脏合成的单链糖蛋白,分子质量为55 kD,血浆含量为$2.5 \sim 3$ g/L。其作用较广,对因子Ⅹa有较强的灭活作用,对KK和PL也有抑制作用。

3. α_2-纤溶抑制酶

α_2-纤溶抑制酶为由肝脏合成的单链糖蛋白,灭活以丝氨酸为活性中心的因子Ⅹa、Ⅺa、Ⅻa等。但其主要作用是灭活KK和PL,也可抑制纤溶。

第五节 纤维蛋白溶解系统

纤维蛋白溶解系统(fibrinolytic system)简称纤溶系统(又称纤溶酶系统),是指纤溶酶原在特异性激活物的作用下转化为纤溶酶(plasmin,PL),降解纤维蛋白(原)和其他蛋白质的系统。纤溶系统的主要功能是使体内产生的纤维蛋白凝块随时得到清除,防止血栓形成或使已形成的血栓溶解,使血流恢复通畅,在健康人体内具有重要生理功能。纤溶过程与凝血过程相互制约,不断有纤维蛋白形成,又不断被纤溶系统溶解,处于动态平衡,以维持正常的止血功能。

一、纤溶系统的组成及功能

纤溶系统由纤溶酶原、纤溶酶、纤溶酶原激活物和相应的纤溶抑制物组成。纤溶是一系列蛋白酶催化的连锁反应,参与纤溶的大多数蛋白酶属于丝氨酸蛋白酶。这些蛋白酶均有其相应的抑制物,即丝氨酸蛋白酶抑制物(serine protease inhibitor,serpin)。

(一)纤溶酶原

纤溶酶原(plasminogen,PLG)的基因位于第6号染色体q26~q27,长53.5 kb,有19个外显

NOTE

子、18 个内含子。PLG 主要由肝脏产生,也存在于其他细胞和大多数细胞外组织中,是一种分子质量约为 92 kD 的单链糖蛋白,含 791 个氨基酸、24 个二硫键。电泳处于 β-球蛋白区,其基本结构是一个环饼状链。PLG 主要由肝脏合成后分泌入血,以无纤溶活性的酶原形式存在于血液中,其血浆浓度为 200 mg/L,半衰期约为 2 天。天然纤溶酶原的 N 端是谷氨酸,故称为谷氨酸纤溶酶原,在少量纤溶酶的作用下,N 端裂解掉一个短肽,露出赖氨酸残端而形成赖氨酸纤溶酶原。赖氨酸纤溶酶原被激活物激活的效率极高,同时与纤维蛋白的亲和力较高,因而能较迅速地转变为赖氨酸纤溶酶,起到更有效的纤溶作用。纤溶酶原很容易被其作用底物纤维蛋白所吸附,形成纤维蛋白-纤溶酶原复合物。当血液凝固时,纤溶酶原在各种纤溶酶原激活物(t-PA 或 u-PA)的作用下转变成有纤溶活性的双链结构丝氨酸蛋白水解酶即纤溶酶而发挥作用,促使血栓溶解。

(二)纤溶酶

纤溶酶(plasmin,PL)是由 PLG 经纤溶酶原激活物作用后活化、裂解所产生的。纤溶酶由 2 条肽链组成,重链分子质量为 49 kD,轻链为 26 kD,由二硫键连接,酶活性中心在轻链。PL 是一种丝氨酸蛋白酶,具有胰蛋白酶样作用,主要功能如下:①降解纤维蛋白原和纤维蛋白;②水解各种凝血因子(如因子 Ⅱ、Ⅴ、Ⅶ、Ⅹ、Ⅺ、Ⅻ)、血浆蛋白和补体;③将单链 t-PA、单链 u-PA 转变为双链 t-PA、双链 u-PA;④将谷氨酸纤溶酶原转变为赖氨酸纤溶酶原;⑤降解血小板 GPⅠb,GPⅡb/Ⅲa;⑥激活转化生长因子 β(TGF-β),降解纤维连接蛋白、凝血酶敏感蛋白等各种蛋白质。

(三)纤溶酶原激活物

1.组织型纤溶酶原激活物(t-PA)

t-PA 是一种分子质量为 68 kD 的单链糖蛋白,属丝氨酸蛋白酶。t-PA 基因位于第 8 号染色体 p11～q11.2,全长约 37.2 kb,有 14 个外显子,由 530 个氨基酸残基组成。t-PA 主要由血管内皮细胞合成和释放,间皮细胞和造血系统的其他细胞,如巨核细胞和单核细胞也能合成 t-PA。t-PA 分泌出细胞时,t-PA 呈单链(sct-PA),但很容易被纤溶酶在精氨酸(275)-异亮氨酸(276)处裂解,形成由—S—S—相连的双链 t-PA(tct-PA),其中轻链为丝氨酸蛋白酶的活性中心。t-PA 在胰腺、肺、子宫、肾上腺、前列腺和甲状腺等组织中含量高,健康人血浆浓度仅为 $2\sim5\ \mu g/L$,半衰期较短,为 $4\sim5\ min$。

t-PA 的主要功能是将纤溶酶原精氨酸(561)-缬氨酸(562)处的肽键裂解,使其激活为具有活性的纤溶酶。单链和双链的 t-PA 都具有此活性。单链型 t-PA 与纤维蛋白的亲和力比双链型高,而双链型 t-PA 对纤溶酶原的激活能力比单链型强,且被 PAI-1 灭活快。游离状态的 t-PA 与 PLG 的亲和力低,只有在 t-PA、PLG 和纤维蛋白三者形成复合体后,才能有效地激活 PLG 转变成 PL,从而使纤维蛋白凝块溶解。运动可使大量的 t-PA 释放入血液,但是在没有纤维蛋白存在时,PLG 处于游离状态,不能形成 t-PA-PLG-纤维蛋白复合物,PLG 不能被激活,也就不能产生纤溶酶。因此在生理情况下,t-PA 和纤溶酶原虽共同存在于血浆中,但不相互作用。

2.尿激酶型纤溶酶原激活物(u-PA)

u-PA 是一种单链糖蛋白,又称为单链 u-PA(scu-PA),属丝氨酸蛋白酶。其基因位于染色体 10q24,全长约 6.4 kb,含有 11 个外显子。u-PA 主要由肾小管上皮细胞和血管内皮细胞产生,血浆中含量极低,一般不超过 100 pmol/L。

尿激酶以前尿激酶(Pro-UK)的形式存在,前尿激酶有两种形式,分别为单链尿激酶(scu-PA)和双链尿激酶(tcu-PA)。scu-PA 是一种分子质量为 54 kD 的糖蛋白,含 411 个氨基酸、11 个二硫键、24 个半胱氨酸,其结构组成可分为 4 个区,依次为上皮生长因子区、环状结构区(K 区)、连接区和丝氨酸蛋白酶区,其中丝氨酸蛋白酶区是 scu-PA 作用的活性中心。少量的纤溶酶和激肽释放酶可使单链 u-PA 裂解成双链 u-PA。

尿激酶的主要功能是可以直接激活纤溶酶原,其激活纤溶的过程迅速,且不依赖于纤维蛋白。两种尿激酶均可直接激活纤溶酶原,scu-PA 对纤溶系统的激活作用较 tcu-PA 弱,但 scu-PA 对纤溶酶原具有高度亲和力,当有少量纤维蛋白存在时,scu-PA 对纤溶系统的激活作用明显高于 tcu-PA。

（四）纤溶抑制物

1. 纤溶酶原激活物抑制物（PAI）

PAI 主要有两种，一种为血管内皮细胞型 PAI，即 PAI-1；另一种为胎盘型 PAI，即 PAI-2。其中以 PAI-1 最为重要。

PAI-1 是一种单链糖蛋白，其编码基因长 12.2 kb，分子质量为 52 kD，基因位于染色体 7q21.3~q22，有 9 个外显子、8 个内含子。血浆中的 PAI-1 主要由血管内皮细胞产生，平滑肌细胞、巨核细胞也可生成。大部分 PAI-1 储存在血小板 α 颗粒中。PAI-1 的主要功能有以下两个方面，一是与 t-PA 或 u-PA 形成复合物使它们失去活性；二是抑制凝血酶、因子 Xa、因子 $XIIa$、激肽释放酶和 APC 的活性。

PAI-2 主要来源于胎盘的滋养层上皮细胞，单核-巨噬细胞也可合成。健康人血浆中 PAI-2 含量极低，一般低于 5 $\mu g/L$。在妊娠早期开始出现，继而不断增高，产后迅速减少或消失，可能与妊娠高凝状态有关。PAI-2 有两种类型，一种分子质量为 46 kD，为非糖基化型，主要存在于细胞内；另一种分子质量为 70 kD，为糖基化型，可分泌到细胞外，在细胞外环境中可立即发挥其作用。PAI-2 的主要作用是能有效地抑制活化的双链 t-PA、u-PA，是 u-PA 的主要抑制物，但对未活化的单链 t-PA、u-PA 抑制作用较弱。PAI-2 在正常妊娠时调节纤溶活性方面发挥重要作用，并能有效地抑制肿瘤的扩散和转移。

2. 蛋白 C 抑制物

蛋白 C 抑制物（protein C inhibitor，PCI）是一种分子质量为 57 kD 的单链糖蛋白。PCI 主要由肝脏合成和释放，是一种广谱的丝氨酸蛋白酶抑制物，能有效抑制 APC、tcu-PA、凝血酶等。PCI 的作用机制是与其底物形成 1∶1 复合物，并释放出特定多肽，从而使蛋白酶失活。肝素能加速 PCI 的抑制作用。健康人血浆中 PCI 的浓度约为 5 mg/L，比 PAI-1 高出许多倍，因此 PCI 在抑制外源性 PA 中发挥主要作用。

3. α_2-抗纤溶酶

α_2-抗纤溶酶（α_2-antiplasmin，α_2-AP）是一种分子质量为 70 kD 的单链糖蛋白，由 452 个氨基酸组成。其主要由肝脏合成，正常血浆中水平约为 70 mg/L，天然的 α_2-AP 半衰期约为 3 天。α_2-AP 是一种丝氨酸蛋白酶抑制物，对抑制纤溶起关键作用。在人血浆中，α_2-AP 是主要的生理性纤溶酶抑制物，作用机制是其 N 端的谷氨酰胺与纤维蛋白 A 链 303 位上的赖氨酸结合，使 α_2-AP 与纤溶酶形成复合物，从而使纤溶酶灭活。此外，α_2-AP 还可抑制凝血因子 Xa、XIa、$XIIa$ 和胰蛋白酶、激肽释放酶等以丝氨酸为活性中心的蛋白酶。

4. 富含组氨酸糖蛋白

富含组氨酸糖蛋白（histidine-rich glycoprotein，HRG）是一种分子质量为 57 kD 的单链糖蛋白，由 507 个氨基酸组成。HRG 的名称由来是其肽链中含 66 个组氨酸残基，且均集中在第 330~389 位氨基酸区域内。HRG 主要的产生部位是肝脏，健康人血浆中 HRG 水平约为 1.5 $\mu mol/L$。HRG 对纤溶系统的作用有双重性。其一是抑制纤溶，作用机制是 HRG 与纤维蛋白竞争性结合纤溶酶原，使纤溶酶的形成减少，从而抑制纤溶；其二是促进纤溶，作用机制是无纤维蛋白存在时，HRG 与纤溶酶原、t-PA 形成复合物，可促进 t-PA 对纤溶酶原的激活，起到促进纤溶的作用。它还可与肝素结合，中和其抗凝作用。

5. 凝血酶激活的纤溶抑制物

凝血酶激活的纤溶抑制物（thrombin-activable fibrinolysis inhibitor，TAFI）是一种分子质量为 60 kD 的糖蛋白，由 410 个氨基酸组成。TAFI 的主要合成部位是肝脏，在血小板 α 颗粒中也存在。当血小板激活时可被释放入血液。

在血浆中，TAFI 以酶原的形式存在，血浆浓度约为 75 nmol/L。TAFI 可被凝血酶-凝血酶调节蛋白复合物激活，从而形成具有羧基肽酶活性的 TAFIa。TAFIa 的主要作用机制是抑制 PLG 激活以及抑制纤溶酶的活性，通过移去纤维蛋白上的羧基端赖氨酸而限制纤溶酶的产生，从而抑制

NOTE

纤溶。

二、纤溶机制

纤溶过程是一系列蛋白质催化的连锁反应,第一阶段是纤溶酶原被激活为纤溶酶的过程;第二阶段是纤溶酶降解纤维蛋白原、纤维蛋白或其他蛋白质的过程。

1. 纤溶酶原激活途径

纤溶酶原的激活主要包括三条途径,如图 21-5-1。

(1)内激活途径:继发性纤溶主要通过内激活途径来降解纤维蛋白原。本途径主要是继发于内源性凝血系统的有关因子的激活而引发的纤溶酶原激活途径,如因子Ⅻ被激活成Ⅻa后,使激肽释放酶原转变为激肽释放酶,从而裂解纤溶酶原成为纤溶酶。

(2)外激活途径:原发性纤溶主要通过外激活途径来降解纤维蛋白原。本途径主要是由血管内皮细胞合成释放的 t-PA 和肾小管上皮细胞合成释放的 u-PA 进入血液循环后,激活纤溶酶原变为纤溶酶,而 PAI-1 和 PAI-2 又可抑制 t-PA 和 u-PA 的作用。生理状况下,由内皮细胞合成释放的 t-PA 激活纤溶酶原,降解血管内形成的少量纤维蛋白原,以保持血管的通畅。因此,外激活途径是机体重要的生理激活途径。

(3)外源激活途径:外源激活途径是溶栓治疗的基础。本途径主要由进入体内的链激酶(streptokinase,SK)、尿激酶(urokinase,UK)、葡萄球菌激酶(staphylokinase,SaK)、蚓激酶(lumbrokinase)以及重组 t-PA 等外源性溶栓药物激活纤溶酶原形成纤溶酶。

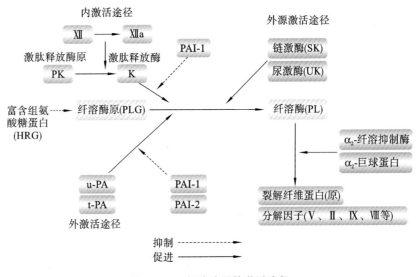

图 21-5-1 纤溶酶原的激活途径

2. 纤维蛋白(原)降解机制

(1)纤维蛋白原的降解:纤溶酶首先使纤维蛋白原 Bβ 链上的精氨酸-赖氨酸之间的肽键断裂,释放出一个小肽链 Bβ$_{1\sim42}$ 肽;继而纤溶酶又裂解 Aα 链,使 Aα 链上的碎片 A、B、C 及 H 等极附属物释放出来,余下的纤维蛋白原片段为 X 片段;纤溶酶继续裂解 X 片段为 D 片段和 Y 片段;Y 片段最后被裂解为终产物 D 片段和 E 片段。纤溶酶降解纤维蛋白原所产生的 X、Y、D、E、Bβ$_{1\sim42}$、极附属物(A、B、C 及 H)等组成了纤维蛋白原降解产物(fibrinogen degradation products,FgDPs)。

(2)可溶性纤维蛋白的降解:凝血酶可作用于纤维蛋白原,使纤维蛋白原的 Aα 链裂解出纤维蛋白肽 A(fibrin peptide A,FPA),形成中间产物 Fb-Ⅰ;使纤维蛋白原的 Bβ 链释放出纤维蛋白肽 B(fibrin peptide B,FPB),同样形成中间产物 Fb-Ⅱ。Fb-Ⅰ 和 Fb-Ⅱ 即为可溶性纤维蛋白单体(soluble fibrin monomer,sFM)。在纤溶酶的作用下,Fb-Ⅰ 和 Fb-Ⅱ 分别从其 Bβ 链上释放出肽 Bβ$_{1\sim42}$ 和 Bβ$_{15\sim42}$,再分别从其 Aα 链裂解出极附属物 A、B、C、H,两者最终的产物为 X′、Y′、D′ 和 E′碎片。

（3）交联纤维蛋白的降解：交联的纤维蛋白是由 Fb-Ⅰ和 Fb-Ⅱ自行发生聚合后，经因子ⅩⅢa 作用而形成的。在纤溶酶的作用下交联纤维蛋白可降解出碎片 X'、Y'、D'和 E'，还形成 D-二聚体以及 DD/E、DY/YD、YY/DXD 等复合物，统称为纤维蛋白降解产物（fibrin degradation products，FbDPs），见图 21-5-2。

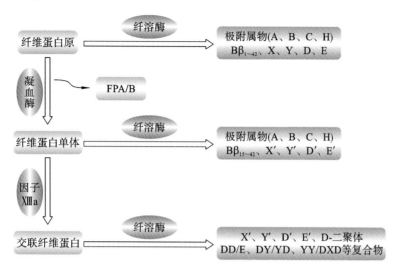

图 21-5-2　纤维蛋白（原）降解机制

三、纤维蛋白（原）降解产物的作用

纤维蛋白（原）降解产物（fibrinogen and fibrin degradation products，FDPs）是纤维蛋白原降解产物（FgDPs）和纤维蛋白降解产物（FbDPs）的统称。FDPs 的主要作用是抗凝。FDPs 中的 X（或 X'）、Y（或 Y'）和 E（或 E'）片段可与纤维蛋白原竞争凝血酶，通过与纤维蛋白单体（FM）结合形成复合物，阻止 FM 聚合和交联成不溶性纤维蛋白，从而发挥抗凝功能。碎片 A、B、C 可延长活化的部分凝血活酶时间、凝血酶时间。高浓度的 FDPs 还可以抑制凝血酶、肾上腺素、ADP 等诱发的血小板黏附和聚集反应。

与 FgDPs 不同，Bβ$_{15\sim42}$、D-二聚体是纤维蛋白降解所特有的产物，在继发性纤溶（如 DIC 早期）时呈阳性，因此 Bβ$_{15\sim42}$、D-二聚体可以作为鉴别原发性纤溶和继发性纤溶的分子标志物，具有较高的临床价值。

第六节　血栓的形成

血栓形成（thrombosis）是指在某些因素的作用下，活体的心脏或血管腔内血液发生凝固或有沉积物形成的过程；形成的血液凝块或沉积物所形成的固体质块称为血栓（thrombus）。血栓是一种非均质性结构的固态物，由不溶性纤维蛋白、沉积的血小板、积聚的白细胞和陷入的红细胞等组成。血栓形成是止血过程过度激活所形成的病理状态，在许多疾病的发病机制中起着重要作用。

一、血栓的分类

根据所含成分及其结构的不同，血栓大致可分为如下几种类型。

1. 白色血栓

白色血栓（pale thrombus）又称灰色血栓，主要由许多聚集呈珊瑚状的血小板小梁构成，富含血小板、白细胞、纤维蛋白，含少量红细胞，其表面有许多白细胞黏附。血小板小梁之间由于被激活的凝血因子的作用而形成网状的纤维素，其网眼内有时含有极少量的红细胞。白色血栓常发生于血

NOTE

流较快的部位(如动脉、心瓣膜、心腔内)或血栓形成时血流较快的时期,如静脉混合血栓的起始部,即延续性血栓(propagating thrombus)的头部,原因在于这些部位血流快,局部形成的凝血因子易被析出和冲刷,难以维持凝血的含量或浓度,不容易产生明显的血凝块。肉眼观察,白色血栓呈灰白色小结节或赘生物状,表面粗糙有波纹、质硬,与血管壁紧密黏着不易脱落。

2. 红色血栓

红色血栓(red thrombus)又称凝固性血栓,在血流极度缓慢甚至停止之后,随着血流方向延伸,其形成过程与血管外凝血过程相同。红色血栓常发生于血流缓慢或血流淤滞的静脉内,又称为静脉血栓。当混合血栓逐渐增大阻塞管腔,局部血流停止后,红色血栓往往构成延续性血栓的尾部,而后又可作为新血栓形成的始点,继续沿着血管血流方向不断延伸、增长。肉眼观红色血栓呈暗红色。新鲜的红色血栓湿润,有一定的弹性;陈旧的红色血栓由于水分被吸收,变得干燥、易碎、失去弹性,并易于脱落造成栓塞。

3. 血小板血栓

血小板血栓(platelet thrombus)主要由血小板组成,其间有少量的纤维蛋白网。血小板与纤维蛋白交织在一起,大量的血小板聚集成团块,在聚集体周围的血小板易发生释放反应及颗粒丢失现象。这种血栓常见于微血管内。

4. 微血管血栓

微血管血栓(microvascular thrombus)又称为微血栓(microthrombus)或纤维素性血栓(fibrinous thrombus)。这种血栓常发生于微循环小血管内,只能在显微镜下见到,主要由纤维蛋白及单体构成,主要见于弥散性血管内凝血。

5. 混合血栓

混合血栓(mixed thrombus)在结构上可分为头、体、尾三部分,头部由白色血栓形成,体部由红色血栓与白色血栓组成,尾部由红色血栓组成。血栓头部常黏附于血管壁,形成附壁血栓。混合血栓多发生于血流缓慢的静脉,往往以瓣膜囊或内膜损伤处为起始点,血流经过该处时在其下游形成涡流,引起血小板黏附、聚集,构成静脉血栓的头部。在血小板小梁间血流几乎停滞,局部的凝血因子和血小板第3因子浓度逐渐增高,促使纤维蛋白原转变为纤维蛋白,血液发生凝固。肉眼观混合血栓呈粗糙、干燥的圆柱状,与血管壁黏着,有时可辨认出灰白色与褐色相间的条纹状结构;镜下可见血小板凝集成小梁状,小梁之间血液凝固,充满大量凝固的纤维蛋白和红细胞。

二、血栓形成机制

血栓形成是血液在流动状态下由于血小板的活化和凝血因子被激活而发生的异常凝固。血栓形成的条件如下。

1. 血管壁损伤

血管壁的损伤主要指血管内皮细胞的损伤。血管内皮细胞具有抗凝和促凝两种特性。生理情况下,血管内皮细胞以抗凝作用为主。当血管内皮细胞损伤后,内皮下胶原暴露,激活血小板和凝血因子Ⅻ,启动内源性凝血过程。与此同时,损伤的内皮细胞释放组织因子,激活凝血因子Ⅶ,启动外源性凝血过程。在触发凝血过程中血小板的活化极为重要。在 Ca^{2+}、ADP 和血小板产生的血栓烷 A_2 的作用下,血小板不断地黏附、聚集,同时不断释放 ADP 和血栓烷 A_2,使更多的血小板聚集成堆,这种放大方式称为血小板黏集堆。血小板还可与纤维蛋白和纤维连接蛋白黏附。血小板黏集堆初期是可逆的,随着凝血的激活,凝血酶产生并与血小板表面的受体结合,使血小板黏集堆成为不可逆转的融合团块,是血栓形成的起始点。在整个血小板团块中,凝血酶将纤维蛋白原转变为纤维蛋白,促进血小板凝集在一起。凝血酶是血栓形成的核心成分,因此也成为临床治疗血栓的靶点。血管内皮细胞的损伤导致血栓形成,多见于风湿性和感染性心内膜炎、严重动脉粥样硬化斑块溃疡、静脉损伤部位等。休克、细菌内毒素等引起的全身广泛内皮的损伤,也能激活凝血过程,造成全身微循环内血栓形成。

2. 血液成分的改变

血液成分改变导致血栓形成,主要指血液中血小板和活化凝血因子增多,或纤溶酶原缺乏、纤溶激活物质缺乏、纤溶抑制物增多、异常纤维蛋白原血症等纤维蛋白溶解系统活性异常,导致血液呈现高凝状态(blood hypercoagulability)。血液的高凝状态可分为原发性和继发性两种。原发性高凝状态主要是因遗传基因突变造成,最常见为因子Ⅴ基因突变,其编码蛋白能抵抗激活的蛋白C(PC)对它的降解,蛋白C失去抗凝作用,因子Ⅴ处于易激活状态,造成血液的高凝状态。此外,抗凝血酶、蛋白C或蛋白S(PS)的先天缺失也能导致原发性高凝状态。继发性高凝状态主要见于广泛转移的晚期恶性肿瘤,如肺癌、乳腺癌等。癌细胞反复释放促凝因子,容易引起反复发作的血栓性游走性脉管炎或非细菌性血栓性内膜炎。严重的创伤、大面积烧伤、大手术或者大出血导致血液浓缩,血中纤维蛋白原、凝血酶原等的含量增多及血中出现大量幼稚血小板,均易使血小板发生黏附、聚集形成血栓。此外,妊娠期高血压疾病、高脂血症、冠状动脉粥样硬化以及肥胖等,均可导致血液的高凝状态。

3. 血流因素

血流的影响因素主要涉及两个方面。一是血液或血浆黏度增高。黏度是指液体流动时由于邻近两层平行流动层之间相互移位的摩擦力而产生的阻力。影响黏度的因素主要如下。①红细胞:红细胞比容高则黏度高;红细胞变形性差、形态发生改变(如球形、镰状等),黏度增高;红细胞越聚集,黏度越高。②白细胞和血小板:白细胞和血小板增多,血液黏度增高。③血浆大分子蛋白:血浆黏度主要取决于血浆中蛋白的浓度、分子量及分子形状。④血脂:血浆β脂蛋白、胆固醇、甘油三酯水平与血浆黏度呈正相关。⑤其他因素:如男性血液黏度低于女性等。血液黏度增高,可使血流量减少,不利于灌注,容易致组织缺氧;另外,黏度增高也能促进血小板转向边流,促进血小板发生聚集;此外,血小板以及纤维蛋白原等的增多也可促进血栓形成。二是血液流动形式的改变。受相对密度的影响,在血管内按一定流速流动的血液是分层的,在正常流速和正常流向的血液内,红细胞和白细胞在血流的中轴(轴流),其外是血小板,流动得较红细胞、白细胞缓慢,最外层为血浆(边流),将血液的有形成分和血管壁隔绝,降低血小板与内膜接触的可能性。当血流缓慢或血流产生漩涡时,血小板得以进入边流,增加了与血管内膜接触的机会,血小板粘连于内膜的可能性增大。此外,血流缓慢和血流产生漩涡时,被激活的凝血因子和凝血酶能在局部达到凝血过程所必需的浓度。除了血流缓慢的因素外,静脉瓣、动脉瘤内或血管分支处血流呈漩涡状流动,均易并发血栓形成。

血栓形成往往是上述因素共同作用的结果,其中血管内皮细胞的损伤和血小板的激活在动脉血栓形成中起主要作用,而血流缓慢和凝血因子活性增强则是静脉血栓形成的先决条件。

本章小结

知识链接

生理性止血过程可分为一期止血(血管和血小板止血)、二期止血(凝血、抗凝血)和纤维蛋白溶解三个时相。出血与血栓形成是机体正常的凝血、抗凝血及纤溶功能动态平衡失调所致的一种病理生理过程,参与因素主要包括血管壁、血小板、凝血因子、抗凝血物质、纤溶成分和血流状态。

1. 血管壁

止血作用主要表现在以下几个方面:①内皮的止血作用:参与小血管的收缩、激活血小板、血液凝固、抗凝血和抗纤维蛋白溶解的作用。②内皮的抗血栓作用:主要表现在血管松弛和舒张作用、抑制血小板聚集的作用、抗凝作用。

2. 血小板

(1)血小板的结构:①血小板的表面结构:血小板表面主要的结构是膜蛋白和膜脂质。糖蛋白是主要的膜蛋白成分,其中GPⅠa、GPⅠb、GPⅡb、GPⅢa等为血小板特异抗原。②血小板骨架系统和收缩蛋白:骨架系统和收缩蛋白是指膜内侧的微管、微丝和膜下细丝。③血小板的细胞器和内

NOTE

容物:血小板有多种细胞器,如 α 颗粒、δ 颗粒(致密颗粒)和 λ 颗粒(溶酶体颗粒)。这些颗粒在血小板释放反应中释放多种物质促进血小板聚集和血栓形成。④血小板特殊膜系统:包括开放管道系统和致密管道系统。

(2)血小板的活化:血小板活化后在形态和表面标志物等方面都会发生变化。当血小板活化时,P-选择素、GPⅡb/Ⅲa 受体在血小板表面的表达成为观察血小板活化的指标之一。此外,血小板活化后释放的颗粒内容物如血浆中 β-TG、PF_4 和 TXB_2 水平明显增高。

(3)血小板的止血功能:①黏附功能:血小板黏附于血管内皮下成分或其他物质表面的能力。②聚集功能:血小板与血小板之间的黏附,是形成血小板血栓的基础。③释放反应:体内血小板活化后或体外血小板被机械或诱聚剂激活后,血小板 α 颗粒、δ 颗粒及溶酶体颗粒等储存颗粒中的内容物通过 OCS 释放到血小板外的过程。④血块收缩。⑤促凝作用。

3.血液凝固

在生理条件下,凝血因子一般处于无活性的状态,当这些凝血因子被激活后,就产生了一系列酶促反应。凝血过程通常分为内源性凝血途径、外源性凝血途径和共同凝血途径。外源性凝血途径是指从 TF 释放到形成 Ⅶa-Ca^{2+}-TF 复合物而激活因子 Ⅹ 的过程。内源性凝血途径是指从因子Ⅻ激活,到Ⅸa-Ⅷa-Ca^{2+}-PF_3 复合物形成后激活因子 Ⅹ 的过程。共同凝血途径是指在内源性和外源性凝血途径中,因子 Ⅹ 可分别被Ⅸa-Ⅷa-Ca^{2+}-PF_3 复合物和Ⅶa-Ca^{2+}-TF 复合物激活为 Ⅹa 的过程。而 Ⅹa 生成后的凝血过程为两条凝血途径所共有,主要包括凝血酶的生成和纤维蛋白形成两个阶段。

4.抗凝血系统

正常生理状况下,人体存在细胞抗凝和体液抗凝,凝血和抗凝血两个系统处于低水平动态平衡。抗凝血系统包括细胞抗凝和体液抗凝两方面:细胞抗凝主要包括血管内皮细胞、单核-巨噬细胞、肝细胞等合成和释放某些抗凝物质;光滑内皮阻止血小板的黏附活化,以及单核-巨噬细胞对活化凝血因子的清除作用等。体液抗凝主要通过下调凝血蛋白进而抑制凝血反应的抗凝蛋白起作用。抗凝物质包括抗凝血酶、蛋白 C 系统、组织因子途径抑制物、蛋白 Z 和蛋白 Z 依赖的蛋白酶抑制物等。

5.纤溶系统

(1)纤溶系统主要由纤溶酶原、纤溶酶原激活物、纤溶酶及纤溶抑制物组成。

(2)纤溶过程一般分为两个阶段,即纤溶酶原激活阶段及纤溶酶水解纤维蛋白(原)及其他蛋白质阶段。①纤溶酶原激活的途径包括内激活途径、外激活途径和外源性激活途径;②纤维蛋白(原)降解包括纤维蛋白原的降解、可溶性纤维蛋白的降解和交联纤维蛋白的降解。纤维蛋白原降解产物(FgDPs)和纤维蛋白降解产物(FbDPs)统称为纤维蛋白(原)降解产物(FDPs),其作用为阻止纤维蛋白单体的交联、聚合并抑制凝血活酶的生成等。

6.血栓形成

血栓包括白色血栓、红色血栓、血小板血栓、微血管血栓和混合血栓等类型。

血栓形成主要有三个条件,即血管壁损伤、血液成分的改变和血流淤滞。

思考题

1.生理性止血包括哪些参与因素及其联系如何?

2.血管内皮细胞的止血和抗血栓功能主要涉及哪些成分?

3.血小板活化后的形态及表面标志物与静息血小板有哪些不同?

4.血小板的止血功能有哪些?中心环节是什么?

5.内源性和外源性凝血途径各涉及哪些凝血因子?

6.凝血酶在血液凝固及抗凝血过程中的作用是什么?

7.生理性抗凝蛋白有哪些？各自能灭活哪些凝血因子？

8.纤溶系统的主要成分及作用是什么？

9.纤维蛋白（原）降解的机制及降解产物的作用是什么？

10.血栓分为哪几类？不同血栓形成的机制有何不同？

（王　丽）

NOTE

第二十二章　血栓与止血实验室检查

第一节　血管壁和血管内皮细胞的检验

血管壁和血管内皮细胞主要参与初期止血(又称一期止血),目前主要通过检测血管性血友病因子及血管内皮损伤标志物来分析血管壁及血管内皮细胞的功能。

一、血浆中血管性血友病因子检验

血浆中血管性血友病因子(von Willebrand factor,vWF)是一种多聚体大分子蛋白,具有与胶原、肝素、凝血因子Ⅷ轻链、GPⅠb及GPⅡb/Ⅲa、瑞斯托霉素等结合的多个功能区。vWF的分析包括含量、活性、功能、多聚体等检测。

1.实验原理

(1)血浆vWF抗原测定:血浆vWF抗原(vWF:Ag)测定有Laurell火箭电泳法和胶乳颗粒增强的免疫比浊法(latex particle-enhanced immunoturbimetric assay,LPEITA)。

Laurell火箭电泳法检测血浆vWF:Ag的原理:在含抗vWF:Ag抗体的琼脂板中加一定量的待测血浆(抗原)后,在电场的作用下,定量的抗原在含抗体的琼脂板上泳动,在一定的时间内出现抗原抗体反应形成的火箭样沉淀线,其高度与被检血浆中抗原的浓度成正比。将健康人混合血浆用缓冲液稀释成不同浓度,并在同样条件下电泳,用健康人混合血浆的稀释度及其沉淀线的高度绘制标准曲线。根据待测血浆所测得的沉淀线高度即可通过标准曲线计算得出血浆vWF:Ag的含量。

LPEITA快速定量检测血浆中的vWF:Ag的原理:在待测血浆中加入包被有抗vWF:Ag单克隆抗体的胶乳颗粒,与vWF:Ag结合后发生凝集反应,凝集反应的强度与血浆中的vWF:Ag含量成比例关系,通过全自动凝血分析仪可以快速测定血浆中vWF:Ag的含量,结果以对照血浆的百分比表示。

(2)血浆vWF活性测定:血浆vWF活性(vWF:activity,vWF:A)测定的原理是将针对vWF的血小板结合位点(GPⅠb受体)的单克隆抗体吸附于胶乳颗粒上,与待测血浆中的vWF反应,胶乳颗粒发生凝集反应的强度与vWF活性(GPⅠb受体数量)成正比。测定血浆vWF活性,其活性以对照血浆的百分比表示。

(3)血浆vWF多聚体分析:用SDS琼脂糖凝胶电泳检测vWF的功能多聚体,然后通过放射自显影或蛋白质印迹法(Western blotting),鉴定和分析各种多聚体区带。

(4)血浆vWF瑞斯托霉素辅因子:血浆vWF瑞斯托霉素辅因子(vWF:ristocetin cofactor,

vWF:RC)的检测原理：在一定浓度的瑞斯托霉素(ristocetin,RIS)和甲醛固定的正常血小板中,加入不同稀释度的待测血浆,血浆 vWF 与血小板膜 GPⅠb/Ⅸ/Ⅴ复合物相互作用而引起血小板聚集,聚集的强度与血浆中的 vWF:RC 含量呈正相关,结果以对照血浆的百分比表示。

(5)瑞斯托霉素诱导的血小板聚集试验：瑞斯托霉素诱导的血小板聚集试验(ristocetin-induced platelet agglutination test,RIPA)的原理：在待测的富血小板血浆(platelet rich plasma,PRP)中加入一定浓度的瑞斯托霉素,可诱导 vWF 与血小板膜 GPⅠb/Ⅸ/Ⅴ复合物结合,使血小板发生聚集。在 RIPA 过程中,血小板本身不会被激活,只要血浆中含有一定量的 vWF 或血小板膜上存在 vWF 与 GPⅠb/Ⅸ/Ⅴ的复合物,血小板即可发生聚集,结果以血小板最大聚集百分比表示。

2.参考范围

(1)血浆 vWF:Ag:61.6%～126.6%。

(2)血浆 vWF:A(ACL 血凝分析仪检测):38.0%～125.2%(O 型);49.2%～169.7%(A 型＋B 型＋AB 型)。

(3)血浆 vWF 多聚体分析:可检测到小、中、大多聚体,无异常电泳区带。

(4)血浆 vWF:RC:70%～150%。

(5)RIPA:0.5 g/L RIS<20%;1.5 g/L RIS>60%。

3.临床意义

(1)遗传性或获得性血管性血友病:vWF 抗原、活性检查及多聚体分析是诊断血管性血友病(von Willebrand disease,vWD)和对其进行分型的重要依据。遗传性 vWD 分为 1 型、2 型和 3 型共三型,其中 2 型又分为 2A、2B、2M 和 2N 四个亚型。不同类型的遗传性 vWD 的各项检查结果有较大差别,如表 22-1-1。

表 22-1-1 不同类型的遗传性 vWD 各项检查结果比较

类型	分子特征	vWF:Ag	vWF:RC	Ⅷ:C	RIPA	血浆 vWF 多聚体
1 型	vWF 部分缺乏	降低	降低	降低	降低/正常	正常
3 型	vWF 严重不足或缺乏	缺如	缺如	显著降低	缺如	缺如
2A 型	vWF 质的缺陷,大分子 vWF 的多聚体缺乏	常低	显著降低	降低/正常	降低	大、中分子的多聚体缺乏
2B 型	vWF 质的缺陷,vWF 与血小板 GPⅠ 的相互作用增强	常低	降低/正常	降低/正常	增强	大、中分子的多聚体缺乏
2M 型	vWF 质的缺陷,vWF 与血小板的相互作用减弱,大分子 vWF 的多聚体丢失	降低	降低/正常	降低/正常	降低	正常或超大分子的多聚体缺乏
2N 型	vWF 质的缺陷,vWF 与因子Ⅷ的结合能力降低	正常	正常	降低	正常	正常

(2)血栓性疾病:由于血管内皮损伤,vWF 从内皮细胞释放入血,vWF:Ag 水平可显著升高。如妊娠期高血压疾病、尿毒症、缺血性心脑血管病、周围血管病、肾小球疾病、糖尿病等。

(3)急性时相反应:vWF 是一种急性时相蛋白,在类风湿性关节炎、血管炎、恶性肿瘤、器官移植后、大手术后等水平可显著升高(>1000%)。妊娠期、新生儿期也常见 vWF 水平增高。

4.应用评价

在 vWF 检测中,vWF:Ag 的定量最常用,以往多采用免疫火箭电泳,现已少用,ELISA 也可用于定量 vWF:Ag,目前常用 LPEITA 测定,LPEITA 最为简便、快速。vWF:A 常采用 LPEITA 测定,对 vWD 的分型有意义。vWF 多聚体分析是诊断 vWD 最特异的试验,但检测方法难度较大,一般实验室难以常规检测。vWF:RC 检测和 RIPA 是常用的 vWF 功能试验。对一些疑难病例,在有

NOTE

条件时可进行基因诊断。

二、血浆内皮素-1 测定

1. 实验原理

ELISA 检测血浆内皮素（endothelin，ET）-1 的原理：用人 ET-1 抗体包被微孔板，向包被单抗的微孔中依次加入待检血浆和 ET-1 标准品，再与辣根过氧化物酶（HRP）标记的 ET-1 抗体结合，形成抗体-抗原-酶标抗体复合物，经过彻底洗涤后加底物 TMB 显色。TMB 在 HRP 的催化下转变成蓝色，并在酸的作用下转变成最终的黄色。颜色的深浅与样品中的 ET-1 浓度呈正相关。用酶标仪在 450 nm 波长下测定吸光度，通过标准曲线计算样品中 ET-1 的浓度。

2. 参考范围

ET-1 浓度：<5 ng/L（ELISA）。

3. 临床意义

ET 有三种异构体，包括 ET-1、ET-2 和 ET-3。ET-1 主要来源于血管内皮细胞，具有强烈的缩血管效应，在血管内皮受损或受肾上腺素、血栓烷、血管加压素、血管紧张素、胰岛素、细胞因子以及血管壁剪切力与压力的变化及缺氧等理化因素影响下合成和释放增多。血浆 ET-1 浓度增高可见于心绞痛、心肌梗死、缺血性脑血管病、原发性高血压、高脂蛋白血症、肾功能衰竭、肺动脉高压、休克及 DIC 等。

4. 应用评价

检测血浆 ET-1 浓度是了解内皮细胞受损程度的一项指标，可用于心血管疾病的诊断、疗效判断和预后估计等。

三、血浆血栓调节蛋白测定

1. 实验原理

（1）血浆血栓调节蛋白抗原（TM:Ag）测定：血栓调节蛋白（TM）抗体包被制成固相载体，待测血浆中的 TM 与连接于固相载体上的抗体结合，再加入生物素化的 TM 抗体，洗去多余的生物素化抗体，再加入辣根过氧化物酶（HRP）标记的亲和素，再次彻底洗涤后加入发光底物，产生辉光型光信号。光强度与待测血浆中的 TM 浓度呈正相关，通过测定相对光单位（RLU）换算出 TM 浓度。

（2）血浆血栓调节蛋白活性（TM:A）测定：TM 可加速凝血酶对蛋白 C 的激活，在一定浓度的凝血酶催化下，待测血浆中 TM 浓度与一定范围内 APC 的生成量呈比例关系。APC 分解发色底物 S2336，释放出黄色的对硝基苯胺（p-nitroaniline，pNA），pNA 在 405 nm 波长处有最大吸收峰，用自动凝血分析仪动态监测吸光度的变化，测定 TM:A。

2. 参考范围

血浆 TM:Ag：20～35 ng/mL（化学发光免疫分析法）。

血浆 TM:A：68%～120%（发色底物法）。

3. 临床意义

TM 是维持血管内膜完整的内皮细胞表面分子，也是由血管内皮细胞表达的凝血酶受体之一。正常情况下，血浆中 TM 浓度很低，当血管内皮细胞损伤后，TM 便从细胞中释放出来，血浆 TM 浓度显著升高，且与损伤程度相关。

血浆中 TM:Ag 或 TM:A 水平增高，见于糖尿病、系统性红斑狼疮、DIC、血栓性血小板减少性紫癜。此外，急性心肌梗死、脑血栓、肺栓塞和闭塞性脉管炎的部分患者血浆中 TM:Ag 水平亦可增高。

血浆中 TM:Ag 水平减低，见于 TM 缺乏症，此类患者血栓性疾病的发病率增高。

4. 应用评价

目前认为，血浆 TM 检测是了解血管内皮细胞损伤最好的指标。一般情况下，应首选 TM:Ag

测定,但同时测定 TM:A 有助于诊断 TM 缺乏症。

四、血浆 6-酮-前列环素 F1α 和去甲基 6-酮-前列环素 F1α

1. 实验原理

ELISA 检测血浆 6-酮-前列环素 F1α(6-keto-PGF$_{1\alpha}$)或去甲基 6-酮-前列环素 F1α(DM-6-keto-PGF$_{1\alpha}$)的原理:先用抗原(6-keto-PGF$_{1\alpha}$-牛血清白蛋白连接物或 DM-6-keto-PGF$_{1\alpha}$-牛血清白蛋白连接物)包被于酶标反应板,再加入游离待测样品和标准品(6-keto-PGF$_{1\alpha}$ 或 DM-6-keto-PGF$_{1\alpha}$)和一定量的兔抗人 6-keto-PGF$_{1\alpha}$ 抗体或 DM-6-keto-PGF$_{1\alpha}$ 抗体(一抗),使两种抗原竞争性地与抗体反应,作用一定时间后,再加入过量的酶标记第二抗体,最后加入底物显色。待测血浆或标准品中的 6-keto-PGF$_{1\alpha}$ 或 DM-6-keto-PGF$_{1\alpha}$ 的浓度与显色程度呈负相关,根据显色程度(吸光度)即可从标准曲线中计算出待测血浆中 6-keto-PGF$_{1\alpha}$ 或 DM-6-keto-PGF$_{1\alpha}$ 的浓度。

2. 参考范围

血浆 6-keto-PGF$_{1\alpha}$:10.6～35.2 ng/L。

血浆 DM-6-keto-PGF$_{1\alpha}$:10.9～43.3 ng/L。

3. 临床意义

血浆 6-keto-PGF$_{1\alpha}$ 和 DM-6-keto-PGF$_{1\alpha}$ 能准确地反映体内 PGI$_2$ 的生成水平,可作为反映血管内皮细胞早期损伤的指标。血浆 6-keto-PGF$_{1\alpha}$ 和 DM-6-keto-PGF$_{1\alpha}$ 浓度减低常见于血栓性疾病,如急性心肌梗死、心绞痛、糖尿病、脑血管病变、动脉粥样硬化、肿瘤转移、周围血管血栓形成以及血栓性血小板减少性紫癜等。血浆花生四烯酸(AA)代谢缺陷或口服阿司匹林也可引起血浆 6-keto-PGF$_{1\alpha}$ 和 DM-6-keto-PGF$_{1\alpha}$ 浓度明显减低。

4. 应用评价

血浆 6-keto-PGF$_{1\alpha}$ 的检测方法常有放射免疫法(RIA 法)和 ELISA 等方法。RIA 法试剂有效期短,存在辐射污染;ELISA 简便易行,但易受温度、酸碱度变化的影响。DM-6-keto-PGF$_{1\alpha}$ 是体内 6-keto-PGF$_{1\alpha}$ 经肝脏氧化酶代谢的产物,不能在体外生成,因此,测量 DM-6-keto-PGF$_{1\alpha}$ 能更准确地反映体内血管内皮细胞的激活与损伤。

第二节 血小板功能检验

血小板具有黏附、聚集、释放、促凝血和血块收缩等多种生理功能,通过一系列体外试验可以部分反映血小板的生理、病理变化,有助于血小板相关疾病的诊断与治疗。

一、血小板黏附试验

1. 实验原理

血小板黏附试验(platelet adhesion test,PAdT)(玻珠柱法)的原理:血液通过玻珠柱后,由于血小板黏着在玻珠和塑料管壁上,形成的血小板聚集体被滞留在玻珠柱上,因此过柱后血液中血小板计数降低。计算血液通过玻珠柱前后血小板数量的差值,可计算出血小板的黏附率。

2. 参考范围

(62.5±8.6)%(玻珠柱法)。

3. 临床意义

本试验是检测血小板功能的基本试验之一,用于遗传性或获得性血小板功能缺陷疾病的诊断,血栓前状态、血栓性疾病的诊断及抗血小板药物治疗监测。

血小板黏附率增高:见于血栓性疾病,如心肌梗死、心绞痛、脑血管疾病、糖尿病、深静脉血栓形成、肾小球肾炎、妊娠期高血压疾病等。

NOTE

血小板黏附率减低:见于 vWD、血小板无力症、骨髓增殖性肿瘤、肝硬化、尿毒症及服用血小板抑制药物(如阿司匹林)等。

4. 应用评价

检测血小板黏附功能的试验较多,如玻球瓶法、玻珠柱法和玻璃滤过器法等。由于目前 PAdT 的影响因素较多,难以标准化,结果变异大,因此其临床应用有一定的局限性。

二、血小板聚集试验

1. 实验原理

血小板聚集试验(platelet aggregation test,PAgT)包括光学比浊法、全血电阻抗法及剪切诱导法等,现以常用的光学比浊法为例介绍 PAgT 的测定原理:用乏血小板血浆(platelet poor plasma,PPP)和富血小板血浆(platelet rich plasma,PRP)分别调整仪器透光率为 100% 和 0%。在 PRP 中加入不同种类和不同浓度的血小板聚集诱导剂后,血小板被激活,发生聚集或凝集,PRP 悬液浊度和透光度发生变化。血小板聚集仪将这种浊度变化转换为电信号并记录,形成血小板聚集曲线。根据血小板聚集曲线计算斜率、最大聚集率、达到最大幅度的时间和不同时间的聚集率等参数来分析血小板聚集能力。

2. 参考范围

血小板聚集试验相关参数的参考值见表 22-2-1。

表 22-2-1　血小板聚集试验相关参数的参考值

参数	ADP (1.0 mol/L)	ATP (0.5 mol/L)	肾上腺素 (0.4 mg/L)	胶原 (3 mg/L)	瑞斯托霉素 (1.0 mol/L)
2′A/(%)	52.7±14.5	31.6±11.5	37.0±12.9	43.5±19.4	73.8±17.0
4′A/(%)	60.7±17.8	34.6±15.3	61.0±18.9	70.6±19.6	87.5±11.4
MA/(%)	62.7±16.1	37.4±14.9	67.8±17.8	71.7±19.3	87.5±11.4
TMA/s	211.3±72.5	146.2±87.5	296.4±70.5	250.2±34.5	239.4±30.9
T50%/s	35.1±12.1	26.6±19.7	109.4±53.8	110.5±16.8	58.0±23.5
Dt/s	57.0±21.5	76.8±24.0	76.9±48.6		

3. 临床意义

PAgT 也是检测血小板功能的基本试验之一,用于血小板功能缺陷疾病的诊断及抗血小板药物治疗监测等。

1)血小板聚集能力增强　见于血栓前状态和血栓性疾病,如心肌梗死、心绞痛、脑血管病变、深静脉血栓形成(DVT)、糖尿病、肺栓塞、妊娠期高血压疾病、口服避孕药、高脂血症、抗原抗体反应、瓣膜移植术后和吸烟等。

2)血小板聚集能力减低　见于以下情况。

(1)遗传性血小板功能缺陷疾病:①血小板无力症(Glanzmann thrombasthenia,GT):ADP、胶原(collagen,COL)、AA 诱导的血小板聚集能力减低或不聚集,瑞斯托霉素(ristocetin,RIS)诱导的血小板聚集正常。②巨血小板综合征(Bernard-Soulier syndrome,BSS):ADP、COL、AA 诱导的血小板聚集正常,但 RIS 诱导的血小板聚集能力减低或不聚集。③血小板花生四烯酸代谢缺乏症(arachidonic acid metabolism defect,AMO):ADP 诱导的血小板聚集能力减低,COL 和 AA 均不能诱导血小板聚集。④血小板储存池缺乏症(storage pool defect,SPD)。致密颗粒缺陷时,ADP 诱导的血小板聚集能力减低,COL 和 AA 诱导的血小板聚集正常;α 颗粒缺陷时,血小板聚集正常。

(2)获得性血小板功能缺陷疾病:如尿毒症、肝硬化、MDS、骨髓增殖性肿瘤、ITP、急性白血病、低(无)纤维蛋白原血症等。

(3)药物影响:如服用抗血小板药物(阿司匹林、抵克利得、氯比格雷等)。

NOTE

4. 应用评价

PAgT 的测定方法较多,包括光学比浊法、全血电阻抗法、剪切诱导法、光散射比浊法、微量反应板法和自发性血小板聚集试验等。

光学比浊法最常用,对鉴别和诊断血小板功能缺陷最有价值,但其不足是制备 PRP 时可因离心作用激活血小板,对小的血小板聚集块不敏感,高脂血症可影响 PRP 的透光度。血小板浓度对聚集率的影响较大,一般以调整为 $(150\sim200)\times10^9$/L 较为适宜,当患者全血血小板计数 $<100\times10^9$/L 时,PRP 中血小板浓度较低,可使血小板聚集率减低。

全血电阻抗法应用全血标本,不需要离心血液,更接近体内血小板聚集的生理状态,可用于常规的手术前血小板聚集功能评价、血小板聚集功能增高监测、抗血小板药物疗效观察等,但其不足之处是每次测定需要清洗电极、检测时间长、对血小板的小聚集块不敏感等。

服用阿司匹林时,AA 诱导的血小板聚集能力减低更为敏感。服用氯比格雷时,ADP 作为诱导剂更敏感。本试验在临床应用较广泛,简便快速,成本低,但一般至少应用 2 种诱导剂。

三、血小板膜糖蛋白检测

1. 实验原理

目前多采用荧光素标记的抗血小板膜糖蛋白(glycoprotein,GP)的特异性单克隆抗体作为分子探针与 PRP 反应,用流式细胞术(FCM)多参数分析血小板的荧光强度,准确测定血小板膜糖蛋白阳性的血小板百分率。

2. 参考范围

膜糖蛋白阳性的血小板百分率:GP Ⅰ b(CD42b)、GP Ⅱ b(CD41)、GP Ⅲ a(CD61)、GP Ⅸ(CD42a)均为 95%～99%,CD62P(GMP-140)<2%,CD63<2%,FIB-R<5%。

3. 临床意义

血小板膜糖蛋白分为质膜糖蛋白和颗粒膜糖蛋白,前者包括 GP Ⅰ b/Ⅸ/Ⅴ、GP Ⅱ b/Ⅲ a、GP Ⅰ a/Ⅱ a 等,后者包括 CD62P(P-选择素)和 CD63。质膜糖蛋白缺乏通常与遗传性血小板疾病相关,颗粒膜糖蛋白表达增高是血小板活化的特异性分子标志物。

(1)血小板功能缺陷:GP Ⅰ b 缺乏,见于巨大血小板综合征;GP Ⅱ b/Ⅲ a 缺乏,见于血小板无力症;活化后 CD62P 表达减低或缺乏,见于血小板储存池缺陷病。

(2)血栓前状态或血栓性疾病:CD62P、CD63 表达增高是血小板活化的特异性分子标志。CD62P、CD63 在静止血小板中仅分布于 α 颗粒膜和溶酶体膜上,血小板活化后随脱颗粒而表达在血小板膜表面。在急性心肌梗死、心绞痛、急性脑栓塞、糖尿病、高血压、外周动脉血管病时均可见血小板活化显著增加。

4. 应用评价

静止与活化血小板膜糖蛋白,包括 GP Ⅰ b、GP Ⅱ b、GP Ⅲ a、GP Ⅸ、CD62P 均可用单色或多色 FCM 方法进行测定。血小板膜糖蛋白测定对血小板功能缺陷疾病具有特异性诊断价值,对血小板活化检测具有较高的灵敏度与特异性。

四、血小板活化分析

活化的血小板形态发生改变,而且出现血小板膜糖蛋白重新分布、分子构象发生变化、血小板微粒形成、血小板释放反应和 AA 代谢等多方面改变。目前已有多种试验检测上述变化以分析血小板的活化。

1. 实验原理

(1)检测血小板膜磷脂酰丝氨酸(PS)和凝血因子:血小板活化时血小板膜 PS 外翻,为凝血复合物的形成提供磷脂表面。用荧光素标记的 Annexin Ⅴ(可以与血小板膜暴露的 PS 特异性结合)和/或凝血因子的单克隆抗体,直接对血小板进行免疫荧光染色,流式细胞仪检测其相应的荧光强

NOTE

度,可以反映膜 PS 暴露和凝血因子结合的水平。

（2）血浆 P-选择素：见本节"血小板膜糖蛋白检测"部分。

（3）血小板微粒（platelet microparticle，PMP）：血小板活化后以出芽方式形成大量囊泡，最终芽状突起断裂，形成直径为 $0.1\sim1.0~\mu m$ 的 PMP。PMP 具有与血小板相同的膜结构，故应用血小板膜糖蛋白的单克隆抗体结合流式细胞术，可计数血浆中的 PMP。

（4）血浆 β-血小板球蛋白（β-TG）和血小板第 4 因子（PF$_4$）：ELISA 或 RIA 法均可测定血浆 β-TG 和 PF$_4$ 的含量。

（5）血小板花生四烯酸（AA）代谢产物：血小板 AA 代谢产物主要包括血浆血栓烷 B$_2$（TXB$_2$）、尿液去二甲基-TXB$_2$（DM-TXB$_2$）和 11-脱氢-TXB$_2$（11-DH-TXB$_2$），用 ELISA 或 RIA 法均可测定这三种物质的含量。

2. 参考范围

（1）血小板：PS 阳性，$<30\%$；FIB 和 FIB-R 阳性，$<5\%$。

（2）血浆：β-TG $19.4\sim31.2~\mu g/L$（RIA）；PF$_4$ $1.6\sim4.8~\mu g/L$（RIA）；TXB$_2$ $28.2\sim124.4~ng/L$（ELISA）；P-选择素 $9.2\sim20.8~\mu g/L$；PMP $(0.64\sim1.78)\times10^5/L$。

（3）尿液：DM-TXB$_2$ $168\sim244~ng/L$ 肌酐；11-DH-TXB$_2$ $49\sim339~ng/L$ 肌酐（ELISA 法）。

3. 临床意义

（1）血栓前状态与血栓性疾病：血小板活化程度升高，颗粒释放功能亢进，见于缺血性心血管病，如冠心病急性心肌梗死、心绞痛、脑血栓形成、动脉粥样硬化和糖尿病、高血压、高脂蛋白血症等。

（2）抗血小板药物应用：血小板在动脉血栓形成疾病如心肌梗死、脑梗死及经皮冠状动脉腔内血管成形术（PTCA）后再栓塞中起重要作用。越来越多的抗血小板药物应用于治疗或预防血栓形成，在用药前后也常常需要通过血小板活化检测去了解体内血小板的功能状态与活化水平，有助于治疗方案与药物的选择和疗效观察。

（3）血小板功能缺陷疾病：在体外用血小板诱导剂如 ADP、胶原、凝血酶受体活化肽等激活血小板，PF$_3$ 和促凝血功能缺陷症患者的血小板 PS 表达不增高（健康人血小板 PS 表达可达 80% 以上），血小板无力症患者的血小板 FIB、FIB-R 表达不增高。血小板环氧化酶或 TXA$_2$ 合成酶缺乏症患者，服用抑制环氧化酶或 TXA$_2$ 合成酶的药物如阿司匹林后，血浆 TXB$_2$ 水平显著降低。

4. 应用评价

血小板活化指标中以活化血小板膜糖蛋白分子标志物较为常用。血小板膜 PS 和凝血因子水平可直接反映血小板的凝血功能。血浆 β-TG 和 PF$_4$ 水平受多种因素影响，即使 0.1% 的血小板在体外释放颗粒内容物，β-TG 和 PF$_4$ 水平也会成倍增高。TXB$_2$ 反映血小板 AA 代谢情况，但血小板在体外激活会影响 TXB$_2$，而 DM-TXB$_2$ 和 11-DH-TXB$_2$ 则不受体外等多种因素影响，相比 TXB$_2$ 能更准确地反映体内 TXA$_2$ 的合成情况。在临床上可以根据患者具体需要选择适当的活化指标。

五、血小板相关抗体测定

血小板相关抗体又称为血小板相关免疫球蛋白（platelet-associated immunoglobulin，PAIg），包括 PAIgG、PAIgM 和 PAIgA 三种类型，可采用 ELISA、免疫荧光显微技术及 FCM 等多种方法进行测定。

1. 实验原理

（1）血小板免疫荧光试验（platelet immunofluorescence test，PIFT）是将经多聚甲醛或氯喹预处理的血小板与特异性血小板抗体共孵育，然后与异硫氰酸荧光素（FITC）等标记的抗球蛋白试剂进行反应，通过荧光显微镜直接观察结果，可检测 PAIgG 和 PAIgM。

（2）流式细胞仪-荧光素法（flow cytometry-fluorescein）可分为直接法和间接法。直接法用荧光素标记的抗人免疫球蛋白的抗体检测待检血小板上结合的 PAIg；间接法则检测待检血清中存在的可以与正常血小板结合的 PAIg。用两种不同的荧光素标记抗人 IgG 和 IgM 的抗体，通过流式细胞仪可同时检测 PAIgG 和 PAIgM。

（3）单克隆抗体血小板抗原固定试验（monoclonal antibody immobilization of platelet antigen，MAIPA）是目前检测和鉴定血小板特异性抗体最为广泛的方法。血小板先与血清抗体结合，再与不同的鼠抗人血小板膜糖蛋白单克隆抗体（如抗 GPⅠb、抗 GPⅡb、抗 GPⅢa、抗 GPⅨ等）结合，洗涤去除未结合的游离物质，然后裂解血小板，裂解产物转移到包被有羊抗鼠 IgG 的微孔板内，并与之结合，洗涤去除未结合的物质，再加入辣根过氧化物酶标记的羊抗人 IgG，作用底物显色，可检出血清中血小板膜糖蛋白特异的自身抗体。

（4）改进抗原捕获酶联免疫吸附试验（modified antigen capture ELISA，MACE）用健康人血小板与待检血清孵育后裂解血小板，将血小板裂解液加入包被有不同抗血小板膜糖蛋白的小鼠单克隆抗体（如抗 GPⅠb、抗 GPⅡb、抗 GPⅢa、抗 GPⅨ、抗 HLA 等）的微孔板中，使血小板膜糖蛋白及其相应自身抗体的复合物被捕获到包被有不同单克隆抗体的微孔板中，再加入酶标羊抗人免疫球蛋白抗体，经酶底物显色，可检出血清中血小板膜糖蛋白特异的自身抗体。

2. 参考范围

PAIg 的各项检测均为定性或半定量试验，各实验室应建立参考区间，检测健康人时均为阴性。

3. 临床意义

PAIg 可作为免疫性血小板减少症（immune thrombocytopenia）和自身免疫性血小板减少性紫癜（autoimmune thrombocytopenic purpura，AITP）诊断、治疗、预后判断的指标。PAIg 是免疫性血小板减少症诊断的指标之一。90％以上免疫性血小板减少症患者的 PAIgG 水平增高，若同时测定 PAIgM、PAIgA 和 PAC3，则阳性率可高达 100％。CD20 单克隆抗体等免疫治疗，均需要了解血小板自身抗体水平。免疫性血小板减少症经激素治疗有效者，PAIgG 水平下降。如 PAIgG 在 2 周内下降者预后较好。在免疫性血小板减少症、AITP 治疗过程中，还可以对血小板自身抗体，尤其是抗 GPⅡb/Ⅲa 特异性血小板自身抗体的水平进行监测，了解疗效和复发情况。当治疗有效时，患者血小板自身抗体水平可下降，完全治愈的患者甚至可呈阴性；而复发时，血小板自身抗体水平常常回升。

4. 应用评价

此类试验操作简便，方法成熟，是检测血小板自身抗体的确诊试验。此类试验易受血小板内免疫球蛋白和血浆免疫球蛋白浓度的影响，可检出较多非特异性抗体。国外血小板抗体测定的参比方法为单克隆抗体特异性血小板抗原固相化法（MAIPA），用以测定血小板表面 GPⅡb/Ⅲa 等自身抗体，其灵敏度、特异性均高于 ELISA。近年来广泛使用的流式细胞术与 MAIPA 的灵敏度、特异性基本相同。用流式微球液相芯片技术可以同时检测多种血小板自身抗体。

六、血小板生存时间测定

1. 实验原理

丙二醛（MDA）法测定血小板生存时间（platelet survival time，PST）的原理：MDA 是血小板花生四烯酸（AA）代谢中环氧化酶途径的稳定代谢产物，由于阿司匹林能够不可逆地抑制环氧化酶活性，AA 代谢受阻，代谢产物 MDA 生成减少，而骨髓新生成的血小板因其酶活性不受阿司匹林的抑制，故 MDA 含量正常。因此，根据单次口服阿司匹林后血小板 MDA 生成量恢复至服药前水平的时间，可以推测血小板的生存时间。

MDA 含量的测定原理：MDA 与硫代巴比妥酸（TBA）在高温和酸性条件下缩合，形成的红色产物三甲川（3,5,5-三甲基噁唑 2,4-二酮）在 532 nm 波长处有最大吸收峰。

2. 参考范围

9～12 天（MDA 法）。

3. 临床意义

血小板生存时间缩短见于以下情况。

（1）血小板破坏增多：免疫性血小板减少症、药物免疫性血小板减少性紫癜、输血后紫癜、脾功能亢进和 SLE。

（2）血小板消耗过多：DIC、血栓性血小板减少性紫癜（TTP）、溶血尿毒症综合征等。

（3）高凝状态和血栓性疾病：心肌梗死、心绞痛、糖尿病伴血管病变、高脂血症、外科手术后、脑血管病变、肺栓塞、深静脉血栓形成（DVT）、恶性肿瘤、心瓣膜修复术后、冠状动脉移植术后和妊娠期高血压疾病等。

4.应用评价

血小板生存时间测定常用的方法主要有放射性核素法和非放射性核素法。放射性核素法测定的准确度较高，但需要注入放射性核素，应用受到限制。MDA 或 TXB$_2$ 测定的非放射性核素法可避免使用放射性核素，操作简便，服药后 2～4 天开始取血，隔日测定一次，一般到第 12 天停止取血。此法特别适用于孕妇和儿童，但测定的准确度不如放射性核素法，而且不适用于血小板减少性紫癜患者。

（王　林）

第三节　凝血因子检验

一、血浆凝血酶原时间测定

1.实验原理

37 ℃条件下，在待测血浆中加入过量的组织凝血活酶（含凝血因子Ⅲ（FⅢ）、磷脂）和适量 Ca^{2+}，通过激活 FⅦ而启动外源性凝血途径，使凝血酶原转变为凝血酶，进而使纤维蛋白原转变为纤维蛋白，即乏血小板血浆凝固。从加 Ca^{2+} 到血浆凝固所需的时间即为凝血酶原时间（prothrombin time，PT）。

2.检测方法

目前，PT 测定已普遍使用血液凝固仪，通过仪器连续记录血浆凝固过程中的一系列变化（如光、电、机械运动等），并将这些变化信号转化为相关数据，经计算机收集处理后得出检测结果。

（1）光学法：血浆凝固过程中，纤维蛋白原逐渐转变为纤维蛋白，血浆浊度发生变化，当一束光通过反应杯时，其透射光（透射比浊法）或散射光（散射比浊法）的强度随之改变，以此判断检测终点。

（2）磁珠法：又称黏度法。血浆凝固时黏度增高，使磁场中小磁珠的运动强度减弱，由此判断血浆凝固终点。

（3）电流法：纤维蛋白具有导电性，将电极插入标本中，利用两电极之间电流的通断来判断纤维蛋白是否形成，以此确定检测终点。

3.参考范围

目前 PT 报告方式有以下几种。

（1）以直接测定的 PT 报告：PT 11～13 s（与正常对照比较相差 3 s 以上有临床意义）。

（2）以凝血酶原比（prothrombin rate，PTR）报告：PTR＝待测血浆 PT/正常对照血浆 PT；PTR：0.85～1.15。

（3）以国际标准化比值（international normalized ratio，INR）报告：INR＝PTR^{ISI}，其中 ISI 为含钙组织凝血活酶试剂的国际敏感指数（international sensitivity index）；INR：0.8～1.5。

4.临床意义

（1）PT 延长：①先天性见于 FⅡ、FⅤ、FⅦ、FⅩ缺乏和低（无）纤维蛋白原血症；②获得性见于凝血因子缺乏,如严重肝病(大多数凝血因子由肝脏合成)、维生素 K 缺乏;③原发性纤溶亢进、DIC 等;④血液中存在抗凝物质(抗 FⅡ、FV、FⅧ、FX 抗体)或口服抗凝剂等。

(2)PT 缩短:①先天性因子 V 增多症;②高凝状态和血栓性疾病;③长期口服避孕药。

(3)口服华法林等抗凝剂的监测:使 PT 维持在正常对照值的 1.5～2.0 倍,PTR 维持在 1.5～2.0 倍,INR 以 1.5～2.5 为最佳。

5.应用评价

PT 测定是检测外源性凝血因子有无缺陷时常用的筛检试验,也是监测口服抗凝剂常用的检验指标。由于组织凝血活酶的质量不同,PT 测定结果差异大,可比性差,影响口服抗凝剂患者治疗效果的判断。1985 年 ICSH 等发布在口服抗凝剂监测中推荐使用 INR 报告 PT 结果的文件,INR 现已成为口服抗凝剂患者治疗监测必须使用的报告方式。PT 检测的手工法和仪器法的检测原理均采用 1935 年 Quick 创建的一步凝固法。手工法虽重复性差、耗时,但多次重复测定仍有一定的准确性,且操作简便,临床上仍在应用,并作为仪器校正的参考方法。仪器法干扰因素少、操作过程实现了标准化,检查快速、简便。血液凝固仪干化学法测定操作更为简单,特别是有助于床边 DIC 的诊断,但仪器价格较贵,尚未普及。

二、血浆 FⅡ、FV、FⅧ、FX 促凝活性测定

1.实验原理

将稀释后的待测血浆分别与乏 FⅡ、FV、FⅧ、FX 血浆混合(应确保除 FⅡ、FV、FⅧ、FX 以外的其他凝血因子正常),测定混合血浆凝血酶原时间(PT),检测结果与待测血浆中的凝血因子促凝活性呈负相关。通过使用已知凝血因子促凝活性的血浆进行系列稀释并与乏因子血浆混合后进行 PT 检测建立的定标曲线,可以得出待测血浆中相应凝血因子的促凝活性。

2.参考范围

凝血因子促凝活性测定:FⅡ:C、FV:C、FⅧ:C、FX:C 均为 70%～120%。

3.临床意义

(1)凝血因子促凝活性降低:①先天性 FⅡ、FV、FⅧ、FX 缺乏极为少见,仅少数病例可见促凝活性降低、因子抗原含量正常(因子结构异常)或因子抗原含量和促凝活性同时降低(合成减少);②后天性疾病如肝炎、肝硬化、中毒性肝功能衰竭的初期仅有 FⅧ减少,但随着肝细胞严重受损 FⅡ、FV、FX 均减少;③维生素 K 缺乏症与口服香豆素类抗凝药,FⅡ、FⅧ、FX 可同时减少,但 FⅧ减少最早,其次是 FX,最后是 FⅡ;④DIC 时,FV 显著减少,其次是 FX 和 FⅡ。

(2)凝血因子促凝活性增高:见于血栓前状态或血栓性疾病。

(3)外科手术:在大的外科手术前,常需要检测 FⅡ、FV、FⅧ、FX 的促凝活性。FⅡ:C、FⅧ:C、FX:C 必须保持在 60% 以上,FV:C 应在 35% 以上才可以减少术中或术后出血的风险。

4.应用评价

如血液标本采集不当(采血不顺利,组织液混入血液等)、保存不当(如低温保存引起的冷激活等),可使凝血因子促凝活性呈假性增高。若输血后检测凝血因子,一般应在输血 7 天后测定。

FⅡ:C、FV:C、FⅧ:C、FX:C 的测定主要用于肝脏受损的检查,肝病早期 FⅧ:C 下降;FV:C 的测定在肝损伤和肝移植中应用较多。

三、血浆组织因子测定

1.实验原理

血浆组织因子(TF)测定包括抗原含量和凝血活性测定。

(1)组织因子抗原含量(TF:Ag)测定:用 TF 的单克隆抗体作为捕获抗体包被酶标反应板,加入待测血浆,用另一种生物素标记的 TF 的单克隆抗体作为第二抗体(检测抗体)形成双抗体夹心复合物,通过酶标记的链霉亲和素与二抗结合并使底物显色,颜色深浅与 TF:Ag 成正比。

（2）组织因子凝血活性（TF:C）测定：TF 与 FⅦ结合后形成 TF-FⅦa 复合物，可激活 FⅩ，使其转变为 FⅩa，后者可水解发色底物（S-222），释放黄色显色基团对硝基苯胺，在 405 nm 波长处测定其吸光度，其颜色深浅与 TF:C 呈正相关。

2. 参考范围

发色底物法：血浆 TF:C 81%～114%；TF:Ag＞10pg/mL。

3. 临床意义

严重感染所致内毒素血症、严重创伤、休克、急性呼吸窘迫综合征、DIC、心肌梗死及急性早幼粒细胞白血病等患者血浆 TF 含量或活性增加。

4. 应用评价

血浆 TF 活性测定比抗原含量的测定更能反映组织因子在凝血过程中的作用。

四、血浆活化部分凝血活酶时间测定及其纠正试验

（一）血浆活化部分凝血活酶时间测定

活化部分凝血活酶时间（activated partial thromboplastin time，APTT）是在体外模拟体内内源性凝血的全部条件，测定血浆凝固所需的时间，反映内源性凝血途径和共同途径中凝血因子是否异常和血液中是否存在抗凝物质，是常用且较灵敏的内源性凝血系统的筛查指标之一。

1. 实验原理

37 ℃条件下，向待测血浆中加入足量的鞣花酸或白陶土、部分凝血活酶，再加入适量的钙离子，激活 FⅫ，启动内源性凝血途径，使凝血酶原转变为凝血酶，进而使纤维蛋白原转变为纤维蛋白，乏血小板血浆凝固。从加入钙离子到血浆凝固所需的时间即为 APTT。

2. 参考范围

凝固法：25～35 s，超过正常对照值 10 s 为异常。

3. 临床意义

（1）高灵敏度的 APTT 试剂，可检出凝血因子促凝活性低于 30% 的标本，包括 FⅧ、FⅨ、FⅪ等。

（2）APTT 延长：①FⅧ、FⅨ水平降低的血友病 A、B 和 FⅪ 缺乏症；②FⅠ、FⅡ、FⅤ、FⅩ 严重缺乏；③原发性或继发性纤溶亢进；④口服抗凝剂，应用肝素等；⑤血液循环中存在病理性抗凝物质，如抗 FⅧ或 FⅨ 抗体、狼疮样抗凝物等。

（3）APTT 缩短：高凝状态和血栓性疾病。

（4）APTT 可作为肝素抗凝治疗的监测指标，APTT 达到正常对照值的 1.5～2.5 倍时，肝素治疗效果最佳。

4. 应用评价

（1）APTT 反映了血浆中内源性凝血系统凝血因子（FⅫ、FⅪ、FⅨ、FⅧ）、共同途径中纤维蛋白原、凝血酶原和 FⅤ、FⅩ 的水平。APTT 可检测除 FⅦ以外的其他血浆凝血因子缺陷，尤其是 FⅧ、FⅨ、FⅪ、FⅫ和 PK。

（2）不同 APTT 试剂由于激活剂的不同而对凝血因子活性检测的灵敏度存在差异，宜选用对凝血因子缺乏有高灵敏度的 APTT 试剂。

（3）针对怀疑存在狼疮样抗凝物的标本，宜使用对磷脂不敏感的 APTT 试剂盒。

（4）更换 APTT 试剂批号时，应进行新旧试剂的比对。

（二）APTT 纠正试验

APTT 纠正试验也称 APTT 延长混合血浆纠正试验，是将患者血浆（patient plasma，PP）与正常混合血浆（normal pooled plasma，NPP）按照一定比例混合后多次检测 APTT，评估混合血浆 APTT"纠正"的程度，确定 APTT 延长的原因，即是某因子缺乏还是有抑制物存在，为确诊试验的选择提供指导。

1. 实验原理

完整的 APTT 纠正试验包括对混合血浆的即刻测定和孵育后测定两个步骤。将 NPP(至少 20 人份健康人血浆)和 PP 按 1∶1 混合,对于低滴度的抑制物可以 4∶1 混合,进行即刻和孵育 APTT 纠正试验,并与 NPP 和 PP 的 APTT 进行比较,若不能纠正应考虑可能存在抑制物。

(1)即刻 APTT 纠正试验:①检测 PP 得到 APTT1;②检测 NPP 得到 APTT2;③将 PP 和 NPP 以 1∶1 混合后即刻检测得出 APTT3。

(2)孵育 APTT 纠正试验:①将 PP、NPP,PP 和 NPP 1∶1 混合血浆的容器封口,置于 37 ℃ 水浴箱孵育 2 h。②待准确孵育 2 h 后,分别即刻检测孵育后的 PP、NPP 和 1∶1 混合血浆得到 APTT4、APTT5、APTT6,同时将孵育后的 PP 和 NPP 以 1∶1 混合后即刻检测得到 APTT7。

2. 判断标准

1)即刻 APTT 纠正试验

(1)正常参考范围/正常参考区间方法:将检测结果与正常参考范围或正常参考区间进行比较,结果在正常参考范围/正常参考区间内即为"纠正"。

(2)循环抗凝物指数(ICA)方法:此法也称为罗斯纳指数(Rosner index,RI)方法。RI 的计算公式为 RI=[(APTT3−APTT2)/APTT1]×100%,通常临界值范围为 10%～15%。

(3)百分比纠正法:也称为 Chang 法,以该方法的倡导者命名。百分比纠正法的公式为纠正(%)=[(APTT1−APTT3)/(APTT1−APTT2)]×100%,关于临界值的文献报道略有差异。

(4)其他方法:①超过正常混合血浆 APTT 5 s 以内(或延长＜15%)为"纠正";②超过正常混合血浆 APTT 5 s 以上(或延长＞15%)为不纠正。

2)孵育 APTT 纠正试验

(1)APTT6 是否纠正的判断方法,请根据自身需求选择与即刻纠正试验对应的同类型判断方法。①正常参考范围/正常参考区间方法:将检测结果与正常参考范围/正常参考区间进行比较,结果在正常参考范围/正常参考区间内即为"纠正"。②ICA 方法:孵育 2 h 后 RI(RI2h)的计算公式为 RI2h=[(APTT6−APTT5)/APTT4]×100%。③百分比纠正法:纠正(%)=[(APTT4−APTT6)/(APTT4−APTT5)]×100%。④超过正常混合血浆 APTT 5 s 以内(或延长＜15%)为"纠正";超过正常混合血浆 APTT 5 s 以上(或延长＞15%)为不纠正。

(2)"时间依赖差"的判断方法:①将"时间依赖差"定义为"Δ=APTT6−APTT7",通常该差值 Δ＞3 s 则提示存在时间和温度依赖性抑制物(如 FⅧ抑制物)。②若 APTT6 相比 APTT7 延长超过 10%～15%,则提示存在时间和温度依赖性抑制物。如需明确是否有 FⅧ抑制物,应结合凝血因子活性和凝血因子抑制物检测结果综合分析。

3. 临床意义

(1)APTT 纠正试验的主要目的是指导下一步的检查。当缺乏一种或多种内源性凝血因子的 PP 与 NPP 按 1∶1 的比例混合后,理论上混合血浆中凝血因子活性均应不低于 50%,APTT 检测结果可纠正至参考范围内。而当 PP 存在凝血抑制物,如抗凝药物、凝血因子抑制物、抗磷脂抗体等时,混合后 APTT 不能纠正至参考范围内。

(2)当纠正试验结果为"纠正"时,提示待测血浆缺乏凝血因子,可进行特殊凝血因子的检查以确定哪一个缺乏。

(3)当纠正试验结果为"不纠正"时,意味着存在抗凝物质或其他类型的干扰物,如高剂量的类肝素等抗凝物质、狼疮样抗凝物、特殊凝血因子抑制物或其他类型抑制物,见表 22-3-1。

表 22-3-1 APTT 纠正试验结果及其意义

判断标准	即刻纠正试验	孵育纠正试验
凝血因子缺乏	纠正	纠正
抗磷脂抗体	不纠正	不纠正
凝血因子抑制物	纠正/部分纠正	不纠正

NOTE

4. 应用评价

（1）当同时存在多种抑制物或抑制物与凝血因子缺乏同时存在时，结果解释将变得复杂，需结合患者病史、临床表现和其他凝血检查进行综合分析。

（2）标准化的 APTT 纠正试验结果对 APTT 的异常原因提供初始的评价，有助于指导凝血因子或抑制物检测试验的选择，从而节约成本和时间，使诊断效率最大化，最终保障检验质量和患者安全。

（3）传统 APTT 纠正试验是手工进行的，影响因素很多。自动化 APTT 纠正试验的优势在于可以减少由手工操作引起的技术差异，同时所需的血浆体积更小，并能够缩短测定周期，保证分析结果的可靠性。

五、血浆凝血酶时间测定及其纠正试验

（一）血浆凝血酶时间测定

1. 实验原理

血浆凝血酶时间（thrombin time，TT）测定：在 37 ℃条件下，在待测乏血小板血浆中加入"标准化"凝血酶，将纤维蛋白原转变为纤维蛋白，测定血浆发生凝固所需的时间，即为 TT。

2. 参考范围

凝固法：16～18 s，超过正常对照值 3 s 为异常。

3. 临床意义

（1）TT 延长：①先天性或获得性低（无）纤维蛋白原血症、异常纤维蛋白原血症；②肝素增多或类肝素样抗凝物质存在，如肝素治疗、肝病、肿瘤和系统性红斑狼疮；③原发性或继发性纤溶亢进（如 DIC），由于纤维蛋白（原）降解产物增多对凝血酶有抑制作用，可导致 TT 延长；④某些药物如达比加群、比伐芦定等可使 TT 延长。

（2）TT 缩短：主要见于某些异常蛋白血症或巨球蛋白血症。

（3）TT 可作为溶栓治疗的监测指标，使用链激酶、尿激酶溶栓治疗时，可用 TT 作为监测指标，一般应控制在参考范围上限的 1.5～2.5 倍。

4. 应用评价

TT 是反映血浆中纤维蛋白原转变为纤维蛋白的过程有无异常的筛检指标之一。TT 延长主要反映纤维蛋白原浓度降低或功能异常以及血液中存在相关的抗凝物质（肝素、类肝素等），是检测纤维蛋白原浓度降低或异常最为敏感的筛检试验。

血浆纤维蛋白原浓度过高可抑制纤维蛋白单体的交联而导致 TT 延长，因此异常纤维蛋白原血症时 TT 可延长或缩短。联合检测 APTT 与 TT 比单独检测 APTT 能更有效地监测肝素水平，应用 TT 监测的不足之处是其灵敏度不随肝素浓度的增高而呈线性增高，若肝素浓度超过 1.0 U/mL 时，应加大 TT 测定的凝血酶浓度。

（二）甲苯胺蓝纠正试验

甲苯胺蓝可纠正肝素的抗凝作用。在 TT 延长的血浆中加入少量的甲苯胺蓝，若延长的 TT 明显恢复正常和缩短，表示待测血浆中肝素或类肝素样物质增多，否则为其他类抗凝物或纤维蛋白原异常。

（三）血浆凝血酶时间纠正试验

TT 纠正试验也称混合试验，为了进一步研究 TT 延长的原因，即是凝血因子缺乏还是有抑制物存在，可将健康人的混合血浆（NPP）与患者血浆（PPP）按照 1∶1 的比例混合后，重新检测相关项目，见图 22-3-1。

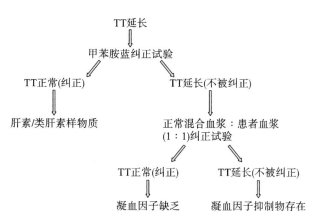

图 22-3-1 TT 纠正试验流程图

六、血浆 FⅧ、FⅨ、FⅪ和 FⅫ 促凝活性测定

1. 实验原理

1）促凝活性测定

（1）一步法乏因子血浆纠正试验：将待测血浆按比例分别加入缺乏 FⅧ、FⅨ、FⅪ和 FⅫ 的血浆中混合，测定混合血浆的活化部分凝血活酶时间（APTT），将测定结果代入用不同浓度健康人混合血浆制作的标准曲线，根据测得的 APTT 值可以计算出待测血浆相当于健康人血浆的凝血因子促凝活性。

（2）发色底物法 FⅧ 活性测定：在待测血浆中加入最适浓度的钙离子、磷脂、FⅨa 和过量的 FⅩ，FⅩ 被活化的速率与 FⅧ 的量呈线性相关。FⅩa 水解发色底物（S-2765）释放黄色发色基团对硝基苯胺，在 405 nm 波长处测定吸光度，其颜色的深浅与 FⅧ 活性成正比。因子活性以 IU/mL 表示。

2）抗原含量测定（火箭电泳法） 可以定量检测 FⅧ:Ag、FⅨ:Ag、FⅪ:Ag、FⅫ:Ag。

2. 参考范围

促凝活性（凝固法）：FⅧ:C 103.0%±25.7%；FⅨ:C 98.1%±30.4%；FⅪ:C 100.0%±18.4%；FⅫ:C 92.4%±20.7%。

抗原含量（火箭电泳法）：FⅧ:Ag 96.1%±28.3%；FⅨ:Ag 98.2%±29.6%；FⅪ:Ag 97.2%±25.1%；FⅫ:Ag 100%±22%。

3. 临床意义

（1）血友病：FⅧ:C、FⅨ:C 检测是临床上诊断血友病 A、血友病 B 和进行临床分型的重要指标。亚临床型 26%～45%、轻型 6%～25%、中型 2%～5%、重型＜2%。发色底物法检测轻型、中型、重型血友病患者的 FⅧ:C 分别为 0.05～0.25 IU/mL，0.01～0.04 IU/mL，＜0.01 IU/mL。85% 的血友病 A 和 75% 的血友病 B 患者凝血因子合成减少（因子活性和抗原含量同时降低或缺如）；15% 的血友病 A 和 25% 的血友病 B 患者凝血因子分子结构异常（因子活性降低或缺如，但抗原含量正常）。

（2）血管性血友病Ⅰ型和Ⅲ型患者 FⅧ:C 显著减低，但不如血友病 A 明显，一般在 20%～40% 之间；Ⅱ型患者 FⅧ:C 可正常。

（3）FⅪ、FⅫ 缺陷：FⅪ、FⅫ 的先天性缺陷比较少见，FⅫ 缺乏症患者易发生血栓栓塞性疾病。

（4）肝病：当肝实质损伤较严重时，肝脏合成的所有凝血因子都减少，由于 FⅧ 可由单核-巨噬细胞等合成，FⅧ:C 反而明显增高。当肝病并发 DIC 时，随着凝血因子的消耗，FⅧ:C 可低于 50%，FⅨ、FⅪ、FⅫ 也减少。

（5）浓缩因子制剂治疗的监测：严重出血的血友病 A 患者输入 FⅧ 浓缩制剂后，FⅧ:C 大于 5% 时，一般不会有自发性出血。需要进行大的外科手术治疗时，相应的因子活性应维持在 60% 以上,而一些较小的手术,相应的因子活性应维持在 35% 以上。

(6)血液高凝状态与血栓性疾病:静脉血栓性疾病,如深静脉血栓形成、肺栓塞、肾病综合征、妊娠期高血压疾病、一些恶性肿瘤和口服避孕药等,血浆 FⅧ、FⅨ、FⅪ 和 FⅫ 的活性或含量可升高。

4. 应用评价

(1)在内源性凝血途径筛检试验 APTT 的基础上,直接检测 FⅧ、FⅨ、FⅪ、FⅫ 的促凝活性是较为理想和直观的方法,同时也是血友病评价和分型的重要指标之一。

(2)在 FⅧ:C、FⅨ:C、FⅪ:C、FⅫ:C 测定中,被测血浆均进行了一定比例的稀释,可以避免一些异常抗凝物的干扰。但是高浓度的肝素、纤维蛋白(原)降解产物(FDPs)、自身抗体(如因子抑制物)等,仍有可能引起因子活性的假性减低。

(3)发色底物法常用于测定 FⅧ:C、FⅨ:C,测定结果的影响因素比乏因子血浆纠正试验少,准确度和精密度都更高。

七、血浆纤维蛋白原

1. 实验原理

根据纤维蛋白原(fibrinogen,FIB)与凝血酶作用最终形成纤维蛋白的原理,以已知含量的标准品制作标准曲线,用凝血酶来测定血浆凝固时间,后者与血浆中 FIB 浓度呈负相关,通过计算得到 FIB 的含量。检测方法有多种,目前常用的有 Clauss 法和 PT 衍生法。

(1)Clauss 法:即凝血酶法,在待测血浆中加入足量凝血酶使其凝固,血浆凝固时间与 FIB 浓度呈负相关,从国际标准品 FIB 参比血浆测定的标准曲线中可获得 FIB 浓度。

(2)PT 衍生法:基于 PT 反应曲线差值确定 FIB 浓度的方法。仪器完成测定 PT 时 FIB 全部变成纤维蛋白,其浊度与 FIB 浓度成正比(无须加凝血酶),可采用终点法或速率法换算出 FIB 浓度。

2. 参考范围

Clauss 法:2~4 g/L。

3. 临床意义

血浆 FIB 是一种与凝血相关的急性时相蛋白,DIC 早期可能反应性增多,但随着 DIC 的发展,FIB 因消耗而较少。出现肝细胞疾病时,FIB 合成减少;当凝血酶和纤溶酶活性增高时,FIB 被降解而减少。低(无)纤维蛋白原血症、异常纤维蛋白原血症等时 FIB 减少或结构异常。

FIB 可作为溶栓治疗监测的指标,使用链激酶、尿激酶等溶栓治疗时,FIB 浓度一般不应低于 1.2~1.5 g/L,若低于 1.0 g/L,可能有出血风险。

4. 应用评价

FIB 易于测定,常首选含量测定。FIB 也是一种与凝血相关的急性时相蛋白,在血栓性疾病的发生和发展中有重要意义。因此,FIB 定量测定已成为临床出血与血栓性疾病诊治中最常用的检查项目。

八、血浆凝血因子Ⅻ检测

1. 实验原理

(1)乏因子血浆纠正法:将钙离子加入待测血浆,所形成的纤维蛋白单体聚合物可被 FⅫa 交联,交联后形成的纤维蛋白不溶于 5 mol/L 尿素溶液。如果待测血浆中 FⅫ 的活性低,则纤维蛋白凝块易于溶解。可以通过待测血浆对缺乏 FⅫ 血浆的纠正程度来测定 FⅫ:C。

(2)肽底物酶动力学法:凝血酶激活的 FⅫa 通过一种特异的肽底物与甘氨酸乙酯结合,在 α-酮戊二酸和 NADH 存在下,经转氨酶作用生成 NAD 和谷氨酸,NADH 被消耗,在 340 nm 波长下检测 NADH 的减少量,来准确测定 FⅫ:C。

(3)火箭电泳法:将待测血浆加入含有抗 FⅫA 或抗 FⅫB 亚基的抗血清琼脂平板中,电泳后形成抗原-抗体复合物的火箭样沉淀峰,峰高与待测血浆中 FⅩⅢ$_A$ 或 FⅩⅢ$_B$ 抗原含量成正比,结果以相当于健康人血浆浓度的百分比表示。

2. 参考范围

FⅩⅢ:C 70%～140%;FⅩⅢ$_A$:Ag 88%～113%;FⅩⅢ$_B$:Ag 86%～111%。

3. 临床意义

FⅩⅢ缺乏可导致外伤及手术后不能形成稳定的纤维蛋白而发生自发性出血、出血时间延长、伤口愈合延迟。通常情况下,FⅩⅢ水平达到 10% 不会有明显的出血倾向;但在手术后,FⅩⅢ水平在 10%～40% 之间仍有可能出血。①先天性 FⅩⅢ缺乏:纯合子型患者 FⅩⅢ$_A$:Ag<1%,FⅩⅢ$_B$:Ag 轻度减低;杂合子型患者 FⅩⅢ$_A$:Ag 常低于 50%,FⅩⅢ$_B$:Ag 正常;②获得性 FⅩⅢ减少:见于肝病、SLE、DIC、原发性纤溶亢进症、恶性淋巴瘤等。

4. 应用评价

肽底物酶动力学法测定 FⅩⅢ:C 较为准确,但需要特殊的肽底物;样品中纤维蛋白原浓度过低或过高可导致 FⅩⅢ:C 假性下降。

九、血浆凝血活化分子标志物检测

(一)血浆凝血酶原片段 1+2

1. 实验原理

用兔抗人凝血酶原片段 1+2(prothrombin fragment 1+2,F_{1+2})抗体包被酶标反应板,加入待测血浆,再加入酶标记鼠抗人 F_{1+2} 抗体并经底物显色,其颜色的深浅与血浆中 F_{1+2} 的含量呈正相关。

2. 参考范围

ELISA:0.29～1.05 nmol/L。

3. 临床意义

(1)血栓前状态与血栓性疾病:①DIC:约 90% 的 DIC 患者可见血浆 F_{1+2} 含量显著增高。对于某些疾病如肝硬化、急性重型肝炎、恶性肿瘤、真性红细胞增多症等并发的慢性 DIC,常规检查(如 PT、PLT、FIB 测定)可能未见异常,但由于 F_{1+2} 的高敏感性,其常常在 DIC 的临床症状出现之前升高,故对于早期 DIC 的诊断有意义。②急性心肌梗死(AMI):血浆 F_{1+2} 含量一般仅轻度增高。溶栓治疗后,由于溶栓介导的凝血酶形成增加,F_{1+2} 含量可进一步升高。若溶栓治疗有效,缺血的心肌成功实现再灌注,F_{1+2} 可锐减。③易栓症与静脉血栓形成:易栓症时血浆 F_{1+2} 含量可轻度增高。当并发血栓形成时,尤其是肺栓塞(PE)和深静脉血栓形成(DVT)时,血浆 F_{1+2} 含量可明显增高。④口服避孕药和雌激素替代治疗可见 F_{1+2} 含量升高。

(2)抗凝治疗监测:血浆 F_{1+2} 可作为抗凝和溶栓治疗的实验室监测指标。①肝素治疗:血栓性疾病用肝素治疗时,一旦达到有效治疗浓度,血浆 F_{1+2} 浓度可由治疗前的高浓度降至参考范围内。②香豆素类抗凝药治疗:口服华法林时,血浆 F_{1+2} 浓度可降至参考范围以下。INR 升高与 F_{1+2} 浓度降低相关,但 INR 不适用于监测低剂量口服抗凝药治疗,F_{1+2} 浓度降低可使血栓形成危险性下降,但并不增高出血并发症的发生率。

4. 应用评价

血浆中 F_{1+2} 的浓度直接反映凝血酶原酶的活性,同时也是凝血酶生成的标志。F_{1+2} 为凝血活化的特异而敏感的分子标志物之一。

(二)血浆纤维蛋白肽 A

1. 实验原理

纤维蛋白肽 A(fibrin peptide A,FPA)检测的原理:用皂土去除待测血浆纤维蛋白原,加入过量已知的兔抗人 FPA 抗体充分与血浆中 FPA 结合后,将剩余的未结合抗 FPA 抗体加入预先包被有 FPA 的酶标反应板中,然后加入酶标羊抗兔 IgG,并经酶底物显色,其颜色的深浅与剩余未结合

NOTE

抗体量呈正相关,与血浆中 FPA 含量呈负相关。

2. 参考范围

ELISA 法:男性不吸烟者 1.22~2.44 μg/L,女性不吸烟、未服避孕药者 1.2~3.28 μg/L。

3. 临床意义

血浆 FPA 水平增高对 DIC 诊断有较高的灵敏度,被用作早期或疑难 DIC 病例的诊断试验之一。血浆 FPA 水平增高见于血栓前状态和血栓性疾病,如急性心绞痛、心肌梗死、脑血栓形成、深静脉血栓形成、肺栓塞、肾病综合征、尿毒症、恶性肿瘤转移等。

4. 应用评价

在凝血反应的最后阶段,凝血酶降解纤维蛋白原生成纤维蛋白单体,纤维蛋白 Aα 链被裂解,释放出 FPA,血液中出现 FPA 表明凝血酶活性增加。因此,FPA 是反映凝血活化的分子标志物之一,对血液高凝状态的诊断有重要意义。由于 FPA 检测步骤较多,方法较烦琐,而且标本采集后要求尽快去除血浆中的纤维蛋白原,故临床应用受到一定限制。

(三)血浆凝血酶-抗凝血酶复合物

1. 实验原理

用兔抗人凝血酶抗体包被酶标反应板,加入待测血浆,再加入酶标记鼠抗人抗凝血酶(antithrombin,AT)抗体并经底物显色,其颜色的深浅与血浆中凝血酶-抗凝血酶复合物(thrombin-antithrombin complex,TAT)的浓度呈正相关。

2. 参考范围

ELISA:1.0~4.1 μg/L。

3. 临床意义

血浆 TAT 浓度增高见于 90% 以上的 DIC 患者,可用于早期诊断 DIC。血栓前状态时,TAT浓度可呈轻度升高;血栓性疾病,如深静脉血栓形成、肺栓塞、急性白血病及一些恶性肿瘤(如肺癌、卵巢癌等)时,血浆 TAT 浓度可显著升高;急性心肌梗死(AMI)时,血浆 TAT 浓度仅轻度增高;溶栓治疗后,由于溶栓介导的凝血酶形成增加,TAT 浓度进一步升高;若溶栓治疗有效,缺血的心肌成功实现再灌注,TAT 浓度可迅速下降;溶栓治疗后 2 h,若 TAT 浓度低于 6 μg/L,表明溶栓治疗成功;溶栓治疗后 36 h,若 TAT 浓度高于 6 μg/L,提示可能出现冠状动脉再次梗死。

4. 应用评价

凝血酶生成后,血浆中的 AT 能迅速与其 1:1 结合,生成无活性的 TAT,从而调节凝血反应的强度。血浆 TAT 浓度升高,表明凝血酶浓度升高,AT 被大量消耗,血液呈现高凝状态,血栓形成危险性增高。因此,TAT 为凝血活化的分子标志物之一。

(王 丽 张 娟)

第四节　抗凝系统检验

一、血浆抗凝血酶活性及抗原检测

1. 实验原理

(1)抗凝血酶活性(antithrombin activity,AT:A):待测血浆中加入过量凝血酶,使 AT 与凝血酶形成 1:1 复合物,剩余的凝血酶作用于发色底物 S-2238,释出显色基因对硝基苯胺(pNA),显色的深浅与剩余凝血酶含量呈正相关,而与 AT 呈负相关。根据标准曲线计算出 AT:A。

(2)抗凝血酶抗原(antithrombin antigen,AT:Ag):用双抗体夹心法可测定血浆 AT:Ag 的含量。

NOTE

2. 参考范围

血浆 AT:A 80%～120%；AT:Ag 0.17～0.41 g/L。

3. 临床意义

当 AT 缺陷时,患者易出现血液高凝状态而形成血栓。

(1)遗传性 AT 缺陷:Ⅰ型患者 AT 含量及活性均减低;Ⅱ型患者 AT 含量正常但活性减低。杂合子型患者 AT 活性一般为 40%～60%。AT 缺陷患者常并发肺栓塞和静脉血栓形成。在抗凝治疗中,若出现肝素治疗无效,应考虑有无 AT 缺乏,一般认为 AT 活性低于 30% 时,肝素治疗无效。

(2)获得性 AT 减少:①AT 合成减少:各种肝病(肝实质损伤、药物中毒、酒精肝、肝硬化、重型肝炎、晚期肝癌等)均可致 AT 合成减少。②AT 丢失增多:肾病综合征时,AT 随尿蛋白排泄丢失而减少。③AT 消耗增多:DIC、脓毒症、先兆子痫,AT 因消耗增多而减少,故 AT 减少可作为 DIC 的诊断与监测指标之一。④大型外科手术、烧伤也可使 AT 短时间减少,可能诱发血栓形成或 DIC。AT 减少也可见于败血症、长期服用雌激素治疗等。

(3)药物影响:口服抗凝药时,AT 因合成增加而增多;肝素治疗初期,AT 活性可降低,甚至低至 20%～30%。

(4)新生儿:由于抗凝系统未成熟,新生儿刚出生的几天内 AT 含量可仅为正常含量的 30% 左右。

4. 应用评价

AT 活性与抗原同时检测,对先天性 AT 缺乏的分型诊断有重要意义。疑难 DIC 诊断时,AT 活性下降具有一定的参考价值。抗凝治疗时,如怀疑肝素抵抗,可测定 AT:A 以辅助诊断。AT 替代治疗时,也应首选 AT:A 来进行监测。肝素抗凝治疗可能会干扰 AT:A 的检测结果,建议停用肝素 24 h 以上再进行检测。AT:A 测定常用的方法包括发色底物法、凝固法和凝胶空斑法等,其中发色底物法具有操作简便、易于推广等优点。免疫火箭电泳法检测 AT:Ag 的技术操作较为复杂,但需要的时间较短。

二、血浆蛋白 C 活性检测

1. 实验原理

(1)血浆凝固法:将血浆蛋白 C(PC)激活剂(一种蛇毒制剂)、FⅫ活化剂(白陶土)、钙离子和磷脂加入待测血浆中,在活化内源性凝血途径的同时也激活 PC 系统,测定血浆的 APTT。此时的 APTT 比不加 PC 激活剂的 APTT 延长,而且 APTT 延长的程度与血浆活性(PC:A)呈正相关,由此可计算出相当于正常人血浆 PC:A 的百分比。

(2)发色底物法:将 PC 激活剂加入待测血浆中,血浆 PC 被激活形成活性蛋白 C(APC),APC 作用于发色底物(S-2366)并释放出显色基团对硝基苯胺(pNA),pNA 在 405 nm 波长处有最大吸收峰,其显色的深浅与 PC:A 呈正相关。

2. 参考范围

血浆 PC:A 70%～140%。

3. 临床意义

(1)遗传性 PC 缺陷:遗传性 PC 缺陷患者血浆 PC 含量或活性明显减低,其中纯合子型患者血浆 PC 水平接近 0 或低于健康人的 20%;杂合子型患者血浆 PC 水平低于健康人的 50%。患者易出现复发性的静脉血栓,尤其常见于年轻人。

(2)急性肝炎、慢性活动性肝炎、肝硬化等:由于肝脏合成 PC 能力的降低,PC 活性和抗原含量异常,且降低程度与疾病严重程度一致。

(3)其他疾病:DIC、恶性肿瘤、急性白血病患者,新生儿及哺乳期婴儿,PC 活性常降低。

(4)口服抗凝药的影响:香豆素类药物可以引起维生素 K 依赖因子及 PC 的减少。口服香豆素

NOTE

类抗凝药治疗初期,由于 PC 比其他依赖维生素 K 的凝血因子的半衰期短,首先迅速减低 40％～50％,导致产生短暂的血液高凝状态。若患者存在 PC 缺陷,极易并发血栓栓塞症或诱发皮肤坏死。

4.应用评价

PC 检测是诊断易栓症的重要指标,研究认为,5％～7％的血栓性疾病与 PC 缺乏有关。临床要诊断 PC 缺乏症,还需同时做 PC 抗体检测和 PC 抵抗试验等,以排除其他可能的因素。PC 检测时结果波动很大,其活性与抗原含量经常不平行,因此每个实验室必须建立自己的参考范围。华法林抗凝治疗常伴有 PC 和蛋白 S(PS)活性的下降,PC 和 PS 活性的检测应在完成口服抗凝药治疗,停用华法林 2 周后进行。

三、血浆蛋白 S 活性及抗原检测

1.实验原理

(1)游离蛋白 S 活性(free PS:activity,FPS:A)测定:将 FⅢ、Ca^{2+}、磷脂和 APC 加入待测血浆中,FPS 可辅助 APC 灭活 FⅤa,测定其血浆凝固时间(PT),该结果相比不加 APC 的 PT 延长,且 PT 延长的程度与血浆 FPS:A 呈正相关,通过标准曲线可计算出相当于正常血浆 FPS:A 的百分比。

(2)游离蛋白 S 抗原(free PS:antigen,FPS:Ag)测定:①胶乳凝集比浊法:FPS 与补体 C4b 结合蛋白(C4b binding protein,C4BP)具有高亲和力,将吸附 C4BP 的胶乳颗粒与待测血浆混合,FPS 与 C4BP 胶乳颗粒结合;再加入包被有抗人 PS 单克隆抗体的胶乳颗粒,结合 C4BP 胶乳颗粒的 FPS 与包被单抗的胶乳颗粒发生凝集反应,凝集的程度与血浆中 FPS 的含量呈正相关。②免疫火箭电泳法:血浆总 PS(TPS)包括与 C4BP 结合的 PS(C4BP-PS)和 FPS。将聚乙二醇 6000 加入血浆中沉淀 C4BP-PS,而 FPS 游离于上清液中。用火箭电泳法分别测定血浆和聚乙二醇沉淀的上清液中的 PS,即可求得 TPS:Ag 和 FPS:Ag。

2.参考范围

血浆 FPS:A 63％～135％,FPS:Ag 78％～124％,TPS:Ag 77％～116％。

3.临床意义

PS 缺陷的患者易出现血液高凝状态,发生血栓栓塞症的风险增加,尤其是年轻人。

(1)遗传性 PS 缺陷:Ⅰ型患者 TPS:Ag、FPS:Ag 和 PS:A 均减低;Ⅱa 型患者 TPS:Ag 正常,但 FPS:Ag 和 FPS:A 减低;Ⅱb 型患者 TPS:Ag 和 FPS:Ag 正常,但 FPS:A 减低。

(2)获得性 PS 缺陷:急性肝炎、肝硬化、慢性活动性肝炎、维生素 K 缺乏症及急性呼吸窘迫综合征等,PS 水平可明显降低。DIC 时 PS 水平变化不大。口服抗凝药、口服避孕药时,PS 水平降低。妊娠女性及新生儿 PS 水平偏低。

4.应用评价

血浆中 PS 约有 60％为 C4BP-PS,40％为 FPS,只有 FPS 能辅助 APC 发挥灭活 FⅤa 和 FⅧa 的功能。血浆凝固法测定 FPS:A 可反映 PS 的抗凝血功能,但标本中存在 FⅧa 及 APCR 时,可出现血浆凝固时间假性缩短,此时可用乏 PS 的基质血浆对标本进行 1:2、1:4 等适当比例的稀释,以去除上述影响。

四、血浆组织因子途径抑制物检测

1.实验原理

(1)组织因子途径抑制物活性(TFPI:A)检测:采用发色底物法,在待测血浆中加入已知过量的 TF-FⅦa 和 FⅩ,血浆中 TFPI 与 TF-FⅦa 和 FⅩ作用,剩余的 TF-FⅦa 水解发色底物,释放出显色基团对硝基苯胺,其颜色的深浅与血浆中 TFPI:A 呈负相关。

(2)组织因子途径抑制物总抗原(TFPI:Ag)测定:用酶联免疫吸附试验(ELISA)检测血浆

TFPI:Ag。

2. 参考范围

血浆 TFPI:A 78%～154%；TFPI:Ag 44.3～151 μg/L(ELISA)。

3. 临床意义

生理状况下，TFPI 是外源性凝血途径因子的抑制剂，其缺陷可导致血液高凝状态。临床上多为获得性 TFPI 缺乏，可见于 DIC、脓毒症等。手术过程对组织的损伤使大量的 TF 暴露于血液，容易形成高凝状态或急性血栓。TFPI 的减少是深静脉血栓形成的危险因素。TF 与 TFPI 之间的失衡，即 TFPI 对外源性凝血的调控不足是深静脉血栓形成发生的重要原因。由于 TFPI 由血管内皮细胞合成，一些疾病如致死性败血症、慢性肾功能衰竭导致广泛性血管内皮损伤时，血浆 TFPI 可增多。

4. 应用评价

用 ELISA 检测血浆 TFPI:Ag 时可检测天然或重组人 TFPI 与 HDL、LDL、VLDL 结合的复合物，不仅可以检测完整的 TFPI，还可以检测截短形式的人 TFPI，与其他凝血因子无交叉反应。

五、血浆肝素及类肝素样物质的检测

1. 实验原理

(1)甲苯胺蓝纠正试验：甲苯胺蓝可中和肝素或类肝素样物质的抗凝作用。在凝血酶时间(TT)延长的待测血浆中，加入一定量的甲苯胺蓝后，若延长的 TT 明显缩短或恢复正常，则提示待测血浆中肝素或类肝素样物质增多，如果 TT 依然延长则为其他抗凝物质增多或者纤维蛋白原缺陷。

(2)血浆肝素定量：在待测血浆中加入过量的抗凝血酶(AT)和 FⅩa，普通肝素又分为未分级肝素(unfractionated heparin，UFH)和低分子肝素(low molecular weight heparin，LMWH)，均可与 AT 形成复合物并灭活 FⅩa，剩余的 FⅩa 水解发色底物(S-2765)，释放出显色基团对硝基苯胺，颜色的深浅与血浆中 UFH 或 LMWH 浓度呈负相关。

2. 参考范围

加入甲苯胺蓝纠正后，比未加入前 TT 缩短 5 s 以上，提示待测血浆中肝素或类肝素样物质增多。血浆肝素浓度为 0.001～0.009 U/mL。

3. 临床意义

(1)肝素增多：普通肝素抗凝治疗及体外循环、血液透析等可导致血液中肝素增多。血浆中肝素浓度是监测普通肝素用量的最好方法(一般肝素浓度维持在 0.2～0.4 U/mL 时，可取得较好的疗效)。

(2)类肝素样物质增多：血浆中类肝素样物质增多见于：①严重肝病、肝叶切除、肝脏移植；②多发性骨髓瘤、肾上腺皮质肿瘤等恶性肿瘤；③肾病综合征、过敏性休克；④DIC、SLE 等；⑤普通肝素用于体外循环、血液透析和抗凝治疗等。

4. 应用评价

甲苯胺蓝纠正试验又称游离肝素时间。人体内除存在天然的抗凝血物质(抗凝血酶和蛋白 C 系统等)外，在病理情况下可产生病理性抗凝物质，如肝素、类肝素样物质等。本试验操作简便、快速，无需特殊仪器设备，是检测血浆中是否存在肝素或类肝素样物质的常用试验。

六、血浆狼疮样抗凝物检测

该抗凝物最初被发现于 SLE 患者的血清中，因此得名"狼疮抗凝物"。随后又在其他免疫性疾病、恶性肿瘤、感染、药物反应甚至健康人血清中发现，所以称之为"狼疮样抗凝物"(lupus anticoagulant，LAC)。LAC 对多种凝血因子的活性和凝血不同阶段反应具有干扰作用，是一种抗磷脂抗体。

NOTE

1. 实验原理

(1)筛查试验:用蛇毒试剂激活 FⅩ,加入 Ca^{2+} 和低浓度磷脂,观察乏血小板血浆发生凝固的时间,称为 Russell 蛇毒时间(Russell viper venom time,RVVT)。作为 LAC 的筛查试验,若 RVVT 明显延长,提示有凝血因子缺陷或存在 LAC。加入正常血浆后,RVVT 缩短,表明为凝血因子缺陷;若 RVVT 仍延长,表明存在 LAC。

(2)确认试验:在待测血浆中加入高浓度的磷脂中和 LAC 后,可使延长的 RVVT 缩短或恢复正常,确证血浆中存在 LAC,称为 LAC 确认试验。通过计算与对照血浆 RVVT 的比值,得到 LAC 筛查试验比值(screen ratio,SR)和确认试验比值(confirm ratio,CR),用筛查试验比值除以确认试验比值,得到标准化 LAC 比值(normalized LAC ratio,NLR)。根据 NLR 的大小,可以判断待测血浆中有无 LAC。

2. 参考范围

SR<1.2,NLR<1.2,血浆 LAC 阴性。

3. 临床意义

LAC 是一组抗磷脂或磷脂与蛋白(如 β2-糖蛋白Ⅰ和凝血因子)复合物的抗体,可以阻止复合物 Ⅹa-Ⅴa-Ca^{2+}-磷脂的形成,干扰体外凝血试验(如 APTT、SCT、RVVT 等)。血浆 LAC 阳性可见于自身免疫性疾病(如 SLE)、病毒感染、骨髓增殖性肿瘤、复发性流产等,有 24%～36% 的血浆 LAC 阳性患者可发生血栓形成。

4. 应用评价

临床疑为抗磷脂综合征(antiphospholipid syndrome,APS)时,可进行 LAC 检测。LAC 的检测应在抗凝治疗前或停用口服抗凝药至少 1 周后进行。目前国际血栓与止血学会(ISTH)建议以 RVVT 为一线检验,当初筛阴性时再以基于 APTT 的硅化凝血时间(silica clotting time,SCT)为二线检验来提升 LAC 检出灵敏度。除此之外,还可以检查抗心磷脂(aCL)抗体和抗 β2-糖蛋白Ⅰ(β2-GPⅠ)来综合诊断 APS。作为 APS 的诊断条件之一,应有至少一项抗磷脂抗体两次检测阳性,且两次检测至少间隔 12 周。

七、血浆活化蛋白 C 抵抗试验

1. 实验原理

凝血过程中,FⅧa 和 FⅤa 可加快凝血酶的形成。APC 可裂解因子 FⅤa 和 FⅧa,从而延长血液凝固时间。在 APTT 检测时,加入外源性的 APC,可使 APTT 延长。如果血浆存在 APC 抵抗(APCR),APTT 的延长将在一定程度上得到纠正。以 APTT 试验为基础,通过检测待测血浆加入与不加 APC 的情况下 APTT 的比值来观察待测血浆是否存在 APC 抵抗,即 APC-APTT 法。APCR 量化指标用 APCR 比值表示。

2. 参考范围

APCR 比值(APC-APTT/APTT)>2.2。

3. 临床意义

APCR 比值大于 2.2 可视为不存在 APC 抵抗现象;介于 1.8～2.2 之间为可疑,小于 1.8 则认为存在 APC 抵抗现象。

4. 应用评价

临床常用 APC-APTT 法作为筛选 APC 抵抗的方法。此法以标准 APTT 试验为基础,方法简便快速,适用于大规模人群筛选。

八、血浆凝血酶-抗凝血酶复合物检测

实验原理、参考范围、临床意义及应用评价等参见本章第三节"凝血因子检验"。

第五节 纤溶活性检验

一、血浆纤溶酶原活性及抗原测定

1. 实验原理

(1)纤溶酶原活性(PLG:A)测定(发色底物法):在待测血浆中加入过量的链激酶(SK)和发色底物(S-2251),SK 可使血浆中的纤溶酶原(PLG)转变为纤溶酶(PL),继而作用于发色底物使其释放出对硝基苯胺而显色,显色的深浅与纤溶酶的活性呈正相关,在 405 nm 波长下测定吸光度,可计算求得血浆中的 PLG:A。

(2)纤溶酶原抗原(PLG:Ag)测定(ELISA):将待测血浆加入包被有抗纤溶酶原抗体(PLG 抗体)的酶标板上,血浆中的纤溶酶原(抗原)与抗体发生反应,再加入过氧化物酶标记的 PLG 抗体,形成抗体-抗原-酶标抗体复合物,加入底物(邻苯二胺)显色后测定吸光度。显色深浅与 PLG 的含量呈正相关,通过标准曲线可计算得出 PLG 的含量。

2. 参考范围

PLG:A(发色底物法):57.72%～113.38%。

PLG:Ag(ELISA):0.19～0.25 g/L。

3. 临床意义

(1)PLG 含量增高表示纤溶活性减低,可见于血栓前状态和血栓性疾病,在某些恶性肿瘤及糖尿病等疾病时 PLG 含量也可增高。

(2)PLG 含量减低表示纤溶活性增高,常见于原发性纤溶亢进、DIC、溶栓治疗、脓毒症及肝硬化、严重感染等疾病。

(3)异常纤溶酶原血症:PLG 含量一般正常,但活性减低,杂合子型为 40%～60%,纯合子型可低于 5%。

4. 应用评价

发色底物法检测 PLG:A 简便、快速,比免疫化学法更为适用。由于血浆 PLG:A 受多种因素影响,因此不能准确反映纤溶亢进的情况,测定其抑制物 α_2-抗纤溶酶比 PLG 更敏感。对于大多数患者,PLG:A 与 PLG:Ag 相关性较好。

二、血浆组织型纤溶酶原激活物活性及抗原测定

1. 实验原理

(1)组织型纤溶酶原激活物(t-PA)活性测定(发色底物法):在待测血浆(含 t-PA)中加入过量的 PLG 和纤维蛋白共价物,t-PA 可吸附于纤维蛋白上,并使纤溶酶原转变为纤溶酶,后者作用于发色底物(S-2251)使其释放出对硝基苯胺(pNA)而显色,显色的深浅与 t-PA 活性呈正相关。在 405 nm 波长下测定 pNA 的吸光度,即可计算出血浆 t-PA 活性。

(2)组织型纤溶酶原激活物抗原测定(ELISA):将待测血浆加入包被有抗 t-PA 抗体的酶标板上,血浆中的 t-PA(抗原)与抗体发生反应,与加入的过氧化物酶标记的抗 t-PA 抗体形成抗体-抗原-酶标抗体复合物,再加入底物(邻苯二胺)显色后测定吸光度。显色深浅与 t-PA 的含量呈正相关,通过标准曲线可计算求得 t-PA 的含量。

2. 参考范围

t-PA 活性(发色底物法):0.3～0.6 抑制单位/毫升。

t-PA 抗原(ELISA):1.5～10.5 μg/L。

3. 临床意义

(1)t-PA 活性和抗原含量增高表明纤溶亢进,可见于原发性和继发性纤溶症,如 DIC、急性白

血病等；也可见于使用纤溶酶原激活物类的药物。

（2）t-PA活性和抗原含量减低见于血栓前状态和血栓性疾病，如深静脉血栓形成、动脉血栓形成、缺血性脑梗死、高脂血症、口服避孕药及手术损伤等。

（3）t-PA活性和抗原含量也可用于溶栓治疗监测。静脉注射t-PA 10～20 min后，血浆t-PA活性或抗原含量达到参考范围上限的2～3倍时可取得较好疗效。

4. 应用评价

影响血浆t-PA的因素较多，其水平可随年龄的增长而升高。在剧烈运动、机体应激反应时t-PA水平也增高。此外，血液标本采集时的状况，如压脉带的使用、标本有无溶血、血浆有无其他抗体（如嗜异性抗体、类风湿因子）等均可影响t-PA抗原的测定结果。t-PA测定方法较多，但缺乏标准化，不同实验室的报告方式和参考范围显著不同，每个实验室应根据所使用的方法建立各自的参考范围。

三、血浆纤溶酶原激活物抑制物活性及抗原测定

1. 实验原理

（1）纤溶酶原激活物抑制物活性（PAI）测定（发色底物法）向待测血浆中加入过量的t-PA和纤溶酶原（PLG），部分t-PA与血浆中的PAI形成1∶1的无活性复合物；剩余的t-PA可激活PLG，使其转化为纤溶酶（PL）。PL水解发色底物（S-2251）并释放出对硝基苯胺（pNA）而显色。显色深浅与PAI活性呈负相关，在405 nm波长下测定pNA的吸光度，可计算出血浆PAI活性。

（2）纤溶酶原激活物抑制物抗原测定（ELISA）：将待测血浆加入包被有抗PAI单克隆抗体的酶标板上，血浆中的PAI（抗原）与抗体发生反应，再与加入的过氧化物酶标记的PAI抗体形成抗体-抗原-酶标抗体复合物，再加入底物（邻苯二胺）显色后测定吸光度。显色深浅与PAI的含量呈正相关，通过标准曲线可计算求得PAI的含量。

2. 参考范围

PAI活性（发色底物法）：100～1000抑制单位/升。

PAI抗原（ELISA）：2～10 $\mu g/L$。

3. 临床意义

（1）PAI水平增高，人体对纤维蛋白的清除能力下降，可导致血栓形成风险增加，见于血液高凝状态和血栓性疾病。部分深静脉血栓形成患者有PAI-1释放增多或t-PA减少。研究发现，手术前血浆PAI-1水平与术后深静脉血栓形成有显著的相关性。PAI-1水平升高会增加急性心肌梗死或再梗死的风险。不稳定型心绞痛患者也有PAI-1水平升高情况。PAI-1是一种急性时相蛋白，在急性感染、炎症、脓毒症、恶性肿瘤及手术后可见暂时性水平升高。肝功能异常时，因PAI-1清除减少，其血浆浓度可增高。此外，还发现吸烟、肥胖、高脂血症、高血压、体力活动较少时，血浆PAI-1水平也相对增高；戒烟、减轻体重、加强体育锻炼可降低血浆PAI-1水平。

（2）PAI水平减低见于原发性和继发性纤溶。PAI减少可增加出血风险。

4. 应用评价

血浆中的PAI主要包括PAI-1和PAI-2，PAI-1含量较高，一般主要检测PAI-1。PAI的测定方法较多，而且缺乏标准化，不同实验室的报告方式和参考范围显著不同，每个实验室应根据所使用的方法建立各自的参考范围。

四、血浆 α_2-抗纤溶酶活性及抗原测定

1. 实验原理

（1）α_2-抗纤溶酶（α_2-AP）活性（发色底物法）：在待测血浆中加入过量的纤溶酶（PL），使其与 α_2-AP形成无活性复合物，剩余的PL可作用于发色底物（S-2251）释放对硝基苯胺而显色。显色深浅与 α_2-AP活性呈负相关，在405 nm波长下测定吸光度，可计算出血浆 α_2-AP活性。

(2)α₂-抗纤溶酶抗原测定（ELISA）：将待测血浆加入包被有抗 α₂-抗纤溶酶单克隆抗体（α₂-AP 抗体）的酶标板上，血浆中的 α₂-AP 与抗体发生反应，再加入过氧化物酶标记的 α₂-AP 抗体，形成抗体-抗原-酶标抗体复合物，再加入底物（邻苯二胺）显色后测定吸光度。显色深浅与 α₂-AP 的含量呈正相关，通过标准曲线可计算求得 α₂-AP 的含量。

2. 参考范围

α₂-AP 活性（发色底物法）：800～1200 抑制单位/升。

α₂-AP 抗原（ELISA）：0.06～0.10 g/L。

3. 临床意义

(1)α₂-AP 水平增高可见于妊娠、分娩后和月经期等生理状态；在动脉与静脉血栓形成、恶性肿瘤等疾病状态时 α₂-AP 水平也增高。

(2)α₂-AP 水平减低可见于遗传性 α₂-AP 缺乏症，α₂-AP 仅为正常时的 35%～70%。α₂-AP 活性降低更多见于获得性 α₂-AP 缺乏症，如 DIC、肝病、外科手术后、感染性疾病以及溶栓治疗等。

4. 应用评价

血浆 α₂-AP 的含量通常较为恒定，因此 α₂-AP 相比纤溶酶原能更灵敏地反映纤溶活性。

五、血浆纤溶酶-抗纤溶酶复合物测定

1. 实验原理

将待测血浆加入包被有抗纤溶酶-抗纤溶酶复合物（plasmin-antiplasmin complex，PAP）抗体的酶标板中，血浆中的 PAP 与抗体发生反应，再加入过氧化物酶标记的 PAP 抗体，形成抗体-抗原-酶标抗体复合物，再加入底物（邻苯二胺）显色后测定吸光度。显色深浅与 PAP 的含量呈正相关，通过标准曲线可计算求得 PAP 的含量。

2. 参考范围

ELISA：0.12～0.70 mg/L。

3. 临床意义

(1)PAP 水平增高：DIC 时血浆 PAP 水平明显增高。由于 DIC 是继发于凝血的纤溶亢进，血浆 TAT 水平也升高。原发性纤溶亢进时，PAP 水平增高，但 TAT 水平不增高。许多实体肿瘤（尤其是转移性肿瘤）、白血病（特别是急性早幼粒细胞白血病）易引发 DIC，血浆 PAP 水平显著升高。PAP 水平增高还可见于其他血栓前状态和血栓性疾病，如急性心肌梗死、脑血栓形成、深静脉血栓形成，以及系统性红斑狼疮和肾病综合征等。

(2)溶栓治疗监测：链激酶、尿激酶和 t-PA 溶栓治疗时，血浆 PAP 水平升高。

(3)PAP 水平的增高与 DIC 的发展相平行，PAP 水平的降低与 DIC 的缓解相关，故 PAP 在 DIC 的诊断中具有重要价值。

4. 应用评价

血浆 PAP 测定一般用双抗体 ELISA 进行准确定量，也可用胶乳凝集试验进行半定量。不同包被抗体和酶标抗体特异性的差异可对结果有较大影响，各实验室应建立各自的参考范围。血浆 PAP 是反映体内纤溶实际水平较为敏感的分子标志物，优于血浆 α₂-AP，但其检验烦琐，时间长，不适用于 DIC 快速诊断。

六、血浆纤维蛋白(原)降解产物测定

1. 实验原理

(1)胶乳凝集试验：用抗血浆纤维蛋白(原)（FDPs）的特异性抗体包被胶乳颗粒与待测血浆混合，如待测血浆中含有 FDPs，则与胶乳颗粒上的抗 FDPs 特异性抗体结合而发生凝集反应。根据胶乳颗粒检测 FDPs 的灵敏度和待测血浆稀释度可计算出 FDPs 的含量。

(2)胶乳增强散射比浊法：将抗 FDPs 抗体包被在胶乳颗粒上，加入待测血浆后，抗体会与血浆

中的 FDPs 结合,形成 FDPs 抗原-抗体复合物的胶乳凝集颗粒体积增大,根据散射光的变化可计算出其含量。

(3)ELISA:将待测血浆或尿液加入包被有抗 FDPs 抗体的酶标板上,如存在 FDPs 即发生抗原抗体反应,再加入过氧化物酶标记的抗 FDPs 抗体,形成抗体-抗原-酶标抗体复合物,再加入底物(邻苯二胺)显色后测定吸光度。显色深浅与 FDPs 的含量呈正相关,通过标准曲线可计算求得 FDPs 的含量。

2. 参考范围

胶乳凝集试验:阴性。

胶体金免疫渗透试验:阴性。

胶乳增强散射比浊法:$0\sim5~\mu g/mL$。

ELISA:$(28\pm17)~mg/L$。

3. 临床意义

FDPs 水平增高常见于原发性纤溶症、DIC、链激酶等溶栓治疗、急性静脉血栓形成、急性心肌梗死、大手术等。

4. 应用评价

临床常将 FDPs 与 D-二聚体测定结果进行综合分析。当临床出现 FDPs 阴性而 D-二聚体阳性或 FDPs 浓度低于 D-二聚体浓度时,需结合病情、标本状态、检测过程等查找原因。

七、血浆 D-二聚体测定

1. 实验原理

(1)胶乳凝集试验:用抗 D-二聚体单克隆抗体包被胶乳颗粒,将其与待测血浆混合,若血浆中的 D-二聚体含量高于 $0.5~mg/L$,则会与胶乳颗粒上标记的单克隆抗体发生抗原抗体反应,导致胶乳颗粒凝集。

(2)ELISA:将待测血浆加入包被有抗 D-二聚体单克隆抗体的酶标板上,血浆中的 D-二聚体会与抗体发生反应,再加入过氧化物酶标记的抗 D-二聚体抗体,形成抗体-抗原-酶标抗体复合物,最后加入底物(邻苯二胺)显色后测定吸光度。显色深浅与血浆中的 D-二聚体含量呈正相关,通过标准曲线可计算得出 D-二聚体的含量。

(3)胶乳颗粒浊度免疫分析(latex particle turbidimetric immunoassay,LPTIA):在待测血浆中加入包被了抗 D-二聚体单克隆抗体胶乳颗粒,后者与血浆中 D-二聚体结合后发生凝集,凝集的强度与血浆 D-二聚体的含量成正比。根据胶乳颗粒检测 D-二聚体的灵敏度和待测血浆稀释度可进行血浆 D-二聚体半定量;用自动凝血仪动态监测胶乳颗粒凝集的强度,结合标准曲线,可准确测定血浆 D-二聚体含量。

(4)胶体金免疫渗透试验(colloid gold immunofiltration assay,CGIFA):将待测血浆加在包被有抗 D-二聚体单克隆抗体(McAb)的滤过膜上,D-二聚体与 McAb 特异性结合后滞留在膜上,再加入用胶体金标记的另一种 McAb,形成抗体-抗原-金标抗体复合物(紫红色沉淀),其颜色的深浅与血浆 D-二聚体含量成正比。

2. 参考范围

胶乳凝集试验:阴性。

胶体金免疫渗透试验:阴性。

胶乳颗粒浊度免疫分析:$<243~ng/mL(DDU)$。

ELISA:$<200~\mu g/L$。

3. 临床意义

D-二聚体是纤维蛋白被纤溶酶降解时产生的小肽段,是机体血栓形成的特异性分子标志物和重要的检测指标。D-二聚体增多是继发性纤溶的标志。

（1）血栓前状态与血栓性疾病：活动性深静脉血栓形成（DVT）与肺栓塞（PE）时，血浆 D-二聚体水平显著升高。血浆 D-二聚体阴性是排除深静脉血栓形成和肺栓塞的重要指标。动脉血栓性疾病，如冠心病、动脉粥样硬化等，血浆 D-二聚体水平增高一般不如静脉血栓性疾病显著。

（2）D-二聚体是 DIC 早期诊断的重要依据，其检测呈阳性或水平增高早于 FDPs 的变化。FDPs 和 D-二聚体联合测定有利于提高 DIC 实验室诊断的灵敏度和特异性（95％以上），尤其是对早期 DIC 的诊断更有意义。

（3）血浆 D-二聚体是继发性纤溶症和原发性纤溶症鉴别诊断的重要指标。原发性纤溶亢进时，由于无血栓形成，仅有血浆 FDPs 水平增高，D-二聚体水平一般不增高。D-二聚体是继发性纤溶症的特异性标志物。

（4）血浆 D-二聚体可作为溶栓治疗效果观察的指标。溶栓治疗有效时，血浆 D-二聚体水平迅速升高后很快下降。如血浆 D-二聚体水平升高后维持一定的高水平，表示溶栓不足。D-二聚体监测溶栓治疗比 FDPs 更有意义。

（5）血浆 D-二聚体水平增高也可见于恶性肿瘤、重型肝炎等疾病。

4. 应用评价

D-二聚体浓度的表示有两种不同的单位：D-二聚体单位（D-dimer unit，DDU）和纤维蛋白原等价单位（fibrinogen equivalent unit，FEU），实验室在报告结果时应同时报告 D-二聚体的单位和参考范围。目前，临床上 D-二聚体的重要作用在于其阴性时可排除深静脉血栓和急性肺栓塞。将 D-二聚体和 FDPs 同时进行检测有助于疾病的鉴别诊断和判断检测结果的正确性。

八、血浆纤维蛋白肽 $B\beta_{1\sim42}$ 与 $B\beta_{15\sim42}$ 测定

1. 实验原理

荧光色谱法：蛋白质或多肽根据分子量大小可在层析中进行有机相和无机相的洗脱和分配，再与标准品对照，可确定待测血浆中多肽的位置和含量。根据上述原理，先将血浆预处理，再用高效液相色谱仪将血浆中不同的纤维蛋白肽分离，并与标准品比较，从而测定纤维蛋白肽 $B\beta_{1\sim42}$ 和 $B\beta_{15\sim42}$ 的含量。

2. 参考范围

纤维蛋白肽 $B\beta_{1\sim42}$：0.74～2.24 nmol/L。

纤维蛋白肽 $B\beta_{15\sim42}$：(1.56±1.20) nmol/L。

3. 临床意义

$B\beta_{1\sim42}$ 和 $B\beta_{15\sim42}$ 水平增高反映纤溶活性增高，见于高凝状态、血栓性疾病。其中 $B\beta_{1\sim42}$ 水平增高反映纤溶酶对纤维蛋白原的降解，见于原发性纤溶症；$B\beta_{15\sim42}$ 水平增高反映纤溶酶对纤维蛋白的降解，见于继发性纤溶症（如 DIC 等）。

第六节 血栓弹力图及检验

血栓弹力图（TEG）是一种通过采集全血样品测定凝血功能的方法，用仪器记录血液凝固过程中血凝块的物理特性（形成速率、血凝块强度和稳定性）的变化特征形成曲线，通过分析可快速全面地了解血液凝固过程、纤溶过程全貌以及血小板功能状况。影响血栓弹力图的因素主要有红细胞的聚集状态、红细胞的刚性、凝血速度以及纤溶系统活性的高低等。

一、血栓弹力图检测原理及种类

（一）检测原理

血栓弹力图是用血栓弹力图仪描绘出来的特殊图形。弹力图仪的主要部件包括自动调节恒温

(37 ℃)的不锈钢盛血杯,插入杯中的不锈钢小圆柱体及可连接圆柱体的传感器。盛血杯安置在能以 $4°45'$ 的角度来回转动的反应池中,杯壁与圆柱体中间容放血液。当血液标本呈液态时,杯的来回转动不能带动圆柱体,通过传感器描绘到描图纸上的信号是一条直线;当血液开始凝固时,杯与圆柱体之间因纤维蛋白的黏附性而产生阻力,杯的转动带动圆柱体同时运动,随着纤维蛋白的增多阻力也不断增大,杯带动圆柱体的运动也随之变化。圆柱体运动切割磁力线产生电流,电流转换为数字信号。此信号通过传感器描绘到描图纸上形成特有的血栓弹力图(图 22-6-1)。

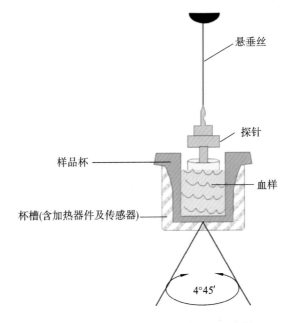

图 22-6-1　血栓弹力图仪工作原理示意图

(二)血栓弹力图检测种类

根据检测目的及激活剂的不同,血栓弹力图检测的主要类型有普通杯检测、肝素酶对比检测及血小板图检测三种。目前应用较多的是普通杯检测和肝素酶对比检测两种。下面主要以普通杯检测为例做一介绍。

二、血栓弹力图检测参数

血栓弹力图的主要检测参数有反应时间(R),凝固时间(K),凝固角(α),最大振幅(MA),MA后 30 min 血凝块幅度减小速率(LY30),预测 MA 后 30 min 血凝块幅度减小速率(EPL),凝血指数(CI)。见图 22-6-2。

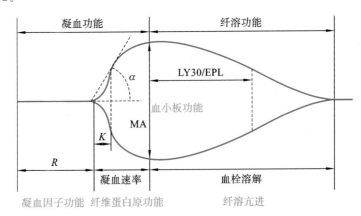

图 22-6-2　血栓弹力图检测参数

(1)反应时间(R):凝血启动至纤维蛋白凝块开始形成的时间,反映了体内凝血因子的情况。R

延长,提示凝血因子缺乏或抗凝剂的存在;R 缩短,提示血液呈高凝状态,血栓形成风险大。

(2)凝固时间(K):从反应时间终点至描记图幅度达 20 mm 所需的时间,评估血凝块强度达到某一水平的速率。K 延长,提示纤维蛋白原和部分血小板功能低下;K 缩短,提示纤维蛋白原和部分血小板功能亢进。$R+K$ 表示凝血时间。

(3)凝固角(α):从血凝块形成点到曲线最大弧度作切线与水平线的夹角,与 K 共同反映纤维蛋白水平和部分血小板的功能。α 缩小,提示纤维蛋白水平或功能低下;α 增大,提示纤维蛋白水平或功能增强。α 不受低凝状态的影响,较 K 更全面。

(4)最大振幅(MA):血栓弹力图曲线的最宽距离,反映血凝块的最大强度或硬度及血凝块形成的稳定性,主要受血小板的数量及功能影响。MA 值增高,提示血小板活性增高;MA 值降低,提示血小板活性低下。

(5)MA 后 30 min 血凝块幅度减小速率(LY30):MA 确定后 30 min 内血凝块消融的比例,反映机体的纤溶状态。LY30 增大,提示纤溶亢进。

(6)预测 MA 后 30 min 血凝块幅度减小速率(EPL):计算机模拟预测 MA 确定后 30 min 内血凝块消融的比例,反映机体的纤溶状态。EPL 增大,提示纤溶亢进。

(7)凝血指数(CI):由 R、K、α 及 MA 综合推算得出,反映不同条件下凝血的综合状态。CI>3 提示高凝,CI<−3 提示低凝。

三、参考范围

应用不同激活剂时血栓弹力图各参数的参考范围不同。表 22-6-1 所示为以白陶土为激活剂时的参考范围。

表 22-6-1 以白陶土为激活剂时的参考范围

参数	R/min	K/min	α/(°)	MA/mm	LY30/(%)	EPL/(%)	CI
参考范围	5~10	1~3	53~72	50~70	0~8	0~15	−3~3

四、临床意义

(1)普通杯检测:全面评估患者凝血状态,监测和预防血栓形成,判断抗凝或促凝药物疗效,指导成分输血,了解机体纤溶状态,DIC 分期。

(2)肝素酶对比检测:观察肝素、低分子肝素治疗效果,有无肝素抵抗等。

(3)血小板图检测:测定抗血小板药物的疗效,评估服用抗血小板药物患者的出血风险,查找抗血小板药物服用后的出血原因等。

五、应用评价

血栓弹力图具有快速、全面反映血液凝固过程、纤溶过程以及血小板功能状况的特点,目前已广泛用于肝移植手术、体外循环手术、严重创伤、产后大出血、消化道大出血等患者的凝血功能检测,并在指导临床决策中起到重要作用。但目前由于缺乏标准化的操作与评估指南,血栓弹力图的质控并不理想,临床操作指导治疗决策的阈值选择也不尽一致,有待进一步完善。

本章小结

本章主要内容为血栓与止血的实验室检查,包括血管壁和血管内皮细胞的检验、血小板功能检验、凝血因子检验、抗凝系统检验、纤溶活性检验和血栓弹力图及检验。对每个检验项目,从实验原理、参考范围、临床意义和应用评价等方面予以全面凝练的介绍。本章内容是深入理解血栓和出血检验的基础理论的延伸,为掌握出血与血栓性疾病的实验室检查奠定了坚实基础。

知识链接

NOTE

思 考 题

1.何谓一期止血缺陷？常用的筛选试验有哪些？

2.何谓二期止血缺陷？常用的筛选试验有哪些？

3.先天性凝血因子ⅩⅢ缺陷,为什么检验结果 APTT、PT 和 TT 均正常？

4.试述血浆 APTT 测定的原理及临床意义。

5.试述血浆 PT 测定的原理及临床意义。

6.试述血栓弹力图检测的原理及各参数的临床意义。

7.实验室检测血小板功能的试验有哪些？

8.简述血小板相关免疫球蛋白检测的临床意义。

9.有关纤溶功能的检测主要有哪些试验？

10.简述 D-二聚体检测的临床意义。

（何巍巍）

NOTE

第二十三章　出血与血栓性疾病及其检验

学习目标

1.掌握：出血性疾病的实验室诊断及检验程序；常见出血性疾病的实验室检查特点；常见血栓性疾病的实验室检查特点；抗血栓和溶栓治疗的实验室监测指标。

2.熟悉：常见出血性疾病的概念、诊断要点及鉴别诊断；常见血栓性疾病的概念、诊断要点及鉴别诊断。

3.了解：出血性疾病的分类；常见出血性疾病的发病机制、临床表现、临床分型；常见血栓性疾病的发病机制、临床表现、临床分型。

案例导入

临床资料：患者，男，1.5岁。因行走不慎摔倒致头部碰撞出血、肿胀2天入院就诊。患儿在1岁左右时有两次鼻衄现象，无肝素或其他抗凝药物治疗史。查体：前额部血肿，双小臂和双膝关节处大片淤青。

实验室检查：Hb 110 g/L；PLT 130×10^9/L；BT 9 min（正常对照为 8 min）；PT 12 s（正常对照为 13 s）；APTT 101.2 s（正常对照为 35 s）；TT 19 s（正常对照为 18 s）。

问题：

1.根据以上临床资料，该病例初步诊断为何种疾病？诊断依据是什么？

2.如需最终确诊，还需要哪些资料和实验室检查？

第一节　出血性疾病及检验

一、出血性疾病概述

出血性疾病（hemorrhagic disease）是由于多种原因导致机体止血、凝血功能障碍或抗凝血、纤维蛋白溶解过度，引起的以自发性出血、轻微损伤后过度出血或出血难止为特征的一类疾病。

（一）出血性疾病分类

出血性疾病可分为遗传性和获得性两类。临床上主要根据出血性疾病的病因和发病机制进行分类，可分为血管因素异常、血小板异常、凝血因子异常、纤溶亢进和循环抗凝物质增多等。

1.血管因素异常所致出血性疾病

（1）遗传性血管壁异常：如遗传性出血性毛细血管扩张症（hereditary hemorrhagic telangiectasia）、血管性血友病、海绵状血管瘤等。

（2）获得性血管壁异常：如过敏性紫癜、单纯性紫癜、老年性紫癜、药物性紫癜、自身免疫性紫癜，感染导致的血管壁损伤，代谢因素所致血管壁损伤（如维生素C缺乏病、类固醇紫癜、糖尿病紫癜），化学因素、机械因素所致血管壁损伤等。

2.血小板异常所致出血性疾病

（1）血小板数量异常：①血小板生成减少，如再生障碍性贫血、白血病、肿瘤浸润、理化生物因素等所致骨髓生成血小板减少;②血小板破坏增加,如原发免疫性血小板减少症、药物免疫性血小板减少性紫癜;③血小板消耗过多,如 DIC、血栓性血小板减少性紫癜;④血小板分布异常,如脾功能亢进;⑤原发性血小板增多症、真性红细胞增多症、脾切除等。

(2)血小板功能缺陷:①遗传性或先天性血小板功能缺陷,如巨血小板综合征、血小板无力症、储存池病等;②获得性血小板功能缺陷,由抗血小板药物、感染、肝病、异常球蛋白血症、骨髓增生异常综合征等造成的血小板功能障碍。

3.凝血因子异常所致出血性疾病

(1)遗传性凝血因子异常:如血友病、FⅡ、FⅤ、FⅦ、FⅩ、FⅪ、FⅩⅢ缺乏、低(无)纤维蛋白原血症等。

(2)获得性凝血因子异常:如肝病、维生素 K 缺乏、急性白血病、淋巴瘤、结缔组织病等。

4.纤溶亢进所致出血性疾病

(1)原发性纤溶亢进:严重的肝病、肿瘤(前列腺癌、胰腺癌等肿瘤细胞可释放 u-PA)、手术和创伤(尤其是前列腺、胰腺、子宫、卵巢、胎盘、肺等组织器官中 t-PA 含量高,这些器官的手术和创伤易诱发原发性纤溶亢进)。

(2)继发性纤溶亢进:血栓性疾病、DIC。

5.循环抗凝物质增多所致出血性疾病

此类疾病大多为获得性,由 FⅧ、FⅨ、FⅪ 和 FⅩⅢ 等抑制物及类肝素样抗凝物等引起。

(二)出血性疾病的实验室诊断及检验程序

出血性疾病的临床诊断除依据病史、家族史和临床表现外,实验室检查也具有重要价值。该类疾病的实验室检查一般包括筛选试验和确诊试验。

1.筛选试验

一期止血缺陷常用的筛选试验有血小板计数(PLT)测定、出血时间(BT)测定;二期止血缺陷的筛选试验有凝血酶原时间(PT)测定、活化部分凝血活酶时间(APTT)测定、纤维蛋白原(FIB)测定、凝血酶时间(TT)测定;纤溶亢进的筛选试验有纤维蛋白(原)降解产物(FDPs)测定和 D-二聚体(DD)测定等。出血性疾病常用的筛选试验见表 23-1-1。

表 23-1-1　出血性疾病常用的筛选试验

一期止血缺陷		二期止血缺陷				纤溶亢进		初步诊断
BT	PLT	PT	APTT	FIB	TT	FDPs	DD	
−/↑	−	−	−	−	−	−	−	血管因素所致出血性疾病
↑	↓	−	−	−	−	−	−	血小板减少
↑	−	−	−	−	−	−	−	血小板功能缺陷
−	−	−	↑	−	−	−	−	血友病
↑	−	−	↑	−	−	−	−	血管性血友病
−	−	↑	−	−	−	−	−	先天性因子Ⅶ缺乏症/口服华法林类抗凝药
−	−	↑	↑	−	−	−	−	先天性因子Ⅹ缺乏症
↑	↓	↑	↑	↓	↑	↑/−	−	肝硬化
↑	−	−	↑	−	−	−	−	循环抗凝物质增多
−	−	−/↑	−/↑	−/↑	−/↑	↑	−	原发性纤溶亢进
−	−	↑	↑	↑	↑	↑	↑	继发性纤溶亢进

注:一为正常;↑为增高或延长;↓为降低或缩短;−/↑为正常或增高(延长)。

血栓弹力图(TEG)检验可总体评价止血功能,能够反映凝血因子、血小板功能和纤溶功能及这些因素之间的相互作用,可作为不明原因出血的一项总体筛查试验。当 TEG 异常时,可进一步通过各项实验室检查项目明确出血原因。

2. 确诊试验

对不同的出血性疾病进行有针对性的诊断试验。如血小板无力症的诊断,需做血小板聚集试验和流式细胞术检测 CD41 和 CD61 表达;血友病的诊断试验需进行血浆 FⅧ、FⅨ活性(FⅧ：C、FⅨ：C)和抗原(FⅧ：Ag、FⅨ：Ag)测定以及染色体分析、基因表达产物检测等。

通过上述试验,结合临床资料对检验结果进行综合分析,可对出血性疾病做出诊断或鉴别诊断。

二、常见出血性疾病及检验

(一)过敏性紫癜

1. 概述

过敏性紫癜(allergic purpura),也称许兰-亨诺紫癜(Henoch-Schönlein purpura,HSP),是一种毛细血管变态反应性出血性疾病,可能与血管的自身免疫损伤有关。本病好发于儿童和青年,20岁以前发病率达 80% 以上,男性多于女性,春秋两季高发。主要发病机制是机体对某些致敏物质(细菌或病毒、寄生虫、食物、药物、昆虫叮咬、花粉、预防接种、寒冷等过敏原)发生变态反应,引起全身性毛细血管壁的脆性和/或通透性增加,血液外渗,产生以皮肤和黏膜出血为主要表现的临床症候群。目前本病的发病机制尚不清楚,以 IgA 介导的体液免疫异常为主,IgA 及 IgA 免疫复合物沉积于小血管壁引起的自身炎症反应和组织损伤在发病中起重要作用,同时 T 细胞功能改变、细胞因子和炎症介质的参与、凝血与纤溶机制紊乱、易感基因等因素在过敏性紫癜的发病中也起着重要作用。美国教堂山共识会议(Chapel Hill Consensus Conference,CHCC)2012 分类标准中将过敏性紫癜改名为 IgA 性血管炎。

多数患者于发病前 1～2 周有上呼吸道感染史及相关症状,随之出现典型临床表现。首发症状最常见为皮肤紫癜,多在前驱症状 2 天后出现,呈对称性分布,局限于四肢,尤其是下肢及臀部。紫癜常分批出现、大小不等,多呈紫红色,略高于皮面,压之不褪色。约 50% 的患者有腹痛,常发生在出疹后 1～7 天,位于脐周或下腹部,呈阵发性绞痛,一般无腹肌紧张,压痛较轻,可伴有呕吐、呕血或便血,严重者为血水样大便,少数患者症状与急腹症相似。关节症状主要在双下肢,尤其多发生在膝、踝等大关节,呈游走性,可有明显的红、肿、热、痛及活动障碍,反复发作。肾脏病变一般于紫癜出现后 1～8 周发生,可持续数月或数年,主要表现为血尿、蛋白尿、水肿、高血压,个别严重患者死于尿毒症。

2. 实验室检查

实验室检查对诊断本病缺乏敏感性和特异性,常用检查如下。

(1)一般检查:外周血白细胞计数正常或轻度升高,有感染时可增高,合并寄生虫感染者嗜酸性粒细胞可增多;红细胞计数和血红蛋白浓度一般正常;血小板计数多数正常。尿常规结果取决于肾脏受累程度,伴发肾炎时可见血尿和蛋白尿。胃肠受累时粪便隐血试验可呈阳性。红细胞沉降率常增高,抗"O"可增高。

(2)凝血相关检测:30%～50% 的患者束臂试验阳性。出血时间等其他止血缺陷筛选试验结果均在正常范围。

(3)生化及免疫学检测:C 反应蛋白水平增高。严重肾型病例,血尿素氮及肌酐水平增高。约50% 的患者血清 IgG 和 IgA 水平增高,但以 IgA 水平增高为明显。

3. 诊断和鉴别诊断

(1)诊断:①发病前 1～2 周有低热、咽痛、全身乏力症状或上呼吸道感染史。②四肢出现对称分布、分批出现的紫癜,尤以下肢为主;在紫癜出现前后,可伴有腹部绞痛、关节肿痛、血尿、便血及水肿等症状或过敏史。③束臂试验可呈阳性,血小板计数、凝血检查及骨髓检查等均正常。④排除

NOTE

其他原因或者疾病导致的皮肤紫癜或血管炎。

（2）鉴别诊断：①免疫性血小板减少症：临床表现为皮肤紫癜的形态不高出皮肤，分布不对称，实验室检查示血小板计数减低，骨髓检查示巨核细胞成熟障碍等。②败血症：脑膜炎双球菌败血症引起的皮疹与紫癜相似，但中毒症状重，白细胞计数明显增高，刺破皮疹处涂片查找细菌可为阳性，血培养可鉴别。③风湿性关节炎：二者均可有关节肿痛及低热，在紫癜出现前较难鉴别，随着病情的发展，皮肤出现紫癜，则有助于鉴别。

（二）原发免疫性血小板减少症

1. 概述

原发免疫性血小板减少症（immune thrombocytopenia，ITP）是一种获得性自身免疫性出血性疾病，以无明确诱因的孤立性外周血血小板计数减低为主要特点。本病以外周血血小板减少、血小板生存时间缩短为特征，是临床所见血小板计数减低引起的最常见出血性疾病。ITP病因未明，其发病机制：①免疫介导的血小板过度破坏，ITP患者体内可检测到血小板膜糖蛋白（GPⅡb/Ⅲa、GPⅠb等）特异性自身抗体，该抗体致敏的血小板被单核-巨噬细胞系统过多、过快地破坏，引起血小板减少。②免疫介导的巨核细胞数量和质量异常，血小板生成减少。自身抗体可损伤巨核细胞或抑制巨核细胞释放血小板；另外，CD8$^+$细胞毒性T细胞可抑制巨核细胞凋亡，使血小板生成障碍。

本病在临床上分为急性型和慢性型，急性型典型病例常见于儿童，紫癜出现前1～3周常有上呼吸道感染史。起病急骤，常伴发热、皮肤紫癜、黏膜出血和内脏（胃肠道、尿道）出血等症状，少数病例可发生颅内出血。病程呈自限性，多数病例在半年内自愈，病程超过半年仍不能恢复者，应考虑转变为慢性型。慢性型多数见于成人，育龄期女性发病率较同年龄男性高。常无诱发因素，起病缓慢，出血以皮肤、黏膜出血和月经量过多为主，脾不大或稍大。病程长达1年至数年，且有反复发作的倾向。急性型和慢性型ITP的鉴别见表23-1-2。

表 23-1-2　急性型 ITP 和慢性型 ITP 鉴别

鉴别要点	急性型	慢性型
发病人群	儿童	成人
发病前感染史	前1～3周常有感染史	常无
起病	急	缓慢
口腔与舌黏膜出血	严重时有	一般无
血小板计数	常低于 20×10^9/L	$(30\sim80)\times10^9$/L
嗜酸性粒细胞增多	常见	少见
淋巴细胞增多	常见	少见
骨髓中巨核细胞	正常或增多，不成熟型	正常或明显增多，但产血小板型巨核细胞减少或缺如
病程	2～6周，最长6个月	1年至数年，常反复发作
自愈性	80%	少见

2. 实验室检查

（1）血液一般检查：血小板计数明显减低，急性型患者尤为显著，出血时间延长，血块退缩不良，束臂试验阳性。除重度出血外，一般无明显贫血及白细胞减少。

（2）血小板形态及功能检查：血小板常有形态异常，可见大血小板、畸形血小板等。这些血小板对胶原、ADP、凝血酶或肾上腺素的聚集反应增强或减弱。血小板的黏附性减低，血小板第3因子活性减低。

（3）骨髓检查：急性型骨髓巨核细胞常明显增多，以幼稚型巨核细胞增多为主，胞质中颗粒减少，嗜碱性较强，产血小板型巨核细胞明显减少或缺如，胞质中可见空泡变性。慢性型骨髓巨核细胞数目正常或增多,以颗粒型增多为主,产血小板型巨核细胞明显减少或缺如;在少数病程较长的难治性 ITP 患者中,骨髓中巨核细胞可减少。

(4)血小板自身抗体测定:抗血小板膜糖蛋白 GPⅡb/Ⅲa、GPⅠb/Ⅸ 等特异性自身抗体对诊断 ITP 有较高的特异性,能够区分免疫性与非免疫性血小板减少;血小板相关免疫球蛋白(PAIg)虽然灵敏度高,但特异性较低,近年来临床应用逐渐减少或停用。

(5)其他实验室检查:包括网织血小板(reticulated platelet,RP)、血小板生成素(thrombopoietin,TPO)、血小板微颗粒(platelet microparticle,PMP)的检测等。RP 是比成熟血小板幼稚的新生血小板,同时检测 RP 和 TPO 有利于鉴别血小板减少的原因。ITP 患者因血小板破坏增多,巨核细胞代偿性增多,血清 TPO 水平无明显升高,而 RP 比例明显增高;再生障碍性贫血患者,巨核细胞和血小板均减少,血清 TPO 水平升高,RP 比例显著降低。同时检测 RP 和 TPO 有助于 ITP 与不典型再生障碍性贫血或低增生性骨髓增生异常综合征的鉴别。研究表明,血清 TPO 水平增高的 ITP 患者治疗反应不佳,因为 TPO 水平升高提示该患者巨核细胞存在受抑制现象。PMP 增多伴有大血小板的患者,止血功能较好,出血倾向减小。

3.诊断和鉴别诊断

(1)诊断:ITP 的诊断是临床排除性诊断。除结合病史及体格检查外,一般将出血症状、血小板减少、出血时间延长、脾不大、骨髓巨核细胞增多伴成熟障碍、抗血小板抗体水平增高、排除继发性血小板减少症作为本病的主要诊断标准。

国内 ITP 诊断要点:①至少连续 2 次血象检查示血小板减少,血细胞形态无异常。②脾一般不增大。③骨髓检查巨核细胞增多或正常,有成熟障碍。④排除其他继发性血小板减少症,如自身免疫性疾病、甲状腺疾病、再生障碍性贫血、骨髓增生异常综合征、急性血液病、脾功能亢进、常见变异型免疫缺陷病及感染等所致的继发性血小板减少等,药物诱导的血小板减少,同种免疫性血小板减少,妊娠血小板减少,假性血小板减少及先天性血小板减少等。⑤特殊实验室检查,血小板自身抗体检测对抗体介导的免疫性血小板减少症有较高的特异性,可鉴别免疫性与非免疫性血小板减少,但不能区分原发与继发免疫性血小板减少;血小板生成素(TPO)水平测定有助于 ITP(TPO 水平正常)和骨髓衰竭性疾病(TPO 水平升高)的鉴别诊断;对疑似成人 ITP 患者推荐的基本评估和特殊实验室检查见表 23-1-3。⑥出血程度分级,临床发现仅用血小板计数来评估患者出血的严重程度不够全面和客观,且老年患者严重出血的发生率明显高于年轻患者,成人 ITP 出血评分系统综合考虑了患者年龄及出血症状,可以量化 ITP 患者出血情况及风险评估(表 23-1-4),ITP 患者的出血评分=年龄评分+出血症状评分(所有出血症状中最高的分值)。

表 23-1-3 成人原发免疫性血小板减少症诊断推荐的实验室检查项目及临床意义

检查项目	临床意义
基本评估	
外周血细胞计数、网织红细胞计数	网织红细胞计数有助于合并贫血患者的鉴别诊断
外周血涂片	依据血细胞形态及数目可鉴别多种原因所致血小板减少症
HBV、HCV、HIV 血清学检测	鉴别病毒感染所致血小板减少症
血清 IgG、IgA、IgM 水平测定(应用 IVIg 治疗前)	鉴别普通变异型免疫缺陷病(CVID)
骨髓检查(细胞形态学、活检、染色体、流式细胞术)	①鉴别 AA、MDS、各种恶性血液病、肿瘤骨髓浸润等所致血小板减少;②用于常规治疗无效患者及脾切除前疾病重新评估
抗核抗体谱	鉴别继发免疫性血小板减少症
抗磷脂抗体	鉴别抗磷脂抗体综合征
甲状腺功能及抗甲状腺抗体	鉴别甲状腺功能异常相关血小板减少

续表

检查项目	临床意义
凝血系列	排除 DIC 等凝血障碍性疾病,指导临床治疗
特殊实验室检查	
血小板膜糖蛋白特异性自身抗体	①鉴别非免疫性血小板减少;②用于常规治疗无效患者及脾切除前疾病重新评估;③指导 IVIg 治疗
血清 TPO 水平测定	①鉴别不典型 AA、低增生 MDS;②用于常规治疗无效患者及脾切除前疾病重新评估
幽门螺杆菌测定	适用于幽门螺杆菌高发地区或有明显消化系统症状的患者
直接抗球蛋白试验	适用于贫血伴网织红细胞计数增高患者排除 Evans 综合征
细小病毒、EB 病毒、巨细胞病毒核酸定量	适用于常规治疗无效患者疾病重新评估

注:HBV 为乙型肝炎病毒;HCV 为丙型肝炎病毒;HIV 为人类免疫缺陷病毒;IVIg 为静脉注射免疫球蛋白;DIC 为弥散性血管内凝血;TPO 为血小板生成素;AA 为再生障碍性贫血;MDS 为骨髓增生异常综合征。

表 23-1-4　成人原发免疫性血小板减少症出血评分系统

分值	年龄/岁 ≥65	≥70	皮下出血(瘀点/瘀斑/血肿) 头面部	其他部位	黏膜出血(鼻腔/齿龈/口腔血疱/结膜) 偶发、可自止	多发、难止	伴贫血	深部器官出血 内脏(肺、胃肠道、泌尿生殖系统) 无贫血	伴贫血	危及生命	中枢神经系统
1	√			√							
2		√	√								
3					√			√			
5						√			√		
8										√	√

（2）鉴别诊断:需与继发性血小板减少症相鉴别,继发性血小板减少症是指有明确病因或在某些原发病的基础上发生的血小板减少伴随临床出血的一组疾病。它不是一个独立性疾病,而是原发病的一种临床表现。常见的继发性血小板减少症病因见表 23-1-5。

表 23-1-5　常见的继发性血小板减少症病因

	病　因
血小板生成减少	（1）物理因素:超量或长期电离辐射,如 X 线、γ-射线和中子流等
	（2）化学因素:苯、醇、铅和有机磷中毒等
	（3）药物因素:抗肿瘤药物、抗生素、磺胺药、解热镇痛药、抗甲状腺药等
	（4）造血系统疾病:再生障碍性贫血、阵发性睡眠性血红蛋白尿、急性白血病、多发性骨髓瘤和骨髓转移癌等
	（5）其他:某些感染性疾病(如肝炎后再生障碍性贫血)
血小板破坏增多	（1）药物免疫性血小板减少性紫癜、输血后紫癜和新生儿紫癜等
	（2）免疫性疾病:系统性红斑狼疮(SLE)、Evans 综合征、恶性淋巴瘤和甲状腺炎等
血小板消耗过多	弥散性血管内凝血(DIC)、血栓性血小板减少性紫癜(TTP)、溶血尿毒症综合征(HUS)和体外循环等
血小板分布异常	（1）脾功能亢进、肝硬化伴脾大等
	（2）髓外造血、骨髓纤维化等

继发性血小板减少症临床并不少见，往往病情严重，需及早诊治，否则会发生严重的出血，病死率较高，依据临床资料和常用筛选试验及确诊试验能大致诊断有关原发病。现将需与ITP鉴别的几种较特殊疾病介绍如下：①Evans综合征：免疫性血小板减少症伴自身免疫性溶血性贫血，本病的特点是通过自身免疫机制同时破坏血小板和红细胞，引起血小板减少和溶血性贫血。实验室检查除有ITP的阳性结果外，尚有抗球蛋白试验（Coombs试验）阳性和溶血性贫血的检测异常，如血红蛋白水平减低、网织红细胞计数增高，血涂片上出现有核红细胞，骨髓红系增生，总胆红素和间接胆红素水平增高，游离血红蛋白水平增高和结合珠蛋白减少等。②血栓性血小板减少性紫癜（thrombotic thrombocytopenic purpura，TTP）：因先天性或获得性血管性血友病因子裂解蛋白酶（ADAMTS13）量的缺乏或质的缺陷导致的一类血栓性微血管病。由于在微循环中形成了血小板血栓，血小板大量消耗而数量减少形成紫癜。临床表现以血小板减少、微血管病性溶血为基本特征，可同时伴有多脏器（如中枢神经系统、肾脏、消化道、心脏等）缺血性损伤的相应表现。③脾功能亢进：常见于肝硬化伴脾大和骨髓增殖性肿瘤伴脾大等。患者血象常呈一系或多系血细胞减少，骨髓象常呈一系或多系细胞增生伴成熟障碍，血细胞寿命缩短。

（三）遗传性血小板功能异常疾病

1. 概述

遗传性血小板功能异常疾病主要包括血小板无力症、巨血小板综合征、血小板颗粒缺陷性疾病、血小板第3因子缺乏症和血小板活化缺陷等。患者表现为皮肤和黏膜轻度至中度的出血倾向，创伤、手术和分娩后出血加重，且难止血。

（1）血小板无力症（Glanzmann thrombasthenia，GT）：亦称Glanzmann病，系常染色体隐性遗传病，由于血小板膜GPⅡb/Ⅲa异常，血小板聚集功能障碍而引起出血。临床表现为轻度至重度皮肤、黏膜出血，外伤或手术后出血不止，女性月经量过多，随年龄增长有减轻趋势。患者的血小板对ADP、胶原、肾上腺素、凝血酶、花生四烯酸等诱导剂无聚集反应，但对瑞斯托霉素（restocetin）的聚集反应良好。实验室检查：GPⅡb/Ⅲa（CD41b/CD61）减少、缺乏或质量异常，出血时间延长，血小板纤维蛋白原结合减少或缺乏，血块收缩功能不良或正常，血小板计数正常，血涂片上血小板散在分布、不聚集成簇。

（2）巨血小板综合征：亦称Bernard-Soulier综合征，系常染色体隐性遗传病。由于血小板膜GPⅠb/Ⅸ质或量的异常，患者的血小板膜不能结合vWF，血小板不能黏附于损伤的血管壁，对凝血酶的反应减弱而导致出血。临床表现为自幼轻度或中度的皮肤、黏膜出血，但无深部脏器及关节出血。实验室检查：血小板减少、体积增大，出血时间延长，血小板寿命缩短，瑞斯托霉素不能诱导血小板聚集，ADP、胶原、肾上腺素诱导的血小板聚集功能正常，血小板GPⅠb/Ⅸ（CD42b，CD42c/42a）减少或缺乏；基因分析GPⅠb/Ⅸ基因*GP1BA*、*GP1BB*或*GP9*有纯合或多重杂合性突变。

（3）血小板颗粒缺陷性疾病：又称储存池病（storage pool disease，SPD），是由于血小板胞质内颗粒缺陷使血小板释放功能障碍而引起的出血。其包括致密颗粒缺陷症（δ-SPD）、α颗粒缺陷症（α-SPD）（亦称灰色血小板综合征），系常染色体隐性遗传病。临床特征为患者有轻中度出血倾向，患者的血小板对ADP、胶原和凝血酶等诱导剂不能产生释放反应，故释放产物减少。血小板聚集试验有初发聚集反应而无次发聚集反应，电镜下缺乏δ颗粒及α颗粒或它们的内容物减少，但它们的血小板花生四烯酸代谢正常。α颗粒缺陷症基因检测可发现*NBEAL2*基因突变，致密颗粒缺陷症可能有*LYST*基因突变或*HPS*基因组突变。

（4）血小板第3因子（PF$_3$）缺乏症：常染色体隐性遗传性疾病。患者的血小板膜磷脂结构缺陷，使血小板表面缺乏FⅤa和FⅩa的受体，致使血小板不能有效提供凝血催化表面，引起凝血途径异常，表现为血小板凝血活性（PF$_3$有效性）检测异常。

2. 实验室检查

遗传性血小板功能异常疾病的实验室检查结果见表23-1-6。

表 23-1-6　遗传性血小板功能异常疾病的实验室检查结果

		血小板无力症	巨血小板综合征	致密颗粒缺陷症	α颗粒缺陷症	PF₃缺乏症	血小板活化缺陷△
	BT	↑	↑	↑/N	N/↑	N/↑	↑
	PLT	N,散在分布	↓伴巨血小板	↓	N/↓	N	N
	CRT	N/↑	N	N/↓	N/↓	N	N
	PF₃aT	↓	N	N	N	↓	N
	PCT	N	↓	N	N	↓	N
血小板聚集反应	ADP	—	N	↓(Ⅱ°)		N	↓
	肾上腺素	—	N	↓(Ⅱ°)		N	↓
	花生四烯酸	—	N	↓(Ⅱ°)		N	↓/N
	胶原	—	N	↓(Ⅱ°)		N	
	瑞斯托霉素	N	—	N		N	N
	凝血酶	—	N	N		N	↓
血小板释放反应	ATP	↓	N	↓	N	N	N
	5-HT	N	N	↓	N	N	N
	PF₄	N	N	N	N	N	N
	β-TG	N	N	N	N	N	N
	Fg	—	N	N	N	—	N
	Fn	N	N	N	—	N	N
	GPⅡb/Ⅲa(CD41/CD61)	一或质的异常*	N	N	N	N	N
	GPⅠb(CD42b,c)	N	—	N	N	N	N
	GPⅤ(CD42d)	N	—	N	N	N	N
	GPⅨ(CD42a)	N	—	N	N	N	N

注:—为阴性结果;+为阳性结果;N 为正常;↓为减低;↑为延长或增高;(Ⅱ°)为聚集第Ⅱ波。* 表示可分为三型:Ⅰ型,GPⅡb/Ⅲa<5%;Ⅱ型,GPⅡb/Ⅲa 5%～25%;Ⅲ型,GPⅡb/Ⅲa 40%～100%,有结构异常;△指血小板释放障碍,包括环氧化酶缺乏症、血栓烷 A₂合成酶缺乏症、血栓烷 A₂反应障碍。

3.诊断和鉴别诊断

1)诊断　参照表 23-1-6,确诊以证实存在血小板膜糖蛋白和膜磷脂缺乏或相关基因异常的分子生物学诊断为主。

2)鉴别诊断　应注意与获得性血小板功能异常相鉴别。获得性血小板功能异常是指在某些原发病的基础上发生的血小板功能异常,并伴随临床出血或血栓形成的疾病,其发生率远远高于先天性血小板功能异常,发病机制也较复杂。获得性血小板功能异常的病因有慢性肾病、慢性肝病、慢性骨髓增殖性肿瘤、白血病和骨髓增生异常综合征、异常球蛋白血症和使用抗血小板药物等。临床出血的共同特点是存在诱发血小板功能减低的原发病,但无出血性疾病的家族史和既往史。

(1)免疫性血小板功能异常:多见于慢性型 ITP、恶性淋巴瘤和慢性淋巴细胞白血病等。免疫性血小板功能异常主要是由于患者体内产生抗血小板膜 GPⅡb/Ⅲa 或 GPⅠb/Ⅸ的自身抗体,引起血小板黏附、聚集和释放功能减低。

(2)白血病和骨髓增殖性肿瘤:急性白血病、慢性髓细胞白血病、骨髓增生异常综合征等疾病,多数患者的出血倾向是由血小板聚集不佳,致密颗粒和 α 颗粒释放障碍,血小板 GPⅡb/Ⅲa 和 GPⅠb/Ⅸ缺乏所致。

（3）尿毒症：由于肾功能衰竭后尿素、胍基琥珀酸和酚类等代谢产物的积聚和对血小板功能的损害，患者常见 BT 延长、PF_3 缺陷、TXA_2 合成异常和血小板聚集不佳等实验室表现。透析后上述异常可得以改善。

（4）药物：抗生素类药物（青霉素和氨苄青霉素等）可直接覆盖或损伤血小板膜的糖蛋白；非类固醇类药物（阿司匹林和吲哚美辛等）可以抑制花生四烯酸的环氧化酶代谢途径；噻氯匹定（ticlopidine）可抑制血浆纤维蛋白原与 GPⅡb/Ⅲa 的结合。各类药物通过不同的药理作用，致使血小板黏附、聚集、释放和促凝活性等功能减弱，引起 BT 延长，加重出血倾向。

（5）异常球蛋白血症：血小板功能异常与血浆单克隆免疫球蛋白（M 蛋白）浓度相关。M 蛋白可抑制血小板的所有功能，如聚集、释放、促凝活性及血块收缩等。因此，约 1/3 的 IgA 型骨髓瘤或巨球蛋白血症、15％ 的 IgG 型骨髓瘤及少数良性单克隆丙种球蛋白血症患者有血小板功能障碍。

（6）肝病：各种肝炎、肝硬化等肝病患者多有 BT 延长及血小板其他功能异常。发生原因可能是高丙种球蛋白所致的血小板相关免疫球蛋白干扰血小板功能，血小板膜磷脂异常，FDPs 升高和异常纤维蛋白原抑制血小板聚集等。

（7）DIC：DIC 患者体内存在高凝因素，血小板可因多种因素刺激活化、消耗，导致血小板数量减少。

（四）血友病

1. 概述

血友病（hemophilia）是一种 X 染色体连锁的隐性遗传性出血性疾病，可分为血友病 A 和血友病 B 两种。前者为凝血因子Ⅷ（FⅧ）缺乏，后者为凝血因子Ⅸ（FⅨ）缺乏，均由相应的凝血因子基因突变引起。血友病的发病率没有种族或地区差异。血友病 A 和血友病 B 的发病率之比为 138∶20，同为性连锁（伴性）隐性遗传，其遗传基因分别位于 Xq^{28} 和 Xq^{27}。血友病患者所生的女儿都是致病基因携带者，所生的儿子都是健康人；女性携带者所生的女儿 50％ 是健康人，50％ 是致病基因携带者；女性携带者所生的儿子 50％ 是患者，50％ 是健康人。临床上有 46％～50％ 的血友病患者无遗传病家族史，基因检测可发现患者有基因缺陷，推测系胎儿自身基因突变所致。

关节、肌肉和深部组织出血是血友病区别于其他出血性疾病的重要临床特征，也可有胃肠道、尿道、中枢神经系统出血及拔牙后出血不止等。外伤或手术后延迟性出血是本病的特点。反复关节腔内出血常致关节腔纤维组织增生和粘连，长期出血可导致"假瘤"形成，造成关节畸形和残疾。血友病出血用一般的止血药物无效，但用新鲜血浆或相应的血浆凝血因子制剂可获得显著疗效。根据患者凝血因子活性水平可将血友病分为轻型、中型和重型。轻型患者一般较少出血，只有在创伤或手术后才发生；重型患者自幼可有身体任何部位的自发性出血；中型患者出血的程度介于以上两者之间。

2. 实验室检查

（1）筛选试验：在内源性凝血系统的筛选试验中，活化凝血时间最敏感，其次是 APTT，重型血友病患者 APTT 延长，轻型血友病患者 APTT 仅轻度延长或正常。

（2）诊断试验：FⅧ活性（FⅧ:C）、FⅨ活性（FⅨ:C）以及血管性血友病因子抗原（vWF:Ag）是常用的确诊试验指标。血友病 A 患者 FⅧ:C 减低或缺乏，vWF:Ag 正常，FⅧ:C/vWF:Ag 明显降低。血友病 B 患者 FⅨ:C 减低或缺乏。

（3）抑制物检测：患者手术前必须进行凝血因子抑制物检测；若患者治疗效果不如既往，也应进行抑制物检测。对于儿童患者，在首次接受凝血因子产品后的前 20 个暴露日每 5 个暴露日检测 1 次，在第 21～50 个暴露日内每 10 个暴露日检测 1 次，此后每年至少检测 2 次，直至第 150 个暴露日。抑制物筛选采用 APTT 纠正试验，若不能纠正应考虑可能存在抑制物。确诊抑制物后必须测定抑制物滴度，若抑制物滴度大于 5 BU/mL，则为高滴度抑制物；若抑制物滴度不大于 5 BU/mL，则为低滴度抑制物。

（4）基因诊断：结合分子生物学技术进行基因诊断，可以确定基因突变的类型，为致病基因携

NOTE

者和产前基因诊断奠定基础。一般有直接基因诊断和间接基因诊断。直接基因诊断就是通过各种方式发现导致疾病的基因缺陷。如血友病 A 患者,可以首先应用 PCR 检测导致疾病发生的较为常见的基因缺陷,内含子 22 倒位(占血友病 A 发病的 26.3%)和内含子 1 倒位(占血友病 A 发病的 2.94%),任一结果阳性即可明确诊断;若结果阴性,进一步实施凝血因子Ⅷ的基因测序。间接基因诊断就是利用检测相应基因内、外特定位点的多态性,结合遗传连锁分析,确定特定的个体是否带有含致病基因的染色体。直接基因诊断结合间接基因诊断,可以大大提高检测的阳性率和结果的准确率。基因检测可以确定致病基因缺陷性质和部位,为同一家族中的女性携带者检测和产前诊断提供依据,并可通过基因突变判定患者产生抑制物的风险。

实验室检查是诊断血友病的重要依据,有关血友病的实验室检查见表 23-1-7。

表 23-1-7 血友病和因子Ⅺ缺乏症的实验室检查和鉴别

	血友病 A				血友病 B				因子Ⅺ缺乏症	
	重型	中型	轻型	亚临床型	重型	中型	轻型	亚临床型	纯合子型	杂合子型
筛选试验										
CT 普通试管法	↑	N	N	N	↑	N	N	N	N/↑	N
涂硅试管法	↑	↑	↑	↑/N	↑	↑	↑	↑/N	↑	N
ACT	↑	↑	↑	↑/N	↑	↑	↑	↑/N	↑	N
APTT	↑	↑	↑	↑/N	↑	↑	↑	↑/N	↑	N
纠正试验										
加正常新鲜血浆	+	+	+	+	+	+	+	+	+	
加正常吸附血浆	+	+	+	+	−	−	−	−	+	
加正常新鲜血清	−	−	−	−	+	+	+	+	+	
因子促凝活性和抗原含量										
FⅧ:C/(%)	<1	2~5	6~25	26~45	N	N	N	N	N	N
FⅧ:Ag	↓/N	↓/N	↓/N	↓/N	N	N	N	N	N	N
FⅨ:C/(%)	N	N	N	N	<1	2~5	6~25	26~45	N	N
FⅨ:Ag	N	N	N	N	↓/N	↓/N	↓/N	↓/N	N	N
FⅪ:C/(%)	N	N	N	N	N	N	N	N	1~10	10~20
FⅪ:Ag	N	N	N	N	N	N	N	N	↓	N
排除试验										
PT、BT、vWF:Ag	N	N	N	N	N	N	N	N	N	N
复钙交叉试验	↑	↑	N	N	↑	↑	N	N	↑	N
遗传基因分析										
血友病 A	aN	aN	aN	aN	N	N	N	N	N	N
血友病 B	N	N	N	N	aN	aN	aN	aN	N	N
FⅪ缺乏症	N	N	N	N	N	N	N	N	aN	aN

注:↑为延长;N为正常;↓为降低;aN为异常;+为纠正;—为不纠正。

3.诊断和鉴别诊断

(1)诊断:一旦确定患者 FⅧ:C 或 FⅨ:C 显著降低(FⅧ:C、FⅨ:C 低于健康人的 50%),而 vWF 无明显减少,排除获得性因素,无论是否存在临床出血及是否具有明显的家族史,都可诊断血友病 A 或血友病 B。血友病的严重程度由各自凝血因子的活性来确定。有条件时可进一步检测相关凝血因子的抗原水平,抗原水平可正常,也可降低。通常将凝血因子活性下降、抗原水平不降低的类型称为 CRM 阳性(CRM$^+$),提示凝血因子结构异常;而将凝血因子活性和抗原水平同步降低的类型称为 CRM 阴性(CRM$^-$),提示凝血因子活性降低。血友病 A 和血友病 B 的临床分型见表23-1-8。

表 23-1-8　血友病 A 和血友病 B 的临床分型

临床分型	因子活性水平(IU/dL)	出血症状
轻型	>5~40	大的手术或外伤可致严重出血,罕见自发性出血
中型	1~5	小手术/外伤后可有严重出血,偶有自发性出血
重型	<1	肌肉或关节自发性出血

(2)鉴别诊断:①血管性血友病(vWD):皮肤(紫癜和淤斑)和黏膜(鼻和牙龈)出血、月经量过多是常见的临床表现。不同类型 vWD 患者出血的严重程度差异很大。由于 vWD 患者的出血病史和临床症状无特异性,因此确诊 vWD 必须依赖于实验室检查,主要通过 vWF:Ag、瑞斯托霉素辅因子活性、FⅧ:C 和 vWF 多聚体分析等检查来确诊。②获得性血友病:以循环血中出现抗凝血因子Ⅷ(FⅧ)的自身抗体为特征的一种自身免疫性疾病,多继发于恶性肿瘤、自身免疫性疾病、围生期女性等,但半数患者无明显诱因,男女均可发病。确诊依赖于实验室检查,如果抑制物筛选试验阳性,应进一步检测抑制物滴度。③遗传性凝血因子Ⅺ(FⅪ)缺乏症:本病系常染色体隐性遗传性疾病,男女均可发病,自发性出血少见。实验室检查可见 APTT 延长,FⅪ:C 降低。④其他凝血因子缺乏症:血友病 B 患者应注意与维生素 K 依赖凝血因子缺乏症(遗传性或获得性)相鉴别。除出血表现不一致外,相应凝血因子检测可以明确诊断。

(五)血管性血友病

1. 概述

血管性血友病(von Willebrand disease,vWD)是由于患者体内的血管性血友病因子(von Willebrand factor,vWF)基因缺陷而导致 vWF 数量减少或质量异常所引起的一种遗传性出血性疾病。常染色体显性或隐性遗传。vWF 主要由血管内皮细胞和巨核细胞合成,其在止血过程中主要有两种作用:①与血小板膜 GPⅠb/Ⅸ复合物及内皮下胶原结合,介导血小板在血管损伤部位的黏附。②与凝血因子Ⅷ(FⅧ)结合,作为载体具有稳定 FⅧ 的作用。此外,vWF 也能结合 GPⅡb/Ⅲa,参与血小板的聚集过程。如患者 vWF 缺陷,一期止血反应中血小板对受损血管壁的黏附发生障碍,表现为血小板黏附功能减低;作为 FⅧ 的载体,vWF 异常可导致 FⅧ:C 减低。患者有皮肤(紫癜和淤斑)、黏膜(鼻和牙龈)出血和月经量增多等表现,但很少有关节腔和肌肉群等深部组织的出血倾向,而创伤、手术和分娩常有过多出血。

vWF 包括分子量不等的多种多聚体,根据发病机制 vWD 分为三种类型:①1 型,主要是由于 vWF 量的合成减少所致,而 vWF 多聚体的结构基本正常。本型患者为常染色体显性遗传。②2型,主要是由于 vWF 的结构与功能缺陷所致,分为 2A、2B、2M、2N 四种亚型。2A 亚型缺乏中分子量和高分子量的多聚体;2B 亚型缺乏高分子量多聚体,但与血小板 GPⅠb 结合增多;2M 亚型的卫星带型异常;2N 亚型的多聚体正常,但与 FⅧ 结合的位点发生结构异常。2 型患者多数为常染色体显性遗传,临床上有轻度到中度的皮肤和黏膜出血倾向。③3 型,主要是由于 vWF 的抗原和活性均极度减低或缺如所致。3 型患者为常染色体隐性遗传,患者多为纯合子型或双重杂合子型,临床出血严重。

2. 实验室检查

(1)出血时间测定:出血时间延长是筛选 vWD 的重要指标之一。3 型(重型)和大部分 2 型vWD 患者出血时间明显延长;但 1 型 vWD 患者区别较大,出血时间可以正常或接近正常。少数出血时间正常的患者阿司匹林耐量试验可为阳性。

(2)活化部分凝血活酶时间(APTT)和 FⅧ:C 检测:vWD 患者常有 APTT 延长和 FⅧ:C 水平减低,后者一般介于 10%~40%,异常率可达 70% 左右。重型患者 FⅧ:C 及 FⅧ:Ag 降低至仅为

3%～5%,某些2型患者因子Ⅷ含量也可以正常。

(3)vWF:Ag定量检测:此是诊断vWD的重要指标。1型患者为中度降低,而重型患者的vWF:Ag极低或缺如。有研究认为血浆vWF含量与血型有关。血型为O型者vWF含量显著降低,而血型为A、B、AB型者vWF含量正常或轻度降低。

(4)vWF多聚物分析:该方法在vWD的分型诊断中有较大的应用价值。一般1型患者多聚体数量和结构均正常,2型(2A、2B型)vWD患者缺乏高分子多聚物区带,3型患者多聚体缺如或仅存有少量。

(5)瑞斯托霉素诱导的血小板聚集试验(RIPA):vWD患者缺乏vWF:Rco,瑞斯托霉素诱导下血小板无聚集反应,故大部分vWD患者RIPA结果减低或缺如,但有些1型患者(约30%)RIPA可以正常。

(6)vWF:Rco检测:用新鲜或甲醛固定的健康人血小板加入待测血浆和瑞斯托霉素定量测定vWF:Rco。大多数vWD患者的vWF:Rco水平降低,异常率达50%以上。

(7)胶原结合试验:本试验主要是检测患者血浆中vWF与Ⅲ型胶原的结合能力,是一个vWF功能检测试验。高分子量vWF多聚体优先与胶原结合,有助于对1型与2型(特别是2A型)vWD的分型诊断。

(8)FⅧ结合试验:2N型vWD患者由于vWF与FⅧ的结合区域发生错误突变,用酶联法检测患者血浆中vWF与FⅧ的结合能力时,2N型患者结合力降低。本试验是2N型vWD的确诊试验。

3.诊断和鉴别诊断

(1)诊断:vWD患者一般表现为止血障碍,以皮肤、黏膜出血为主,严重者内脏出血,关节、肌肉出血少见,有自发性出血或外伤、手术后出血增多史。有或无家族史,有家族史者符合常染色体显性或隐性遗传规律。筛查试验可显示血小板计数正常、出血时间正常/延长或阿司匹林耐量试验阳性、APTT延长或正常。vWF:Ag、FⅧ:C和vWD:Rco检测等试验为确诊试验,vWF:Ag<30%和/或vWF:Rco<30%、FⅧ:C<30%见于2N型和3型vWD。vWD的分型诊断见表23-1-9。

表23-1-9 vWD的分型诊断

分型	遗传方式	出血倾向	病理特点	FⅧ	vWF:Ag	vWF:Rco	vWF:Rco/vWF:Ag	RIPA	多聚体结构	分子缺陷
1型	显性	轻中度	vWF数量减少	↓	↓,5%～30%	↓	>0.6	↓	正常	未知
2A亚型	显性或隐性	多中度,个体差异大	与血小板的黏附能力降低	↓或正常	↓或正常	↓	<0.6	↓↓	异常(血浆中缺乏高分子量和中分子量多聚体)	多聚体生物合成缺陷或对蛋白质溶解的敏感性增加,突变主要位于A₂区域
2B亚型	显性	多中度,个体差异大	与血小板的亲和力增加	↓或正常	↓或正常	↓	<0.6	↑	异常(血浆中缺乏高分子量多聚体)	血浆中高分子量多聚体与血小板自发结合,清除加速,突变主要位于A₁区域
2M亚型	显性或隐性	多中度,个体差异大	vWF多聚体正常,与血小板的黏附能力降低	↓或正常	↓或正常	↓	<0.6	正常	正常	vWF A₁区域突变影响与血小板膜糖蛋白Ⅰb结合的亲和力

分型	遗传方式	出血倾向	病理特点	FⅧ	vWF:Ag	vWF:Rco	vWF:Rco/vWF:Ag	RIPA	多聚体结构	分子缺陷
2N亚型	隐性	多中度,个体差异大	与FⅧ亲和力明显降低	中度↓	正常	正常	>0.6	正常	正常	与FⅧ结合的区域发生错义突变
3型	隐性	重度	vWF完全缺乏	中度至明显↓	缺乏	缺乏	—	缺乏	无	少数患者 vWF 基因全部或部分缺失,或 mRNA 表达缺陷

注:RIPA 为瑞斯脱霉素诱导的血小板聚集试验。

(2)鉴别诊断:①血小板型 vWD:一种罕见的特殊类型疾病,本病因血小板膜 GPⅠbα 链上 vWF 结合区域基因突变导致与 vWF 的结合力异常增强,而使血浆内的 vWF 缺乏,易与 2B 亚型 vWD 相混淆。在低浓度瑞斯托霉素的诱导作用下,2B 亚型 vWD 患者血浆可以使健康人血小板的 RIPA 增高,而血小板型 vWD 患者血浆中加入健康人血小板后恢复正常;基因检测也有助于鉴别。②获得性 vWD:一种少见的获得性出血性疾病,原发病见于甲状腺功能减退症、良性或恶性 B 细胞疾病、自身免疫性疾病及恶性肿瘤等。临床表现除原发病症状外,出血倾向与遗传性 vWD 相似,vWF 也明显减少。患者体内找到抗 vWF 抗体,该抗体诱发 vWF 清除加速。③血小板功能障碍性疾病需与轻型 vWD 相区别。轻型 vWD 经输入新鲜血浆或冷沉淀物,可改善临床症状,出血时间及 FⅧ 的活性恢复正常,而血小板功能障碍性疾病则疗效不明显。④轻型血友病 A:vWD 患者血浆 FⅧ:C 活性常与 vWF:Ag 等比例下降,但 2N 型 vWD 患者 FⅧ:C 下降明显,需要与轻型血友病 A 进行鉴别。vWF 基因检测有助于鉴别。

(六)肝病所致的凝血障碍

1. 概述

出血是肝病的常见症状,也是患者死亡的重要原因之一。据统计,约 85% 的肝病患者有 1 项或以上的血栓与止血试验异常,其中 15% 的患者有出血倾向。出血常表现为皮肤淤斑、黏膜出血(鼻出血、牙龈出血)、月经量过多、内脏出血(黑便、血尿)等,且出血的严重程度与肝功能损害的严重程度呈正相关。肝病出血的原因很复杂,主要与以下因素有关。

(1)凝血因子和抗凝蛋白的合成减少:肝病与凝血的关系非常密切,体内的许多凝血因子,除因子Ⅷ(FⅧ)、钙离子和组织因子外均由肝脏生成,与抗凝有关的蛋白 C、蛋白 S、抗凝血酶和与纤溶有关的纤溶酶原、α2-纤溶酶抑制物亦由肝脏合成,因此当各种原因引起肝病时,肝脏合成上述蛋白质的能力减低,导致凝血障碍。

(2)凝血因子和抗凝蛋白的消耗增多:肝病常并发原发性纤溶或 DIC,致使血浆中纤溶酶水平增高,纤溶酶可以水解纤维蛋白(原)和其他多个凝血因子(FⅦ、FⅨ、FⅩ、FⅪ、FⅧ),同时也消耗了大量抗凝蛋白,导致血浆凝血因子或抗凝蛋白的水平进一步降低。

(3)异常抗凝物质增多:肝病时肝细胞合成肝素酶的能力减低,使类肝素样抗凝物质不能及时被灭活,在循环血中累积。此外,纤溶亢进致使纤维蛋白(原)降解产物(FDPs)水平增高,FDPs 竞争纤维蛋白单体,具有抗凝作用。

(4)血小板减少及功能障碍:肝病可导致血小板数量减少和功能减低,如肝炎病毒可损伤骨髓造血干/祖细胞,脾功能亢进、炎症及肝纤维化造成血小板生成素(thrombopoietin,TPO)合成减少,以及机体产生大量免疫复合物,抑制了血小板的生成和血小板黏附、聚集和释放等功能,致使患者血小板寿命缩短、数量减少及功能低下。

2. 实验室检查

肝病时血栓与止血的实验室检查结果见表 23-1-10。

表 23-1-10　肝病时血栓与止血的实验室检查结果

实验项目	急性肝炎	慢性肝炎	重型肝炎	肝硬化	原发性肝癌
凝血试验					
APTT	N/↑	↑	↑↑	↑/N	↑
PT	N/↑	↑	↑↑	↑/N	↑
TT	N/↑	↑	↑↑	↑/N	↑↑
FIB	N/↓/↑	↓	↓↓	↓/↓↓	↓
凝血因子					
vKD 因子活性	N	↓/↓↓	↓↓	↓↓	↓/不定
FV:C	N/↑	N/↓	↓	↓/↓↓	↓/不定
FⅧ:C	N/↑	↑/N	↑↑	↑↑	↑
vWF:Ag	↑	↑	↑↑	↑↑	↑
抗凝试验					
AT	N/↓	↓	↓↓	↓	↑/N
PC 和 PS	N/↓	↓	↓↓	↓↓	↓/N
类肝素样物质	N	N/↑	↑↑	↑	↑
HC-Ⅱ	N/↓	↓	↓↓	↓	↓
纤溶试验					
t-PA	↑	↑	↑↑	↑↑	↑
PAI	↓	↓	↓↓	↓↓	↓
PLG	N	↓	↓↓	↓	↓
α₂-PI	N	↓	↓	↓	↓
FDPs	N/↑	N/↑	↑↑	↑↑	↑
D-二聚体	N/↑	N/↑	↑	↑	↑
血小板试验					
PLT	N	N/↓	↓	↓	不定
血小板功能	N/↓	↓/N	↓	↓/N	↓/N
BT	N	N	↑	↑	N

注：↑为增高或延长；↑↑为明显增高或延长；↓为减低或缩短；↓↓为明显减低或缩短；N为正常；vKD因子为依赖维生素 K 的凝血因子；HC-Ⅱ为肝素辅因子Ⅱ。

3. 诊断和鉴别诊断

　　肝脏是大部分凝血因子、抗凝蛋白及纤溶物质的合成场所，因此肝病时这些物质均可发生不同程度的变化，血栓和止血检验对诊断肝病、观察肝病病情和判断肝病预后有重要价值：①PT、APTT检测是内、外源性凝血系统异常常用的筛选试验，延长说明肝脏的合成功能受抑制。②TT 检测是病理性抗凝物质的筛选试验，反映血浆纤维蛋白原的质和量及类肝素样物质的多少，是监测肝病及溶栓治疗的重要指标。③FⅧ:C 减低，由于依赖维生素 K 的凝血因子对肝细胞的损害较为敏感，尤其是 FⅦ半衰期短，可先于肝功能出现异常，因此可作为肝病早期诊断的指标之一。④FIB 和FV:C 减低，反映肝脏病变严重或进入肝硬化。⑤异常凝血酶原水平增高是诊断原发性肝癌的参考指标之一。⑥FⅧ:C 和 vWF，FⅧ的合成部位目前不是十分清楚，肝病时肝脏合成的其他凝血因子水平均有不同程度的降低，FⅧ:C 和 vWF 水平反而增高，其增高程度与肝病的严重程度相关。⑦AT 的水平低于 35% 或 PLG 的水平低于 20% 时提示预后不佳。肝病时实验室检查复杂，需要结合病情综合分析。

NOTE

（七）依赖维生素 K 的凝血因子缺乏症

1. 概述

F Ⅱ、F Ⅶ、F Ⅸ、F Ⅹ 在肝内的合成需要依赖维生素 K。由维生素 K 缺乏所引起的 F Ⅱ、F Ⅶ、F Ⅸ、F Ⅹ 缺乏而导致一系列症状的疾病，称为依赖维生素 K 的凝血因子缺乏症。本病常有明确的病因，且呈多个凝血因子联合缺乏，因此本病临床上除有原发病的表现外，尚有皮肤、黏膜和内脏的出血倾向。临床常见的原因如下。

（1）吸收不良综合征：维生素 K 在肠道内吸收不良，常见于：①完全阻塞性黄疸和胆汁丧失过多所致的肠内胆盐缺乏，影响维生素 K 的吸收；②肠瘘、肿瘤等引起肠道吸收不良；③长期口服液体石蜡类润滑剂，使肠道中脂溶性维生素 K 排出过多等。

（2）肠道菌群失调：肠道正常菌群可以合成维生素 K，经常服用肠道灭菌类抗生素时，可致维生素 K 合成减少。

（3）新生儿出血症：出生 3～7 天的新生儿由于从母体获得的维生素 K 已耗尽，又缺乏肠道正常菌群，不能自身合成维生素 K，且肝功能尚未完善，合成依赖维生素 K 的凝血因子能力弱。

（4）口服抗凝剂：香豆素类衍生物（华法林等）和杀鼠药（敌鼠、溴敌隆等），通过抑制羧基化酶（羧基化酶能在维生素 K 的参与下，将凝血因子的谷氨酸转变为 γ-羧基谷氨酸而发挥凝血因子活性）而使凝血因子缺乏生物活性。

2. 实验室检查

（1）筛选试验：①活化部分凝血活酶时间（APTT）；②血浆凝血酶原时间（PT）。

（2）确诊试验：①直接检测血浆维生素 K 浓度，本病患者血浆维生素 K 浓度成人＜100 ng/L，脐血＜50 ng/L；②依赖维生素 K 的凝血因子活性检测，F Ⅱ：C、F Ⅶ：C、F Ⅸ：C 和 F Ⅹ：C 均小于 50%，蛋白 C 和蛋白 S 活性均小于 40%。

3. 诊断和鉴别诊断

本病的诊断主要依据病史（患者多有原发病史，如胆结石和胆管肿瘤导致阻塞性黄疸、术后引流或胆瘘、长期服用广谱抗生素、严重肝病、口服抗凝剂、杀鼠药中毒及新生儿尤其是早产儿等），不同程度的出血症状与体征，实验室检查筛选与确诊试验可有不同程度的阳性，且维生素 K 治疗有效。

（八）获得性循环抗凝物质增多

获得性循环抗凝物质增多是指医源性抗凝物质如肝素及香豆素类抗凝物质，自身免疫性疾病如系统性红斑狼疮产生的狼疮样抗凝物，血友病患者反复多次输注新鲜血浆、全血后产生的 F Ⅷ 的抗体等增多，循环血中这类抗凝物质增多可引起不同程度的出血表现。

1. 类肝素样抗凝物质增多

（1）概述：类肝素样抗凝物质具有葡胺聚糖的理化性质，可以加速抗凝血酶对多个活化凝血因子的灭活。类肝素样抗凝物质增多见于肝素治疗、严重肝病患者，也可见于 SLE、急性白血病、恶性肿瘤、DIC、器官移植后等。

由于类肝素样物质在肝脏降解减少，血管内皮细胞和肿瘤细胞释放的葡胺聚糖增多，同时肝脏损害引起葡胺聚糖释放，造成葡胺聚糖增多，使得 F Ⅺ a、F Ⅸ a、F Ⅹ a、F Ⅶ a 和凝血酶等凝血因子的灭活加速。此外，类肝素样抗凝物质对纤溶系统的活化加剧了血液的低凝状态。临床上患者可有淤斑、黏膜出血、血尿、消化道出血以及注射部位出血、伤口出血、月经量过多等症状。

（2）实验室检查：APTT、PT 延长，且不被正常血浆纠正；TT 显著延长，可被甲苯胺蓝或鱼精蛋白纠正而不被正常血浆纠正；血浆肝素定量测定增高。

2. 狼疮样抗凝物质增多

（1）概述：狼疮样抗凝物质（lupus like anticoagulant，LA）是一种免疫球蛋白，多为 IgG，少数为 IgM 或两者的复合物，其主要通过结合磷脂复合物及抑制磷脂表面发生的凝血反应来干扰依赖磷脂的凝血过程，从而起到抗凝作用。LA 形成二价的抗原-抗体复合物，增加与磷脂的亲和力，与磷脂竞争凝血因子的催化表面。LA 除见于 SLE 外，还可见恶性肿瘤及药物引起的免疫反应等。临床上患者可以出现血栓栓塞、流产，部分患者可有皮肤、黏膜和内脏的出血倾向。

(2)实验室检查。

①筛选试验：APTT、PT 延长。

②纠正试验：加入等量正常的乏血小板混合血浆不能纠正筛选试验的异常结果；补充外源磷脂能缩短或纠正延长的 APTT、PT。

③确诊试验：LA 检测阳性。

3. 凝血因子Ⅷ/Ⅸ抑制物

(1)概述：凝血因子Ⅷ/Ⅸ(FⅧ/FⅨ)抑制物分为同种抗体和自身抗体两种。血友病(HA)患者接受含有 FⅧ/FⅨ 的血液制品替代治疗后产生特异性抑制或灭活 FⅧ/FⅨ 的同种抗体，非 HA 患者产生的 FⅧ/FⅨ 抑制物是一种自身抗体(也称获得性血友病)。由于 FⅧ/FⅨ 抑制物灭活 FⅧ/FⅨ，FⅧ/FⅨ活性降低。出血是抑制物形成最主要的并发症，男女患病率均等。获得性血友病可自行消失，多在 60 岁以后发病，约 50% 伴有自身免疫性疾病，如 SLE、类风湿性关节炎。此外，恶性肿瘤、支气管哮喘、皮肤病、GVHD 以及妊娠也可产生抑制物。

(2)实验室检查

①筛选试验：PT、TT 正常；APTT 延长。

②确诊试验：抑制物筛选采用 APTT 纠正试验，若不能纠正应考虑可能存在抑制物。确诊抑制物必须测定抑制物滴度，2001 年国际血栓与止血协会(ISTH)规定：抑制物滴度＞5 BU/mL 为高滴度抑制物，抑制物滴度≤5 BU/mL 为低滴度抑制物。

③抗磷脂抗体检测：有小部分(10%～15%)LA 可导致出现时间依赖性抗磷脂抗体，引起 APTT 延长，纠正试验不能纠正；时间依赖性的抑制特性并不能区分凝血因子抑制物和 LA，稀释蝰蛇毒试验(DRVVT)、抗心磷脂抗体和抗 β2-糖蛋白Ⅰ抗体检测阳性提示存在 LA。

(九)弥散性血管内凝血

1. 概述

弥散性血管内凝血(disseminated intravascular coagulation，DIC)是多种原因与成分引起的全身性血管内凝血过程。它不是一种独立的疾病，而是在许多疾病基础上，致病因素损伤微血管体系，导致凝血活化，全身微血管血栓形成、凝血因子大量消耗并继发纤溶亢进，引起的以全身出血及微循环衰竭为特征的临床综合征。

DIC 的发病原因虽然不同，但其临床表现均相似，除原发病的征象外，主要有出血、休克、微血管栓塞、溶血及多器官功能衰竭等表现。

(1)原发性疾病：DIC 是众多疾病复杂病理过程中的中间环节，其主要基础疾病或诱因包括严重感染(败血症、重型肝炎)、严重创伤(挤压伤、体外循环)、广泛性手术(扩大根治术、大面积灼伤)、恶性肿瘤(广泛转移、急性早幼粒细胞白血病)、产科意外(羊水栓塞、胎盘早期剥离)以及其他疾病(溶血性输血反应、呼吸窘迫综合征)等。

(2)DIC 临床表现：DIC 早期为微血栓形成期或高凝期，可无临床症状或仅有轻微症状，也可出现血栓栓塞、休克；消耗性低凝期以严重或广泛多部位出血为主要临床表现；继发性纤溶亢进期出血更加广泛且严重，难以控制的内脏出血，病理过程中出现的肝肾功能衰竭，呼吸循环衰竭是导致患者死亡的常见原因。DIC 典型的临床表现：①自发性、广泛性出血，注射部位和手术创面渗血难止，大片状皮肤淤斑、血肿以及广泛的黏膜和内脏出血。②休克、微循环衰竭、心功能降低和心输出量减少，以及血管扩张和外周阻力降低。③微血管栓塞可发生在浅层皮肤、消化道黏膜的微血管，深部器官微血管栓塞导致的多器官衰竭在临床上更为常见，可表现为顽固性休克、呼吸衰竭、意识障碍、颅内高压、肾功能衰竭，多器官衰竭是 DIC 引起死亡的重要原因。④微血管病性溶血性贫血(microangiopathic hemolytic anemia)表现为进行性贫血，贫血程度与出血量不成比例。血涂片可见各种变形的红细胞或呈盔形、星形、多角形、小球形等的红细胞碎片。

NOTE

2.实验室检查

PLT减低,PT延长、APTT延长,FIB含量减低以及FDP、D-二聚体呈阳性或明显增高为常用诊断指标。上述指标的动态改变对DIC的诊断意义更大,但是这些指标对DIC的早期诊断价值不大。对DIC早期诊断可选用止血和血栓分子标志物检测,见表23-1-11。

3.诊断和鉴别诊断

DIC的病理过程涉及凝血、抗凝、纤溶等多个系统,临床表现呈多样性,容易与其他出血性疾病相混淆,因此DIC的诊断是一项需要丰富专业经验和具有挑战性的工作。目前国内外没有统一的诊断标准,但均推荐采用积分系统进行诊断。

(1)国外诊断标准:目前由国际血栓与止血协会(ISTH)标准、日本卫生福利部(JMHM)标准、日本急诊医学学会(JAAM)标准提出的三大积分系统在欧美及日本使用较多,有关其诊断效能评判不一,具体指标见表23-1-11。

表23-1-11 国际DIC诊断标准

项目	ISTH标准	JMHW标准	JAAM标准
易患DIC的基础病			
临床表现	必有	1分	必有
临床症状	未采用	出血=1分	SIRS评分≥3=1分
		器官衰竭=1分	
血小板计数(×10⁹/L)	50～100=1分	80～120=1分	80～120或减少>30%=1分
	<50=2分	50～<80=2分	<80或减少>50%=2分
		<50=3分	
纤维蛋白相关指标	中度增加=2分	FDP 10～<20 μg/mL=1分	FDP 10～25 μg/mL=1分
	显著增加=3分	FDP 20～40 μg/mL=2分	FDP>25 μg/mL=3分
		FDP>40 μg/mL=3分	
纤维蛋白原/(g/L)	<1=1分	1～1.5=1分	未采用
		<1=2分	
凝血酶原时间/s	延长3～6=1分	PT比率1.25～1.67=1分	PT比率≥1.2=1分
	延长>6=2分	PT比率>1.67=2分	
DIC诊断	≥5分	≥7分	≥4分

(2)我国自2014年起通过多中心、大样本的回顾性与前瞻性研究,建立了DIC诊断积分系统,见表23-1-12。

表23-1-12 我国DIC诊断积分系统

积分项	分数
基础疾病	
存在导致DIC的原发病	2
临床表现	
不能用原发病解释的严重或多发出血倾向	1
不能用原发病解释的微循环障碍或休克	1
广泛性皮肤、黏膜栓塞,灶性缺血性坏死、脱落及溃疡形成,或不明原因的肺、肾、脑等脏器功能衰竭	1
实验室指标	
血小板计数	

续表

积分项	分数
非恶性血液病	
$>100\times10^9/L$	0
$80\times10^9/L\sim100\times10^9/L$	1
$<80\times10^9/L$	2
24 h 内下降≥50%	1
恶性血液病	
$<50\times10^9/L$	1
24 h 内下降≥50%	1
D-二聚体	
<5 mg/L	0
$5\sim9$ mg/L	2
>9 mg/L	3
PT 及 APTT 延长	
PT 延长<3 s 或 APTT 延长<10 s	0
PT 延长≥3 s 或 APTT 延长≥10 s	1
PT 延长≥6 s	2
纤维蛋白原	
≥1.0 g/L	0
<1.0 g/L	1

注:非恶性血液病:每日计分1次,≥7分时可诊断为DIC。恶性血液病:临床表现第一项不参与评分,每日计分1次,≥6分时可诊断为DIC。

(3)DIC 须与原发性纤溶加以鉴别。DIC 与原发性纤溶的临床出血表现相似,有时鉴别较难。但是它们的发病机制和治疗原则截然不同,因此常须依据实验室检查做出正确的鉴别,见表23-1-13。

表 23-1-13 原发性纤溶与 DIC 的常用鉴别指标

指标	原发性纤溶	DIC
PLT	正常	↓,进行性↓
FIB	明显↓(常<1.0 g/L)	↓,进行性↓
t-PA	明显↑	N/↑
PLG	明显↓	N/↓
3P	—	+
FDPs	明显↑	↑,进行性↑
D-D	—/N	+/进行性↑

(十)急性出血性凝血功能障碍

1.概述

急性出血性凝血功能障碍指血液凝结能力受到急性损害的病理生理状态。口服抗凝剂、脓毒症、急性中毒、血小板减少症、肝功能损害、严重创伤等都可以造成急性出血性凝血功能障碍,此类疾病常见于急诊和重症监护室(ICU)患者。出血是其最常见的临床表现,由于止血机制复杂,某些情况下可同时存在血栓形成。

（1）口服抗凝剂导致的凝血功能障碍：随着血栓栓塞性疾病发生率逐渐增高，口服抗凝剂的应用越来越广泛。常用口服抗凝剂包括维生素 K 拮抗剂（vitamin K antagonist，VKA），如华法林通过抑制依赖维生素 K 的凝血因子 Ⅱ、Ⅶ、Ⅸ、Ⅹ 的合成发挥抗凝血作用；直接口服抗凝剂（direct oral anticoagulant，DOAC）如因子 Ⅱa 抑制剂（如达比加群）和因子 Ⅹa 抑制剂（利伐沙班、阿哌沙班），直接抑制相应凝血因子的活性发挥抗凝作用。两者均存在不同程度的出血风险，是急性出血性凝血功能障碍的常见原因。

（2）脓毒症导致的凝血功能障碍：脓毒症是感染导致死亡的首要因素。脓毒症与凝血功能异常存在不可分割的关系，脓毒症患者凝血紊乱可导致 DIC，且在显性 DIC 之前即可出现血小板减少和凝血酶原时间（PT）延长。最新的脓毒症诊断标准（Sepsis-3）将国际标准化比值（INR）＞1.5 或活化部分凝血活酶时间（APTT）＞60 s 和/或血小板减少症列为诊断标准之一。随着对脓毒症炎症反应、凝血功能异常、内皮细胞功能障碍的机制的深入研究，特别是免疫性血栓形成概念的提出，脓毒症的治疗迎来了新的探索方向。

（3）急性中毒导致的凝血功能障碍：药物中毒常会导致急性出血性凝血功能障碍，其中以抗凝血类灭鼠药多见。目前我国应用的抗凝血类灭鼠药主要包括杀鼠灵、杀鼠醚、溴敌隆、大隆、敌鼠和氯敌鼠 6 种，均为维生素 K 拮抗剂。其他中毒如毒蛇咬伤、食用毒蕈等亦可致凝血功能障碍。

（4）血小板减少症：各种原因如血液系统原发病、药物、毒物、感染、免疫、出血、机械性破坏、分布异常等引起的血小板减少症均有可能造成凝血功能障碍。当血小板计数＜50×10^9/L 时出血风险将明显增加。在急危重症患者中，血小板减少的现象相当常见。

2.实验室检查

（1）筛选试验：血涂片中破碎红细胞增多，PLT 减低，PT 延长，APTT 延长，FIB 含量减低，ACT 延长以及 FDP、D-二聚体呈阳性或明显增高。

（2）血栓弹力图：对于明确存在凝血功能障碍的患者，可进一步评估凝血功能。血栓弹力图记录血栓形成速度、强度和稳定性等血栓形成全过程信息，协助判断凝血及纤溶状态。

（3）新型血栓分子标志物：对于临床情况复杂的患者，推荐使用新型血栓分子标志物做早期评估。凝血酶-抗凝血酶复合物（thrombin-antithrombin complex，TAT）、纤溶酶-抗纤溶酶复合物（plasmin-antiplasmin complex，PAP）、组织型纤溶酶原激活物-纤溶酶原激活物抑制物-1 复合物（tissue plasminogen activator-plasminogen activator inhibitor-1 complex，t-PAIC）、血栓调节蛋白（thrombomodulin，TM）可早期预测血栓形成和复发风险、DIC 风险、血管内皮损伤。

3.诊断和鉴别诊断

目前急性出血性凝血功能障碍没有明确统一的诊断标准，病史、诱因和实验室检查异常是主要的诊断依据。急性出血性凝血功能障碍是一种病理生理状态，很多疾病会产生相似的实验室异常结果。推荐采用四分类法诊断急性出血性凝血功能障碍：①血小板减少、凝血功能正常，血涂片没有破碎红细胞；②血小板减少、凝血功能正常，血涂片存在破碎红细胞；③血小板减少，存在凝血障碍；④血小板正常，存在凝血障碍。第一类指各种原因引起的血小板减少症。第二类见于血栓性微血管病，如血栓性血小板减少性紫癜/溶血尿毒症综合征。第三类指造成凝血因子大量消耗的疾病，如 DIC。第四类指引起凝血因子生成减少或者抑制凝血因子的疾病，如肝衰竭、口服抗凝剂等。

第二节　常见血栓性疾病及检验

一、血栓性疾病概述

血栓形成和血栓栓塞两种病理过程所引起的疾病，临床上称为血栓性疾病。

血栓形成（thrombosis）是指在一定条件下，血液有形成分在血管内（多数为小血管）形成栓子，造成血管部分或完全堵塞,导致相应部位血液供应障碍的病理过程。依据血栓组成成分分为血小板血栓、红细胞血栓、纤维蛋白血栓、混合血栓等。按血栓形成的血管类型分为动脉性血栓、静脉性血栓及毛细血管性血栓。

血栓栓塞(thromboembolism)是血栓由形成部位脱落,随血流移动的过程中部分或全部堵塞某些血管,引起相应组织和/或器官缺血、缺氧、坏死(动脉血栓)及淤血、水肿(静脉血栓)的病理过程。

(一)静脉血栓

静脉血栓形成最为多见,以下肢深静脉血栓形成为多。常见于深静脉如腘静脉、股静脉、肠系膜静脉及门静脉等。多为红细胞血栓或纤维蛋白血栓。主要临床表现如下。

(1)血栓形成的局部肿胀、疼痛。

(2)血栓远端血液回流障碍,如远端水肿、胀痛、皮肤颜色改变、腹水等。

(3)血栓脱落后栓塞血管引起相关脏器功能障碍,如肺梗死等相关症状及体征。

(二)动脉血栓

动脉血栓形成多见于冠状动脉、脑动脉、肠系膜动脉及肢体动脉等,血栓类型早期多为血小板血栓,随后为纤维蛋白血栓。主要临床表现如下。

(1)多数发病较突然,可有局部剧烈疼痛,如心绞痛、腹痛、肢体剧烈疼痛等。

(2)相关供血部位组织缺血、缺氧所致的器官、组织结构及功能异常,如心肌梗死、心力衰竭、心源性休克、心律失常、意识障碍及偏瘫等。

(3)血栓脱落引起脑栓塞、肾栓塞、脾栓塞等相关症状及体征。

(4)供血组织缺血性坏死引发的临床表现,如发热等。

(三)毛细血管血栓

毛细血管血栓形成常见于 DIC、TTP 及溶血尿毒症综合征(HUS)等。临床表现往往缺乏特异性,主要表现为皮肤、黏膜栓塞性坏死,微循环衰竭及器官功能障碍等。

二、常见血栓性疾病及检验

(一)急性心肌梗死

1. 概述

急性心肌梗死(acute myocardial infarction,AMI)是冠状动脉闭塞或血流中断,使部分心肌因严重缺血而发生坏死的一种常见的动脉血栓栓塞性疾病。它的发生和发展与动脉粥样硬化关系密切,故是冠状动脉粥样硬化性心脏病(coronary atherosclerotic heart disease)最严重的一种类型。80%以上的心肌梗死患者是在动脉粥样硬化的基础上,冠状动脉内发生血栓栓塞,表现为冠状动脉内膜下出血或斑块破裂,血小板在破裂的斑块表面聚集,形成血栓阻塞冠状动脉管腔,导致心肌缺血;另外,心肌耗氧量剧增或冠状动脉持续痉挛,管腔发生持久而完全的闭塞,致使该冠状动脉所供应的心肌严重持续地缺血、缺氧,引起 AMI。

2. 实验室检查

AMI 的诊断包括影像学检查、心电图检查、生化酶学和血栓与止血检查,主要的血栓与止血实验室检查项目如下。

(1)凝血常规检查:PT、APTT、TT 多正常,纤维蛋白原含量增高。

(2)血管内皮和血小板的检查:血管内皮细胞损伤的检验指标 vWF、TM、ET-1 水平增高;血小板黏附和聚集功能增强,血小板释放 β-TG、PF_4、5-HT 和 P-选择素增多,花生四烯酸代谢产物 TXB_2 水平增高。

(3)凝血活化的检查:FPA、F_{1+2}、TAT 和血栓前体蛋白(TpP)等的血浆水平升高。

(4)抗凝和纤溶系统的检查:抗凝血酶活性多降低,抗凝蛋白活化的标志物增多,FDPs、D-二聚体、PAP、纤维蛋白肽 $B\beta_{15\sim42}$ 等反映纤溶活化的物质增多。

3. 诊断及鉴别诊断

急性心肌梗死的诊断往往需要患者病史的支持(患者长期以来有高血压、高脂血症和糖尿病等病史),如患者突然出现剧烈而持久的胸骨后或心前区压榨性疼痛,持续 $1\sim2$ h,且硝酸甘油治疗无效,甚至出现休克、心律失常、心力衰竭、恶心、呕吐和上腹胀痛等症状。根据典型的临床表现、特征性的心电图以及实验室血清心肌损伤标志物(肌红蛋白、肌钙蛋白 I 或 T、肌酸激酶同工酶)检查,诊断本病并不困难。本病需与心绞痛、主动脉夹层、急腹症、急性肺动脉栓塞等疾病进行鉴别,诊断不明确的需进行心脏超声心动图、核素心肌灌注显像、冠状动脉造影等检查。心肌肌钙蛋白(cTn)对心肌损伤有很高的灵敏度和特异性,是诊断心肌损伤首选的标志物。虽然生化酶学和血栓与止血检测都很灵敏,但一般在临床上仅作为支持性诊断的参考依据。

(二)脑梗死

1. 概述

脑梗死(cerebral infarction),又称缺血性脑卒中。本病系由多种原因所致的局部脑组织血液供应障碍,导致脑组织缺血、缺氧性坏死,进而出现临床上对应的神经功能缺失表现。本病包括脑血栓形成(cerebral thrombosis)和脑栓塞(cerebral embolism)。脑血栓形成是在脑动脉粥样硬化或动脉炎的基础上,血管内皮细胞损伤、血小板被活化和纤溶活性降低,血液黏滞性和凝固性增高,血流减慢或淤滞,导致血管管腔狭窄或闭塞,引起与闭塞血管相关的脑组织缺血、缺氧,严重者可致脑组织局部损伤或坏死。脑栓塞是指身体其他部位的栓子(主要是血栓,其次有气栓、脂肪栓、感染性栓子、癌细胞栓子、寄生虫等)脱落后随血流进入脑内,导致脑血管栓塞和相关脑组织损害而发生的急性缺血性脑血管病变。

2. 实验室检查

急性发作期,部分患者的血液流变学异常,分子标志物变化较为敏感,见表 23-2-1,对其检测有一定诊断价值。患者纤维蛋白原含量增高,血小板黏附性和聚集性增高,血小板释放产物如 β-TG、PF_4、P-选择素和 TXB_2 水平增高。血管损伤后的 vWF:Ag、TM 和 ET-1 水平增高,但 6-酮-$PGF_{1\alpha}$ 水平则降低。抗凝血酶活性减低,纤溶活性可由一过性增强转为降低。

表 23-2-1　血栓前状态和血栓性疾病分子标志物的检测结果

分子标志物	化学性质	病理生理过程	检测方法	心肌梗死	脑梗死	深静脉血栓形成	DIC	血栓前状态
血管损伤标志物								
vWF	蛋白质	在各种血栓性疾病中均增多	ELISA	↑	↑	↑	↑	↑/N
ET-1	蛋白肽	血管损伤时增多	ELISA 或 RIA	↑	↑	↓	↑/↓	N
TM	蛋白质	血管损伤时增多	ELISA	↑			↑	↑/N
6-酮-$PGF_{1\alpha}$	蛋白质	血管损伤时减少	ELISA 或 RIA	↓/N	↓/N	↓	↓/N	N
血小板活化标志物								
β-TG	蛋白质	α 颗粒释放增多	ELISA 或 RIA	↑	↑	↑/N	↑	↑
PF_4	碱性蛋白	α 颗粒释放增多	ELISA 或 RIA	↑	↑	↑/N	↑	↑

分子标志物	化学性质	病理生理过程	检测方法	心肌梗死	脑梗死	深静脉血栓形成	DIC	血栓前状态
5-HT	吲哚胺	致密颗粒释放增多	ELISA或RIA	↑	↑	↑/N	↑	↑
TXB_2	花生四烯酸衍生物	血小板活化增多	ELISA或RIA	↑		↑/N	↑/N	↑
P-选择素	蛋白肽	α颗粒释放增多	ELISA或RIA	↑	↑	↑	↑	↑
凝血因子活化标志物								
TF	脂蛋白	组织和血管损伤时增多	ELISA	↑			↑/↓	↑/N
TFPI	蛋白质	由于消耗而减少	ELISA	↓			↑/↓	↑/↓
F_{1+2}	蛋白肽	随凝血酶生成而增多	ELISA	↑	↑/N	↑		↑
FPA	蛋白肽	随纤维蛋白生成而增多	ELISA	↑	↑/N	↑		↑
抗凝活性标志物								
TAT	蛋白质	随凝血酶生成而增多	ELISA或RIA	↑	↑/N	↑		↑
PCP	蛋白肽	随蛋白C活化而增多	ELISA或RIA	↑	↑/N			↑
纤溶活化标志物								
t-PA	蛋白质	血管调节时增多或减少	ELISA	↓	↓	↓/N	↓/↑	↓/N
PAI	蛋白质	血管调节时增多	ELISA或RIA	↑			↑/↓	↑
PAP	蛋白质	随纤溶酶增加而增多	ELISA或RIA	↑	↑/N	↑	↑	N
$B_{β15~42}$	蛋白肽	随纤溶激活而增多	ELISA或RIA		↑/N	↑		N
FDPs	蛋白肽	随纤溶激活而增多	ELISA	↑		↑		↑

注:↑为增高;↓为降低;N为正常。

3.诊断及鉴别诊断

脑梗死的诊断主要依据临床症状、颅脑CT和磁共振成像等影像学检查。

(三)肺栓塞与肺梗死

1.概述

肺栓塞(pulmonary embolism,PE)是由于各种栓子堵塞肺动脉主干或其分支,引起肺循环障碍的临床和病理生理综合征,包括肺血栓栓塞症(pulmonary thromboembolism,PTE)、脂肪栓塞综合征、羊水栓塞、空气栓塞等。PTE是肺栓塞最常见的类型,引起PTE的血栓来源于下腔静脉径路、上腔静腔径路或右心腔等形成的深静脉血栓。肺梗死（pulmonary infarction，PI）是肺栓塞后因血流阻断而引起的肺组织坏死，10％～15％的肺栓塞患者发展为肺梗死。肺栓塞是否转归为肺梗死，取决于肺血液循环的状态和栓子的大小。肺梗死患者大部分猝死于症状发生后的 2 h 内。肺栓塞、肺梗死的发生与下肢深静脉血栓形成有明显的相关性。

2. 实验室检查

主要的血栓与止血实验室检查结果包括纤溶活性低水平增高，90％的患者血浆 D-二聚体水平增高，即定性试验呈阳性或定量检测示大于 500 $\mu g/L$（ELISA）。D-二聚体检测有较高的灵敏度，但特异性低，阴性预测值高（99％～100％），故对肺栓塞有重要的排除诊断价值。ET-1、TM、vWF：Ag、TXB_2 和 P-选择素等均可见水平增高。此外，F_{1+2}、FPA、FPB、PAP、TAT 等分子标志物的检测对诊断有一定参考价值，但无诊断意义。

3. 诊断及鉴别诊断

（1）临床表现：突然起病，表现为呼吸困难、胸痛、发绀、休克等，合并肺梗死时可见咯血。

（2）影像学检查：放射性核素肺扫描和 CT/MRI 检查是诊断肺栓塞的重要手段，肺动脉造影是诊断肺栓塞的"金标准"，但由于具有创伤性目前已少用。

（四）深静脉血栓形成

1. 概述

深静脉血栓形成（deep venous thrombosis，DVT）是指血液在深静脉腔内异常凝结，阻塞静脉管腔，导致静脉回流障碍，引起远端静脉高压、肢体肿胀、疼痛及浅表静脉扩张等临床症状。DVT 由静脉血流滞缓、静脉壁损伤和血液高凝状态综合作用形成。引起 PTE 的血栓主要来源于 DVT，所以 DVT 和 PTE 实质上为一种疾病过程在不同部位、不同阶段的表现。DVT 病变常累及下肢静脉、髂股静脉、肠系膜上静脉、门静脉等，尤其好发于损伤或功能不全的静脉瓣部位。血栓形成后，除少数能自行消融或局限于发生部位外，大部分会扩散至整个肢体的深静脉主干，若不能及时诊断和处理，多数会演变为血栓形成后遗症，还可能并发肺栓塞，造成极为严重的后果。

2. 实验室检查

本病患者的全血黏度和血浆黏度增高，纤维蛋白原含量和 vWF：Ag 增高，AT、PC 和 PS 水平降低，PLG 水平降低而 FDPs、D-二聚体水平增高，部分患者血小板功能亢进（β-TG、PF_4 水平升高）。但是，较有价值的血栓与止血检测是分子标志物检测，见表 23-2-1。

3. 诊断及鉴别诊断

本病的临床表现随血栓形成的部位和涉及的范围而异。下肢 DVT 的典型临床表现是单侧下肢（左下肢多见）出现肿胀、疼痛，皮肤呈紫红色，皮温升高等。但是血栓形成早期可以没有明显症状，这是静脉血栓容易被忽略的原因之一。血管造影和血管多普勒超声、CT、MRI 等影像学检查阳性是 DVT 的诊断依据。由于 D-二聚体检测有极高的阴性预测值，故对 DVT 的诊断，常用血浆 D-二聚体水平≤500 $\mu g/L$（ELISA）作为排除指标。

（五）血栓前状态

1. 概述

血栓前状态（prethrombotic state）也称血栓前期（prethrombotic phase），是指血液中某些成分的生化学和流变学发生变化所导致的一种病理状态，在这种状态下出现血栓形成或血栓栓塞性疾病的可能性明显增加。血栓前状态可以反映血管内皮细胞受损或受刺激、血小板和白细胞被激活、凝血因子含量增高或被活化、血液凝固调节蛋白含量降低或结构异常、纤溶活力减弱、血液黏度增高或血流缓慢等。此时机体处于有血栓形成倾向的状态，但不一定形成血栓。血栓前状态仅仅是一种血栓与止血的病理状态，可以长时期存在，故临床上常无特异的症状和体征。

2. 实验室检查

一般的血栓与止血检查指标，如 BT、PLT、APTT、PT、血小板聚集试验和 FIB 等，对血栓前状态的诊断缺乏灵敏度和特异性，不能满足临床和研究的需要，因而利用敏感和特异的分子标志物对血栓前状态和血栓性疾病进行检测是发展的趋势。见表23-2-1。

3.诊断及鉴别诊断

血栓前状态不是一种疾病,不能简单地通过实验室检测来进行诊断。分子标志物检查也只能反映在某些条件下,血管内皮细胞、血小板、凝血因子、血液凝固调节蛋白和纤溶成分发生了变化,这些物质在活化或代谢的过程中表现出某些特征或释放出某些产物。分子标志物与血栓形成并无直接相关性,但可用于参考。一般认为,当内皮细胞、血小板、凝血因子、血液凝固调节蛋白和纤溶成分中有任何三类分子标志物发生有利于血栓形成的改变时,确定体内存在血栓前状态是比较可信的。

(六)易栓症

1.概述

易栓症(thrombophilia)是指存在抗凝蛋白、凝血因子、纤溶蛋白等遗传性或获得性缺陷,或者存在获得性危险因素而具有高血栓栓塞倾向。易栓症本身并非一个独立的疾病,是指患者存在易发生血栓的缺陷(分为遗传性或获得性),它不同于高凝状态和血栓前状态。易栓症的血栓栓塞类型主要为静脉血栓栓塞症(venous thromboembolism,VTE),其中深静脉血栓形成的危害较大,肺栓塞是深静脉血栓形成常见和严重的并发症,也是静脉血栓形成导致死亡的主要原因。

(1)遗传性易栓症:遗传性易栓症是指由基因突变导致抗凝蛋白缺陷、凝血因子缺陷、纤溶蛋白缺陷或代谢缺陷等引起的易栓状态,其分类见表23-2-2。

表 23-2-2　易栓症的分类

分类	疾病
抗凝蛋白缺陷	抗凝血酶缺陷症、蛋白C缺陷症、蛋白S缺陷症
凝血因子缺陷	活化蛋白C抵抗症、凝血酶原G20210A突变、异常纤维蛋白原血症
纤溶蛋白缺陷	异常纤溶酶原血症、组织型纤溶酶原激活物(t-PA)缺陷症、纤溶酶原活化物抑制物-1(PAI-1)增多
代谢缺陷	高同型半胱氨酸血症(*MTHFR*突变)
凝血因子水平升高	因子Ⅷ、Ⅸ或Ⅺ活性升高

(2)获得性易栓症:获得性易栓症是指因存在获得性血栓形成危险因素或获得性抗凝蛋白、凝血因子、纤溶酶原等异常而容易发生血栓栓塞的一组疾病状态。获得性易栓症包括抗磷脂综合征、肿瘤性疾病、骨髓增殖性肿瘤、阵发性睡眠性血红蛋白尿症、肾病综合征、急性内科疾病(充血性心力衰竭、严重呼吸疾病等)、炎症性肠病等。获得性易栓症与遗传性易栓症并存时更易发生血栓。常见易栓症因素:①年龄:老年人静脉血栓形成的风险比儿童高近千倍,其可能的原因包括老年人活动减少、肌张力减低、慢性病增多、静脉受损、凝血因子活性增高等。②恶性肿瘤:可能与肿瘤释放组织凝血活酶样物质、肿瘤机械性阻塞静脉、患病后活动减少等有关。③手术和创伤致易栓症的主要原因是组织因子的释放、血管内皮损伤及术后制动等。④长时间制动,血流淤滞致易栓症。⑤口服避孕药(oral contraceptive,OC)和激素替代疗法(hormone replacement therapy,HRT):其原因可能是雌、孕激素诱导肝脏合成凝血因子Ⅶ、Ⅸ、Ⅹ和Ⅻ增加,使得多种抗凝蛋白水平相对降低而破坏了正常的止血平衡,导致血栓形成。⑥妊娠和产褥期:其血液高凝状态和活动受限可致易栓症。⑦抗磷脂抗体:一些抗磷脂抗体阳性患者的血清中可出现针对PC、PS或凝血酶调节蛋白等抗凝蛋白的抗体,这可能部分解释了患者的易栓倾向。抗磷脂抗体还可能通过影响血小板活性、凝血与抗凝机制和血管内皮功能而诱发血栓形成。

2.实验室检查

实验室检查结果对易栓症的诊断具有决定性的作用。下列情况建议进行遗传性易栓症筛查:①发病年龄较小(<50岁)。②有明确VTE家族史。③复发性VTE;④少见部位(如下腔静脉,肠系膜静脉,脑、肝、肾静脉等)的VTE。⑤特发性VTE(无诱因VTE)。⑥女性口服避孕药或绝经后接受雌激素替代治疗的VTE。⑦复发性不良妊娠(流产、胎儿发育停滞、死胎等)。⑧口服华法林

抗凝治疗时发生双香豆素性皮肤坏死。⑨新生儿暴发性紫癜。已知存在遗传性易栓症的 VTE 患者的一级亲属在发生获得性易栓症或存在获得性易栓症因素时建议进行相应遗传性缺陷的检测。

抗凝蛋白缺陷是我国人群最常见的遗传性易栓症,建议进行抗凝血酶、PC 和 PS 的活性检测。存在抗凝蛋白活性下降的进行相关抗原水平的测定,明确抗凝蛋白缺陷的类型。高加索血统的少数民族人群除了筛查上述抗凝蛋白外,还应检测活化 PC 抵抗症(因子 V Leiden 突变)和凝血酶原G20210A 突变。

以上检测未发现缺陷的 VTE 患者,建议进一步检测血浆同型半胱氨酸,因子Ⅷ、Ⅸ、Ⅺ和纤溶蛋白缺陷等。

易栓症患者主要是由某个血液凝固调节蛋白、凝血因子和纤溶成分的单一性缺陷引起,根据缺陷成分的活性及其抗原性的不同,可对遗传性易栓症做出实验诊断和分型。对获得性易栓症可结合原发病进行相关实验室检查,见表 23-2-3。

表 23-2-3　易栓症的检验结果与分型

易栓症	检验结果		
AT 缺乏			
	AT:A	AT:Ag	肝素结合活性
Ⅰ型Ⅰa	↓	↓	N
Ⅰb	↓↓	↓	N/aN
Ⅱ型Ⅱa	↓	N	↓
Ⅱb	↓	N	N
Ⅱc	N	N	aN
PC 缺陷			
	PC:A	PC:Ag	PC:A/PC:Ag 值
Ⅰ型	↓	↓	>0.75
Ⅱ型Ⅱa	↓	N	<0.75
Ⅱb	N	N	<0.75
PS 缺陷			
	PS:A	TPS:Ag	FPS:Ag
Ⅰ型	↓	↓	↓
Ⅱ型Ⅱa	↓	N	N
Ⅱb	↓	N	↓
APC 抵抗(FⅤa 缺陷)			
	APC-SR	诊断值	参考值
纯合子型	<0.45	<0.70	>0.84
杂合子型	0.45~0.70	<0.70	>0.84
Hc-Ⅱ 缺陷			
	Hc-Ⅱ:A	Hc-Ⅱ:Ag	
Ⅰ型	↓	↓	
Ⅱ型	↓	N	
纤溶酶原缺乏			
	PLG:A	PLG:Ag	
Ⅰ型	↓	N	
Ⅱ型	↓	↓	

易栓症	检验结果			
PAI-1 过多				
	束臂试验	PAI:A	PAI:Ag	t-PA
	前	↑	↑	N
	后	↑↑	↑↑	N/↑

注:↓为减低;↓↓为明显减低;↑为增高;↑↑为明显增高;N为正常;aN为不正常;APC-SR为活化蛋白C敏感比值。

3.诊断及鉴别诊断

临床上易栓症以反复发作性静脉血栓形成或栓塞为主要表现(也可有动脉血栓栓塞发生),发病年龄多在50岁以下,血栓形成或栓塞可以自发或诱导发生,其诱发因素常是妊娠、生产、手术、创伤和药物等。遗传性易栓症中无临床症状者较多,实验室检查是疾病分类、临床分型、诊断的重要手段。获得性易栓症根据原发病、症状体征及实验室检查可做出诊断。

第三节 抗血栓和溶栓治疗监测

临床上常用抗凝药物和抗血小板药物等预防血栓形成,用纤溶促进剂作为溶栓治疗药物。但是,若这类药物应用过量,可造成出血并发症;若用量不足,又很难达到预期效果。因此应用这些药物应该在规范、科学的实验室指标监测下进行,以指导和调整临床合理用药,使药物既能防治血栓形成,又不至于引起出血等并发症。

一、抗凝治疗的监测

抗凝治疗的目的是降低血浆凝血因子的活性或阻止凝血因子的激活,降低血液的凝固性,从而预防血栓的形成或阻止血栓的发展。常用药物是肝素(普通肝素和低分子肝素)和口服抗凝剂(如华法林)。

(一)普通肝素

普通肝素(unfractionated heparin,UFH)是由葡萄糖胺和葡萄糖醛酸交联而成的酸性黏多糖,平均分子量为15000。应用普通肝素抗凝治疗时临床出血发生率为7%~10%,血小板减少发生率低于5%。为防止出血并使药物发挥最大疗效,建议选用以下指标定期进行实验室监测。

1.活化部分凝血活酶时间(APTT)

APTT检测自动化程度高、敏感、快速,是监测肝素的首选指标,在血浆肝素浓度为0.1~1.0 U/mL时有较高的灵敏度。在应用中等以上剂量UFH(>10000 U/24 h)时,必须进行实验室监测。肝素治疗的起效阈值是APTT测定值为正常对照值的1.5倍;超过正常对照值的2.5倍时,出血概率增加。肝素用于预防血栓形成时,APTT测定值为正常对照值的1.5倍即可;肝素用于治疗的安全有效范围是APTT测定值为正常对照值的1.5~2.3倍。

2.活化凝血时间(ACT)

在体外循环和血液透析过程中,需常规应用较大剂量肝素(>5 U/mL)作为抗凝剂(血浆肝素浓度超过1.0 U/mL),此时由于APTT不能反映体内肝素的安全水平,需选用ACT作为治疗的监测指标。肝素浓度在1.0~5.0 U/mL范围内时,ACT与肝素浓度有较好的相关性。ACT的参考值为75~125 s。在体外循环过程中,维持ACT在300~400 s为安全有效;手术结束后或ACT>500 s时可用鱼精蛋白中和肝素,使ACT测定值恢复到参考范围内。

3.抗凝血酶活性(AT:A)检测

AT:A监测是判断UFH是否有效的指标。UFH的抗凝作用需依赖AT的含量或活性正常,

AT:A 的正常血浆水平为 80%～120%，此时应用 UFH 有较好的抗凝效果；当 AT:A 低于 70% 时，UFH 效果减低；当 AT:A 低于 50% 时，UFH 几乎失去抗凝血作用，此时应补充新鲜血浆或抗凝血酶制剂。因此，在应用 UFH 的全过程中，必须定时监测 AT:A，使其维持在参考范围内，以达到满意疗效。监测 AT:A 有利于发现肝素失效的原因。

4. 血浆肝素浓度检测

可以直接报告血浆肝素浓度，肝素的安全、有效剂量范围是 0.3～0.7 U/mL。

5. 血小板计数

肝素可致血小板减少，称为肝素诱导的血小板减少症（HIT），其发生率为 1%～2.4%。HIT 可能与免疫机制有关，部分患者体内可出现一种特异性免疫复合物，该免疫复合物可激活血小板，产生促凝物质。除了血小板减少外，还可伴随血栓形成和弥散性血管内凝血。出血症状少见，主要表现为血栓形成。

HIT 常发生于应用肝素后 2～14 天。若血小板计数低于 $50 \times 10^9/L$ 或减少超过基线的 50%，则需停用肝素；当血小板计数低于 $20 \times 10^9/L$ 时，需输注单采血小板悬液，以将血小板计数提高至 $50 \times 10^9/L$ 以上。

（二）低分子肝素

低分子肝素（low molecular weight heparin LMWH）是肝素经化学或酶解聚后生成的平均分子量在 4000～6500 间的肝素片段。因为分子量小，LMWH 不易被血小板释放的血小板第 4 因子中和，因而抗凝效果和纤溶作用加强。因此 LMWH 抗血栓作用优于普通肝素，且具有生物利用度高、体内半衰期长、出血倾向小、口服易吸收等特点，尤其是出血风险大为降低及用药后无须密集监测。LMWH 临床用药安全、有效血药浓度范围是 0.5～0.8 AFXaU/mL，每天应用一次 5000 AFXaU 的 LMWH 做皮下注射时，可以不进行监测。

大剂量静脉持续滴注 LMWH 时，因其产生的抗 FⅩa 活性、抗凝血酶活性以及组织因子途径抑制物（TFPI）活性均成比例增加，因此需要对其抗凝强度及是否处于安全范围进行监测。常用的 APTT、PT、凝血酶-抗凝血酶复合物（TAT）等指标与 LMWH 的剂量、临床疗效和血栓形成之间相关性较差，难以作为 LMWH 的监测指标。国际上推荐选用抗 FⅩa 活性作为监测指标，相关试验具有快速、可靠和重复性好的特点。

对肝素类药物进行监测的采血时间，随肝素应用的方法不同而异。持续静滴者，血药浓度相对恒定，治疗初期每 6～8 h 监测一次，以后可每 12～24 h 监测一次；间歇静注或皮下注射者，在每次注射前半小时或下次用药前进行监测；超声雾化吸入者，吸入前监测一次，肝素停用 24 h 时再监测一次。

（三）口服抗凝剂

1. 华法林

华法林为国内常用的维生素 K 拮抗剂类口服抗凝剂，它对依赖维生素 K 的 FⅡ、FⅦ、FⅨ、FⅩ 及抗凝蛋白（PC、PS）的活性均有抑制作用。但维生素 K 受患者食物和合并用药的影响，参与药物代谢酶类的基因变异直接影响患者对该药物的耐受情况，加之华法林的治疗窗较为狭窄，起效缓慢，故该药易导致出血（发生率为 7.1%～20.5%）或药物抵抗，必须定期进行实验室监测。

（1）血浆凝血酶原时间（PT）：监测华法林用量及疗效的首选指标。在口服抗凝剂的治疗过程中，PTR（PTR=患者 PT(s)/健康者 PT(s)）维持在 1.5～2.0 为佳，可防止抗凝不全所致药物疗效减低或抗凝过度所致出血并发症。若 PTR>2.0 时，其出血发生率为 22%；而 PTR<2.0 时，出血发生率仅为 4%。

WHO 推荐的监测维生素 K 拮抗剂类口服抗凝剂的指标为国际标准化比值（international normalized ratio，INR），用 INR 来监测口服抗凝剂的用量可以避免不同实验室因使用不同的凝血酶原时间检测试剂所导致的结果差异。国际上在口服抗凝剂治疗过程中已广泛采用 INR 作为监测指标，我国口服华法林类抗凝剂的 INR 以 1.8～2.5 为宜，既可保证治疗效果，也可使出血风险维持在较低水平。对出血风险较高者,可以考虑 INR 维持在 1.5～2.0,但疗效可能有所下降。开始口服华法林后 1～2 天监测 INR,起初 2～3 天一次,根据 INR 结果调整华法林用量,如连续两次 INR 在治疗范围内,可改为一周监测一次 INR;对长期服用华法林剂量不变者,可每 4 周监测 1 次 INR。

WHO 规定应用华法林类抗凝剂治疗时 INR 的允许范围:①预防静脉血栓形成:非髋部外科手术前,1.5～2.5;髋部外科手术前,2.0～3.0。②治疗肺栓塞,2.0～4.0。③预防及治疗动静脉血栓形成,3.0～4.0。

(2)凝血酶原片段 $1+2(F_{1+2})$ 测定:F_{1+2} 是凝血酶原激活物裂解凝血酶原产生的多肽片段,它反映了凝血酶原酶的活性,是凝血酶生成的标志。F_{1+2} 对监测口服抗凝剂较 INR 更为敏感和特异。但该项检测试剂昂贵,目前难以推广应用。

(3)其他观察试验:应用尿隐血试验或尿红细胞检测,每天 1 次。若尿隐血试验阳性或尿红细胞增多,表明有出血现象,需及时调整口服抗凝剂的用量。

2. 新型口服抗凝剂

近年来开发出的更安全、更有效、使用更方便的非维生素 K 拮抗剂类口服抗凝剂,是针对单个有活性的 FⅩ、FⅡ的直接抑制剂,包括 FⅩa 抑制剂如利伐沙班、阿哌沙班和 FⅡa 抑制剂达比加群等。此类抗凝剂发挥作用不依赖抗凝血酶,口服起效快;半衰期较华法林短,停药后抗凝作用消失较快,具有良好的剂效关系;与食物和药物之间很少相互作用;口服时无须监测常规凝血指标;可以减少或者尽量避免因用药不当造成的药物疗效下降或者出血不良事件,且剂量个体差异小,只需固定剂量服用,除特殊情况(肾功能不全、高龄、低体质量等)外,一般治疗人群不需要调整剂量,对医生及患者都极为方便。达比加群通过直接抑制 FⅡ起到抗凝作用,所以 TT 能够最直接、最灵敏地反映其抗凝活性,但由于目前各实验室所用试剂没有标准化,所以尚无法定义达比加群过量的界值。

二、溶栓治疗的监测

溶栓治疗的目的是用溶栓药物溶解已经形成的血栓。溶栓药物无论是链激酶(SK)、尿激酶(UK)、蚓激酶或基因重组组织纤溶酶原激活物(rt-PA),输入体内均可通过外源性激活途径使纤溶酶原转变为纤溶酶,后者裂解纤维蛋白和/或纤维蛋白原,产生大量 FDPs,使血浆 FIB 含量降低,TT 延长,FDPs 水平升高。溶栓治疗的主要并发症是出血,为达到较好的溶栓效果,尽量避免出血并发症的发生,必须定期进行实验室监测。

1. 常用检测项目

常用检测项目包括 FIB、TT 和 FDPs 的检测等。血浆 FIB>1.5 g/L,TT 延长但低于正常对照值的 1.5 倍,FDPs<300 μg/L 时,提示纤溶活性不足;血浆 FIB<1.5 g/L,TT 高于正常对照值的 3 倍,FDPs>400 μg/L 时,其临床出血并发症发生率增加 3 倍。目前多数学者认为维持 Fg 在 1.2～1.5 g/L,TT 为正常对照值的 1.5～2.5 倍,FDPs 在 300～400 μg/L 时最为适宜。因此,在溶栓过程中需定时监测上述指标,根据其调整用药剂量,以达到溶栓治疗安全有效的目的。凝血酶-抗凝血酶复合物(TAT)在溶栓治疗监测中有一定价值,但试剂昂贵,限制了其临床应用。

2. 溶栓治疗中可能发现出血的指标

溶栓治疗开始数小时后,血浆 Fg 水平下降至 1.0 g/L 以下,治疗 3 天后血小板计数低于 $50×10^9/L$,APTT 延长到正常对照值的 2 倍以上,表示血液的凝固性明显下降,有引起出血的风险,提示临床应该及时采取措施,以防患者出血。在溶栓过程中,上述监测指标以每天检测 1 次为宜。

三、抗血小板药物治疗的监测

抗血小板药物可抑制血小板的黏附、聚集和释放功能,防止血栓形成,有效地防止心脑血管疾病的发生。近年来,随着人们对冠状动脉粥样硬化性心脏病,特别是急性冠脉综合征和支架植入后血栓形成机制的深入理解,抗血小板药物在上述领域的应用更加广泛。临床上传统的抗血小板药物主要有阿司匹林、双嘧达莫(潘生丁)、氯吡格雷、血小板Ⅱb/Ⅲa受体阻断剂等,小剂量阿司匹林(75～100 mg/d)、双嘧达莫(100～150 mg/d)和氯吡格雷(75 mg/d)无须进行实验室监测。应用较大剂量的抗血小板药物时,需定期进行实验室监测。

常用的实验室检测项目包括血小板聚集试验(PAgT)、出血时间(BT)检测和血小板计数。在用药开始的1～2周,需每2～3天检测1次,待进入稳定期后改为每2～4周检测1次,使血小板最大聚集率降至正常值的50%、BT为治疗前的1.5～2.0倍、PLT不低于50×10^9/L。检测血小板聚集率时,应注意聚集诱导剂的选用,应用阿司匹林时,选用花生四烯酸为诱导剂;应用氯吡格雷时则应选用ADP为诱导剂,保证试验的敏感性。使用血栓弹力图监测抗血小板药物的疗效也逐渐被广泛采用。

本章小结

本章以血栓与止血的基础理论和基本检验方法应用于出血与血栓性疾病的诊疗为主线,阐述出血与血栓性疾病的概念、临床特征、分类及血栓与止血检验在其诊断和治疗监测中的应用。首先,通过血栓与止血筛选试验对疾病的诊断方向大致归类,其次有针对性地选择血栓与止血检验的诊断试验或基因检测,同时结合患者的临床表现、病史、家族史和其他检查资料,对疾病进行诊断。

血栓与止血检验还可协助临床治疗、病情观察和预后评估。血栓与止血检验在一些出血性疾病如过敏性紫癜、原发免疫性血小板减少症、血友病、血管性血友病、DIC、依赖维生素K的凝血因子缺乏症、遗传性血小板功能异常疾病、获得性循环抗凝物质增多等疾病和血栓性疾病易栓症的诊断中具有确诊意义。在血栓性疾病如急性心肌梗死、脑梗死、肺栓塞与肺梗死、深静脉血栓形成等疾病的诊断中血栓与止血检验缺乏敏感性和特异性,仅作为支持性诊断的参考依据,影像学诊断占有重要地位,但D-二聚体的阴性排除价值对此类疾病的诊断和鉴别诊断也具有重要意义。抗栓和溶栓治疗实验室监测的目的是在安全的前提下尽量达到治疗所需要的药物浓度。

知识链接

思 考 题

1. 简述出血性疾病的分类。

2. 简述出血性疾病的实验室诊断及思维程序。

3. 概述过敏性紫癜的临床表现和实验室检测特点。

4. 何为原发免疫性血小板减少症?临床如何分型?哪些指标对该病具有确定性诊断价值?

5. 遗传性血小板功能异常疾病主要包括哪些疾病?如何与获得性血小板功能异常鉴别?

6. 试述血友病的实验室诊断步骤。血友病与因子Ⅺ缺乏症如何进行鉴别诊断?

7. 概述血管性血友病出血的临床特点。常用的实验室检测方法有哪些?

8. 肝病出血的主要原因有哪些?

9. 获得性循环抗凝物质增多主要包括哪三种?狼疮样抗凝物质增多的实验室检测步骤是什么?

10. 简述诊断DIC的主要实验室检测指标。

11. DIC早期纤维蛋白原水平增高,随着DIC的发展纤维蛋白原水平又会降低,为什么?

12. 急性心肌梗死的实验室检测指标如何选择?

13. 何为易栓症?遇到哪些情况建议进行遗传性易栓症的筛查?

14. 抗栓和溶栓治疗需要进行哪些实验室监测?

(闫 慧)

NOTE

参考文献

CANKAOWENXIAN

[1] 夏薇,岳保红.临床血液学检验[M].武汉:华中科技大学出版社,2014.

[2] 夏薇,陈婷梅.临床血液学检验技术[M].北京:人民卫生出版社,2015.

[3] 沈悌,赵永强.血液病诊断及疗效标准[M].4版.北京:科学出版社,2018.

[4] 克晓燕,高子芬.淋巴瘤诊疗手册[M].2版.北京:人民卫生出版社,2017.

[5] 尚红,王毓三,申子瑜.全国临床检验操作规程[M].4版.北京:人民卫生出版社,2015.

[6] 中华医学会血液学分会血栓与止血学组.成人原发免疫性血小板减少症诊断与治疗中国指南(2020年版)[J].中华血液学杂志,2020,41(8):617-623.

[7] 中华医学会血液学分会血栓与止血学组.弥散性血管内凝血诊断中国专家共识(2017年版)[J].中华血液学杂志,2017,38(5):361-363.

[8] 中华医学会心血管病学分会,中华医学会心电生理和起搏分会,中国医师协会心律学专业委员会代表非瓣膜病心房颤动患者新型口服抗凝药的应用专家工作组.非瓣膜病心房颤动患者新型口服抗凝药的应用中国专家共识[J].中华心律失常学杂志,2014,18(5):321-329.

[9] 李健,王成彬.血栓与抗凝治疗监测的靶向时代[J].中华检验医学杂志,2017,40(10):766-769.

[10] 中华医学会血液学分会血栓与止血学组,中国血友病协作组.血友病诊断与治疗中国专家共识(2017年版)[J].中华血液学杂志,2017,38(5):364-370.

[11] 急性出血性凝血功能障碍诊治专家共识组.急性出血性凝血功能障碍诊治专家共识[J].中华急诊医学杂志,2020,29(6):782-787.

[12] 中华医学会血液学分会血栓与止血学组,中国血友病协作组.凝血因子Ⅷ/Ⅸ抑制物诊断与治疗中国指南(2018年版)[J].中华血液学杂志,2018,39(10):793-799.

[13] 刘艳荣,实用流式细胞术——血液病篇[M].北京:北京大学医学出版社,2010.

[14] 崔亚娟,李冰,江倩,等.慢性中性粒细胞白血病 CSF3R、ASXL1、SETBP1、JAK2 V617F 和 CALR 基因突变研究[J].中华血液学杂志,2014,35(12):1069-1073.

[15] 中华医学会血液学分会.中国慢性髓性白血病诊断与治疗指南(2016年版)[J].中华血液学杂志,2016,37(8):633-639.

[16] 中华医学会血液学分会实验诊断血液学学组,中国医师协会中国慢性髓性白血病联盟.BCR-ABL 酪氨酸激酶区突变检测实验室规范中国专家共识(2015年版)[J].中华血液学杂志,2015,36(11):899-901.

[17] 中华医学会儿科学分会血液学组.儿童骨髓增生异常综合征诊断与治疗中国专家共识(2015年版)[J].中华儿科杂志,2015,53(11):804-809.

[18] 邵文琳,Huang J.血液肿瘤实验室检查合理选择[M].北京:人民卫生出版社,2020.

[19] 中华医学会血液学分会白血病淋巴瘤学组,中国抗癌协会血液肿瘤专业委员会,中国慢性淋巴细胞白血病工作组.B细胞慢性淋巴增殖性疾病诊断与鉴别诊断中国专家共识(2018年版)[J].中华血液学杂志,2018,39(5):359-365.

[20] 中华医学会血液学分会白血病淋巴瘤学组,中国抗癌协会血液肿瘤专业委员会,中国慢性淋巴细胞白血病工作组.中国慢性淋巴细胞白血病/小淋巴细胞淋巴瘤的诊断与治疗指南

（2018 年版）[J]. 中华血液学杂志,2018,39(5):353-358.

[21] 中国抗癌协会血液肿瘤专业委员会,中华医学会血液学分会白血病淋巴瘤学组,中国抗淋巴瘤联盟. 淋巴浆细胞淋巴瘤/华氏巨球蛋白血症诊断与治疗中国专家共识(2016 年版)[J]. 中华血液学杂志,2016,37(9):729-734.

[22] 中国抗癌协会血液肿瘤专业委员会,中华医学会血液学分会白血病淋巴瘤学组,中国抗淋巴瘤联盟. 套细胞淋巴瘤诊断与治疗中国专家共识(2016 年版)[J]. 中华血液学杂志,2016,37(9):735-741.

[23] 中国抗癌协会淋巴瘤专业委员会,中华医学会血液学分会. 中国滤泡性淋巴瘤诊断与治疗指南(2020 年版)[J]. 中华血液学杂志,2020,41(7):537-544.

[24] 中国免疫学会血液免疫分会临床流式细胞术学组. 多参数流式细胞术检测急性白血病及浆细胞肿瘤微小残留病中国专家共识(2017 年版)[J]. 中华血液学杂志,2017,38(12):1001-1011.

[25] 中华医学会血液学分会红细胞疾病(贫血)学组. 中国成人戈谢病诊治专家共识(2020)[J]. 中华医学杂志,2020,100(24):1841-1849.

[26] Pallera A, Altman J K, Berman E, et al. NCCN guidelines insights:chronic myeloid leukemia(version 1. 2017)[J]. J Natl Compr Canc Netw,2016,14(12):1505-1512.

[27] Hochhaus A, Saussele S, Rosti G, et al. Chronic myeloid leukaemia:ESMO clinical practice guidelines for diagnosis, treatment and follow-up[J]. Ann Oncol, 2017, 28 (suppl 4):iv41-iv51.

[28] Hanfstein B, Müller M C, Hehlmann R, et al. Early molecular and cytogenetic response is predictive for long-term progression free and overall survival in chronic myeloid leukemia(CML)[J]. Leukemia,2012,26(9):2096-2102.

[29] Zelenetz A D, Gordon L I, Abramson J S, et al. NCCN guidelines insights:B-cell lymphomas,version 3. 2019[J]. J Natl Compr Canc Netw,2019,17(6):650-661.

[30] Coffy S, Shi M. Giant intracytoplasmic inclusions in a T-cell large granular lymphocytic leukemia patient with acute severe anemia[J]. Blood,2019:134(5):492.

[31] Walasek M A, van Os R, de Haan G. Hematopoietic stem cell expansion:challenges and opportunities[J]. Ann N Y Acad Sci,2012,1266:138-150.

[32] Gschweng E, De Oliveira S, Kohn D B. Hematopoietic stem cells for cancer immunotherapy[J]. Immunol Rev,2014,257(1):237-249.

[33] Swerdlow S H, Campo E, Harris N L, et al. WHO classification of Tumours of haematopoietic and lymphoid tissues[M]. 4th ed. Lyon:International Agency for Research on Cancer,2017.

[34] Zhang X H, Rastogi P, Shah B, et al. B lymphoblastic leukemia/lymphoma:new insights into genetics,molecular aberrations,subclassification and targeted therapy[J]. Oncotarget,2017,39(11):66728-66741.

[35] Girardi T, Vicente C, Cools J, et al. The genetics and molecular biology of T-ALL[J]. Blood,2017,129(9):1113-1123.

[36] Koutsi A, Vervesou E C. Diagnostic molecular techniques in haematology:recent advances[J]. Ann Transl Med,2018,6(12):242-251.

[37] Taher A T, Weatherall D J, Cappellini M D. Thalassemia[J]. Lancet,2018,391(10116):155-167.

[38] Thein M S, Igbineweka N E, Thein S L. Sickle cell disease in the older adult[J]. Pathology,2017,49(1):1-9.

[39] Deininger M W N, Tyner J W, Solary E. Turning the tide in myelodysplastic/myeloproliferative neoplasms[J]. Nat Rev Cancer,2017,17(7):425-440.

[40] Selimoglu-Buet D,Wagner-Ballon O,Saada V,et al. Characteristic repartition of monocyte subsets as a diagnostic signature of chronic myelomonocytic leukemia[J]. Blood,2015,125(23):3618-3626.

[41] Patnaik M M,Tefferi A. Chronic myelomonocytic leukemia:focus on clinical practice[J]. Mayo Clin Proc,2016,91(2):259-272.

[42] Patnaik M M,Tefferi A. Chronic myelomonocytic leukemia:2016 update on diagnosis,risk stratification and management[J]. Am J Hematol,2016,91(6):631-642.

[43] Locatelli F,Niemeyer C M. How I treat juvenile myelomonocytic leukemia[J]. Blood,2015,125(7):1083-1090.

[44] Satwani P,Kahn J,Dvorak C C. Juvenile myelomonocytic leukemia[J]. Pediatr Clin North Am,2015,62(1):95-106.

[45] Zoi K,Cross N C. Molecular pathogenesis of atypical CML, CMML and MDS/MPN unclassifiable[J]. Int J Hematol,2015,101(3):229-242.

[46] Dao K T, Tyner J W, Gotlib J. Recent progress in chronic neutrophilic leukemia and atypical chronic myeloid leukemia[J]. Curr Hematol Malig Rep,2017,12(5):432-441.

[47] Dao K H, Tyner J W. What's different about atypical CML and chronic neutrophilic leukemia? [J]. Hematology Am Soc Hematol Educ Program,2015,2015:264-271.

[48] Drozd-Sokołowska J E, Waszczuk-Gajda A, Mądry K, et al. Atypical chronic myeloid leukaemia—a rare subtype of myelodysplastic/myeloproliferative neoplasm[J]. Contemp Oncol,2018,22(1):14-19.

[49] Talati C,Padron E. An exercise in extrapolation:clinical management of atypical CML, MDS/MPN-unclassifiable,and MDS/MPN-RS-T[J]. Curr Hematol Malig Rep, 2016, 11(6):425-433.

[50] Patnaik M M,Tefferi A. Refractory anemia with ring sideroblasts(RARS) and RARS with thrombocytosis(RARS-T):2017 update on diagnosis, risk-stratification, and management[J]. Am J Hematol,2017,92(3):297-310.

[51] Yoshimi A,Abdel-Wahab O. Splicing factor mutations in MDS RARS and MDS/MPN-RS-T[J]. Int J Hematol,2017,105(6):720-731.

[52] Rocca S,Carrà G,Poggio P,et al. Targeting few to help hundreds:JAK,MAPK and ROCK pathways as druggable targets in atypical chronic myeloid leukemia[J]. Mol Cancer,2018,17(1):40-51.

[53] Thota S, Gerds A T. Myelodysplastic and myeloproliferative neoplasms:updates on the overlap syndromes[J]. Leuk Lymphoma,2018,59(4):803-812.

[54] Arber D A, Orazi A, Hasserjian R, et al. The 2016 revision to the World Health Organization(WHO) classification of myeloid neoplasms and acute leukemia[J]. Blood,2016,127(20):2391-2405.

[55] Pardanani A,Lasho T L,Laborde R R,et al. *CSF3R* T618I is a highly prevalent and specific mutation in chronic neutrophilic leukemia[J]. Leukemia,2013,27(9):1870-1873.

[56] Gotlib J,Maxson J E,George T I,et al. The new genetics of chronic neutrophilic leukemia and atypical CML:implications for diagnosis and treatment[J]. Blood,2013,122(10):1707-1711.

[57] Lasho T L,Elliott M A,Pardanani A,et al. CALR mutation studies in chronic neutrophilic

leukemia[J]. Am J Hematol,2014,89(4):450-450.

[58] Maxson J E,Gotlib J,Pollyea D A,et al. Oncogenic *CSF3R* mutations in chronic neutrophilic leukemia and atypical CML[J]. N Engl J Med,2015,368(19):1781-1790.

[59] Elliott M A,Tefferi A. The molecular genetics of chronic neutrophilic leukaemia:defining a new era in diagnosis and therapy[J].Curr Opin Hematol,2014,21(2):148-154.

[60] Neureiter D,Kemmerling R,Ocker M,et al. Differential diagnostic challenge of chronic neutrophilic leukemia in a patient with prolonged leukocytosis[J]. J Hematopathol,2008,1 (1):23-27.

[61] Mesa R,Jamieson C,Bhatia R,et al. Myeloproliferative neoplasms,version 2. 2017,NCCN clinical practice guidelines in oncology[J]. J Natl Compr Cancer Netw,2016,14(12): 1572-1611.